4000 MÉDICAMENTS SANS ORDONNANCE

Avertissement

Toutes les informations contenues dans les tableaux ont été scrupuleusement vérifiées à l'heure où nous mettons sous presse. Les auteurs ne sont pas responsables de tout changement ayant pu survenir ultérieurement.

Avant-propos

Depuis plusieurs années, les pouvoirs publics cherchent à encourager l'automédication – c'est-à-dire se soigner pour des problèmes bénins de santé sans consulter préalablement son médecin –, sans toutefois donner au public les éléments d'informations indispensables à cette pratique. Or, tout est loin d'être parfait dans le domaine du médicament.

CE QU'IL FAUT SAVOIR

- Sur plus de 4 000 médicaments vendus sans ordonnance (ou de prescription facultative), près de la moitié sont peu ou pas efficaces. **L'autorisation de mise sur le marché (AMM) délivrée pour chaque médicament n'est malheureusement pas un gage d'efficacité ni de bonne tolérance**.
- Un médicament vendu sans ordonnance ne signifie pas qu'il est sans danger. Un médicament **n'est jamais un produit anodin**.
- Les contre-indications, les interactions et les effets indésirables ne sont mentionnés que sur les notices glissées dans les boîtes de médicaments... lisibles uniquement une fois le produit acheté.
- À ce jour, **il est impossible de savoir** quels sont les **médicaments efficaces et présentant le minimum de risques** pour se soigner seul et sans danger lors d'un problème mineur de santé.
- Les pharmaciens n'ont pas toujours le temps d'interroger les clients lorsqu'ils viennent acheter un médicament sans ordonnance. Et les clients ne leur précisent pas toujours leurs problèmes particuliers (glaucome, diabète...) ou les noms des médicaments qu'ils prennent au quotidien.
- Les pharmaciens ne peuvent pas connaître tous les médicaments disponibles sur le marché et s'appuient en particulier sur les informations émises par les laboratoires qui ont naturellement tendance à mettre en avant les effets positifs et à gommer les inconvénients.

Pour toutes ces raisons, il nous a paru important de vous proposer ce livre. Ce n'est pas le énième guide sur l'automédication, c'est un ouvrage inédit et unique au monde, **le seul guide d'automédication qui s'appuie sur l'évaluation scientifique**, objective et comparative du rapport efficacité/tolérance de près de 4 000 médicaments vendus sans ordonnance.

Son auteur, Jean-Paul Giroud, est professeur de pharmacologie clinique, membre de l'Académie de médecine, ancien expert de l'OMS sur les médicaments essentiels, membre de la Commission d'autorisation de mise sur le marché des médicaments (AMM) et membre de la Commission de pharmacovigilance et de l'automédication au sein de l'Agence française de sécurité sanitaire des produits de santé (AFSSAPS).

Il n'a aucun lien avec l'industrie pharmaceutique. Les évaluations qu'il mène depuis plus de quarante ans sur l'efficacité et la tolérance des médicaments disponibles sur le marché (avec ou sans ordonnance) n'ont jamais été financées par un quelconque laboratoire ni par un organisme privé ou public. Ses notations et commentaires critiques sont issus de l'analyse de centaines d'études réalisées dans le monde entier sur les médicaments, et publiées dans diverses publications scientifiques internationales. Ils n'ont jamais été mis en cause ni par les pouvoirs publics ni par les laboratoires pharmaceutiques.

À QUOI VA VOUS SERVIR CE GUIDE ?

Avec ce guide, vous allez :

- savoir dans quels cas recourir à l'automédication et, a contrario, dans quels cas et dans quels délais consulter votre médecin ;
- savoir comment réagir face à des troubles de santé ;
- pouvoir consulter, pour chaque problème de santé relevant de l'automédication, la liste des médicaments disponibles sans ordonnance, évalués et notés selon le meilleur rapport efficacité/tolérance (avec une indication de prix) ;
- disposer d'un descriptif complet des médicaments « favoris », sélectionnés pour chacun des problèmes de santé analysés.

Bref, c'est un outil indispensable pour se soigner seul, sans danger !

Remerciements

Nous tenons à remercier chaleureusement pour leur précieuse collaboration à la partie Symptômes et maladies les personnes suivantes:

Professeur JACQUES BAZEX, dermatologue, membre de l'Académie de médecine;

Docteur PASCAL CORLIEU, otho-rhino-laryngologiste des Hôpitaux de Paris;

Professeur DANIEL COUTURIER, hépato-gastro-entérologue, membre de l'Académie de médecine;

Professeur GEORGES CRÉMER, médecine interne, membre de l'Académie de médecine;

Docteur DIDIER GABAI, docteur en chirurgie dentaire;

Professeur HENRI HAMARD, ophtalmologiste, membre de l'Académie de médecine;

Docteur PIERRE KHALIFA, ancien interne des Hôpitaux de Paris, médecine interne;

Professeur GÉRAUD LASFARGUES, pédiatre, membre de l'Académie de médecine;

Professeur BERNARD LECHEVALIER, neurologue, membre de l'Académie de médecine;

Professeur HENRI LOO, psychiatre, membre de l'Académie de médecine;

Professeur JACQUES MILLIEZ, gynécologue-obstétricien, membre correspondant de l'Académie de médecine;

Professeur MICHEL PARIS, pharmacognosie, membre de l'Académie de pharmacie;

Professeur DANIEL WASSERMANN, spécialiste des brûlés;

Professeur MARC ZERBIB, urologue des Hôpitaux de Paris.

Sommaire

Comment bien utiliser ce guide ?

Cet ouvrage se divise en deux parties. La première informe de manière précise sur l'automédication (intérêts et limites, règles à suivre...) et sur les médicaments (généralités, populations à risque, spécificités...) avant d'envisager de se soigner seul. La seconde partie traite des troubles de santé généralement bénins que l'on peut soigner en automédication. Ils sont classés par ordre alphabétique et concernent majoritairement les adultes, certains associant les adultes et les enfants.
Quatorze chapitres sont consacrés aux problèmes de santé courants chez les enfants. Même si pour eux l'automédication doit rester exceptionnelle, ces chapitres dédiés répondent aux interrogations des parents confrontés à ces situations.

Comment s'articule l'information ?

Pour chacun des troubles de santé nous indiquons :

- Les manifestations les plus courantes et les causes les plus fréquentes.
- Les cas où l'automédication ne convient pas et dans quel délai consulter son médecin. Ce délai est matérialisé par un pictogramme spécifique :

⚠⚠⚠ URGENCE

⚠⚠ dans les 48 heures

⚠ dans la semaine

Attention, ce ne sont que des indications. En cas de doute et notamment quand il y a association de symptômes (mal de tête + forte fièvre), (constipation + forte douleur au ventre), il FAUT TOUJOURS consulter son médecin.

- Les cas où l'automédication peut convenir en détaillant :

– les conseils de prévention permettant d'éviter ou de diminuer le trouble de santé concerné ;
– les informations essentielles sur les médicaments/traitements disponibles sans ordonnance.

- La liste évaluée, notée et commentée de tous les médicaments sans ordonnance commercialisés en pharmacie ; une information que vous ne trouverez nulle part ailleurs.

Pour les cas graves, nous avons rappelé le numéro du SAMU (15 ou 112), à contacter de préférence avec un téléphone sans fil (ou un portable) afin de vous déplacer plus facilement chez vous ou pour faciliter l'exécution d'un geste particulier recommandé par les secours (en cas de fausse route par exemple).

Comment lire les tableaux de médicaments ?

Pour chacun des médicaments, sont indiqués :

- Le produit : nom commercial du médicament. Exemple : DOLIPRANE (écrit en majuscules dans les textes et les tableaux).
- La DCI ou dénomination commune internationale : nom de la substance utilisée. Exemple : paracétamol (écrit en minuscules dans les textes et les tableaux).
- La note : de 0 à 18, en fonction de l'efficacité/tolérance du produit concerné.
- Le taux de remboursement de la Sécurité sociale : certains médicaments dits « sans ordonnance » peuvent être prescrits par le médecin, donc sont remboursables.
- Le prix : prix moyen du médicament (non remboursable) qui peut varier de 1 à 2,5 selon l'officine.
- L'avis du professeur Giroud en fonction du rapport efficacité/tolérance, quand c'est nécessaire.
- Nos médicaments favoris : pour chacun des troubles de santé, une sélection des médicaments les mieux adaptés, en précisant la classe thérapeutique et en décrivant les contre-indications générales, les contre-indications en association, les précautions générales, les précautions en association, les incidents possibles, la posologie et les cas où l'arrêt du médicament et la consultation de votre médecin s'imposent.

Comment ont été établies les notes appliquées aux médicaments ?

Ce guide publie, pour chacun des troubles de santé pouvant se traiter dans le cadre de l'automédication, une liste de tous les médicaments « sans ordonnance » (dits de prescription facultative) présentés par les laboratoires pharmaceutiques comme ayant une indication pour ce trouble.
Ces médicaments sont notés sur 20 et généralement commentés.

Sur quelle base ?

Chaque substance composant un médicament donné a été analysée en fonction de son efficacité et de sa tolérance, sur la base des multiples études publiées dans le monde entier. Chaque substance doit démontrer son efficacité et une bonne tolérance dans des conditions d'utilisation normale, chez l'homme et non pas uniquement lors de tests de laboratoire.
Les notes reflètent le rapport entre l'efficacité indiscutable prouvée par des essais cliniques chez l'être humain et les effets indésirables qui peuvent toujours survenir. Plus la note est haute, meilleur est le rapport efficacité/tolérance du médicament.
Les notes attribuées aux quelque 4 000 médicaments « sans ordonnance » présentés dans ce guide, commercialisés en pharmacie, en France, tiennent compte du fait que ces médicaments sont utilisés en automédication, c'est-à-dire sans l'encadrement de votre médecin.

Ces notes vous permettent de choisir le médicament le mieux adapté à votre trouble de santé en connaissant son rapport efficacité/tolérance et son prix.
Cela ne vous libère pas de vos responsabilités : vous devez TOUJOURS lire attentivement la notice du médicament afin de respecter la posologie, les intervalles entre les prises, la durée du traitement, les contre-indications (liées à votre propre état de santé), les interactions et avoir connaissance des possibles effets indésirables.

Que signifient les notes ?

Aucune note ne dépasse 18/20.
Les médicaments comportant une seule substance ont toujours des meilleures notes (à quelques très rares exceptions) que ceux qui en contiennent deux, voire plus. En effet, plus on multiplie le nombre de substances, plus on accroît les risques d'intolérance sans pour autant augmenter l'efficacité.
Ainsi, une substance efficace (cas du paracétamol) peut voir sa note diminuée si elle est associée à une substance inutile (paracétamol + caféine ou paracétamol + vitamine C par exemple). En effet, ces associations n'apportent pas de bénéfice supplémentaire par rapport au paracétamol seul. En revanche, elles peuvent, dans certains cas, entraîner des effets indésirables.

Attention ! Plus la note est basse, plus les risques sont importants.

► **Note de 18 à 16**
Signifie que le médicament est composé d'une seule substance efficace et bien tolérée.

► **Note de 15 à 12**
Médicament constitué par une seule substance, assez efficace et bien tolérée.

► **Note de 11**
Médicament de faible efficacité mais bien toléré.

► **Note de 10**
Médicament dont l'efficacité n'est pas démontrée mais dont la tolérance est bonne. Ce médicament peut cependant rendre service en automédication : par exemple les médicaments contre la fatigue et les médicaments contre la digestion difficile.

► **En dessous de 10**
Médicaments pouvant avoir une certaine efficacité mais dont la balance bénéfice/risque est négative. C'est le cas par exemple des laxatifs irritants : ils sont efficaces mais risquent de provoquer des incidents, voire des accidents plus ou moins graves.

▶ Note de 5 à 3

Médicaments formés de substances dépassées ou d'associations de substances illogiques, injustifiées, voire dangereuses.

▶ Note de 2 à 0

Les indications présentées sont mensongères et les médicaments devraient être supprimés du marché depuis longtemps.

L'AUTOMÉDICATION

L'automédication : intérêts, limites, dangers

L'automédication est l'acte de se soigner, sans l'intermédiaire d'un médecin, avec des médicaments délivrés SANS ordonnance. Une pratique qui permet de réduire le nombre de consultations chez le médecin, parfois inutiles (et coûteuses), mais qui n'est ni sans limites ni sans dangers.

Quels sont les problèmes que l'on peut soigner en automédication ?

Ce sont toujours des troubles de santé bénins. Essentiellement le rhume, les maux de gorge et la toux ; les maux de tête ; les douleurs diverses et la fièvre ; les troubles digestifs, en particulier la constipation, la diarrhée et les brûlures d'estomac ; les états grippaux ; l'insomnie et quelques troubles passagers (fatigue, anxiété), ainsi que des problèmes bénins de la peau (poux, plaies superficielles, coups de soleil).

L'automédication convient-elle à tout le monde ?

Certainement pas ! L'automédication doit être réservée à des personnes en bonne santé qui souffrent d'un trouble mineur, à un moment donné.
D'une façon générale, l'automédication est à prohiber chez les enfants, les personnes âgées, les femmes enceintes et les femmes qui allaitent.

Quels sont les types de médicaments délivrés sans ordonnance ?

Les médicaments vendus sans ordonnance (de prescription facultative), que l'on peut prendre en automédication, représentent 45 % de la production pharmaceutique française. Ils comprennent les médicaments grand public (5 %), qui ont droit à la publicité dans les différents médias, les produits conseil (3 %), pour lesquels la publicité est limitée à l'officine elle-même, et enfin un nombre important (37 %) de médicaments qui ne peuvent faire l'objet d'aucune promotion.

Depuis 2008, de nombreux médicaments sont accessibles directement en libre-service dans les pharmacies. On en compte 390 en 2010. Un chiffre qui pourrait augmenter dans les années à venir.

Les médicaments sans ordonnance sont-ils aussi actifs que les médicaments prescrits par le médecin ?

L'efficacité n'est pas liée au fait qu'un médicament est prescrit ou non par le médecin. La preuve, c'est que certains médicaments sans ordonnance, dits de prescription facultative, sont remboursables par la Sécurité sociale lorsqu'ils sont prescrits par le médecin.

Les médicaments sans ordonnance sont-ils toujours en vente libre ?

En théorie oui. Toutefois, le pharmacien a le droit de refuser la vente d'un médicament, même sans ordonnance, s'il estime que c'est dangereux pour votre santé.

Quels sont les médicaments sans ordonnance généralement utilisés en automédication ?

Ce sont principalement les anti-douleur ou antalgiques, les anti-fièvre ou antipyrétiques, les laxatifs, les antitussifs (contre la toux), les antifatigue ou antiasthéniques, les médicaments pour lutter contre les « maux de gorge » et les états grippaux, les pansements de l'estomac et les médicaments de la « digestion difficile ».

L'automédication est-elle sans danger ?

Le danger essentiel vient du fait que la prise de certains médicaments en vente libre peut masquer des symptômes qui sont parfois de véritables sonnettes d'alarme de maladies sérieuses et dont ils peuvent ainsi retarder le diagnostic.

C'est le cas de la fièvre ou de la douleur. Ce sont souvent les signes d'une affection bénigne. Mais associées à d'autres symptômes, elles peuvent être le reflet d'une maladie grave, qui ne doit en aucun cas être traitée en automédication.

Par exemple, un ulcère ou un cancer de l'estomac sont calmés par les pansements gastriques, médicaments sans ordonnance. Mais si la douleur disparaît, les lésions, elles, persistent et peuvent s'aggraver en l'absence d'un diagnostic et d'un traitement précis établis par le médecin.

Les médicaments sans ordonnance sont-ils sans risques ?

Tout médicament – avec ordonnance ou sans, remboursable ou pas – peut entraîner des incidents, voire des accidents. Même s'il s'agit d'un médicament très familier !
Ainsi, l'aspirine peut entraîner, entre autres, des troubles graves chez des personnes allergiques à ce médicament ou ayant des troubles de l'estomac. Et le paracétamol peut provoquer une toxicité sérieuse si l'on dépasse la dose recommandée (4 g/24 heures maximum).

Quelles sont les précautions à prendre en automédication ?

Soyez vigilant avant de prendre un médicament sans ordonnance, notamment si vous avez une maladie chronique (diabète, hypertension, glaucome, insuffisance hépatique ou rénale...). Dans ce cas, vous devez demander à votre médecin, à l'occasion d'une visite, quels sont les médicaments sans ordonnance qui vous sont formellement interdits et ceux que vous pouvez prendre.
Informez-vous avant de prendre un médicament sans ordonnance. Ce guide vous donne un grand nombre de renseignements pour vous aider dans le cadre d'une automédication. Mais à vous de lire les notices, de respecter les contre-indications, les interactions et les posologies. En cas de doute, demandez toujours conseil à votre médecin ou à votre pharmacien.

Quelles sont les recommandations à respecter ?

Privilégiez TOUJOURS les médicaments ne contenant qu'une seule substance.
Réservez l'automédication aux symptômes isolés et modérés (fièvre, douleur de l'estomac, constipation, rhume...), mais consultez votre médecin en cas de symptômes associés (maux de tête violents + raideur de la nuque, douleur de l'estomac + sang dans les selles...).
Faites toujours des traitements de courte durée (5 jours). S'il n'y a pas d'amélioration, si les symptômes s'amplifient ou si d'autres apparaissent, consultez sans attendre votre médecin.

Pourquoi l'automédication est-elle utile à la société ?

Une automédication raisonnée décharge le médecin des multiples consultations données pour des problèmes bénins de santé. Elle le laisse plus disponible pour des situations médicales où sa présence est indispensable. L'automédication bien encadrée peut être une façon de responsabiliser le patient, contribuant à limiter les abus et à réduire le déficit de la Sécurité sociale.

Les 10 commandements de l'automédication

1. Ne prenez pas de risques inutiles. TOUS les médicaments (avec ou sans ordonnance) peuvent entraîner des incidents, voire des accidents, surtout si vous ne les utilisez pas correctement.

2. Pratiquez une automédication raisonnée, simple et limitée dans le temps. Simple, en privilégiant toujours un médicament composé d'une seule substance. Limitée dans le temps : 5 jours maximum.
Si les symptômes persistent ou s'aggravent, consultez votre médecin.

3. Suivez les consignes au pied de la lettre : lisez les notices attentivement et respectez strictement les posologies, les mises en garde, les contre-indications.

4. Abstenez-vous d'automédication si vous êtes enceinte ou si vous allaitez ou s'il s'agit d'un nourrisson ou d'un jeune enfant.
La prudence est de rigueur avec les personnes âgées.

5. Informez toujours votre médecin des médicaments que vous prenez en automédication, surtout s'il vous prescrit un nouveau traitement.

6. Ne prenez **pas de médicaments** en automédication **en plus du traitement prescrit** par votre médecin en raison des risques d'interactions.

7. Évitez l'alcool : il peut modifier l'efficacité de certains médicaments et augmenter les risques d'incidents et d'accidents.

8. Ne jouez pas les apprentis sorciers ! **Le médicament n'est pas un produit anodin** : celui qui a si bien réussi à votre meilleure amie peut être sans effet, voire dangereux dans votre cas.

9. Conservez correctement vos médicaments dans leur emballage d'origine avec leur notice, à l'abri de la lumière et de l'humidité et hors de portée des enfants.

10. Ne jetez pas vos médicaments à la poubelle. Ramenez à votre pharmacien les médicaments prescrits par votre médecin que vous n'avez pas utilisés (y compris les antibiotiques !). Cela vous évitera de les utiliser plus tard à mauvais escient sur vous ou, pire, sur vos enfants !

Homéopathie et automédication

CE QU'IL FAUT SAVOIR

L'homéopathie est une médecine mise au point par le docteur Hahnemann (1755-1843). Elle repose sur trois principes fondamentaux :

1. La loi des similitudes : toute substance qui, à fortes doses, provoque tel ou tel symptôme chez un individu sain est capable de guérir les mêmes symptômes chez un individu malade.
2. La substance présumée active doit être administrée à des dilutions considérables.
3. La dynamisation : à chaque dilution de la substance, celle-ci subit une agitation contrôlée dans son intensité et sa durée, ce qui aurait le pouvoir d'amplifier l'action du produit, même s'il ne reste plus de molécules identifiables.

La préparation

Sur la base de ces trois principes, les préparations homéopathiques sont obtenues à partir de substances ou compositions appelées souches homéopathiques, par la méthode des déconcentrations successives. Elles sont habituellement désignées par le nom latin de la souche, suivi de l'indication de la dilution.

Il existe en France environ 2 500 souches homéopathiques provenant de trois sources naturelles (végétale, minérale et animale) dont 1 163 sont remboursées par la Sécurité sociale.

Les teintures mères (à partir desquelles seront faites les dilutions successives) sont obtenues par la macération de plantes ou parties de plantes fraîches, stabilisées ou plus rarement desséchées, dans une quantité mesurée d'alcool.

Savoir lire les abréviations

- TM : teinture mère.
- DH : (dilution) décimale hahnemannienne (1 goutte diluée dans 9 gouttes à chaque dilution).
- CH : (dilution) centésimale hahnemannienne (1 goutte diluée dans 99 gouttes à chaque dilution).

Ces abréviations sont précédées du chiffre indiquant la hauteur de dilution (exemple : 6 CH = 1 goutte diluée dans 99 gouttes, opération répétée 6 fois).

NOS RECOMMANDATIONS

Les médicaments homéopathiques peuvent s'avérer utiles en automédication pour traiter, en particulier, des troubles mineurs de santé, comme les insomnies passagères, la nervosité, la fatigue légère, les digestions difficiles, le mal des transports, la nausée. Ces médicaments ont l'avantage d'être pratiquement sans effets indésirables contrairement à nombre de médicaments traditionnels. Pour chacun des symptômes bénins traités dans ce guide, vous trouverez les spécialités homéopathiques disponibles en pharmacie.

En revanche, il est difficilement acceptable que les pouvoirs publics admettent sur proposition de certains laboratoires pharmaceutiques des indications telles que l'hypertension, l'insuffisance hépatique, l'hypertrophie bénigne de la prostate, les troubles épileptiformes, la pleurésie, l'insuffisance glandulaire, la fièvre, le traitement des oxyures et ascaris. Les traitements homéopathiques concernant ces indications n'ont jamais fait preuve de leur efficacité, pire, ils risquent de retarder un traitement plus adapté!

Phytothérapie et automédication

CE QU'IL FAUT SAVOIR

La phytothérapie est le mode de traitement des maladies par les plantes médicinales; elle recouvre toutes les formes d'administration.

Le médicament de phytothérapie, ou phytomédicament, doit répondre, comme tout médicament, à des critères très précis de qualité pharmaceutique : contrôle des matières premières, du produit fini et des essais de stabilité, absence de contamination par des résidus phytosanitaires tels que les pesticides...

DÉFINITION

Les médicaments à base de plantes sont des médicaments dont les principes actifs sont exclusivement des substances végétales et/ou des préparations à base de «drogues» végétales. «Drogue» est le terme utilisé

pour désigner une matière première d'origine végétale, animale ou minérale servant à la préparation des produits pharmaceutiques. Ce terme est impropre pour désigner un médicament, à l'exception des produits pouvant entraîner une toxicomanie.
Ces drogues végétales sont issues de plantes fraîches ou desséchées, utilisées à des fins thérapeutiques. Les préparations sont constituées par des végétaux en fragments ou en poudre, des extraits, des teintures.

Sous quelles formes se présentent les drogues végétales ?

▶ Les tisanes, dont le mode de préparation doit être codifié (généralement 5 à 20 g de drogue/litre) et dont la réalisation fait appel à plusieurs procédés :
- Décoction : portez l'eau à ébullition, puis ajoutez la plante, couvrez, maintenez l'ébullition pendant 5 minutes (en général) et filtrez.
- Infusion : portez l'eau à ébullition, versez-la sur la plante, couvrez, attendez 5 à 15 minutes (en général) puis filtrez.
- Macération : mettez la plante dans l'eau froide en agitant de temps en temps, laissez agir (30 minutes à 4 heures selon la plante) puis filtrez.

Les tisanes doivent être préparées juste avant leur consommation.
▶ Les poudres sont constituées de la totalité de la plante. Elles présentent l'avantage d'être sensiblement constantes sur le plan de la composition chimique qualitative et quantitative, mais leur devenir dans l'organisme reste mal connu.
▶ Les extraits résultent d'une extraction de la drogue végétale par un solvant. Si celui-ci est totalement éliminé, on obtient des extraits secs, voire des nébulisats. Les extraits peuvent être différents selon la nature du solvant employé (eau, alcool, etc.)

Associations ou pas ?

Des mélanges sont possibles mais devraient se limiter à deux ou trois drogues supports de l'activité thérapeutique, accompagnées de deux ou trois drogues correctrices du goût et de l'aspect.

La phytothérapie est-elle indiquée en automédication ?

Oui, mais sous certaines conditions ! Elle ne doit concerner que des troubles bénins, tels que :
- la constipation, en sachant que certaines plantes contiennent des laxatifs irritants qui ne devront être utilisés que de façon exceptionnelle *(voir Constipation)*;
- les insomnies passagères, la nervosité ;
- la digestion difficile, les ballonnements, l'aérophagie ;
- les petits traumatismes, les contusions, les bleus ;
- le mal de gorge ;
- la toux passagère ;
- les petits troubles de la circulation veineuse.

D'autres indications, bien que reconnues officiellement par le ministère de la Santé, nous apparaissent sans fondement et sans réel intérêt pour le consommateur. C'est le cas notamment de : « facilite les fonctions d'élimination de l'organisme » ; « troubles hépatiques » ; « infections urinaires bénignes » ; « affections bronchiques aiguës bénignes » ; « règles douloureuses » ; « fièvre » ; « insuffisance de sécrétion lactée » ; « maladies du foie » ; « diabète » ; « hypertension »...

Phytothérapie et marché parallèle

Une partie des plantes utilisées habituellement en phytothérapie est passée dans le secteur des compléments alimentaires. Ces produits ne sont pas soumis aux mêmes exigences de qualité ni aux mêmes contrôles que les produits de phytothérapie et ne sont pas sans défaut, voire sans danger !

▶ Origine des plantes non certifiée

En matière de plantes médicinales, il est fondamental de connaître l'origine des matières premières, premier maillon de la chaîne de qualité, sous peine d'accidents parfois mortels.

▶ Qualité du produit non garantie

À la différence des médicaments relevant d'une autorisation de mise sur le marché (AMM), les contrôles effectués sur les produits des marchés parallèles sont allégés pour des raisons économiques. L'innocuité du produit n'est pas garantie.

▶ Indications thérapeutiques dénuées de fondement

Les plantes médicinales commercialisées en dehors du circuit pharmaceutique sont distribuées avec des indications non validées, fantaisistes et, parfois, cas plus grave, pour des pathologies lourdes (cancer, SIDA, etc.).

Attention ! Méfiez-vous des plantes que l'on peut trouver en vente libre (sans AMM), en dehors des circuits pharmaceutiques, et qui peuvent entraîner des troubles graves (cas de certaines plantes chinoises, *Datura stramonium*). Prudence avec des produits à base de kava kava, échinacée, bourdaine, séné, achetés dans ces mêmes circuits.
Demandez toujours conseil à votre médecin ou à votre pharmacien et abstenez-vous d'acheter des produits à base de plantes sur Internet *(voir Médicaments et Internet)*.

NOS RECOMMANDATIONS

- Privilégiez les phytomédicaments qui ne comportent qu'une seule indication thérapeutique, exceptionnellement deux.
- Préférez un phytomédicament parfaitement défini en ce qui concerne son mode de préparation, sa composition et qui différencie les substances des correcteurs du goût ou de l'aspect.

- S'il s'agit d'un mélange de drogues végétales en association, veillez à la cohérence des indications revendiquées (pas tout et son contraire !).
- Méfiez-vous d'un phytomédicament qui revendique une indication dans une maladie grave (SIDA, cancer, diabète, etc.).
- Lisez la notice : elle doit signaler les dangers liés à un traitement anarchique et prolongé (cas des drogues végétales laxatives irritantes).

En cas de doute, demandez l'avis de votre pharmacien.

Si les troubles persistent, consultez sans attendre votre médecin.

LES MÉDICAMENTS

Quelques vérités bonnes à dire sur les médicaments

Un médicament, qu'il soit sur ordonnance ou non, n'est pas un produit comme les autres.

CE QU'IL FAUT SAVOIR

Qu'est-ce qu'un médicament ?
Le code de la Santé publique (Livre V, art. L511) le définit comme « toute substance ou composition présentée comme possédant des propriétés curatives ou préventives à l'égard des maladies humaines ainsi que tout produit pouvant être administré à l'homme en vue d'établir un diagnostic médical ou de restaurer, corriger, modifier ses fonctions organiques ». Cependant **cette définition ne préjuge en rien de l'efficacité du médicament**. Ainsi, contrairement à ce qu'affirment les autorités de santé, quand vous achetez un médicament en pharmacie, vous ignorez s'il s'agit d'un produit efficace ou d'une poudre de perlimpinpin sans efficacité, voire dangereuse.

Les catégories de médicaments
Les médicaments sont conçus pour répondre à divers objectifs.

- Curatifs, ils s'attaquent à la cause de la maladie (les antibiotiques, les antiparasitaires).

- Substitutifs, ils compensent une insuffisance de votre organisme qui provoque la maladie (par exemple l'insuline pour traiter le diabète « maigre »).
- Préventifs, ils préviennent l'apparition de la maladie (les vaccins).
- Symptomatiques – les plus nombreux –, ils réduisent ou éliminent telle manifestation de la maladie (fièvre, douleur) mais pas la cause (virus ou bactérie). C'est le cas en particulier du paracétamol, de l'ibuprofène ou de l'aspirine.

L'AMM

Une fois élaborés, tous les médicaments (avec ou sans ordonnance) doivent obtenir une autorisation de mise sur le marché (AMM) pour pouvoir être commercialisés en France. Celle-ci est octroyée par l'Agence française de sécurité sanitaire des produits de santé (AFSSAPS), anciennement Agence du médicament, après une expertise portant essentiellement sur deux points :

- l'existence d'une efficacité thérapeutique dans des indications déterminées, c'est-à-dire pour certaines maladies et seulement celles-ci ;
- l'absence d'effets toxiques dans les conditions normales d'utilisation dans ces indications.

Cette autorisation, actuellement donnée pour une période de cinq ans, est renouvelable une fois mais peut être retirée à tout moment. Le numéro d'autorisation de mise sur le marché est inscrit sur la boîte du médicament.

> Cependant pour diverses raisons **un grand nombre de médicaments dénués de toute efficacité démontrée chez l'homme continuent de recevoir une autorisation de mise sur le marché.**

Avec ou sans ordonnance ?

Les médicaments de prescription facultative, dits « sans ordonnance », peuvent être délivrés par le pharmacien, à votre demande.

Néanmoins, **le pharmacien peut vous refuser un médicament sans ordonnance** s'il juge celui-ci néfaste pour votre santé (cas des femmes enceintes par exemple). Le pharmacien doit vous informer des contre-indications (problèmes liés à des maladies fréquentes, diabète, hypertension… ou interactions avec des médicaments que vous prenez) et vous rappeler la dose à ne pas dépasser.

Certains médicaments dits de médication officinale (390 en 2010) sont en accès direct (en libre-service) dans les pharmacies. Malheureusement, un grand nombre d'entre eux n'ont aucun intérêt en raison de leur inefficacité.

Les médicaments de prescription facultative qui portent une vignette peuvent être remboursés par la Sécurité sociale s'ils sont prescrits par un

médecin. Ils sont toujours moins chers que les médicaments sans ordonnance qui ne portent pas de vignette.
Les médicaments délivrés sur prescription médicale dits «avec ordonnance» (établie par des médecins) sont classés en trois groupes selon la nature et l'intensité des effets nocifs qu'ils peuvent provoquer.
La liste I regroupe les substances qui possèdent une toxicité importante, telles que les anticoagulants, les anticancéreux...
La liste II renferme des substances dites dangereuses car présentant les caractéristiques des substances de la liste I mais à un degré moindre, par exemple certains anti-inflammatoires non stéroïdiens ou AINS, tels que le kétoprofène (BI-PROFÉNID®) et le diclofénac (VOLTARÈNE®).
Les substances stupéfiantes peuvent entraîner une toxicomanie, dépendance physique ou psychique (morphine, SKENAN®, MOSCONTIN®) ainsi que certains psychotropes (méthylphénidate, RITALINE®).
Certains médicaments contenant des substances classées en liste II mais à faible dose sont des médicaments de prescription facultative : anti-inflammatoires non stéroïdiens ou AINS (ibuprofène, ADVIL®), ralentisseurs du transit intestinal (lopéramide, INDIARAL®, IMODIUMCAPS®).
Les médicaments délivrés sur prescription médicale ne sont pas tous remboursés par la Sécurité sociale.

Attention! Avec ou sans ordonnance, un médicament n'est jamais anodin. Certains médicaments, dangereux hors prescription, sont malheureusement en vente libre en France alors qu'ils sont vendus sur ordonnance à l'étranger. C'est le cas des théophyllines (contre l'asthme), de plusieurs antithyroïdiens de synthèse (BASDÈNE® et NÉO-MERCAZOLE®), des antiparasitaires (GLUCANTIME®, NOTÉZINE®), du traitement de la myasthénie (MESTINON®), de la toxoplasmose (MALOCIDE®), d'un médicament contre l'intoxication par certains insecticides (CONTRATHION®).

Sous quelles formes ?

La majorité des médicaments existent sous plusieurs formes : comprimés, gélules, sachets, ampoules, gouttes, suppositoires... Si la présentation de votre médicament ne vous convient pas, demandez à votre médecin ou à votre pharmacien de vous en proposer une autre.

À quel prix ?

Le prix des médicaments (avec ou sans ordonnance) remboursables par l'Assurance Maladie est fixé par convention entre le laboratoire et le Comité économique des produits de santé, à défaut par arrêté ministériel. Le prix des médicaments non remboursables (sur prescription obligatoire ou facultative) est libre. Il varie d'une pharmacie à l'autre.

Notre conseil : **privilégiez les médicaments de prescription facultative remboursables ayant un prix fixé**. Ils sont généralement beaucoup moins chers que les médicaments non remboursables.

Spécialité, substance et DCI

Sur la boîte sont inscrits (en plus des informations administratives) :

- Le nom commercial (dit de spécialité), par exemple DOLIPRANE®, EFFERALGAN®, DAFALGAN®... Dans ce guide, ce nom est toujours écrit en lettres majuscules.
- En dessous, en plus petit caractère, le nom de la substance ou DCI (dénomination commune internationale), par exemple Paracétamol.

La DCI vous permet de retrouver votre médicament dans n'importe quel pays. Prêtez-y attention, car elle vous permet de vérifier que vous ne prenez pas plusieurs fois la même substance sous des noms de spécialité différents. Cela vous évitera le risque d'un surdosage toxique.
Dans ce guide, le nom de la substance est écrit en lettres minuscules.

La notice

Sur la notice, on peut lire les informations concernant la ou les dénominations du médicament, sa composition, la voie d'administration et d'autres informations importantes portant sur les conditions d'administration, les indications, les contre-indications, les précautions d'emploi, les effets indésirables éventuels liés à la prise du médicament.
Malheureusement vous n'aurez connaissance de ces précieuses informations qu'après avoir acheté le médicament !

Le paradoxe des notices

Les indications rédigées dans les notices sont fort utiles surtout dans le cas d'une automédication. Ce qui est dommage, c'est qu'elles sont écrites dans un langage souvent trop médical pour être accessibles au grand public et parfois quasi illisibles... même si vous portez des lunettes !

NOS RECOMMANDATIONS

- Avant d'acheter un médicament sans ordonnance, consultez les informations publiées dans ce guide (en association avec un symptôme) ou prenez l'avis de votre médecin ou de votre pharmacien.
- Lisez attentivement les notices et respectez strictement les posologies indiquées dans celles-ci.

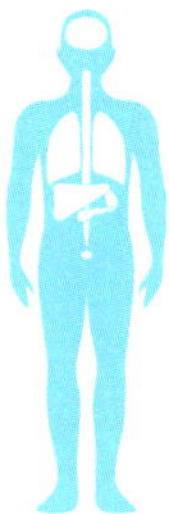

Le parcours des médicaments dans notre corps

Une fois avalés, la plupart des médicaments passent dans le sang pour être distribués dans l'organisme et y exercer leur action. Ils sont ensuite transformés et éliminés.

CE QU'IL FAUT SAVOIR

Un médicament, même sans ordonnance, n'est pas un produit comme les autres : certaines étapes exigent un minimum de précautions.

L'absorption

Un médicament pris par la bouche arrive dans l'estomac où il se dissout, puis passe dans l'intestin où il se diffuse dans le sang. C'est la résorption : un passage d'autant plus rapide que votre tube digestif est vide (cas des médicaments pris à jeun). Toutefois, certains médicaments sont mieux résorbés au cours des repas.

Attention ! Certains aliments très courants peuvent augmenter, réduire, voire annuler, l'efficacité d'un médicament du fait d'une interaction entre le médicament et l'aliment *(voir Médicaments et aliments)*.

La diffusion

Une fois arrivé dans le sang, le médicament se diffuse peu à peu dans l'organisme. Certains médicaments se propagent partout. D'autres, au contraire, s'accumulent dans un seul organe, comme l'iode qui se concentre sur la glande thyroïde. Certains organes comme le cerveau sont, eux, protégés par une barrière empêchant la diffusion de certains médicaments. C'est le cas de nombreux antibiotiques qui passent mal la barrière hématoencéphalique.

Futures mamans, attention ! La quasi-totalité des médicaments passent à travers le placenta et peuvent atteindre le futur enfant *(voir Médicaments et grossesse)*.

L'activité

Pour qu'un médicament soit efficace, il doit arriver à l'endroit malade sous sa forme active afin de pénétrer à l'intérieur de l'organe et le soigner.

Certains médicaments comme l'insuline pénètrent dans toutes les cellules de l'organisme et y exercent une multitude d'effets. D'autres agissent de façon plus spécifique sur un seul organe, c'est le cas des tonicardiaques (digoxine).

Le dosage et l'efficacité

L'efficacité d'un médicament est fonction de la quantité prise, à quelques nuances près.
Au-dessous d'une certaine quantité, le médicament n'exerce aucune action thérapeutique.
Plus la dose de médicament est grande, plus l'effet est important.
Au-delà de la dose maximale autorisée, son efficacité n'augmente plus, mais les risques d'accidents s'accentuent, transformant un médicament normalement très bien toléré en une substance toxique, voire mortelle.
C'est le cas par exemple du paracétamol (DOLIPRANE®, DAFALGAN®, EFFERALGAN®...). Anti-douleur efficace jusqu'à 4 g/24 heures maximum, il peut attaquer le foie de manière gravissime si la dose est dépassée systématiquement.
En vérifiant la présence ou non de paracétamol dans les médicaments que vous prenez régulièrement, vous limitez les risques de surdosage à votre insu.

Attention ! Les doses recommandées sur les notices des boîtes sont calculées pour assurer un juste équilibre entre efficacité et tolérance sur des populations adultes en bonne santé. Cependant, le risque ZÉRO n'existe pas : un médicament efficace peut toujours entraîner des effets indésirables, même à la dose préconisée.

La transformation, le rôle du foie

Un médicament reste actif dans l'organisme pendant quelques heures, voire quelques jours. Véhiculé par le sang, il passe à plusieurs reprises dans le foie qui en transforme une partie active en une substance inactive (dans quelques cas rares, c'est l'inverse).
Si le foie est malade, comme dans le cas de la cirrhose, le médicament reste trop longtemps dans le corps sous sa forme active d'où un risque accru d'accidents. C'est pourquoi, en cas d'insuffisance hépatique, les doses de nombreux médicaments doivent être diminuées et certains médicaments sont contre-indiqués.

L'élimination, le rôle des reins

Les médicaments sont éliminés essentiellement par les reins, soit sous une forme inactive après transformation par le foie, soit sous la forme initiale active. Si le rein ne fonctionne pas correctement (insuffisance rénale), le médicament séjourne davantage dans l'organisme. Cela explique qu'en

cas d'insuffisance rénale, il faut diminuer les doses de nombreux médicaments et en éviter certains.
Ce qui n'est pas éliminé par le rein est évacué surtout par la bile et l'air expiré, mais aussi par la sueur, la salive, les larmes, les cheveux, les ongles... et le lait maternel.
Jeunes mamans, attention! Si vous allaitez, pas d'automédication *(voir Médicaments et allaitement)*.

NOS RECOMMANDATIONS

- Demandez toujours conseil à votre pharmacien et lisez ATTENTIVEMENT la notice pour savoir comment prendre votre médicament : à quel moment ? à jeun, pendant ou entre les repas ?
- Conservez TOUJOURS les médicaments dans leur emballage d'origine avec leur notice.
- Évitez toute automédication si vous êtes enceinte *(voir Médicaments et grossesse)* ou si vous allaitez *(voir Médicaments et allaitement)*.
- Les enfants *(voir Médicaments et enfants)* et les personnes âgées *(voir Médicaments et personnes âgées)* étant très sensibles aux médicaments, limitez au maximum l'automédication pour ces populations et réduisez comme indiqué dans les notices les doses des médicaments administrés afin d'écarter les risques d'incidents ou d'accidents.

EN SAVOIR PLUS

Les suppositoires, patchs, piqûres sous-cutanées et intramusculaires passent plus ou moins vite dans le sang. Toutefois les suppositoires ont une résorption plus aléatoire.
Les produits utilisés localement (pommade, crème, lotion sur la peau, collyre dans l'œil, collutoire, pastille, gouttes pour les oreilles ou le nez) ne sont pas inoffensifs. Ils peuvent passer dans le sang et exercer une action générale, pouvant entraînant des effets indésirables.
Certains médicaments pris par la bouche ne passent pas dans le sang : par exemple les médicaments traitant les maladies du tube digestif (pansements de l'estomac anti-acides), certains médicaments pour traiter la constipation (lactulose, DUPHALAC®, macrogol, FORLAX®) et certains médicaments contre les vers (flubendazole, FLUVERMAL®).

Effet placebo et effet nocebo

Comment définir l'effet placebo et l'effet nocebo ?

Le mot placebo, du latin « je plairai », désigne une substance inerte (mie de pain, amidon, le plus souvent lactose), dépourvue d'activité, présentée à un patient comme un médicament.

L'effet placebo

Dans certaines circonstances, la prise de cette substance inerte lorsqu'elle est présentée comme un médicament peut entraîner une amélioration de certaines manifestations (troubles digestifs, toux, maux de tête, troubles du sommeil, anxiété) et de symptômes de certaines maladies chroniques (arthrose, eczéma...). Ces effets sont appelés « effets placebo ».

L'effet placebo représente environ 30 % de l'efficacité de tout médicament. C'est ce que démontrent les études menées sur l'efficacité des futurs médicaments avant toute commercialisation.

Pour être commercialisés, les médicaments candidats devraient toujours avoir une efficacité supérieure au placebo auquel ils sont comparés. Ce n'est malheureusement pas toujours le cas !

Les facteurs qui influencent l'effet placebo

L'effet placebo dépend étroitement du placebo lui-même, mais aussi du médecin qui le prescrit et du patient qui le reçoit.

▸ L'influence du placebo, plusieurs facteurs sont en jeu

- Le mode d'administration : on peut classer par ordre d'efficacité décroissante les injections intraveineuses, les injections intramusculaires, les gouttes, les comprimés ou gélules, les suppositoires.
- La présentation du médicament : la couleur bleu clair favorise l'efficacité des tranquillisants, le rouge ou le jaune vif, celle des stimulants, le marron, celle des laxatifs. Une forme singulière, voire un goût particulier (amertume par exemple), semblent amplifier l'efficacité du placebo.
- La taille : une dimension minuscule ou peu commune peut augmenter l'effet.
- La nouveauté, le prix élevé, le nom du médicament, sa composition parfois présentée en latin, sa délivrance sur ordonnance sont également des facteurs favorisant l'efficacité.
- La personnalité du médecin : une attitude accueillante et chaleureuse, l'attention et l'intérêt portés non seulement aux problèmes de santé du

patient mais à sa personnalité tout entière, la durée de la consultation, la persuasion du médecin sur l'efficacité de la thérapeutique, la personnalisation des soins peuvent augmenter l'action placebo.

• Les facteurs liés au malade : la sensibilité à l'effet placebo serait plus fréquente chez les sujets anxieux, déprimés, passifs, plutôt que chez les fortes personnalités. Chez un même individu, l'effet placebo d'un médicament diminue lorsque le patient acquiert une meilleure connaissance de sa maladie et des effets du traitement. La confiance en la capacité du médecin améliore l'efficacité de tout médicament. Par exemple, un bonbon au miel présenté en comprimé dans une boîte portant un nom d'apparence scientifique et donné par un médecin traitant convaincant aura probablement plus d'effet sur une gorge irritée que le même acheté chez le confiseur. Surtout si le patient est de nature anxieuse !

Les placebos impurs

Certains laboratoires proposent des médicaments dont les indications ne correspondent pas aux symptômes que ceux-ci devraient traiter. C'est le cas par exemple de l'association de plusieurs vitamines pour soigner la fatigue passagère.

Ces médicaments sont appelés placebos impurs car, dans ce cas, ils ne peuvent agir que par effet placebo. Leur utilisation doit être condamnée. En effet, en raison de leurs propriétés pharmacologiques, ces médicaments peuvent entraîner des effets indésirables.

Il existe malheureusement encore beaucoup trop de placebos impurs parmi les quelque 12 000 médicaments (avec ou sans ordonnance) actuellement en vente en pharmacie.

L'effet nocebo

On appelle « effet nocebo » tout désagrément survenant suite à la prise d'une substance inerte (placebo). Les manifestations les plus fréquentes de l'effet nocebo sont par ordre décroissant : la somnolence (25 % des cas), la fatigue, les troubles digestifs, la difficulté de concentration, les maux de tête, les bouffées de chaleur, les tremblements.

Médicaments et grossesse

La grande majorité des médicaments pris par la mère pendant la grossesse sont transmis à l'embryon et au fœtus à travers les échanges sanguins, via le placenta.
L'automédication est donc formellement déconseillée aux femmes enceintes.

CE QU'IL FAUT SAVOIR

Même si un médicament ne produit aucun trouble chez la femme enceinte, il peut en produire chez l'enfant qu'elle porte.
Pendant la grossesse, il faut TOUJOURS demander l'avis de votre médecin ou de votre pharmacien avant de prendre un médicament, même s'il vous paraît anodin.
C'est crucial dans les deux premiers mois de la gestation : pendant cette période, la prise de médicaments peut engendrer des malformations graves, des lésions de certains organes et la mort de l'œuf ou de l'embryon.
Lors des trois derniers mois de la grossesse, des médicaments contre l'anxiété, l'insomnie, certains anti-douleur (dérivés de la morphine), un grand nombre de sirops antitussifs, les antiallergiques et les anti-inflammatoires non stéroïdiens (aspirine, ibuprofène, kétoprofène...) peuvent déclencher différents types de troubles chez le bébé.
En clair, abstenez-vous de toute automédication durant votre grossesse et même après l'accouchement si vous allaitez *(voir Médicaments et allaitement)*.
Profitez d'une visite chez votre médecin pour lui demander quels sont les médicaments sans ordonnance que vous pouvez prendre pour soigner des petits troubles : maux de tête, nausées, insomnies, constipation... Lui seul peut vous conseiller un médicament qui ne présente aucun inconvénient.

NOS RECOMMANDATIONS

- Préférez si c'est possible les mesures d'hygiène aux médicaments.
- En cas de troubles du sommeil, supprimez la caféine contenue dans le thé, café, chocolat, Coca-Cola®, Pepsi-Cola®... et respectez nos recommandations *(voir Insomnie)*.
- En cas de constipation, suivez nos conseils d'hygiène de vie *(voir Constipation)*. Si cela s'avère insuffisant, vous pouvez utiliser un laxatif doux mais ne prenez JAMAIS de laxatifs irritants. Si vous avez des doutes, consultez votre médecin.

- En cas de nausées et de vomissements, testez nos suggestions *(voir Nausées et vomissements)*. Ne prenez pas de médicaments sans l'avis de votre médecin.
- En cas de maux de tête, de fièvre ou de douleurs passagères, vous pouvez prendre du paracétamol en ne dépassant pas 3 g/24 heures. Mais ne prenez JAMAIS d'anti-inflammatoires non stéroïdiens (AINS) : aspirine, ibuprofène...
- Bannissez totalement l'alcool (même un verre de vin), le tabac (vos cigarettes et celles des autres) et évitez toutes les vapeurs toxiques (produits détachants de teinturerie, décapants ménagers, herbicides, peintures fraîches...). Une belle occasion pour adopter une vie saine et confier les tâches ménagères à d'autres !

EN SAVOIR PLUS

Les substances à éviter pendant la grossesse

L'alcool peut être responsable d'un retard mental et de croissance, d'un visage difforme et de malformations de certains organes.

Le tabac peut entraîner un retard de croissance.

Les vapeurs toxiques peuvent provoquer des troubles neurologiques. Si vous travaillez dans un environnement de produits chimiques, soyez vigilante. Pour plus de détails, consultez le site de l'INRS (Institut national de recherche et de sécurité pour la prévention des accidents du travail et des maladies professionnelles) : www.inrs.fr

Médicaments et allaitement

Vous allaitez votre enfant ? Vous avez raison car il n'y a rien de mieux que le lait maternel pour nourrir un nouveau-né : il contient les éléments nutritifs nécessaires à votre enfant sous une forme facilement assimilable, ainsi que des vitamines, des sels minéraux et des substances protectrices contre les infections (anticorps) permettant au nourrisson de mieux résister à certaines maladies comme la rougeole ou les oreillons. Mais prudence avec les médicaments !

CE QU'IL FAUT SAVOIR

La très grande majorité des médicaments pris par la mère passent dans le lait. C'est tout à fait néfaste pour les nouveau-nés et les nourrissons car leur foie et leurs reins ne détruisent pas ou n'éliminent pas encore parfaitement les médicaments.

NOS RECOMMANDATIONS

- Continuez à respecter les mesures d'hygiène de vie adoptées pendant votre grossesse :
– Évitez le tabac et les fumeurs.
– Ne buvez pas d'alcool ni d'excitants (café) car ils passent en quantité importante dans le lait et peuvent perturber votre bébé.
- Veillez à ne pas être en contact avec des polluants (hexachlorobenzène), des insecticides, de la peinture, des détachants (tétrachloréthylène). Leurs vapeurs sont toxiques et peuvent se retrouver dans votre sang puis dans votre lait.
- Mentionnez à votre médecin que vous allaitez votre enfant et demandez-lui quels sont les médicaments en vente libre que vous pouvez prendre sans risques en cas de problème de santé bénin (maux de tête, fièvre, douleur).
- S'il vous prescrit un médicament, prenez-le juste après la tétée (et non pas avant).
- Si vous devez prendre un traitement sur une courte durée présentant des risques pour l'enfant, mieux vaut suspendre momentanément l'allaitement et attendre 48 heures après la fin de celui-ci pour reprendre l'allaitement. Demandez des précisions à votre médecin.
- Évitez d'appliquer des produits à usage externe et local sur le sein, en particulier sur les crevasses (pommades contenant de la vitamine A ou du bismuth). Comme elles ne pénètrent jamais totalement dans la peau, votre bébé risque d'en absorber lorsqu'il tète.

EN SAVOIR PLUS

Les médicaments sans ordonnance interdits en cas d'allaitement :

- Les tranquillisants à base de bromure.
- Les médicaments à base d'iode.
- Les sirops antitussifs contenant de la codéine, de la codéthyline ou de la pholcodine.
- Les laxatifs irritants : séné, bourdaine, cascara...
- Les anti-inflammatoires non stéroïdiens (aspirine, ibuprofène) utilisés comme anti-douleur.
- La vitamine D à forte dose.
- Les médicaments de l'asthme à base de théophylline ou ses dérivés.

- Les antihistaminiques H_1 antiallergiques.
- Les antithyroïdiens.
- Certains vaccins.

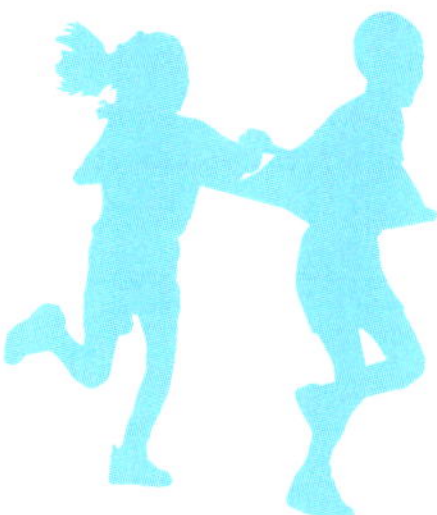

Médicaments et enfants

L'automédication par définition ne devrait s'appliquer qu'à soi-même. Cependant, de nombreux parents sont tentés de traiter au quotidien des troubles de santé apparemment bénins, sans consulter leur médecin. Attention, ce n'est pas sans danger !

NOS RECOMMANDATIONS

Pour exercer une automédication responsable et sans risques chez vos enfants, suivez ces conseils :

- Ne pratiquez jamais d'automédication chez un nouveau-né. Votre bébé a l'air malade ? Il a plus de 38,5 °C de fièvre ? Appelez votre médecin ou, en cas d'urgence, le SAMU (15 ou 112). Ils vous conseilleront en attendant la consultation.
L'automédication doit être exceptionnelle chez le nourrisson, se limitant à la fièvre modérée, aux douleurs localisées (voir *Poussées dentaires*), au rhume ou rhinopharyngite (voir *Rhinopharyngite de l'enfant*)
- Pas de précipitation ! Prenez le temps d'analyser les symptômes présentés dans ce guide afin de juger du caractère indispensable de la prise de tel ou tel médicament. En cas de doute, appelez votre médecin.
- N'utilisez que les médicaments spécifiquement dosés « nourrissons » ou « enfants ».
- Vérifiez dans la notice la dose exacte à administrer selon l'âge et le poids. Faites le calcul trois fois plutôt qu'une et respectez l'intervalle de temps préconisé entre les doses.
- Tout symptôme nouveau (montée de fièvre par exemple) doit vous interpeller sur l'intérêt du médicament que vous avez donné à votre enfant. En cas de doute, appelez votre médecin.
- Ne présentez pas un médicament à un enfant comme une friandise au goût agréable. Le médicament doit rester un médicament. Votre enfant le prend parce qu'il est malade.

• Gardez à l'esprit que certains petits problèmes peuvent être traités sans médicaments *(voir Fièvre de l'enfant, Constipation de l'enfant, Diarrhée aiguë de l'enfant)*, mais faites-le toujours avec prudence.
En règle générale, en automédication, vous pouvez traiter un seul symptôme (fièvre ou mal de gorge ou vomissement). En cas d'association de symptômes (par exemple fièvre + vomissement) vous devez consulter votre médecin.
Ne prolongez jamais l'automédication au-delà de 48 heures si vous ne notez aucune amélioration, mais appelez votre médecin.

EN SAVOIR PLUS

L'âge et les médicaments

Un enfant de moins de 1 mois est un nouveau-né.
Un enfant âgé de 1 mois à 30 mois est un nourrisson.
Après 30 mois, on parle d'un enfant.
Après 15 ans, un enfant est considéré comme un adulte médicalement parlant, notamment en ce qui concerne les posologies des médicaments.

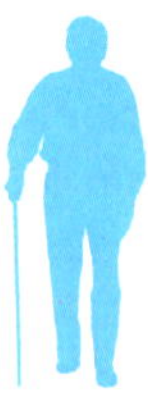

Médicaments et personnes âgées

En matière d'automédication, un domaine en principe réservé aux populations en bonne santé, les personnes âgées et leur entourage doivent agir avec prudence.

CE QU'IL FAUT SAVOIR

Les personnes âgées sont de grands consommateurs de médicaments, ce qui n'est pas sans risques. 20 % des hospitalisations des sujets âgés sont dues à des accidents liés à la prise de médicaments. Ces risques d'accidents sont trois fois plus élevés chez un homme de 75 ans que chez un homme de 50 ans.

LES CAUSES

Les fonctions du foie et des reins ralentissent avec l'âge *(voir Le parcours des médicaments dans notre corps)*. Quand l'âge augmente, il faut réduire les posologies préconisées sous peine de surdosage.

Les personnes âgées, souffrant généralement de troubles multiples, consomment un grand nombre de médicaments. Cela accroît de 20 % les risques liés à des interactions entre médicaments ou les risques de surdosage.

Les personnes âgées sont fréquemment soignées pour de l'arthrose par des anti-inflammatoires non stéroïdiens (AINS). Pour traiter une fièvre ou des petites douleurs, il faut donc éviter l'aspirine et l'ibuprofène (AINS) en raison du risque accru de saignement digestif. Il faut préférer le paracétamol, en ne dépassant pas au début 2 g/24 heures.

Certaines maladies chroniques fréquentes chez les personnes âgées (hypertension artérielle, problèmes cardiaques, oculaires, prostatiques, constipation) sont totalement incompatibles avec de nombreux médicaments, y compris certains vendus sans ordonnance (cas de l'hypertension artérielle et des AINS par exemple).

Les notices des médicaments ne sont pas toujours adaptées aux personnes âgées : elles sont souvent imprimées en petits caractères et le vocabulaire utilisé est parfois « inaccessible ». Conséquence, cette population ne comprend pas toujours comment prendre les médicaments (prescrits ou non par le médecin), ce qui n'est pas sans risques !

NOS RECOMMANDATIONS AUX PERSONNES ÂGÉES ET À LEUR ENTOURAGE

- Ne prenez pas, de vous-même, un médicament dit « sans ordonnance », sauf si c'est réellement indispensable (par exemple du paracétamol pour un accès de fièvre). Limitez-en la prise sur un laps de temps court (48 heures), en respectant toutes les informations contenues sur la notice. En cas de médicaments prescrits par le médecin, respectez strictement les doses (ne les augmentez pas, ne les diminuez pas) et la durée indiquée.
- Utilisez un semainier et si vous avez du mal à répartir vous-même le traitement pour une semaine, demandez à votre entourage (ou à votre pharmacien) de vous le préparer.
- N'arrêtez pas le traitement de votre propre chef. Si vous ressentez un problème lié à la prise d'un médicament, demandez l'avis de votre médecin.
- S'il s'agit d'un médicament prescrit à vie (contre l'hypertension, pour le cœur ou pour le diabète par exemple) PAS QUESTION d'arrêter de vous-même le traitement, même momentanément. Si vous avez des doutes, appelez votre médecin.
- Signalez à votre médecin tout incident, même mineur, survenu avec tel ou tel médicament.
- Si vous avez des difficultés à compter les gouttes, à casser une ampoule, à diviser un comprimé en deux, à avaler une gélule ou à mettre des suppositoires, demandez à votre médecin de vous prescrire les mêmes médicaments mais sous une autre forme.

• Si vous avez des questions sur votre traitement, n'hésitez pas à demander des explications à votre médecin ou à votre pharmacien.
• N'oubliez pas que certaines tisanes, en particulier les tisanes laxatives, et certaines huiles essentielles peuvent entraîner des incidents, voire des accidents graves. Signalez à votre médecin tout problème lié à l'un de ces produits.
• Faites-vous vacciner contre la grippe à l'entrée de l'hiver et veillez à être à jour des vaccinations antitétaniques.

Médicaments et alcool

L'association alcool et médicaments (avec ou sans ordonnance) peut être dangereuse et dans certains cas entraîner des accidents graves. Ces accidents peuvent survenir quel que soit le moment où vous prenez les médicaments (avant, pendant ou après la consommation d'alcool).

CE QU'IL FAUT SAVOIR

Les conséquences de l'association médicaments-alcool peuvent être graves :
• augmentation de l'activité des médicaments ;
• augmentation des accidents dus aux médicaments ;
• modification de la dégradation de l'alcool dans l'organisme (effet « antabuse »).

▶ L'alcool augmente l'effet de tous les médicaments qui réduisent l'activité du cerveau, ce qui accentue encore plus les troubles de l'attention, de la concentration et de la vigilance. Prudence en cas de conduite automobile !
L'alcool accroît, en outre, les risques de troubles respiratoires s'il est associé à certains médicaments. C'est le cas des hypnotiques, des tranquillisants, des neuroleptiques, des antidépresseurs et de plusieurs médicaments en vente libre : tous les antitussifs à base de codéine, codéthyline, pholcodine et tous les antihistaminiques.
L'alcool associé aux médicaments du diabète (insuline et hypoglycémiants oraux) peut entraîner un coma hypoglycémique.
L'alcool associé aux antihypertenseurs et aux vasodilatateurs coronariens peut provoquer une baisse de la pression artérielle.
▶ L'alcool peut amplifier les accidents liés à la prise de certains médicaments. Il peut ainsi accentuer des saignements du tube digestif provoqués par la prise d'anti-inflammatoires non stéroïdiens (AINS) comme l'aspirine, l'ibuprofène...
▶ Certains médicaments peuvent ralentir ou stopper la dégradation de

l'alcool dans l'organisme au stade de l'acétaldéhyde, un produit hyper-toxique. C'est l'effet dit « antabuse » *(voir « Gueule de bois »)* occasionnant des manifestations très désagréables (importante rougeur du visage, maux de tête, malaise, nausées, vomissements), voire dangereuses (tachycardie, chute de pression artérielle, coma). C'est le cas de certains antibiotiques et de plusieurs médicaments contre le diabète, contre les champignons et certains antiparasitaires dont plusieurs sont en vente libre.

L'alcool diminue l'activité de certains médicaments chez des buveurs chroniques, c'est le cas de plusieurs médicaments de l'épilepsie et des anticoagulants oraux.

NOS RECOMMANDATIONS

- Avant d'acheter un médicament, demandez conseil à votre pharmacien.
- Soyez vigilant. Plusieurs centaines de médicaments contiennent des doses plus ou moins importantes d'alcool. C'est le cas de très nombreux sirops et de la grande majorité des ampoules buvables, dont beaucoup de spécialités homéopathiques. Ces médicaments peuvent provoquer un effet dit « antabuse ».
- Lisez ATTENTIVEMENT les notices.
- Ne laissez pas les médicaments contenant de l'alcool, notamment les sirops, à portée de vos enfants.
- Ne prenez pas d'aspirine avec un grog brûlant : une recette radicale pour faire saigner votre estomac !
- Ne prenez pas de médicaments à base d'aspirine (type ALKA SELTZER®) pour prévenir ou soigner une « gueule de bois » : lésion de l'estomac assurée.

Médicaments et aliments

Médicaments et aliments ne font pas toujours bon ménage, ces derniers pouvant même contrecarrer leur efficacité !

CE QU'IL FAUT SAVOIR

Certains médicaments doivent être pris à jeun (1 heure et demi à 2 heures avant toute prise alimentaire) parce que leur passage dans le sang peut être ralenti, voire diminué, par la présence d'aliments. C'est le cas de plusieurs antibiotiques.

Certains médicaments doivent être pris au cours du repas afin de passer en plus grande quantité dans le sang, lors de la digestion : par exemple, certains anti-champignons de la peau à base de griséofulvine (FULCINE®, GRISEFULINE®).

L'aspirine, l'ibuprofène ou les autres anti-inflammatoires non stéroïdiens (AINS) doivent se prendre au cours d'un repas afin de diminuer les irritations et les lésions de l'estomac.

Les pansements digestifs se prennent toujours après les repas (au mieux 1 heure après) et non avant ou au moment des repas, ces derniers servant de « pansements » naturels.

Avalez toujours comprimés, gélules, cachets, capsules, granulés, pilules avec un grand verre d'eau afin que le médicament ne colle pas à l'œsophage, ce qui peut entraîner une irritation et à terme un ulcère. Évitez les boissons autres que l'eau (lait, jus de fruit, Coca-Cola®...) qui peuvent modifier l'action et la tolérance des médicaments.

Si vous êtes amateur de pamplemousse ou de jus de pamplemousse, **signalez-le à votre médecin** en cas de nouveau traitement, car ce fruit combiné à certains médicaments peut accroître de façon considérable leur concentration avec des conséquences parfois très graves sur l'organisme (surdosage).

NOS RECOMMANDATIONS

- Prenez vos médicaments debout ou assis et prévenez les fausses routes en les plaçant à l'arrière de la langue sans rejeter la tête en arrière.
- N'ouvrez jamais les gélules, car leur contenu (poudre) ne doit se dissoudre qu'une fois arrivé dans l'estomac.
- Ne coupez pas vos cachets sans avoir demandé préalablement l'avis de votre médecin ou de votre pharmacien : certains médicaments ne sont pas sécables.

EN SAVOIR PLUS

Les médicaments incompatibles avec le pamplemousse :

- Les médicaments du cœur : VÉRAPAMIL®, DILTIAZEM®, AMIODARONE®.
- Les antibiotiques à base d'érythromycine et de ses dérivés.
- Les anti-champignons à base de kétoconazole, itraconazole.
- Les antirétroviraux à base de ritonavir.

Médicaments associés ou interactions médicamenteuses

Pour traiter certaines maladies, votre médecin peut être amené à vous prescrire plusieurs médicaments afin d'augmenter l'efficacité thérapeutique, réduire les risques d'accidents ou soigner plusieurs troubles.
Si l'association de plusieurs médicaments est généralement sans risques dans le cadre d'un suivi médical, cela n'est pas le cas en automédication.

CE QU'IL FAUT SAVOIR

Un médicament peut modifier l'activité ou influer sur le devenir d'un autre médicament dans votre organisme et entraîner des incidents, voire des accidents (c'est souvent le cas chez les personnes âgées). On parle alors d'interactions médicamenteuses.

Les différents types d'interactions médicamenteuses

► Un médicament peut diminuer l'effet d'un autre médicament

L'aspirine et les autres anti-inflammatoires non stéroïdiens ou AINS peuvent diminuer l'activité des diurétiques, des antihypertenseurs et des médicaments de l'insuffisance cardiaque.
Des produits de phytothérapie (plantes) à base de millepertuis, vendus sans ordonnance, utilisés pour traiter une dépression légère et passagère, peuvent réduire l'efficacité de très nombreux médicaments : la pilule (et provoquer une grossesse indésirée), les médicaments qui traitent les troubles du rythme cardiaque, des antihypertenseurs, des hypocholestérolémiants, des antiviraux, des antibiotiques, des tranquillisants…
Certains produits utilisés pour se déboucher le nez à base de vasoconstricteurs dont la pseudoéphédrine, vendus sans ordonnance, peuvent diminuer l'efficacité de votre traitement contre l'hypertension.
Les pansements de l'estomac, vendus sans ordonnance, diminuent l'efficacité de très nombreux médicaments (antibiotiques, antihypertenseurs, médicaments du diabète, du cholestérol, antivitamines K…). Prenez-les à distance (2 heures avant ou après).
Les médicaments dits antianémiques à base de fer, vendus sans ordonnance, peuvent diminuer l'activité de certains antibiotiques.
La vitamine B6, vendue sans ordonnance, peut diminuer l'action de la lévodopa, un médicament utilisé dans le traitement de la maladie de Parkinson.

▶ Un médicament peut augmenter l'effet d'un autre médicament

L'aspirine comme d'autres anti-inflammatoires non stéroïdiens (AINS) peuvent augmenter l'activité de certains antidiabétiques, du méthotrexate ou des anticoagulants.
Les tranquillisants à base d'antihistaminique *(voir Insomnie)* vendus sans ordonnance, combinés à certains antitussifs disponibles également sans ordonnance, accroissent la somnolence *(voir Médicaments et conduite automobile et Médicaments à effet sédatif).*

NOS RECOMMANDATIONS

- N'utilisez pas de médicaments en automédication si vous êtes déjà traité pour une autre maladie sans en parler préalablement à votre médecin ou à votre pharmacien.
- Si vous prenez un traitement pour une maladie chronique, demandez à votre médecin les médicaments qu'il vous autorise en cas de troubles mineurs de santé.
- **En automédication, préférez toujours les médicaments composés d'une seule substance. Fuyez les médicaments qui contiennent plus de deux substances** : ce sont souvent des produits anciens, dépassés, mal conçus, inefficaces et non dépourvus de risques. Dans le domaine du médicament, 1 + 1 ne double pas l'efficacité mais double généralement les risques.
- Faites des traitements de courte durée (5 jours en général).
- Si les symptômes persistent ou s'aggravent, consultez votre médecin.

Médicaments et conduite automobile

Certains médicaments sont de mauvais compagnons de route, en raison de leur effet sédatif qui diminue les réflexes, la vigilance et la vision.

CE QU'IL FAUT SAVOIR

En dehors de l'alcool, responsable de nombreux accidents de la circulation, beaucoup de médicaments (avec ou sans ordonnance) peuvent gêner sérieusement la conduite automobile en provoquant une baisse de la vigilance et des réflexes, de la somnolence, des étourdissements, des vertiges, des troubles de la vision, des troubles auditifs, une chute de la tension artérielle, voire des évanouissements, et des modifications du comportement.

Les principales familles de médicaments disponibles sans ordonnance présentant un risque pour la conduite (baisse de la vigilance et des réflexes) sont :

- Les tranquillisants à base de bromure de calcium sous de nombreuses formes, parfois même présents dans des préparations à base de plantes (phytothérapie).
- Les anti-douleur ; notamment ceux qui contiennent de la codéine en plus de l'aspirine ou du paracétamol.
- Les antiallergiques (antihistaminiques H_1) ; disponibles sans ordonnance, ils peuvent entraîner une baisse de la vigilance, voire une somnolence.
- Les « anti-mal des transports » ; étant eux aussi des antihistaminiques H_1, ils présentent les mêmes inconvénients.
- Les antitussifs ; tous ceux qui contiennent codéine, codéthyline, pholcodine, dextrométhorphane, prométhazine, alimémazine, bromure. De plus, les sirops comportent fréquemment de l'alcool, évidemment déconseillé en cas de conduite automobile.
- Les antivertigineux ; méclozine (AGYRAX®).
- Les décongestionnants de l'œil à base de vasoconstricteurs ; ils peuvent entraîner des troubles de la vision.

Tous ces effets négatifs peuvent s'amplifier avec la prise d'alcool.

Attention ! Les drogues de type opium, cannabis, cocaïne, amphétamine ou LSD, prises isolément ou en association, sont à l'origine de très nombreux accidents.

NOS RECOMMANDATIONS

Si vous prenez un médicament sans ordonnance appartenant à une des catégories citées, soyez particulièrement prudent lorsque vous conduisez une voiture ou un engin.

Si vous avez bu de l'alcool et/ou si vous avez fait un repas lourd, ne prenez pas le volant.

Au volant, évitez de fumer, ne surchauffez pas le véhicule, aérez très souvent.

Arrêtez-vous toutes les 2 heures et faites quelques pas pour vous dégourdir. Buvez de l'eau régulièrement.

EN SAVOIR PLUS

Médicaments sur ordonnance et conduite automobile

Les familles de médicaments suivants présentent un risque pour la conduite de véhicules :

- tranquillisants ou anxiolytiques ;
- neuroleptiques ;

- antidépresseurs;
- antiépileptiques;
- anti-inflammatoires non stéroïdiens (AINS);
- anti-douleur morphiniques;
- antihypertenseurs;
- antidiabétiques;
- médicaments du trouble du rythme cardiaque;
- antivertigineux.

Si vous êtes traité avec un de ces médicaments et que vous éprouvez de la somnolence et des baisses de vigilance, parlez-en à votre médecin : les inconvénients de ces médicaments ne sont pas toujours signalés clairement dans les notices.
N'arrêtez pas brutalement un traitement en cours.
Les traitements au long cours, comme ceux de l'hypertension, des troubles du rythme cardiaque, du diabète ou de l'épilepsie par exemple, NE DOIVENT PAS être interrompus.

Médicaments et sécheresse de la bouche (effet atropinique)

L'effet atropinique est l'un des effets indésirables d'un certain nombre de médicaments. Il se manifeste toujours par une sécheresse de la bouche.

CE QU'IL FAUT SAVOIR

L'atropine est une substance extraite d'une plante, la belladone, douée de certaines propriétés dont une action antispasmodique, utilisée pour soigner des douleurs liées à des contractures et pour traiter certaines inflammations de l'œil.

L'atropine engendre des effets indésirables : sécheresse de la bouche, constipation, accélération du pouls, augmentation de la tension à l'intérieur de l'œil, troubles de la vue par défaut d'accommodation, contraction du sphincter vésical, décontraction du sphincter inférieur de l'œsophage...

Ces divers effets sont dus au blocage d'une substance présente dans l'organisme : l'acétylcholine.

De très nombreux médicaments produisent les mêmes effets indésirables que l'atropine. On les appelle « médicaments anticholinergiques ou atropiniques ».

Ces médicaments dont certains sont accessibles sans ordonnance sont facilement identifiables en lisant les notices : ils sont tous contre-indiqués en cas de glaucome par fermeture de l'angle ou de problème prostatique.

NOS RECOMMANDATIONS

Si vous souffrez de glaucome ou de problèmes de prostate, soyez particulièrement vigilant lorsque vous achetez un médicament sans ordonnance. Prenez toujours l'avis de votre médecin ou de votre pharmacien avant l'achat. Lisez les notices des médicaments et conservez-les dans leur emballage d'origine.

EN SAVOIR PLUS

Les catégories de médicaments à effet atropinique

- Les antidépresseurs tricycliques, à base d'imipramine : TOFRANIL®...
- Les « anti-mal des transports », à base de diphénhydramine : NAUTAMINE® (vendu sans ordonnance), à base de scopolamine : SCOPODERM TTS®.

- Certains antiparkinsoniens, à base de trihexyphénidyle : ARTANE®.
- Certains antispasmodiques commercialisés sous le nom ATROPINE®.
- Les neuroleptiques phénothiaziniques, à base de chlorpromazine : LARGACTIL®...
- Les antiallergiques, antihistaminiques H_1, à base de dexchlorphéniramine : POLARAMINE® (vendu sans ordonnance).
- Un antiarythmique, à base de disopyramide : RYTHMODAN®.

Médicaments à effet sédatif

De nombreux médicaments sont sédatifs, entraînant de la somnolence, ce qui peut s'avérer dangereux quand on conduit *(voir Médicaments et conduite automobile)*.

CE QU'IL FAUT SAVOIR

Plusieurs familles de médicaments peuvent altérer la vigilance :
- soit parce que c'est leur action principale, raison pour laquelle ils sont prescrits. C'est le cas des tranquillisants ou des somnifères ;
- soit parce qu'il s'agit d'un de leurs effets indésirables. C'est le cas de certains antiallergiques (vendus sans ordonnance).

Comment cela se manifeste-t-il ?

Cela peut aller du simple ralentissement des réflexes, imperceptible par le patient, à un état de somnolence gênant la vie de tous les jours. Ces médicaments qui sont des dépresseurs du système nerveux central peuvent aussi entraîner une dépression respiratoire.

NOS RECOMMANDATIONS

Si vous achetez un médicament sans ordonnance qui appartient aux catégories suivantes, soyez vigilant ! Lisez ATTENTIVEMENT les notices et respectez les mises en garde.

Les catégories de médicaments à effet sédatif

- Tous les somnifères ou hypnotiques.
- Tous les tranquillisants ou anxiolytiques.
- Tous les neuroleptiques.
- Certains antidépresseurs : imipramine, amitriptyline, trimipramine, doxépine, miansérine.
- Les antiépileptiques.

- Les antinauséeux ou certains antivertigineux (dont certains vendus sans ordonnance).
- Les anti-douleur qui contiennent de la morphine ou des dérivés de la morphine : méthadone, buprénorphine (SUBUTEX®), tramadol (CONTRAMAL®).
- Les antitussifs : codéine, pholcodine dextrométhorphane (vendus sans ordonnance).
- La majorité des antiallergiques : antihistaminiques H_1 (vendus sans ordonnance).
- Certains antihypertenseurs : méthyldopa (ALDOMET®), clonidine (CATAPRESSAN®).
- Les médicaments qui contiennent de l'alcool (sirops, ampoules buvables vendus sans ordonnance).
- Les myorelaxants : baclofène (LIORÉSAL®).
- Le thalidomide utilisé dans le traitement de certaines affections cancéreuses.

EN SAVOIR PLUS

Comment interpréter les pictogrammes de mises en garde ?

Si vous prenez un médicament appartenant à l'une ou l'autre des catégories mentionnées ci-dessus, vérifiez sur la boîte ou la notice le niveau de mise en garde élaboré par l'Agence des produits de santé (pictogramme d'une voiture noire dans un triangle), afin d'évaluer plus précisément le risque que vous courez.

▶ Niveau 1 + pictogramme sur fond jaune

Le risque est faible et dépend de la sensibilité de chacun. Le patient trouvera dans la notice du médicament les mises en garde lui indiquant les cas où il devra s'abstenir de conduire.

▶ Niveau 2 + pictogramme sur fond orange

Le risque est important. Il est indispensable de prendre l'avis de son médecin (ou du pharmacien s'il s'agit d'un médicament sans ordonnance) avant de prendre le volant ou de travailler sur une machine.

▶ Niveau 3 + pictogramme sur fond rouge

Le risque est très élevé. Il est totalement contre-indiqué de conduire (voiture ou engin) avec ce type de médicaments. Le médecin devra indiquer à quel moment le patient pourra de nouveau conduire.

Médicaments et examens de laboratoire

De nombreux médicaments peuvent modifier les examens de sang et d'urine.

CE QU'IL FAUT SAVOIR

À titre d'exemple, voici les médicaments sans ordonnance le plus souvent responsables de ces modifications :
La vitamine C peut modifier la recherche de sucre dans les urines, le dosage du cholestérol, de la créatinine, de l'acide urique...
L'aspirine peut modifier le dosage d'acide urique dans le sang ou dans les urines et le temps de saignement, jusqu'à 8 jours après la prise d'un comprimé.
Le paracétamol peut fausser le dosage de la glycémie et la recherche de l'acide urique.
La vitamine B2, le bleu de méthylène et certains laxatifs irritants peuvent fausser quelques examens d'urine, en particulier la recherche du sucre.

Pour information, les urines peuvent changer de couleur et virer :

- au brun ou au rouge sous l'effet de laxatifs irritants (à base de séné, cascara, rhubarbe), mais aussi si vous mangez de la betterave ;
- au jaune foncé sous l'effet de la vitamine B2 ;
- au brun rouge sous l'effet de la vitamine B12.

NOS RECOMMANDATIONS

Si votre médecin vous prescrit un examen de laboratoire, informez-le TOUJOURS des médicaments que vous prenez régulièrement (avec ou sans ordonnance). Cela évitera d'avoir des résultats difficiles à interpréter ou faussement positifs ou négatifs et des dépenses inutiles.

Médicaments et excipients

Tous les médicaments sont composés de deux parties : la ou les molécule(s) ou substance(s), et les excipients. Ces derniers ne sont cependant pas toujours neutres.

CE QU'IL FAUT SAVOIR

Les excipients sont des substances sans activité thérapeutique, indispensables à la fabrication d'un médicament pour de multiples raisons :

- Stabiliser le principe actif.
- Faciliter sa dissolution (solubilisation).
- Améliorer l'aspect et le goût du médicament (colorant ou édulcorant).
- Favoriser sa conservation (antiseptiques, conservateurs).
- Aider ou retarder l'absorption du médicament.
- Permettre d'obtenir la forme pharmaceutique définitive (poudre, comprimé, gélule, suppositoire, liquide...).

L'effet notoire

47 excipients peuvent nécessiter des précautions d'emploi si vous avez des problèmes particuliers. On parle alors d'**excipients à effet notoire**.
À titre d'exemple, sachez que :

- La lanoline peut provoquer de l'eczéma.
- Les parabens peuvent favoriser des réactions allergiques cutanées plus ou moins importantes, voire générales (chute de la tension artérielle).
- L'aspartam est contre-indiqué en cas de phénylcétonurie (maladie génétique).
- Les composés organomercuriels (antiseptiques peu efficaces et dépassés) peuvent entraîner des réactions allergiques : irritations de la peau dans le cas d'une pommade, irritation de l'œil et troubles de la vision dans le cas d'un collyre.
- Le sorbitol peut occasionner des irritations du tube digestif et des diarrhées.
- L'alcool (ou éthanol) présent dans de très nombreux médicaments peut accroître les effets des médicaments sédatifs, voire provoquer un effet dit antabuse *(voir Médicaments et alcool)*.
- Le fructose est à éviter en cas de diabète et de régime sans sucre.
- L'huile de soja et ses dérivés sont contre-indiqués en cas d'allergie à l'arachide et au soja.
- L'huile de sésame peut entraîner des réactions allergiques sévères.
- Les sulfites, des antioxydants utilisés comme conservateurs, peuvent provoquer un gonflement du visage, des difficultés à respirer, une chute très importante de la tension artérielle (choc anaphylactique).

NOS RECOMMANDATIONS

Si vous êtes sujet à des allergies, demandez conseil à votre médecin ou votre pharmacien avant d'acheter un médicament sans ordonnance.

Médicaments génériques

La part des médicaments génériques en France est de 23 %, un taux encore très faible en regard des taux affichés en Allemagne (40 %), en Grande-Bretagne (56 %) et aux États-Unis (63 %), qui s'explique par un manque de communication de la part des pouvoirs publics et du lobbying exercé par certains laboratoires.

CE QU'IL FAUT SAVOIR

Le médicament générique est la copie d'un médicament de marque dont le brevet est tombé dans le domaine public. Il contient la même substance, mais pas forcément les mêmes excipients *(voir Médicaments et excipients)*.
Il possède la même activité thérapeutique.
Il est soumis aux mêmes contrôles que le médicament de référence et doit comme tout médicament obtenir une autorisation de mise sur le marché (AMM) délivrée par l'AFSSAPS, l'Agence française de sécurité sanitaire des produits de santé *(voir Quelques vérités bonnes à dire sur les médicaments)*.
Il coûte généralement 30 % de moins environ que le médicament de référence (le « princeps »), le laboratoire qui le produit n'ayant pas à amortir les frais de recherches réalisées pour sa mise au point. Une grande majorité de médicaments vendus sans ordonnance (de prescription facultative) ont des équivalents génériques.
La plupart des maladies peuvent se traiter avec des génériques qui sont disponibles sous diverses formes : comprimés, gélules, sirops, suppositoires... Certains médecins préfèrent traiter leurs patients avec le médicament de référence. Il appose alors sur son ordonnance un NS (pour Non Substituable).

NOS RECOMMANDATIONS

Si vous prenez un traitement avec un médicament générique, il est préférable de poursuivre ce traitement avec le même générique, en particulier pour des médicaments dont la quantité de substance doit être très précise (marge thérapeutique étroite) : c'est le cas notamment des antiépileptiques.

Médicaments et Internet

Depuis plusieurs années, les sites de commercialisation de médicaments sur le Web prolifèrent et proposent, entre autres, des traitements contre le surpoids, les troubles de l'érection, voire même le cancer. Attention, ce n'est pas sans danger pour la santé.

CE QU'IL FAUT SAVOIR

Acheter des médicaments sur Internet est totalement irresponsable pour plusieurs raisons :

- 50 % des médicaments vendus sur Internet sont des contrefaçons (source : Organisation mondiale de la santé, OMS). Certains produits sont trop faiblement dosés en principe actif donc inefficaces, d'autres présentent un surdosage potentiellement toxique ou sont au mieux des poudres de perlimpinpin. Une vraie roulette russe !
- Avoir un accès libre à des médicaments de prescription obligatoire est imbécile. Si de nombreux médicaments en France ne sont vendus que sur ordonnance, c'est que leur prise doit être encadrée par votre médecin en raison des risques liés aux interactions, aux contre-indications, au mauvais usage...
- La provenance des médicaments sur Internet est inconnue. Même s'ils affichent un nom connu déjà commercialisé en France, vous n'avez aucune garantie de leur authenticité car leur circuit de distribution (hors du cadre légal français) échappe aux contrôles des autorités sanitaires.
- Automédication ou pas, avec ou sans ordonnance, les médicaments ne sont pas des marchandises comme les autres. Vous n'achèteriez sûrement pas une boîte d'aspirine à un inconnu dans la rue !

NOS RECOMMANDATIONS

Abstenez-vous de tout achat de médicaments par Internet.

Médicaments et troubles du rythme cardiaque

Certains médicaments peuvent entraîner un trouble du rythme cardiaque sévère, appelé « torsades de pointe », une variété de tachycardie ventriculaire très grave, qui se produit dans certaines circonstances. **Prudence en automédication si vous souffrez de troubles du rythme cardiaque !**

CE QU'IL FAUT SAVOIR

Le risque de « torsades de pointe » est aggravé en cas d'association à des médicaments entraînant une baisse du potassium dans le sang (hypokaliémie), par exemple lors de traitements par des laxatifs irritants (vendus sans ordonnance), des dérivés de la cortisone, le tétracosactide (SYNACTHÈNE®) ou la majorité des diurétiques.

NOS RECOMMANDATIONS

Attention en automédication ! Si vous avez des troubles du rythme cardiaque, ne prenez JAMAIS de laxatifs irritants sous peine d'accident gravissime. Si vous en avez dans votre armoire à pharmacie, mieux vaut les éliminer !

Les médicaments à risque de torsades de pointe

Sultopride (SULTOPRIDE PANPHARMA®), amiodarone (CORDARONE®, AMIODARONE ARROW®), érythromycine intraveineuse (ERYTHROCINE®), halofrantine (HALFAN®), disopyramide (ISORYTHM LP, RYTHMODAN®), pentamidine (PENTACARINAT®), quinidiniques, sotalol (SOTALEX®), vincamine (RHÉOBRAL®, VINCARUTINE®), amphotéricine B intraveineuse (FUNGIZONE®).

Médicaments et soleil

Certains médicaments peuvent provoquer des manifestations anormales de la peau lors des expositions au soleil. Attention si vous êtes sous traitement !

CE QU'IL FAUT SAVOIR

Plusieurs classes de médicaments peuvent entraîner des réactions de la peau plus ou moins importantes : la phototoxicité et la photoallergie.

- La phototoxicité est une réaction excessive de la peau au niveau des régions exposées au soleil. Elle peut se traduire dès la première exposition par un banal coup de soleil jusqu'à une brûlure du 2e degré superficielle, en fonction de la durée de l'exposition.
- La photoallergie se déclenche après une deuxième exposition au soleil, quelques jours après la première. Elle se manifeste sous forme d'éruption de la peau, type eczéma. Elle déborde sur les parties du corps non exposées.

Quels sont les médicaments en cause ?

Certains médicaments appliqués localement : des antiseptiques colorés comme la merbromine (MERCUROCHROME®), l'éosine ou des traitements locaux anti-champignons, des crèmes antiallergiques (antihistaminiques tels la prométhazine, type PHÉNERGAN®), certains produits anti-acné à base de dérivés de la vitamine A ou de peroxyde de benzoyle (EFFACNÉ®, BENZAGEL®, PANNOGEL®...).

C'est aussi le cas de médicaments pris par la bouche : plusieurs antibactériens comme les sulfamides, les tétracyclines (doxycycline, minocycline), certains antidiabétiques ou diurétiques, certains antiallergiques, certains antidépresseurs, certains neuroleptiques, certains anti-champignons, certains antiseptiques urinaires, certains médicaments du cœur, certains anticoagulants, certaines pilules contraceptives.

NOS RECOMMANDATIONS

Si vous êtes sous traitement médical, avant de partir au soleil, demandez TOUJOURS conseil à votre médecin ou à votre pharmacien et lisez attentivement les notices des médicaments.

LES BONNES PRATIQUES

Armoire à pharmacie

Indispensable pour gagner du temps en cas d'urgence, une armoire à pharmacie familiale bien conçue est l'outil de base pour pratiquer une automédication efficace et sans danger.

CE QU'IL FAUT SAVOIR

Quel contenant ?
Choisissez une armoire en bois ou en métal, non vitrée, avec de nombreux compartiments et étagères pour faciliter le rangement.
Placez l'armoire à pharmacie dans un endroit sec, loin d'une source de chaleur (donc ni dans la cuisine ni dans la salle de bains). Les médicaments peuvent perdre de leur efficacité et même devenir dangereux s'ils sont exposés à la chaleur, à l'humidité et à la lumière.
Placez l'armoire à un endroit totalement inaccessible aux enfants. L'idéal est un modèle qui ferme à clé (avec la clé dans un lieu sûr) pour éviter les accidents.

EN SAVOIR PLUS

Les intoxications par les médicaments sont la 2e cause d'accidents chez les enfants de moins de 15 ans. Dans 55 % des cas, les médicaments impliqués sont des somnifères, des tranquillisants, l'aspirine sous toutes ses formes, les médicaments à sucer ou à croquer de goût sucré, les sirops.

Que peut-on y mettre ?

Les médicaments, pansements et instruments de première nécessité pour soigner les petits troubles de santé et accidents mineurs (écorchures, brûlures superficielles...) qui peuvent arriver n'importe quand (même la nuit et le dimanche !).

À part, les médicaments prescrits par votre médecin pour vous et pour les vôtres.

L'ensemble des ordonnances, placées dans une pochette, en éliminant au fur et à mesure celles qui ne sont plus valables.

▶ Le petit matériel

- Des compresses stériles en emballages individuels.
- Des pansements adhésifs dits hypoallergéniques.
- Du sparadrap.
- Du coton hydrophile.
- Un thermomètre électronique buccal incassable ou indicateur frontal de température.
- Des ciseaux à bouts ronds.
- Une pince à épiler.
- Une bande extensible, type VELPEAU®.
- Des épingles de sûreté.
- Du fil dentaire.
- Des préservatifs.

▶ Les médicaments de première nécessité

- De l'alcool à 70° pour désinfecter la peau.
- Un antiseptique pour les plaies cutanées à base, par exemple, de chlorhexidine, type DIASEPTYL® *(voir Plaies et coupures superficielles)*.
- Du paracétamol, type DOLIPRANE® *(voir Fièvre, Douleur)* en différents dosages (adultes et enfants).
- Un anti-inflammatoire non stéroïdien (AINS) comme l'aspirine, type ASPÉGIC®, l'ibuprofène, type ADVIL®...
- Du sérum physiologique en dosettes unitaires pour le nez et les yeux.
- Un antihistaminique à base de cétirizine, type REACTINE®.
- Un sirop contre la toux *(voir Toux)* à base de dextrométhorphane, type DEXIR®.
- Un laxatif doux *(voir Constipation)* à base de lactulose, type DUPHALAC®.
- Un antidiarrhéique : un ralentisseur du transit à base de lopéramide, type IMOSSEL® *(voir Diarrhée)*.
- Une pommade ou crème à l'hydrocortisone à 0,5 % contre les piqûres d'insectes et autres petites démangeaisons, type CALMICORT®.

- Un antispasmodique à base de phloroglucinol, type SPASFON®.
- Un pansement anti-acide de l'estomac type MAALOX®, PEPCIDAC®.
- Du tulle gras, type SOLVAY® *(voir Brûlures de la peau).*
- De la ouate antihémorragique, type COALGAN® ouate *(voir Saignement de nez ou épistaxis).*
- Un anti-ecchymoses, type TEINTURE D'ARNICA®.

La bonne organisation

Rangez d'un côté les médicaments prescrits par le médecin. De l'autre, les médicaments pour soigner les petits troubles quotidiens de santé.
Séparez soigneusement les médicaments pour les adultes de ceux pour les enfants (paracétamol, sirop, gouttes nasales...).
Conservez absolument tous les médicaments et leur notice dans leur emballage d'origine. Vous pourrez ainsi vérifier à chaque utilisation les indications, les conditions d'utilisation, les posologies, les contre-indications et la date de validité.
Affichez la liste des médicaments à l'intérieur de l'armoire. Conservez les prescriptions médicales dans une pochette.

Comment bien gérer son armoire à pharmacie

Éliminez tous les médicaments sans emballage et sans notice.
Soyez vigilant avec les médicaments sous forme liquide, en particulier les médicaments de l'œil. Attention, les collyres se périment très rapidement (2 semaines) après ouverture du flacon, même si la date limite d'utilisation n'est pas dépassée.
Mettez vos vaccins au frais, à 4 °C dans votre réfrigérateur, jusqu'à utilisation.
Vérifiez ou faites contrôler vos médicaments, une fois par an, par votre médecin ou votre pharmacien, afin d'éliminer ceux qui sont périmés ou devenus inutiles.
Évitez de verser les médicaments liquides dans le tout-à-l'égout (évier ou W.-C.) : certains produits sont toxiques et peuvent polluer l'environnement.
Évitez de brûler vous-même des médicaments liquides car leur combustion peut entraîner soit des vapeurs nocives, soit provoquer un petit incendie.
À la fin de tout traitement prescrit par votre médecin, éliminez TOUTES les boîtes de médicaments non utilisées, oui même les antibiotiques ! Ceci vous évitera de les utiliser en automédication, ce qui n'est JAMAIS recommandé.
Ne les jetez pas dans une poubelle : cela peut s'avérer dangereux, car ils peuvent être ramassés et réutilisés. Rapportez-les chez votre pharmacien.

Les numéros indispensables

Collez sur la porte de l'armoire à pharmacie une liste de numéros de téléphone en cas d'urgence :
N° du Samu : 15 ou 112
N° des pompiers : 18
N° de votre médecin
N° de Police Secours : 17. Vous pourrez y obtenir le numéro du médecin ou de la pharmacie de garde.
N° du centre antipoisons de votre région
N° du centre des brûlés de votre région
N° de l'hôpital le plus proche
N° d'une compagnie d'ambulances
N° d'une société de taxis (ou de la borne la plus proche)

Trousse de secours pour la voiture

Même si vous ne traversez pas le désert de Gobi ou l'Amazonie, mieux vaut vous équiper d'une petite trousse de secours, surtout si vous voyagez avec des enfants.

CE QU'IL FAUT SAVOIR

Quel type de trousse ?

L'idéal est d'acheter une petite trousse dans un tissu isotherme pour protéger vos médicaments de la chaleur. Vous conserverez la trousse dans le coffre, plus frais que la boîte à gants, dans un endroit facilement accessible. Vérifiez-en le contenu une fois par an (par exemple avant les vacances d'été) et aménagez son contenu en fonction des personnes transportées et du voyage envisagé.

Ce qu'elle doit contenir

▸ Le petit matériel

- Des compresses stériles.
- Des pansements adhésifs.
- Des ciseaux à bouts ronds, une pince à épiler.
- Une bande élastique avec épingle de sûreté.

▸ **Les médicaments**

- Une solution antiseptique à base de chlorhexidine aqueuse, type DIASEPTYL®.
- Un anti-douleur : paracétamol pouvant être pris sans eau (PARALYOC®).
- Un antiallergique : cétirizine, type REACTINE®.
- Un antidémangeaisons ou en cas de piqûres d'insectes : hydrocortisone 0, 5 %, type DERMASPRAID®.
- Un « anti-mal des transports » : diphénhydramine, type NAUTAMINE® (à ne pas donner au conducteur en raison des risques de somnolence).
- Un sérum physiologique en dosettes.
- Un produit anti-ecchymoses à base d'arnica.

▸ **Les produits d'hygiène et cosmétiques**

- Un tube de crème solaire filtrante *(voir Coup de soleil ou érythème solaire)*.
- Une paire de lunettes de soleil de qualité.
- Un produit répulsif contre les moustiques : INSECT ECRAN GEL®.

Trousse à pharmacie du voyageur

Même si vous ne partez pas très longtemps ni très loin, vous devez emmener une petite trousse à pharmacie surtout si vous voyagez à l'étranger ou avec des enfants.

CE QU'IL FAUT SAVOIR

Cette trousse doit contenir les médicaments prescrits sur ordonnance que vous prenez régulièrement. Évaluez 48 heures avant le départ (pour avoir le temps de vous approvisionner) le nombre de médicaments nécessaires à la durée de votre séjour. Par sécurité, prenez une copie de vos ordonnances que vous garderez avec vos papiers.
Ajoutez les médicaments et le matériel de soin qui peuvent vous rendre service sur place. Cette liste est à aménager en fonction du lieu où vous vous rendez.
Si vous restez en France ou si vous allez dans une grande ville, vous n'avez besoin que de vos médicaments personnels, d'un anti-douleur (toujours utile), d'une crème solaire (hiver comme été), de quelques pansements adhésifs et d'un spray antiseptique. Mais si vous voyagez dans des conditions plus précaires, soyez prévoyant !

▸ Les médicaments à emporter

- Un anti-douleur : paracétamol, type DOLIPRANE®, ibuprofène, type ADVIL®, ou aspirine, type ASPÉGIC® *(voir Fièvre).*
- Un antispasmodique à base de phloroglucinol, type SPASFON® (pour calmer une éventuelle crise intestinale douloureuse).
- Un antiallergique à base de cétirizine, type REACTINE®, ou de méquitazine, type PRIMALAN®, pour faire face à des petits problèmes allergiques (rhume des foins).
- Un ralentisseur du transit en cas de diarrhée sans fièvre à base de lopéramide, type IMOSSEL®.
- Un antinauséeux tel que le VOGALIB® en cas de vomissements.
- Un antibiotique pour les problèmes urinaires : par exemple la norfloxacine, type NOROXINE®, prescrit par votre médecin.
- Du sérum physiologique en dosettes pour le lavage des yeux ou pour déboucher le nez.
- Une pommade à l'hydrocortisone à 0,5 % contre les démangeaisons et piqûres d'insectes, type DERMASPRAID®.
- Des antipaludiques prescrits par votre médecin pour les pays impaludés à base de chloroquine, type NIVAQUINE® (à titre préventif et curatif éventuel) et pour les régions de résistance, un antipaludique plus spécifique prescrit par votre médecin.

▸ Le matériel de soins et les pansements à emporter

- Des compresses stériles, une solution antiseptique à base de chlorhexidine, type DIASEPTYL®, des pansements adhésifs antiseptiques.
- Un thermomètre électronique ou un indicateur frontal de température.
- Des ciseaux à bouts ronds, une pince à épiler.
- Des crèmes solaires filtrantes.
- Des répulsifs contre les moustiques à base de DEET (diéthyltoluamide), type INSECT ECRAN GEL®.

▸ En fonction du pays de séjour

- Une moustiquaire imprégnée de répulsif contre les moustiques (tel INSECT ECRAN MOUSTIQUAIRE®) si vous séjournez dans une zone fortement impaludée.
- Des comprimés antiseptiques : HYDROCLONAZONE® ou mieux AQUATABS® pour la désinfection de l'eau.

NOS RECOMMANDATIONS

Oubliez suppositoires, emballages en verre, alcool, éther, antiseptiques colorés et comprimés sans emballage et sans notice.
Si vous prenez votre trousse avec vous en cabine d'avion, renseignez-vous sur les normes en vigueur auprès de votre compagnie.

Pour tout renseignement complémentaire
Centres de renseignements sur la prévention des maladies des voyages :
Centre médical Institut Pasteur, www.pasteur.fr ;
Santé Voyages, Hôpital Bichat-Claude Bernard, Tél. 01 40 25 88 86.
Pour trouver le N° de téléphone du centre Santé Voyages de votre région, cherchez sur Internet « Santé Voyages » suivi du nom de la ville universitaire la plus proche de chez vous.

EN SAVOIR PLUS

Si vous êtes à l'étranger, vous pouvez retrouver le nom d'un médicament par sa DCI (dénomination commune internationale) qui est celui de la substance. Elle est toujours écrite en petits caractères sur les boîtes de médicaments, juste en dessous du nom de marque. Les noms des spécialités, c'est-à-dire les noms commerciaux écrits sur les boîtes de médicaments, sont écrits en MAJUSCULES et peuvent varier d'un pays à l'autre.

Exemple :
DOLIPRANE® (nom de marque)
Paracétamol (DCI)

Vaccinations

Cauchemars d'enfance pour certains, les vaccinations – obligatoires ou pas – sont un acte médical et doivent être encadrées par votre médecin.

CE QU'IL FAUT SAVOIR

La vaccination contre une maladie infectieuse (virus ou bactérie) consiste à inoculer, c'est-à-dire à transmettre à une personne (ou un animal) le germe responsable de la maladie, après l'avoir préalablement tué ou modifié. La vaccination se fait généralement par piqûre.
Une fois modifie ou tué, le germe ne peut pas transmettre la maladie mais seulement provoquer la formation par l'organisme de substances de défense, les anticorps. Ce sont eux qui protégeront la personne vaccinée s'ils sont en contact ultérieurement avec le germe concerné.

Attention! Pour que la protection soit efficace, il faut refaire le vaccin deux fois à quelques semaines d'intervalle sauf par exemple dans le cas de la vaccination contre la grippe.
La vaccination n'est pas une protection éternelle. Il faut donc procéder à des rappels tous les 5 ou 10 ans.
Pour faciliter le suivi des vaccinations, il est important de tenir à jour un carnet de vaccinations. Faites-le viser par votre médecin à chaque vaccination.
Même si de nombreux vaccins sont délivrés sans ordonnance, nous vous recommandons de toujours consulter au préalable votre médecin qui jugera de l'intérêt ou non de la vaccination et prendra en compte les contre-indications du vaccin par rapport à votre état de santé.

Les vaccinations obligatoires

Extrait de servicepublic.fr
Mis à jour le 13.05.2009 par *La Documentation française*

Principe
Le calendrier vaccinal fixe les vaccinations applicables aux personnes résidant en France, en fonction de leur âge.
Pour la population générale (hors les cas des personnes exposées à un risque particulier ou pour certaines professions), **certaines vaccinations sont obligatoires. Il s'agit des vaccinations contre :**
– la diphtérie et le tétanos : seule la primo vaccination avec le 1er rappel à 18 mois est obligatoire,
– la poliomyélite : la primo vaccination et les rappels sont obligatoires jusqu'à l'âge de 13 ans,
– la fièvre jaune : pour toutes les personnes résidant en Guyane.
Les personnes titulaires de l'autorité parentale doivent veiller au respect de cette obligation.
Les autres vaccins ne sont pas obligatoires, mais recommandés.

Les vaccinations non obligatoires

Concernant ces vaccinations, nous vous recommandons de consulter votre médecin.
Les vaccinations «recommandées» (source servicepublic.fr/mise à jour mai 2009) :

- BCG : uniquement pour les enfants exposés à un risque élevé (résidant en Ile-de-France ou en Guyane, antécédents familiaux, nés ou issus de parents originaires d'un pays très touché par la tuberculose, vivant dans un habitat précaire...).
- Rougeole, oreillons, rubéole (R.O.R.). Ce sont des maladies éprouvantes, même bénignes, avec parfois des complications graves. La rubéole peut mettre en danger le fœtus chez une femme enceinte.

• Vaccination contre la coqueluche.
• Vaccination contre l'hépatite B pour certaines populations dont les enfants sont exposés à un risque élevé (mère porteuse de l'antigène HBs).
• Vaccination contre la grippe chaque année pour les personnes âgées de 65 ans et plus.
• Vaccination contre les infections à papillomavirus humains pour toutes les jeunes filles à partir de 14 ans. Contrôle par frottis vaginal par la suite.

Attention ! Même si les vaccins sont généralement délivrés sans ordonnance, rappelons qu'il faut toujours demander l'avis de votre médecin avant de vous faire vacciner. Soyez vigilant au contexte « santé » de la personne à vacciner : personnes sous certains traitements, femmes enceintes ou qui allaitent, états fiévreux, maladies...

EN SAVOIR PLUS

L'utilité du carnet de vaccination

En 1945, le tétanos faisait 1 000 décès par an, contre seulement 13 décès entre 2005 et 2007. C'est dire l'importance de la vaccination ! *Mais comment savoir si vous êtes à jour dans vos vaccinations ?* L'idéal est d'avoir un carnet de vaccination pour chacun des membres de votre famille et de le conserver avec les passeports ou dans la pharmacie familiale.

Vous ignorez si vous êtes à jour de vos vaccinations et vous avez égaré votre carnet ? Demandez conseil à votre médecin. Par exemple, si vous jardinez souvent, il est indispensable d'être vacciné contre le tétanos (il tue encore en France !). Le rappel se fait tous les 10 ans.

Vous voyagez et vous n'êtes pas sûr de vos vaccinations ? Certaines vaccinations sont obligatoires comme la fièvre jaune (Guyane et certains pays). Si vous projetez un voyage dans un pays en voie de développement, consultez votre médecin (ou votre pharmacien) 3 mois avant le départ. Il vous indiquera les vaccinations recommandées en fonction de la destination, de la durée, des conditions du voyage et de votre cas.

Pour en savoir plus : www.sante-jeunesse-sports.gouv.fr/calendrier-vaccinal-detaille-2010.html

SYMPTÔMES
ET MALADIES ADULTES

A

Acné (adultes/enfants)

Des points noirs, des petits boutons rouges superficiels, des petits kystes remplis de pus (pustules) sur le visage, sur les épaules, voire sur le dos ? C'est de l'acné, le cauchemar des adolescents ! Peu y échappent (70 à 80 % sont concernés) et certains même en souffrent à l'âge adulte !

CE QU'IL FAUT SAVOIR

L'acné est un trouble mineur mais ce n'est pas une raison pour le traiter à la légère. Parfois psychologiquement difficile à assumer car inesthétique, une acné profonde mal soignée peut aussi laisser des traces indélébiles sur le visage.

LES CAUSES

L'acné est provoquée par une hyperactivité des glandes sébacées (production accrue de sébum) annexées aux poils. L'excès de sébum mal éliminé produit des points noirs qui peuvent s'infecter (pustules).
L'acné survient à la puberté en raison de l'augmentation de la sécrétion d'hormones mâles présentes surtout chez les hommes mais aussi chez les femmes. Elle affecte plutôt les peaux grasses et peut s'accentuer avant les règles et dans des atmosphères chaudes et humides.
Contrairement à une idée reçue, l'acné n'a aucun lien avec l'alimentation (pas la peine de vous priver de chocolat !), ni avec la constipation ou le foie. En revanche, certains médicaments peuvent favoriser l'acné : dérivés de la cortisone, certaines pilules contraceptives, certains neuroleptiques, certains antidépresseurs, certains anti-épileptiques, certains sirops contre la toux, les dérivés de l'hormone mâle (androgènes) ainsi que des médicaments contenant du fluor, du brome ou de l'iode.

LES INTERDITS

- Ne « triturez » pas les boutons d'acné, ne les percez pas, ne les faites pas éclater.
- Ne vous frottez pas la peau énergiquement, cela ne fait qu'irriter les lésions.
- N'utilisez pas de savon antibactérien, ni de savon décapant ou parfumé.
- N'abusez pas du soleil en été, il est en partie responsable des poussées d'acné à la rentrée !
- Ne vous maquillez pas.

Ne poursuivez pas un traitement en automédication en cas d'acné envahissante mais consultez un dermatologue.

LES BONNES PRATIQUES

- Si vous avez quelques points noirs, extirpez-les entre deux compresses imbibées d'alcool à 70° (et jamais entre vos doigts !).
- Lavez-vous minutieusement le visage deux fois par jour avec un savon doux, non parfumé, afin d'éliminer l'excès de gras (sébum). Séchez-le avec un linge propre en tamponnant doucement. Changez gant et serviette après chaque toilette ou utilisez des gants et serviettes en papier non tissé, jetables.
- Utilisez des produits de beauté non comédogènes qui ne provoquent pas d'acné, évitez les crèmes trop grasses.

LES MÉDICAMENTS

En plus du respect des règles d'hygiène énoncées, vous pouvez soigner l'acné par un traitement local vendu sans ordonnance. La substance la plus active est le peroxyde de benzoyle sous forme de gel.
Les autres traitements vendus sans ordonnance sont, eux, sans intérêt, mais pas sans risques. Ils contiennent en particulier du soufre qui peut être un facteur aggravant de l'acné car il est comédogène.
En cas de résultat insatisfaisant, consultez votre médecin qui vous prescrira un médicament plus efficace.

ANTI-ACNÉ

NOM DE MARQUE	SUBSTANCE	NOTE /20	REMB. SS	PRIX	AVIS
BREVOXYL 4 % crème	Peroxyde de benzoyle	14	0 %	7,32 €	
CURASPOT 5 % gel	Peroxyde de benzoyle	14	0 %	16,20 €	
DERMO-SULFURYL pommade	Soufre	2	0 %	6,12 €	Produit dépassé, de plus la présence de soufre peut entraîner la formation de comédons !
EFFIZINC 15 mg	Oligothérapie	11	35 %	8,51 €	Sans intérêt en automédication.

EFFIZINC 15 mg	Oligothérapie	11	35 %	4,86 €	Idem.
ELUSANES BARDANE 200 mg	Phytothérapie : Grande bardane	6	0 %	7,32 €	Une indication discutable, une inefficacité indiscutable.
GRANIONS DE ZINC	Oligothérapie	6	35 %	4,81 €	
OLIGOSOL ZINC	Oligothérapie	6	0 %	1,83 €	L'indication « Modificateur de terrain » n'a pas de base scientifique démontrée.
OLIGOSTIM ZINC	Oligothérapie	5	0 %	5,57 €	Idem.
RUBOZINC	Oligothérapie	11	35 %	5,61 €	Il s'agit d'un traitement de plus de 3 mois pour des acnés très particulières et nécessitant une surveillance médicale stricte.
RUBOZINC	Oligothérapie	11	35 %	8,49 €	Idem.

NOTRE MÉDICAMENT FAVORI

CURASPOT 5 % Gel

Note : 14/20 **Prix :** 16,20 € **Remb SS :** 0 %

Classe thérapeutique : Anti-acné.

Indications : Traitement de l'acné de sévérité moyenne.

Contre-indications générales : Grossesse ◆ Allaitement ◆ Allergie à l'un des constituants du produit ◆ Enfant de moins de 12 ans.

Prudence générale : Éviter toute exposition directe au soleil ou aux UV ◆ Peau irritée précédemment par des produits « détergents » ◆ Faire un essai sur une petite surface de la peau avant les premières applications ◆ Ne pas appliquer sur une plaie ◆ Éviter le contact avec les yeux, la bouche, les narines, les muqueuses ◆ Éviter l'emploi de produits parfumés ou alcoolisés ◆ Si sujets à teint clair ou si régions fragiles (cou, aisselles, pourtour des yeux et de la bouche) ◆ Décoloration possible de certains tissus (vêtements, draps de lit).

Posologie : 2 applications par jour après avoir nettoyé et séché la zone à traiter (visage, dos, thorax). Puis rincer abondamment le produit après 1 à 5 minutes d'attente. Afin d'éviter d'éventuels effets indésirables, la première application se fera en tenant compte du type de peau du patient. Généralement, l'amélioration est visible après 4 à 6 semaines de traitement. Cependant, une utilisation prolongée peut être nécessaire.

Incidents : Irritation de la peau.

Arrêt du médicament si : Sensation de brûlure ◆ Sensibilité anormale de la peau au soleil (risque de brûlure).

Composition : par 100 g : Peroxyde de benzoyle 5 g. Excipients : Sodium hydroxyde solution.

Présentation : Tube de 100 g **Laboratoire :** Galderma

Allergies

Des démangeaisons provoquées par des bijoux fantaisie (eczéma) ou l'ingestion de fraises (urticaire) ? Un nez qui coule et des yeux larmoyants, prémices d'un rhume des foins aux beaux jours ? Une peau qui gonfle exagérément sous l'effet d'une piqûre de guêpe comme dans le cas d'un œdème de Quincke ? Une toux sèche qui se déclenche dans un lieu enfumé ? Ce sont quelques-unes des multiples manifestations de l'allergie, une maladie qui touche 10 % des Français.

CE QU'IL FAUT SAVOIR

L'allergie est multiforme :

- 50 % des allergies concernent la peau (allergies cutanées, *voir Piqûres d'insectes*).
- 37 % sont des rhinites allergiques *(voir Rhume des foins ou rhinite allergique)*.
- 17 % sont des asthmes allergiques *(voir Asthme)*.
- 3 % sont des allergies médicamenteuses ou liées à l'alimentation.
- 2 % sont des conjonctivites allergiques *(voir Conjonctivite, troubles de l'œil et de la paupière)*.

L'allergie affecte des personnes ayant une sensibilité particulière. Certaines allergies (eczéma, rhume des foins) touchent des personnes génétiquement prédisposées (familles) tandis que d'autres (allergies à certains médicaments) peuvent atteindre tout individu.

LES CAUSES

L'allergie désigne une réaction de défense excessive (hyperergie) de l'organisme vis-à-vis de certaines substances, certes étrangères, mais a priori pas dangereuses (pollens, poussières, poils d'animaux, acariens, huiles essentielles, parfums, produits ménagers et certains aliments) en dehors du venin de certains animaux.

Il faut au minimum deux contacts avec la substance allergène pour que la réaction allergique se manifeste. Cependant, elle n'apparaît généralement qu'après une utilisation ou un contact répété ou prolongé avec la substance allergène.

Le premier contact « sensibilise » les cellules du sang (lymphocytes) responsables de l'immunité, celles qui ont la faculté de défendre l'organisme contre toute agression par des substances étrangères. Lors d'un contact ultérieur, ces cellules engendrent une réaction plus ou moins importante : elles entraînent la libération dans le sang de substances très actives, telle l'histamine, responsable des manifestations de l'allergie.

EN SAVOIR PLUS

Médicaments et allergies

Un grand nombre de médicaments pris par la bouche et par injection (piqûre) peuvent entraîner des réactions allergiques. Ce risque est plus important avec les médicaments que l'on utilise localement sur la peau (pommade, crème, lotion, baume), en particulier certains antibiotiques ou certaines crèmes antiallergiques.

LES INTERDITS

⚠⚠⚠ Pas d'automédication mais consultez votre médecin en urgence si vous faites manifestement une réaction allergique et si :

- Vous avez des difficultés à respirer, vous avez un gonflement localisé du visage et du cou, vous avez de la fièvre.
- Vous êtes traité pour un glaucome, des problèmes de prostate, une maladie cardiaque, des problèmes thyroïdiens, une hypertension.
- Vous avez des antécédents d'asthme ou de bronchite chronique.
- La personne affectée est un jeune enfant ou une personne âgée.

LES BONNES PRATIQUES

▸ Si vous ignorez quelle est la substance responsable de votre allergie

Consultez votre médecin qui pourra vous faire faire des tests afin de détecter ce qui provoque l'allergie (substance allergène) et établir qu'il ne s'agit pas d'une réaction d'intolérance (symptômes identiques mais traitement différent).

Si cette allergie est handicapante, vous pourrez, selon son type, envisager une désensibilisation (technique qui permet « d'habituer l'organisme à la substance allergisante ») avec un médecin spécialiste : un allergologue.

▸ Si vous connaissez les coupables, fuyez-les !

- En cas d'allergie respiratoire déclenchée principalement par les poussières de maison et particulièrement les acariens, des micro-organismes qui adorent l'humidité et la chaleur, faites la chasse à la poussière.

– Préférez l'aspirateur au balai, aérez pendant un bon quart d'heure, même en hiver, ne chauffez pas au-delà de 20 °C, sortez tapis, matelas, oreillers, couvertures au soleil en été (les acariens détestent le soleil), supprimez les « nids à poussière » (tentures, rideaux, tapis, moquette), lavez couvertures et housses une fois par mois.
– Évitez les atmosphères enfumées.
– Limitez la présence d'animaux domestiques (chiens, chats, oiseaux, etc.).
– Pas d'aérosols, ni parfums, ni vernis, ni cires, insecticides, etc., en présence d'une personne « allergique ».
– Rangez vos vêtements dans les armoires.

- En cas d'allergie à des piqûres d'insectes, *voir Piqûres d'insectes.*
- En cas de rhume des foins, *voir Rhume des foins.*
- En cas d'allergie alimentaire ou de contact, évitez bien sûr le produit responsable et vérifiez sur les emballages la composition des produits.

LES MÉDICAMENTS

Les seuls médicaments efficaces pour traiter une allergie cutanée limitée sont des pommades ou crèmes à base d'hydrocortisone à 0,5 % ou des antihistaminiques H_1 pris par la bouche *(voir liste à Rhume des foins ou à Conjonctivite, troubles de l'œil et de la paupière)* mais surtout pas d'antihistaminiques sous forme de crème, car ils sont souvent peu efficaces et responsables eux-mêmes d'allergies.
Pour traiter les rhumes des foins, on utilise des antihistaminiques H_1 *(voir liste à Rhume des foins)*, à prendre de préférence 1 heure avant le contact allergisant lorsqu'il est connu et qu'il peut être évité (par exemple un pique-nique à la campagne au printemps ou en été !).

L'allergie dans tous ses états !

L'eczéma
Un nom qui recouvre des réactions de la peau (ou cutanées) se manifestant sous forme d'une rougeur, d'un suintement associé à une démangeaison. L'épiderme pèle ensuite comme un oignon. En cas d'eczéma chronique, la peau s'épaissit. L'eczéma peut être lié à un terrain particulier (dermatite atopique) ou plus fréquemment provoqué par une cause externe (eczéma allergique) déclenchée par un élément allergisant.
Certains produits sont plus allergisants que d'autres, en particulier le chrome, responsable des allergies au cuir (le chrome intervient dans le tannage), le nickel, métal très courant (bijoux fantaisie, fermetures Éclair, ceintures...), l'essence de térébenthine, certains caoutchoucs, de nombreux cosmétiques et produits d'hygiène (vernis, parfums, gels douche, savons, déodorants...), de nombreux produits ménagers mais aussi des médicaments en crème ou pommade contenant du baume du Pérou, des antihistaminiques comme le PHENERGAN®, des sulfamides pris par la bouche (antibactériens, diurétiques...), des antibiotiques (pénicillines), des essences (menthol, camphre, thymol...), des désinfectants à base de dérivés du mercure, y compris des sparadraps dits hypoallergiques !

L'urticaire
Cette réaction très fréquente de la peau tire son nom de l'ortie, une plante « urticante ». Elle se manifeste par des petites boursouflures sur la peau, rouges ou rosées, accompagnées d'une sensation de brûlure et de démangeaison. L'urticaire peut être provoquée par l'allergie à certains aliments (allergie alimentaire), certains médicaments (en particulier les pénicillines ou d'autres antibiotiques mais aussi les sulfamides), certains cosmétiques, des piqûres d'ortie ou d'insectes, une réaction au froid, au soleil ou à l'eau, et plus rarement par des maladies parasitaires ou un début d'hépatite.

Le syndrome de Lyell
C'est la plus grave des affections de la peau provoquée majoritairement par des réactions à des médicaments (toxidermie) et notamment : pénicillines, sulfamides, AINS, allopurinol... Même traitée, elle est mortelle dans

30 % des cas. Elle se manifeste par des taches rouge franc plus ou moins douloureuses évoluant en bulles, associées à des décollements de peau importants, mettant parfois la peau à nu (la personne a l'air d'avoir été ébouillantée !).

Le syndrome de Stevens-Johnson

Il se manifeste par des ulcérations des muqueuses (par exemple conjonctivite, pharyngite, atteinte de l'anus...), de la fièvre et une aggravation de l'état général. Risques associés : surinfections, difficultés respiratoires.

L'œdème de Quincke

C'est la réaction de l'organisme d'une personne sensibilisée à un facteur allergisant (piqûre d'insectes, aliment, médicament). La peau se met à gonfler de façon spectaculaire, en particulier au niveau du visage (paupières) et du cou, et s'accompagne de difficultés respiratoires parfois très importantes. Sans prise en charge, l'œdème peut engendrer une impossibilité à respirer (gonflement de la langue, du larynx) ou évoluer vers un choc anaphylactique.

Le choc anaphylactique

Il s'agit d'une réaction allergique violente et brutale de l'organisme d'une personne sensibilisée, entraînant une chute brutale de la tension artérielle, une accélération du rythme cardiaque, des difficultés à respirer, des troubles digestifs (vomissements, diarrhée) pouvant provoquer, dans sa forme gravissime et sans traitement immédiat, la mort de la victime. Les facteurs déclenchants sont les piqûres d'hyménoptères (abeilles, guêpes, taons), des antalgiques, des antibiotiques et certains aliments (fruits de mer, arachides, noix, œufs, poissons). Le seul traitement demeure l'adrénaline en injection sous-cutanée.
Si vous êtes sujet à ce type de réaction, ayez toujours à votre portée une dose d'adrénaline auto-injectable (stylo) ou de l'adrénaline + une seringue prescrite par votre médecin et prévenez votre entourage.

EN SAVOIR PLUS

L'allergie alimentaire

L'allergie alimentaire est une réaction intense des moyens de défense de l'organisme (système immunitaire) face à une substance, l'allergène, présente dans un aliment. Elle touche des personnes génétiquement prédisposées. 3 % des Français font des allergies alimentaires. Elle se manifeste par des symptômes d'ordre digestif (nausées, vomissements, douleurs abdominales, diarrhée) ou extra-digestif (urticaire, eczéma, œdème laryngé, choc anaphylactique).
Les allergènes majoritairement responsables d'allergie se trouvent dans le lait de vache, les œufs, les poissons, les crustacés, les mollusques, les arachides, le soja, les fruits à coque (noix, noisettes...), les graines de sésame, le céleri, la moutarde, le lupin et ses produits dérivés, le gluten, les sulfites. Mais tous les aliments et boissons

(y compris le café) peuvent provoquer des allergies digestives, à ne pas confondre avec les réactions d'intolérance !
Si vous avez un terrain allergique, évitez les aliments en question et vérifiez la composition des produits sur les emballages avant consommation.
Si vous ignorez le nom du coupable, consultez votre médecin pour une investigation poussée (et souvent laborieuse !).
Dans le cas des enfants, c'est un vrai casse-tête ! En milieu scolaire, il faut oublier la cantine et préparer un repas à emporter en évitant toutefois des diètes trop restrictives, souvent frustrantes.

ANTIALLERGIQUE

NOM DE MARQUE	SUBSTANCE	NOTE /20	REMB. SS	PRIX	AVIS
ACTIFED ALLERGIE CETIRIZINE 10 mg comprimé pelliculé sécable	Cétirizine	15	0 %	5,61 €	
ALAIRGIX	Cétirizine	15	0 %	4,62 €	
ALDIREK 10 mg comprimé pelliculé sécable	Cétirizine	15	0 %	3,40 €	
APAISYL 12 mg comprimé	Isothipendyl	12	0 %	5,33 €	
CETIRIZINE ARROW CONSEIL	Cétirizine	15	0 %	4,19 €	
CETIRIZINE BGR	Cétirizine	15	0 %	4,50 €	
CETIRIZINE CRISTERS 10 mg comprimé pelliculé sécable	Cétirizine	15	0 %	4,60 €	
CETIRIZINE MYLAN PHARMA 10 mg	Cétirizine	15	0 %	4,37 €	
CETIRIZINE RANBAXY MEDICATION OFFICINALE 10 mg comprimé pelliculé sécable	Cétirizine	15	0 %	5,10 €	
CETIRIZINE RATIOPHARM CONSEIL 10 mg comprimé pelliculé sécable	Cétirizine	15	0 %	5,10 €	
CETIRIZINE SANDOZ CONSEIL 10 mg	Cétirizine	15	0 %	4,11 €	
CETIRIZINE TEVA CONSEIL 10 mg comprimé pelliculé sécable	Cétirizine	15	0 %	3,90 €	
CETIRIZINE ZYDUS FRANCE 10 mg comprimé pelliculé sécable	Cétirizine	15	0 %	3,90 €	
DIMEGAN sirop	Bromphéniramine	13	15 %	3,28 €	
DIMEGAN 12 mg gélule	Bromphéniramine	13	15 %	3,30 €	

GRANIONS DE MANGANESE	Oligothérapie	4	0 %	12,95 €	Sans intérêt. Comme le précise l'indication proposée par le laboratoire, ce médicament ne dispense pas d'un traitement efficace.
HUMEX ALLERGIE CETIRIZINE	Cétirizine	15	0 %	5,50 €	
MICROSOL MANGANESE-CUIVRE	Oligothérapie	5	0 %	5,18 €	L'indication « Modificateur de terrain » n'a pas de base scientifique démontrée.
OLIGOGRANUL MANGANESE	Oligothérapie	5	0 %	5,79 €	Idem.
OLIGOGRANUL MANGANESE-CUIVRE	Oligothérapie	5	0 %	5,79 €	Idem.
OLIGOSOL MANGANESE	Oligothérapie	5	0 %	1,83 €	Idem.
OLIGOSTIM MANGANESE	Oligothérapie	5	0 %	5,33 €	Idem.
PERIACTINE 4 mg	Cyproheptadine	11	0 %	4,90 €	
PHENERGAN comprimé	Prométhazine	12	15 %	1,28 €	
PHENERGAN sirop	Prométhazine	12	0 %	1,67 €	
PHENERGAN solution injectable	Prométhazine	12	0 %	2,59 €	
POLARAMINE solution injectable	Dexchlorphéniramine	14	0 %	14,30 €	
POLARAMINE 2 mg	Dexchlorphéniramine	14	0 %	6,96 €	
POLARAMINE REPETABS 6 mg	Dexchlorphéniramine	14	0 %	6,96 €	
POLARAMINE sirop 0,01 %	Dexchlorphéniramine	14	0 %	6,96 €	
PRIMALAN comprimé 10 mg	Méquitazine	12	35 %	7,10 €	
PRIMALAN comprimé 5 mg	Méquitazine	12	35 %	3,95 €	
PRIMALAN sirop	Méquitazine	12	35 %	4,44 €	
QUITADRILL 5 mg	Méquitazine	12	0 %	4,39 €	
REACTINE 10 mg	Cétirizine	15	0 %	5,61 €	
THERALENE sirop	Alimémazine	12	0 %	1,22 €	À éviter en automédication.
ZYRTECSET 10 mg	Cétirizine	15	0 %	5,38 €	

ANTIALLERGIQUE DU NEZ

NOM DE MARQUE	SUBSTANCE	NOTE /20	REMB. SS	PRIX	AVIS
CROMORHINOL 2 % solution nasale	Cromoglicique acide	12	0 %	3,86 €	
HUMEX RHUME DES FOINS A LA BECLOMETASONE	Béclométasone	14	0 %	6,75 €	
RHINAAXIA	Spaglumique acide	10	15 %	4,40 €	

NOS MÉDICAMENTS FAVORIS

CETIRIZINE SANDOZ CONSEIL 10 mg

Note : 15/20 **Prix :** 4,11 € **Remb SS :** 0 %

Classe thérapeutique : Antiallergique ◆ Anti-rhume des foins.

Indications : Certaines manifestations allergiques (rhinite, conjonctivite, urticaire).

Contre-indications générales : Grossesse ◆ Enfant de moins de 12 ans ◆ Insuffisance rénale ◆ Allergie à l'un des constituants du produit ◆ Allaitement.

Prudence générale : Conducteur de véhicules ou de machines (risques de somnolence ou de baisse de la vigilance) ◆ Antécédent d'épilepsie ◆ Antécédent de convulsion.

Prudence en association : Médicament avec effet sédatif ◆ Médicament avec effet atropinique.

Posologie : Adulte et enfant de plus de 12 ans : 10 mg par 24 heures en 1 prise, soit 1 comprimé par 24 heures. Comprimé à avaler avec un peu d'eau. Durée : 7 jours pour les rhinites et conjonctivites allergiques, 3 jours pour l'urticaire.

Incidents : Troubles digestifs ◆ Sensation de malaise ◆ Somnolence ◆ Fatigue ◆ Bouche sèche ◆ Vertiges ◆ Agitation chez l'enfant ◆ Maux de tête (céphalées).

Arrêt du médicament si : Les troubles persistent ◆ Respiration sifflante ◆ Gonflement du visage et du cou associé à une gêne respiratoire (œdème de Quincke) ◆ Éruptions de la peau.

Composition : par comprimé : Cétirizine 10 mg. Excipients : Lactose monohydrate ; cellulose microcristalline ; silice colloïdale anhydre ; magnésium stéarate ; lactose monohydrate ; opadry blanc (titane dioxyde, hypromellose, macrogol 4 000).

Présentation : 7 comprimés **Laboratoire :** Sandoz

POLARAMINE 2 mg

Note : 14/20 **Prix :** 6,96 € **Remb SS :** 0 %

Classe thérapeutique : Antiallergique ◆ Anti-rhume des foins.

Indications : Rhinite allergique ◆ Conjonctivite allergique ◆ Urticaire.

Contre-indications générales : Allergie à l'un des constituants du produit ◆ Allaitement ◆ Grossesse ◆ Problèmes prostatiques ◆ Glaucome par fermeture de l'angle ◆ Obstruction digestive ou urinaire ◆ Enfant de moins de 6 ans.

Prudence générale : Asthme ◆ Si prise matinale ou à midi chez les conducteurs de véhicules ◆ Personne âgée ◆ Insuffisants hépatiques ou rénaux.

Prudence en association : Alcool et médicaments avec effet sédatif ◆ Médicaments à effet atropinique.

Posologie : Comprimé à 2 mg : Enfant de 6 à 12 ans : 1/2 comprimé, 2 à 3 fois par jour. Adulte et enfant de plus de 12 ans : 1 comprimé, 3 à 4 fois par jour. Les prises seront espacées de 4 heures au minimum.

Incidents : Sécheresse de la bouche ◆ Somnolence ◆ Excitation ◆ Fatigue ◆ Constipation ◆ Vertiges.

Arrêt du médicament si : Troubles psychiques ◆ Respiration sifflante ◆ Mouvements involontaires de la bouche ou du visage ◆ Difficultés à uriner ◆ Troubles de la vue.

Composition : par comprimé : Dexchlorphéniramine maléate 2 mg. Excipients : Lactose monohydraté ; amidon de maïs ; amidon de maïs prégélatinisé ; stéarate de magnésium.

Présentation : 30 comprimés **Laboratoire :** Schering-Plough

HUMEX RHUME DES FOINS À LA BÉCLOMÉTASONE

Note : 14/20 **Prix :** 6,75 € **Remb SS :** 0 %

Classe thérapeutique : Antiallergique du nez.

Indications : Rhinite allergique de l'adulte.

Contre-indications générales : Ulcère digestif ◆ Allergie à l'un des constituants du produit ◆ Infection locale virale ou par un champignon ◆ Troubles de la coagulation ◆ Tuberculose ◆ Enfant de moins de 15 ans ◆ Saignement de nez (épistaxis).

Prudence générale : Infection bronchique ◆ Infection pulmonaire ◆ Ulcération de la cloison du nez.

Posologie : Réservé à l'adulte : 1 pulvérisation dans chaque narine 4 fois par jour, en répartissant les prises.

Incidents : Goût et odeur désagréables ◆ Irritation des muqueuses nasales et de la gorge ◆ Saignement de nez (épistaxis) ◆ Maux de tête (céphalées).

Arrêt du médicament si : Les troubles persistent ◆ Douleurs dans les yeux (hypertonie oculaire) ◆ Gonflement du visage et du cou associé à une gêne respiratoire (œdème de Quincke) ◆ Éruptions de la peau.

Composition : par dose : Béclométasone dipropionate 50 µg. Excipients : Cellulose microcristalline ; carmellose sodique ; glucose anhydre ; chlorure de benzalkonium ; alcool phényléthylique ; polysorbate 80 ; eau purifiée.

Présentation : 100 pulvérisations **Laboratoire :** Urgo

CROMORHINOL 2 % Solution nasale

Note : 12/20 **Prix :** 3,86 € **Remb SS :** 0 %

Classe thérapeutique : Antiallergique du nez.

Indications : Traitement de la rhinite allergique saisonnière (rhume des foins) ou non saisonnière (poils d'animaux, moisissures, acariens, etc.).

Contre-indications générales : Allergie aux ammoniums quaternaires ◆ Allergie à l'un des constituants du produit.

Prudence générale : Grossesse.

Posologie : 1 pulvérisation par narine pendant 4 à 6 jours.

Incidents : Urticaire ◆ Irritation de la peau ◆ Irritation nasale ◆ Éruptions de la peau ◆ Démangeaisons (urticaire) ◆ Eczéma.

Composition : pour 100 ml : Sodium cromoglycate 2 g ; benzalkonium chlorure.

Présentation : 1 flacon de 15 ml **Laboratoire :** Chauvin Bausch & Lomb

Ampoules (adultes/enfants)

Une petite cloque au talon après avoir marché tout un après-midi dans des chaussures neuves ou après une séance de sport prolongée ? C'est une ampoule.
Les ampoules sont des incidents généralement sans complication, sous réserve de prendre certaines précautions. Le plus simple consiste, bien sûr, à les éviter !

CE QU'IL FAUT SAVOIR

L'ampoule est une bulle, remplie d'un liquide en général clair, provoquée par le frottement permanent de la peau au contact, par exemple, d'une chaussure, d'un outil (un rabot, une scie...). Dans un premier stade, la peau s'échauffe et rougit comme une brûlure du 1er degré. Puis, si le frottement se poursuit, l'ampoule se forme et équivaut à une brûlure superficielle du 2e degré, ce qui peut être vraiment douloureux !
Une ampoule peut aussi apparaître après un coup de soleil ou une brûlure.

LES INTERDITS

⚠⚠ Pas d'automédication mais consultez rapidement votre médecin s'il y a des signes d'infection (gonflement, rougeur, voire fièvre).

LES BONNES PRATIQUES

▸ En prévention

- Si vous faites de la marche ou du sport, choisissez des chaussures souples et à votre pointure : attention aux chaussures trop ajustées.
- Ne vous lancez pas dans une randonnée avec des chaussures neuves, portez-les plusieurs fois avant pour les « faire » !
- Mettez des chaussettes en coton ou spéciales « sport », qui vont absorber la transpiration.
- En été, évitez de porter des chaussures trop fermées, pieds nus. La transpiration risque de favoriser une ampoule.
- Si vous êtes sujet aux ampoules, protégez les zones de frottement (arrière du talon par exemple) avec un sparadrap ou un produit spécifique de protection.

▸ En cas d'ampoule

- Percez-la avec une aiguille préalablement désinfectée avec une flamme (allumette, briquet).
- Nettoyez la plaie avec un antiseptique et laissez la peau de l'ampoule pour protéger la plaie.
- Séchez soigneusement.
- Puis protégez l'ampoule avec un pansement (mais pas de coton hydrophile).
- Portez des chaussures souples et confortables en attendant la guérison.

LES MÉDICAMENTS

En dehors des pansements traditionnels, on peut utiliser des pansements dits hydrocolloïdes (COMPEED® Ampoules, URGO® Ampoules) qui conservent la plaie humide et la protègent des infections.

Angine

Vous avez du mal à avaler ? Votre gorge est douloureuse ? Vos amygdales sont gonflées, rouges ? Votre cou est douloureux avec des ganglions ? Vous avez de la fièvre ? Il s'agit probablement d'une angine, mais laquelle ?

CE QU'IL FAUT SAVOIR

L'angine est une inflammation de la gorge généralement bénigne (douleur de gorge progressive, fièvre variable, problèmes de déglutition modérés) mais s'avère parfois plus grave si elle est liée à certaines bactéries (fièvre élevée et soudaine, difficultés intenses à déglutir).

LES CAUSES

Plus de 80 % des angines sont d'origine virale mais il n'existe aucun médicament pour en traiter les causes. Toutefois, vous pouvez utiliser certains médicaments sans ordonnance (antalgiques, anti-inflammatoires) pour soulager la douleur.
En revanche, s'il s'agit d'une angine d'origine bactérienne (streptococcique le plus souvent, mais aussi diphtérie, mononucléose infectieuse, angine de Vincent), la seule solution est d'éradiquer la bactérie avec des antibiotiques prescrits par votre médecin.

LES INTERDITS

⚠⚠ Pas d'automédication mais consultez votre médecin rapidement en cas de :
- forte fièvre (39 °C et +), gorge rouge avec des points blancs ou recouverte d'une membrane blanchâtre ;
- douleurs de gorge aggravées par la déglutition ou irradiant vers l'oreille ;
- maux de tête importants ;
- ou si le malade est une personne âgée ou un enfant *(voir Mal de gorge et angine de l'enfant)*.

Seul le médecin peut déterminer rapidement par un petit test si l'angine est bactérienne et due à un streptocoque hémolytique ou si elle n'est que virale.
En attendant la consultation, vous pouvez prendre un antalgique (type paracétamol) ou un anti-inflammatoire non stéroïdien (AINS) pour atténuer les manifestations douloureuses.

⚠⚠ Ne poursuivez pas un traitement en automédication plus de 48 heures s'il n'y a pas d'amélioration et consultez votre médecin.

LES BONNES PRATIQUES

- Buvez beaucoup : eau, thé, tisanes (sauge, camomille) sucrées avec du miel (adoucissant).
- Faites-vous des gargarismes (eau bouillie avec une cuillerée à soupe de gros sel).
- Si la douleur à la gorge est trop forte, prenez un antalgique, de préférence à base de paracétamol.
- Mangez liquide (soupe, œufs coque, purées, compotes).
- Sucez des bonbons, cela fait saliver, humidifie votre gorge et atténue la douleur.

LES MÉDICAMENTS

Inutile de prendre des pastilles, des comprimés à sucer, des solutions pour pulvérisation, des collutoires, des gommes et autres confiseries proposés en pharmacie. Ils sont **totalement inefficaces** quel que soit le type d'angine. De plus, ils peuvent entraîner des effets indésirables.
Si vous souffrez (mal de gorge, mal de tête, fièvre), prenez du paracétamol ou de l'ibuprofène en respectant toujours les doses indiquées.

ANTI-MAL DE GORGE

NOM DE MARQUE	SUBSTANCE	NOTE /20	REMB. SS	PRIX	AVIS
ACTIVOX MENTHE EUCALYPTUS SANS SUCRE	Phytothérapie : Erysimum, ...	10	0 %	5,03 €	Attention, ce médicament peut entraîner des convulsions (présence de terpènes).
ACTIVOX MIEL CITRON SANS SUCRE	Phytothérapie : Erysimum, ...	10	0 %	5,03 €	Idem.
ACTIVOX solution	Phytothérapie : Erysimum, ...	10	0 %	5,06 €	Idem.
ALFA-AMYLASE BIOGARAN 200U. CEIP/ml	Alpha-amylase	6	0 %	3,99 €	Produit inefficace, allergisant et dépassé depuis 50 ans.
ALFA-AMYLASE BIOGARAN 200U. CEIP/ml	Alpha-amylase	6	0 %	3,04 €	Idem.
ALFA-AMYLASE BIOGARAN 3000U. CEIP	Alpha-amylase	6	0 %	4,29 €	Idem.
ANGIPAX comprimé orodispersible	Homéopathie	5	0 %	6,30 €	Inefficacité assurée.
ANGISPRAY	Héxétidine, ...	8	0 %	6,54 €	
APHTORAL	Chlorhexidine, ...	11	0 %	4,78 €	
BIQUINOL Adulte suppositoire	Eucalyptol, ...	1	0 %	6,14 €	Inefficace. Ne présentez que la notice à votre derrière.

BLACKOIDS DU DOCTEUR MEUR	Lévomenthol, …	7	0 %	3,50 €	Allez plutôt chez votre confiseur. La confiserie pharmaceutique n'est pas la meilleure !
BLACKOIDS DU DOCTEUR MEUR	Lévomenthol, …	7	0 %	3,81 €	Idem.
BORIPHARM granules N° 10	Homéopathie	4	0 %	4,88 €	Indications inacceptables.
CANTALENE	Lysozyme chlorhydrate, …	10	0 %	4,57 €	
CODOTUSSYL MAUX DE GORGE	Lidocaïne	11	0 %	6,08 €	
CODOTUSSYL MAUX DE GORGE SANS SUCRE	Lidocaïne, …	11	0 %	5,04 €	
COLLU BLACHE	Chlorhexidine gluconate, …	10	0 %	5,03 €	
COLLUDOL	Hexamidine, …	11	0 %	6,44 €	
COLLUNOVAR collutoire	Chlorhexidine	11	0 %	3,16 €	
COLLUNOVAR collutoire	Chlorhexidine	11	0 %	3,29 €	
COLLUVOXYL	Phytothérapie : Guimauve	8	0 %	10,00 €	
COMPLEXE LEHNING MERCURIUS CYANATUS N° 43	Homéopathie	4	0 %	4,57 €	Il est inadmissible qu'un directeur de laboratoire ose proposer de telles indications et que celles-ci soient avalisées par le ministère de la Santé.
DRILL pastille	Chlorhexidine, …	11	0 %	5,89 €	
DRILL CITRON MENTHE pastille	Chlorhexidine, …	11	0 %	5,89 €	
DRILL ENROUEMENT 15 mg pastille à sucer	Phytothérapie : Erysimum	10	0 %	4,50 €	
DRILL ENROUEMENT 15 mg pastille à sucer sans sucre	Phytothérapie : Erysimum	10	0 %	6,15 €	
DRILL MIEL ROSAT pastille	Chlorhexidine, …	11	0 %	5,89 €	
DRILL Maux de gorge	Chlorhexidine, …	11	0 %	5,89 €	
DRILL SANS SUCRE	Chlorhexidine, …	11	0 %	5,89 €	
DRILL SANS SUCRE ANIS MENTHE	Chlorhexidine, …	11	0 %	6,38 €	
DRILL SANS SUCRE PAMPLEMOUSSE pastille	Chlorhexidine, …	11	0 %	6,70 €	
ELUDRIL collutoire	Chlorhexidine digluconate, …	11	0 %	4,81 €	
ERGIX MAL DE GORGE collutoire	Héxamidine di-isétionate, …	11	0 %	5,39 €	
EUPHON MENTHOL pastille	Phytothérapie : Erysimum	10	0 %	5,25 €	
EUPHON pastille	Phytothérapie : Erysimum	10	0 %	5,25 €	

EUPHON sans sucre	Phytothérapie : Erysimum	10	0 %	5,00 €	
GIVALEX collutoire	Hexétidine, …	5	0 %	5,90 €	Association de produits dépassés et inefficaces.
GLUCONATE DE CHLORHEXIDINE CRISTERS 0,11 % collutoire en flacon pressurisé	Chlorhexidine	12	0 %	4,80 €	
HEXALYSE	Biclotymol, …	7	0 %	3,70 €	Association de produits dépassés depuis la mise sur le marché en 1971.
HEXASPRAY collutoire	Biclotymol	4	0 %	3,54 €	Médicament inefficace. La Sécurité sociale a fini par ne plus le rembourser.
HOMEOGENE 9	Homéopathie	5	0 %	4,27 €	
HOMEOVOX	Homéopathie	6	0 %	4,27 €	Tout enrouement, toute modification de la voix persistant plus de 15 jours nécessitent absolument de consulter un oto-rhino-laryngologiste.
HUMEX GORGE IRRITEE LIDOCAINE gomme orale	Énoxolone, …	10	0 %		
HUMEX MAL DE GORGE FRUITS ROUGES SANS SUCRE	Biclotymol	5	0 %	5,19 €	Produit inefficace. Ce laboratoire devrait ouvrir une confiserie.
HUMEX MAL DE GORGE MENTHE SANS SUCRE	Biclotymol	5	0 %	5,17 €	Produit inefficace.
HUMEX MAL DE GORGE MENTHE pastille	Biclotymol	5	0 %	5,64 €	Produit inefficace. Ce laboratoire devrait ouvrir une confiserie.
HUMEX MAL DE GORGE MIEL CITRON	Biclotymol	5	0 %	5,17 €	Idem.
HUMEX MAL DE GORGE ORANGE 20 mg	Biclotymol	5	0 %	5,64 €	Idem.
LOCABIOTAL solution pour pulvérisation buccale et nasale 0,25	Menthe, …	6	0 %	9,93 €	Modification de la formule et de l'indication sans changement de nom de produit. Bravo pour la transparence.
LYSO 6	Lysozyme, …	6	0 %	5,33 €	Mis sur le marché en 1967, on se demande bien pourquoi.
LYSOCALMSPRAY	Cétirimide, …	11	0 %	5,21 €	
LYSOPADOL Menthe	Ambroxol	7	0 %		Médicament inefficace.
LYSOPAINE comprimé à sucer	Lysozyme chlorhydrate, …	5	0 %	5,31 €	Un mauvais placement.
LYSOPAINE SANS SUCRE comprimé à sucer édulcoré au sorbitol et à la saccharine	Lysozyme chlorhydrate, …	5	0 %	6,89 €	
LYSOPAINE SANS SUCRE comprimé à sucer édulcoré au sorbitol et à la saccharine	Lysozyme chlorhydrate, …	5	0 %	6,81 €	Idem.
MAXILASE 3000 U. CEIP	Alpha-amylase	6	0 %	5,70 €	Produit inefficace très allergisant et dépassé depuis 50 ans.

MEGAMYLASE comprimé	Alpha-amylase	6	0 %	6,20 €	Idem.
OLIGOSTIM MANGANESE-CUIVRE	Oligothérapie	5	0 %	7,50 €	L'indicateur « Modificateur de terrain » n'a pas de base scientifique démontrée.
OROMEDINE Maux de gorge	Hexamidine di-isétionate, …	11	0 %	5,45 €	
OROMYLASE	Alpha-amylase	6	0 %	4,53 €	
PASTILLES MONLEON	Méthylthionium chlorure, …	5	0 %	4,50 €	Produit inefficace et dépassé. Allez plutôt chez votre confiseur !
PATE SUISSE	Benzoate de sodium, …	5	0 %	3,81 €	Des pâtes suisses : une mauvaise confiserie.
PHOLCONES BISMUTH Adulte suppositoire	Guaïfénésine, …	3	0 %	4,57 €	Association de produits dépassés.
PRIMADRILL	Phytothérapie : Guimauve	8	0 %	5,44 €	
PULMOLL	Terpine, …	6	0 %	5,64 €	Association de produits dépassés et inefficaces.
PULMOLL	Terpine, …	6	0 %	3,20 €	Vous trouverez mieux chez votre confiseur.
PULMOLL Menthol Eucalyptus	Menthol, …	4	0 %	3,20 €	Ce grand laboratoire pharmaceutique devrait ouvrir un département confiserie.
RIBAMYLASE 200 U. CEIP/ml	Alpha-amylase	6	0 %	4,90 €	Produit inefficace et dépassé depuis 50 ans.
SOLACY Adulte	L-cystine, …	2	0 %	7,07 €	Mis sur le marché en 1973. Médicament dépassé et inefficace.
SOLUTRICINE MAL DE GORGE TETRACAINE 0,2 mg	Tétracaïne	11	0 %	5,15 €	
SOLUTRICINE MAUX DE GORGE BICLOTYMOL MENTHE 20 mg	Biclotymol	4	0 %	5,00 €	Produit dépassé et inefficace.
SOLUTRICINE MAUX DE GORGE BICLOTYMOL ORANGE 20 mg	Biclotymol	4	0 %	5,06 €	Idem.
SOLUTRICINE Maux de gorge	Hexamidine diisétionate, …	11	0 %	5,42 €	
STREFEN	Flurbiprofène	8	0 %	5,80 €	Beaucoup d'inconvénients pour une efficacité très faible.
STREPSILS LIDOCAINE	Dichlorobenzique alcool, …	11	0 %	5,46 €	Un bon anesthésique local, hélas associé à des antiseptiques dépassés et inefficaces.
STREPSILSPRAY	Dichlorobenzylique alcool, …	10	0 %	5,49 €	Idem.
VALDA Irritations de la gorge	Menthol, …	7	0 %	6,86 €	Un grand laboratoire pharmaceutique qui se positionne dans la confiserie.
VALDA Irritations de la gorge	Menthol, …	7	0 %	3,50 €	Idem.

VALDA Irritations de la gorge sans sucre	Menthol, …	7	0 %	4,11 €	Idem.
VALDA Irritations de la gorge sans sucre	Menthol, …	7	0 %	7,47 €	Idem.
VICKS Menthol Eucalyptus	Camphre, …	4	0 %	5,03 €	Médicament sans intérêt thérapeutique, qui pourrait être avantageusement remplacé par une confiserie.
VICKS Menthol Eucalyptus pastille	Camphre, …	4	0 %	3,05 €	Idem.
VOCADYS	Lidocaïne, …	11	0 %	5,86 €	
VOXYL pastille 15 mg	Phytothérapie : Erysimum	8	0 %	5,38 €	

NOTRE MÉDICAMENT FAVORI

CODOTUSSYL MAUX DE GORGE

Note : 11/20 **Prix :** 6,08 € **Remb SS :** 0 %

Classe thérapeutique : Anti-aphtes ◆ Anti-mal de gorge.

Indications : Mal de gorge peu intense sans fièvre.

Contre-indications générales : Allaitement ◆ Allergie aux anesthésiques locaux ◆ Allergie à l'un des constituants du produit ◆ Enfant de moins de 6 ans ◆ Grossesse.

Prudence générale : Diabète ◆ Usage prolongé ou répété ◆ Risque de fausse route.

Posologie : Adulte : 1 à 8 pâtes par jour. Enfant de 6 à 15 ans : 1 à 4 pâtes par jour. Prendre les pâtes à sucer à distance des repas. Sucer lentement les pâtes sans les croquer, ni les avaler. Les prises doivent être espacées d'au moins 2 heures.

Incidents : Engourdissement passager de la langue ◆ Fausse route.

Arrêt du médicament si : Les troubles persistent ◆ Éruptions de la peau.

Composition : par pâte à sucer : Acide ascorbique 80 mg ; lidocaïne chlorhydrate 2 mg ; cétylpyridinium chlorure 1,5 mg. Excipients : Maltitol sirop (D-sorbitol di-saccharides hydrogénés, polysaccharides hydrogénés) ; lévomenthol ; rouge cochenille.

Présentation : Sachet de 30 pâtes à sucer **Laboratoire :** Wyeth-Lederle

Anxiété

Vous avez peut-être déjà éprouvé ce type de sensation : une peur diffuse, sans vraiment de cause réelle, qui peut s'accompagner de troubles physiques et survenir en crises subites parfois handicapantes. Ce sont des crises d'anxiété.

CE QU'IL FAUT SAVOIR

L'anxiété est un des motifs les plus fréquents de consultation en médecine générale (20 %). Elle se caractérise par des troubles physiques plus ou moins intenses et plus ou moins fréquents : sensation d'une boule dans la gorge ou d'un poids sur l'estomac, maux de ventre, troubles de l'appétit, palpitations, sensations de resserrement dans la poitrine, accélération de la respiration, sueurs, tremblements, fatigue, sécheresse de la bouche, maux de tête…
L'anxiété peut engendrer de l'insomnie, notamment des difficultés à s'endormir, et conduire à une dépression. Si les troubles persistent ou s'aggravent, ils nécessitent une prise en charge médicale adaptée.

LES CAUSES

Les troubles sont généralement dus à une conjonction de multiples facteurs :
- le contexte personnel : chômage, problèmes d'argent, conflit familial, difficultés professionnelles, stress au travail, isolement ;
- la personnalité : mauvaise image de soi, difficultés à s'adapter, faible confiance en soi ;
- un désordre chimique au niveau du cerveau ;
- un épisode traumatisant ancien ou récent ou des sévices subis pendant l'enfance.

LES INTERDITS

⚠ Pas d'automédication mais consultez votre médecin si :
- Les symptômes s'aggravent et deviennent vraiment gênants pour votre vie sociale, familiale ou professionnelle.
- Vous avez augmenté votre consommation d'alcool, de tabac ou autre substance…
- Vous êtes triste, vous n'avez envie de rien, vous vous dévalorisez, vous avez des idées noires.
- Ces troubles persistent au-delà de 15 jours.

LES BONNES PRATIQUES

- Parlez à un proche et racontez-lui vos angoisses.
- Prenez quelques jours de détente, en dehors de chez vous, pour prendre du recul.

• Essayez de modifier votre façon de vivre : limitez le café et le thé, faites du sport (natation, marche à pied), testez des techniques de relaxation (yoga, respiration profonde, méditation...).
• Si votre état ne s'améliore pas, consultez votre médecin.

LES MÉDICAMENTS

Les Français sont de très gros consommateurs de tranquillisants ou anxiolytiques (benzodiazépines). Ce sont des médicaments délivrés uniquement sur ordonnance.
Plusieurs catégories de tranquillisants sont délivrées sans ordonnance :
• Les bromures et dérivés, très prisés au XIXe siècle, sont des produits dépassés et toxiques. Ils peuvent entraîner des troubles neurologiques, de la confusion et des problèmes de peau. Ils sont, hélas, toujours en vente dans les pharmacies.
• La phytothérapie (aubépine, passiflore, valériane, mélisse) peut parfois suffire à calmer des manifestations d'anxiété.
• Le magnésium, les oligoéléments et les produits homéopathiques peuvent s'avérer utiles chez certains sujets souffrant de troubles légers d'anxiété.

EN SAVOIR PLUS

L'anxiété est un état « psychobiologique » tout à fait normal. Sa fonction ? Nous protéger contre les situations dangereuses. Un peu d'anxiété, voire de stress, est tout à fait naturel et même bénéfique pour affronter une situation difficile.
Les troubles anxieux sont multiples et divers : crise de panique, névrose obsessionnelle compulsive (idées ou pensées répétitives et persistantes, comportements répétitifs), trouble d'anxiété généralisée, phobie sociale ou spécifique (par exemple claustrophobie = peur des lieux clos, agoraphobie = peur de la foule...), syndrome de stress post-traumatique (peur à la suite d'un événement traumatisant), attaque de panique.
Cette dernière, assez fréquente, est particulièrement spectaculaire car elle peut faire penser à une attaque de type cardiaque : palpitations, tremblements, douleurs thoraciques, suées, étouffements.

TRANQUILLISANT

NOM DE MARQUE	SUBSTANCE	NOTE /20	REMB. SS	PRIX	AVIS
ABBE CHAUPITRE N° 7	Homéopathie	10	0 %	5,18 €	
ANTINERVEUX LESOURD	Phytothérapie : Lotier corniculé	10	0 %	5,20 €	Mis sur le marché en 1944. On espère au moins que l'alcool a bien vieilli depuis cette date.
ANXIETUM	Homéopathie	6	0 %	6,59 €	
ARKOGELULES AUBELINE 350 mg	Phytothérapie : Aubépine	11	0 %	5,94 €	
ARKOGELULES AUBELINE 350 mg	Phytothérapie : Aubépine	11	0 %	20,28 €	
ARKOGELULES COQUELICOT	Phytothérapie : Coquelicot	10	0 %	4,27 €	
ARKOGELULES ESCHSCHOLTZIA 300 mg	Phytothérapie : Eschscholtzia	10	0 %	6,40 €	
ARKOGELULES ESCHSCHOLTZIA gélule	Phytothérapie : Eschscholtzia	10	0 %	22,10 €	
ARKOGELULES HOUBLON 195 mg	Phytothérapie : Houblon	10	0 %	7,62 €	
ARKOGELULES LAVANDE 300 mg	Phytothérapie : Lavande	8	0 %	7,16 €	
ARKOGELULES PASSIFLORE 300 mg	Phytothérapie : Passiflore	11	0 %	19,67 €	
ARKOGELULES PASSIFLORE 300 mg	Phytothérapie : Passiflore	11	0 %	6,55 €	
ARKOGELULES VALERIANE	Phytothérapie : Valériane	11	0 %	5,94 €	
ARKOGELULES VALERIANE	Phytothérapie : Valériane	11	0 %	20,28 €	
BIOCARDE solution	Phytothérapie : Aubépine, …	6	0 %	3,00 €	
BIOMAG	Homéopathie	8	0 %	10,80 €	
BORIBEL TISANE N° 8 sédative	Phytothérapie : Valériane	10	0 %	11,13 €	
BORIBEL TISANE N° 8 sédative	Phytothérapie : Valériane	10	0 %	7,40 €	
BORIPHARM granules N° 3	Homéopathie	10	0 %	4,88 €	
BORIPHARM granules N° 41	Homéopathie	7	0 %	4,88 €	
BORIPHARM N° 3 granules	Homéopathie	10	0 %	8,16 €	
BORIPHARM N° 41 granules	Homéopathie	10	0 %	8,16 €	
CALMODREN granules	Homéopathie	10	0 %	14,30 €	

CALMOTISAN	Phytothérapie : Valériane	10	0 %	4,42 €	
CARDIOCALM	Phytothérapie : Aubépine	11	0 %	6,09 €	Disparition de la composition de 20 mg de barbiturique. Une grande amélioration de la formule, mais toujours le même nom de spécialité. Bravo pour la transparence !
CARDIOCALM	Phytothérapie : Aubépine	11	0 %	3,05 €	Idem.
COMPLEXE LEHNING OENANTHE N° 78	Homéopathie	6	0 %	4,57 €	Ce laboratoire semble bénéficier du savoir-faire de médecins qui atteignent des summums d'incompétence !
COMPLEXE LEHNING GELSEMIUM N° 70	Homéopathie	6	0 %	4,57 €	
COMPLEXE LEHNING TARENTULA N° 71	Homéopathie	5	0 %	4,57 €	Produit inefficace.
COMPLEXE LEHNING ZINCUM N° 101	Homéopathie	5	0 %	6,59 €	Idem.
COMPOSE BOIRON PASSIFLORA comprimé	Homéopathie	6	35 %	1,37 €	
COMPOSE BOIRON PASSIFLORA granules	Homéopathie	6	35 %	1,67 €	
COMPOSE BOIRON PASSIFLORA solution buvable	Homéopathie	6	35 %	2,28 €	
DOLIRELAX	Homéopathie	4	0 %	6,32 €	
ELUSANES AUBEPINE 200 mg	Phytothérapie : Aubépine	10	0 %	7,01 €	
ELUSANES ESCHSCHOLTZIA 200 mg	Phytothérapie : Eschscholtzia	10	0 %	7,01 €	
ELUSANES NATUDOR	Phytothérapie : Aubépine, ...	11	0 %	7,01 €	
ELUSANES PASSIFLORE 200 mg	Phytothérapie : Passiflore	11	0 %	7,01 €	
ELUSANES VALERIANE 200 mg	Phytothérapie : Valériane	11	0 %	11,34 €	
ELUSANES VALERIANE 200 mg	Phytothérapie : Valériane	11	0 %	6,43 €	
EUPHYTOSE	Phytothérapie : Valériane	11	0 %	2,20 €	Amélioration de la formule avec la disparition du paullinia et du kola.
EUPHYTOSE	Phytothérapie : Valériane	11	0 %	4,69 €	Idem.
GRANIONS DE LITHIUM	Oligothérapie	5	0 %	10,95 €	Sans intérêt. Comme le précise l'indication proposée par le laboratoire, ce médicament ne dispense pas d'un traitement efficace.

GRANIONS DE LITHIUM	Oligothérapie	5	0 %	1,83 €	Idem.
HOMEOGENE 46	Homéopathie	10	0 %	4,72 €	
LEHNING L72 solution buvable	Homéopathie	10	0 %	6,35 €	
LENICALM	Phytothérapie : Aspérule, …	10	0 %	6,40 €	
MEDIFLOR N° 14 Troubles du sommeil	Phytothérapie : Valériane	11	0 %	5,94 €	
MICROSOL LITHIUM 40 µg/ml	Oligothérapie	6	0 %	5,18 €	
NEUROFLORINE	Phytothérapie : Valériane	11	0 %	4,42 €	
NEUROPAX	Phytothérapie : Aubépine, …	11	0 %	6,55 €	Amélioration de la formule par disparition du phénobarbital.
NOCVALENE Adulte	Phytothérapie : Aubépine, …	11	0 %	6,55 €	
OLIGO-ESSENTIELS LITHIUM 0,5 mg/ml	Oligothérapie	10	0 %	8,03 €	
OLIGOSOL ALUMINIUM	Oligothérapie	5	0 %	1,83 €	L'indication « Modificateur de terrain » n'a pas de base scientifique démontrée.
OLIGOSOL LITHIUM solution buvable en ampoule : Amp/14	Oligothérapie	10	0 %	1,83 €	Idem.
OLIGOSTIM ALUMINIUM 0,013 mg	Oligothérapie	10	0 %	5,33 €	Idem.
OLIGOSTIM LITHIUM	Oligothérapie	10	0 %	5,33 €	Idem.
PANXEOL	Phytothérapie : Eschscholtzia	11	0 %	16,15 €	
PASSIFLORA GHL solution	Homéopathie	8	0 %	4,42 €	Pseudo-homéopathie fortement alcoolisée.
PASSIFLORE BOIRON	Phytothérapie : Passiflore	10	0 %	8,16 €	
PASSIFLORINE solution buvable	Phytothérapie : Passiflore, …	11	0 %	3,70 €	
PASSIFLORINE solution	Phytothérapie : Passiflore, …	11	0 %	1,67 €	
PASSINEVRYL	Phytothérapie : Valériane	11	0 %	5,49 €	
POCONEOL N° 2	Homéopathie	4	0 %	4,72 €	
POCONEOL N° 43	Homéopathie	5	0 %	4,72 €	
POCONEOL N° 69	Homéopathie	10	0 %	4,72 €	
POCONEOL N° 73	Homéopathie	4	0 %	4,72 €	
SANTANE H7 tisane en sachet	Phytothérapie : Aubépine, …	10	0 %	5,37 €	
SANTANE H7 tisane en vrac	Phytothérapie : Aubépine, …	10	0 %	8,32 €	

SANTANE N9 tisane en sachet-dose	Phytothérapie : Fleurs de tilleul, …	10	0 %	6,01 €	
SANTANE N9 tisane en vrac	Phytothérapie : Tilleul, …	10	0 %	7,78 €	
SEDALOZIA	Phytothérapie : Valériane	11	0 %	9,30 €	
SEDATIF PC comprimé	Homéopathie	10	0 %	5,33 €	
SEDATIF PC granulés	Homéopathie	10	0 %	5,18 €	
SEDATIF PC suppositoire	Homéopathie	10	0 %	5,33 €	
SEDOPAL gélule	Phytothérapie : Aubépine, …	10	0 %	7,32 €	
SLIPEOL solution buvable	Pseudo-homéopathie	8	0 %	4,27 €	Pseudo-homéopathie alcoolisée.
SOLUDOR solution buvable	Pseudo-homéopathie	2	0 %	4,42 €	L'indication « tonicardiaque » est inacceptable. On se moque de vous.
SPASMINE comprimé	Phytothérapie : Valériane	11	0 %	5,90 €	
SPASMINE comprimé	Phytothérapie : Valériane	11	0 %	2,74 €	
STRESSDORON solution buvable en gouttes	Homéopathie	10	0 %	6,25 €	
SYMPATHYL	Phytothérapie : Eschscholtzia	11	0 %	1,83 €	Mis sur le marché en 1928, nouvelle composition en 1999. On ne peut que se féliciter de la disparition du phénobarbital dans la formule. Les professionnels de santé et les consommateurs auraient été heureux d'être avertis.
SYMPAVAGOL	Phytothérapie : Passiflore, …	11	0 %	1,98 €	
SYMPAVAGOL solution buvable	Phytothérapie : Passiflore, …	11	0 %	3,05 €	
TISANE PROVENCALE N° 4	Phytothérapie : Aubépine, …	10	0 %	7,14 €	
TRANQUITAL	Phytothérapie : Valériane, …	11	0 %	2,53 €	
TRANQUITAL	Phytothérapie : Valériane, …	11	0 %	5,90 €	
VALERIANE BOIRON	Phytothérapie : Valériane	11	0 %	6,95 €	

NOS MÉDICAMENTS FAVORIS

EUPHYTOSE

Note : 11/20 **Prix :** 2,20 € **Remb SS :** 0 %

Classe thérapeutique : Anti-trouble du sommeil ◆ Tranquillisant.

Indications : Nervosité ◆ Troubles légers du sommeil.

Contre-indications générales : Allergie à l'un des constituants du produit ◆ Enfant de moins de 6 ans.

Posologie : Adulte : Traitement symptomatique des états neurotoniques : 1 à 2 comprimés par prise, 3 fois par jour. Traitement symptomatique des troubles mineurs du sommeil : 1 comprimé au repas du soir et 1 comprimé au coucher.

Arrêt du médicament si : Les troubles persistent ◆ Troubles digestifs ◆ Éruptions de la peau avec démangeaisons.

Composition : par comprimé : Extrait sec d'aubépine 0,010 g ; extrait sec de passiflore 0,040 g ; extrait sec de valériane officinale stabilisée 0,050 g ; extrait sec de ballote 0,010 g. Excipients : Oxyde de magnésium lourd ; amidon de maïs ; cellulose microcristalline ; stéarate de magnésium.

Présentation : 40 comprimés **Laboratoire :** Bayer Santé Familiale

PASSIFLORINE Solution

Note : 11/20 **Prix :** 1,67 € **Remb SS :** 0 %

Classe thérapeutique : Anti-trouble du sommeil ◆ Tranquillisant.

Indications : Nervosité ◆ Troubles légers du sommeil.

Contre-indications générales : Allergie à l'un des constituants du produit ◆ Nourrisson (enfant de moins de 30 mois).

Prudence générale : La prise de certains médicaments antidiabétiques, antibiotiques, antiparasitaires peut entraîner un effet antabuse.

Posologie : Réservé à l'adulte : Nervosité : 1 ou 2 cuillerées à café, midi et soir, avant les repas. Le traitement peut être suivi pendant deux ou trois périodes de 20 jours. Troubles mineurs du sommeil : 1 à 4 cuillerées à café, le soir, avant le coucher.

Arrêt du médicament si : Les troubles persistent ◆ Sensation de malaise avec rougeur du visage, nausées, vomissements, vertiges en cas d'association avec certains médicaments.

Composition : par cuillerée à café . Extrait fluide de passiflore 12,50 g ; teinture d'aubépine 12,50 g ; alcool 12° ; parabens.

Présentation : Flacon de 125 ml **Laboratoire :** Jolly-Jatel

Aphtes de la bouche

Vous souffrez d'une ulcération jaunâtre et douloureuse de la langue, des gencives, de la bouche ? Ce sont des aphtes, une affection généralement bénigne qui se traite essentiellement par des mesures de prévention.

CE QU'IL FAUT SAVOIR

Les aphtes sont des petits ulcères arrondis ou de forme ovale plus ou moins grands (de 3 à 10 mm de diamètre) qui disparaissent sans traitement au bout d'une dizaine de jours. En cas de récidive régulière, il s'agit d'une stomatite aphteuse.

LES CAUSES

On ne sait pas exactement ce qui engendre les aphtes mais on constate qu'il y a des facteurs déclenchants :

- certains aliments : noix, bananes, amandes, figues, fromages (gruyère) ;
- des blessures au niveau de la bouche ;
- la période des règles ;
- le stress, la fatigue ;
- la prise de tous les anti-inflammatoires non stéroïdiens (AINS) dont l'aspirine et l'ibuprofène, vendus sans ordonnance.

LES INTERDITS

⚠⚠ Pas d'automédication mais consultez rapidement votre médecin si :

- vous avez de la fièvre et que vos aphtes sont supérieurs à 1 cm de diamètre ou sont multiples ;
- vos aphtes saignent ;
- vos aphtes persistent après 2 semaines ;
- vous avez des rougeurs aux yeux ;
- vous souffrez de douleurs articulaires ;
- vous avez une diarrhée persistante ou des douleurs abdominales.

LES BONNES PRATIQUES

▸ En prévention

- Ayez une bonne hygiène buccale.
- Évitez de vous blesser en mangeant (faites vérifier vos prothèses dentaires si les vôtres vous blessent).
- Identifiez les aliments qui vous provoquent des aphtes et supprimez-les.

▸ En cas d'aphtes

- Oubliez les aliments comme les ananas, tomates, noix, épices ainsi que les boissons irritantes (café) ou acides (jus d'orange...).
- Calmez la gêne occasionnée avec un glaçon ou un bonbon à la menthe.

Si c'est insuffisant, prenez un anesthésique local ou un dérivé de la cortisone.

- Faites-vous des bains de bouche à l'aspirine soluble (6 comprimés de 500 mg dans un grand verre d'eau) mais n'avalez surtout pas le contenu !
- Si vous avez toujours mal, prenez un anti-douleur oral (paracétamol de préférence).
- Et si les aphtes persistent plus de 8 jours, consultez votre médecin.

LES MÉDICAMENTS

De très nombreuses spécialités sont proposées en pharmacie. Elles contiennent des antiseptiques sous différentes formes : pastilles, solutions (collutoires), pulvérisations, comprimés à sucer. Elles n'ont jamais démontré la moindre efficacité. Vous pouvez donc vous en passer au même titre que les oligoéléments à base d'argent ou les médicaments à base de plantes.
Seuls les pastilles ou les collutoires contenant un anesthésique local à base de lidocaïne ou d'hydrocortisone à 0,5 % peuvent diminuer temporairement la douleur.

ANTI-APHTES

NOM DE MARQUE	SUBSTANCE	NOTE /20	REMB. SS	PRIX	AVIS
AFTAGEL gel buccal	Lidocaïne, …	12	0 %	5,43 €	
AFTOSIUM	Homéopathie	5	0 %	4,72 €	
BOROSTYROL	Acide borique	4	0 %	3,96 €	L'acide borique est un antiseptique faible associé à des produits allergisants et dépassés.
CODOTUSSYL MAUX DE GORGE	Lidocaïne, …	11	0 %	6,08 €	
DRILL SANS SUCRE	Chlorhexidine, …	11	0 %	5,89 €	
DRILL SANS SUCRE ANIS MENTHE	Chlorhexidine, …	11	0 %	6,38 €	
DRILL SANS SUCRE PAMPLEMOUSSE pastille	Chlorhexidine, …	11	0 %	6,95 €	
FLOGENCYL 1,5 %	Bêta-escine pure anhydre	4	0 %	1,67 €	Ce médicament a changé de laboratoire, sans malheureusement changer de composition. Produit toujours dépassé.
GRANIONS D'ARGENT	Oligothérapie	4	0 %	3,50 €	Inefficacité indiscutable. De l'argent mal placé.
GRANIONS D'ARGENT 0,64 mg/2 ml solution buvable	Oligothérapie	4	0 %	11,95 €	Idem.
HOMEOAFTYL	Homéopathie	4	0 %	5,26 €	Produit inefficace.
LYSOCALMSPRAY	Cétirimide, …	11	0 %	5,21 €	

OROMEDINE MAUX DE GORGE	Hexamidine di-isétionate, …	11	0 %	5,45 €	
PANSORAL	Salicylate de choline, …	7	0 %	5,33 €	
PYRALVEX solution buccale et gingivale	Acétylsalicylique acide	10	0 %	5,18 €	
SYNTHOL bain de bouche, application cutanée	Lévomenthol, …	11	0 %	4,11 €	Mise sur le marché en 1925, cette petite soupe fait toujours recette.
SYNTHOL bain de bouche, application cutanée	Lévomenthol, …	11	0 %	5,05 €	Idem.
SYNTHOL bain de bouche, application cutanée	Lévomenthol, …	11	0 %	3,06 €	Idem.

NOTRE MÉDICAMENT FAVORI

AFTAGEL Gel buccal

Note : 12/20 **Prix :** 5,43 € **Remb SS :** 0 %

Classe thérapeutique : Anti-aphtes.

Indications : Inflammation de la bouche ◆ Aphtes.

Contre-indications générales : Allergie à l'un des constituants du produit.

Posologie : Mettre le gel sur un doigt et masser la région douloureuse. 1 application à renouveler si nécessaire.

Incidents : Réaction allergique locale (démangeaison) ◆ Gonflement du visage.

Composition : par 100 ml : Lidocaïne chlorhydrate 600 mg ; zinc sulfate 500 mg. Excipients : Glycérol ; hyétellose ; fraise arôme ; saccharine sodique ; girofle essence ; rouge cochenille A ; eau purifiée.

Présentation : Tube de 15 ml **Laboratoire :** Coopération Pharmaceutique Française

Arrêt du tabac et désintoxication tabagique

En France, 60 000 décès sont, chaque année, imputables au tabac. Fumer est mauvais pour soi et pour son entourage (fumeurs passifs). Même si s'arrêter de fumer demande toujours un effort, un certain nombre de mesures peuvent vous y aider.

CE QU'IL FAUT SAVOIR

▸ Fumer tue !

- Le tabac augmente considérablement les risques de développer des maladies cardiovasculaires, des bronchites chroniques, des cancers des organes en contact avec le tabac ou la fumée : langue, larynx, trachée, bronche, mais aussi rein, vessie. 30 % des cancers sont dus au tabac.
- Le tabac est particulièrement néfaste pour la femme enceinte comme pour le fœtus (fausses couches plus fréquentes, accouchements prématurés, enfants chétifs).
- Le tabac diminue la cicatrisation des ulcères, augmente le risque de récidive et accélère le vieillissement de la peau.

▸ L'arrêt du tabac engendre très rapidement de nombreux bénéfices pour la santé :

- Après quelques semaines, vous ne toussez plus, vous respirez mieux, vous récupérez le goût, l'odorat et la forme physique.
- En 1 an, les risques d'infarctus du myocarde diminuent de moitié et le risque d'accident vasculaire cérébral (AVC) tombe au niveau de celui d'un non-fumeur.
- En 5 ans, le risque de cancer diminue de moitié et au bout de 10-15 ans, l'espérance de vie redevient identique à celle d'un non-fumeur !

Arrêter de fumer, c'est rompre la dépendance tabagique pour prendre moins de risques pour sa santé.

LES INTERDITS

- N'essayez pas d'arrêter sans consulter un médecin si vous vous sentez dépressif, anxieux, stressé ou si vous êtes dans un contexte psychologique, familial ou professionnel, difficile.
- Ne prenez pas un traitement de substitution nicotinique sans consulter votre médecin en cas de maladie cardiovasculaire sévère (infarctus, accident vasculaire cérébral récent), maladie du foie ou des reins, ulcère gastrique ou duodénal en évolution, ou si vous êtes enceinte, si vous allaitez ou si vous prenez des médicaments.

• Ne choisissez pas un dosage trop faible en nicotine ou n'arrêtez pas trop vite le traitement. Il faut compter au moins 2 à 3 mois pour en voir les effets tout en sachant que ce sont les 2 premières semaines les plus dures ! Ne vous découragez pas, l'envie de fumer diminue progressivement.

LES BONNES PRATIQUES

• L'arrêt du tabac demande de la motivation personnelle car c'est lutter contre deux dépendances : pharmacologique et psychologique.
• Réfléchissez sérieusement aux raisons pour lesquelles vous voulez vous arrêter. Cela vous évitera de vous trouver des alibis pour reprendre la cigarette.
• Choisissez une bonne période, par exemple les vacances, propices aux changements d'habitudes. Fixez-vous une date et tenez-vous-y.
• Impliquez votre entourage en parlant autour de vous de votre décision. Cela aide à tenir !
• Diminuez le nombre de cigarettes en attendant la date fixée et cessez radicalement de fumer le moment venu.
• Pratiquez régulièrement une activité physique qui vous occupe la tête et vous « déstresse » (natation, jogging, marche rapide). Cela vous évitera aussi de grossir.
• Échangez avec les anciens fumeurs les trucs qui font « tenir » en période de sevrage.
• Soignez votre régime alimentaire. Buvez beaucoup d'eau, évitez les pièges du grignotage, ne vous resservez pas, limitez l'alcool et le café !
• Rendez-vous dans une consultation anti-tabac si vous appréhendez d'arrêter.
• Consultez un médecin spécialisé (tabacologue) en cas d'échecs multiples, si vous ne vous sentez pas bien ou si vous prenez d'autres substances toxiques (alcool, drogue).
• Ne vous découragez pas si vous rechutez. Gardez à l'esprit que vous avez réussi à vous arrêter un certain temps. Vous avez gagné une bataille mais pas encore la guerre.

LES MÉDICAMENTS

Même s'ils ne remplacent pas la volonté, certains médicaments peuvent vous aider à passer le cap du sevrage tabagique.

▶ Les substituts nicotiniques

Réservés aux adultes de plus de 15 ans, ils augmentent le taux de succès dans l'arrêt du tabac tout en retardant la prise de poids. Au bout de 1 an, 16 % des patients traités avec de la nicotine en substitution ne fument plus, quelle que soit la forme de produit utilisée. Ces substituts fournissent à l'organisme l'équivalent de la nicotine contenue dans les cigarettes, sans les substances toxiques comprises dans la fumée. Bien dosés, ils vous évitent de souffrir du manque et la dépendance physique diminue rapidement.

▶ Pour une prise à la demande

- Gommes à mâcher (2 dosages et arômes différents).
- Comprimés sublinguaux (sous la langue) en 2 dosages.
- Comprimés (3 dosages).
- Pastilles à sucer (1 seul dosage).
- Inhaleur (1 seul dosage) sous forme d'un embout en plastique sur lequel on dépose une cartouche contenant un tampon imprégné de nicotine.

▶ Pour une prise en continu

Timbres ou patchs transdermiques en 3 dosages et/ou 3 tailles différents. Ils se placent sur la peau et libèrent de la nicotine en continu pendant 16 ou 24 heures.

Attention ! Il est déconseillé de fumer si vous êtes sous patch.
Si au bout de 8 semaines vous n'arrivez toujours pas à diminuer le dosage ou si vous n'arrivez pas à vous passer de fumer, consultez votre médecin ou un tabacologue.

Attention ! Ne laissez pas les produits à base de nicotine à portée des enfants. Repliez les patchs usagés et jetez-les dans un endroit sûr. **Les risques d'intoxications sont graves, voire mortels**.

Nous vous déconseillons les médicaments délivrés sur ordonnance (ZYBAN LP®, CHAMPIX®) : ils ne sont pas plus efficaces que les dérivés nicotiniques mais peuvent entraîner de nombreux effets indésirables plus ou moins graves.

Évaluez votre dépendance à la nicotine en faisant le test de Fagerström de dépendance à la nicotine*

Pour vous, le tabagisme est-il une habitude ou une dépendance ?
Répondez à ce test pour connaître votre niveau de dépendance à la nicotine.

1. Combien de temps s'écoule entre votre réveil et votre première cigarette ?

❑ Plus de 60 minutes (0)
❑ Entre 31 et 60 minutes (1)
❑ Entre 6 et 30 minutes (2)
❑ Moins de 5 minutes (3)

2. Trouvez-vous difficile de vous abstenir de fumer là où c'est interdit ?

❑ Non (0)
❑ Oui (1)

3. À quelle cigarette auriez-vous le plus de mal à renoncer ?

❑ La première de la journée (1)
❑ N'importe quelle autre (0)

4. Combien de cigarettes fumez-vous par jour ?
❑ 10 ou moins (0)
❑ Entre 11 et 20 (1)
❑ Entre 21 et 30 (2)
❑ Plus de 31 (3)

5. Fumez-vous davantage le matin qu'au cours du reste de la journée ?
❑ Non (0)
❑ Oui (1)

6. Fumez-vous même quand vous êtes malade au lit presque toute la journée ?
❑ Non (0)
❑ Oui (1)

Comptez les points obtenus en fonction de vos réponses, le score total mesure votre niveau de dépendance à la nicotine.
• Votre score est de 0 à 2 : Vous n'êtes pas dépendant à la nicotine. Vous pouvez arrêter de fumer sans substitut nicotinique. Toutefois, si vous redoutez d'arrêter, parlez-en à votre médecin.
• Votre score est de 3 ou 4 : Vous êtes faiblement dépendant à la nicotine.
• Votre score est de 5 à 6 : Vous êtes moyennement dépendant à la nicotine.
En utilisant des substituts nicotiniques, vous augmentez vos chances de réussite. Prenez conseil auprès de votre médecin ou de votre pharmacien afin de prendre le traitement le plus adapté à votre cas.
• Votre score est de 7 et plus : Vous êtes fortement ou très fortement dépendant à la nicotine.

*Heatherton TF, Kozlowski LT, Frecker RC, Fagerström KO : « The Fagerström Test for Nicotine Dependence : A revision of the Fagerström Tolerance Questionnaire », *British Journal of Addictions*, 1991 ; 86(9):1119-27.

EN SAVOIR PLUS

Le bon dosage des substituts nicotiniques

Il est important car c'est un facteur de réussite. Vous pouvez demander à un médecin de vous aider à le trouver en faisant le test de Fagerström.
• Si vous souffrez de symptômes de manque graves, nervosité, agitation, fatigue, insomnies, troubles de la concentration, irritabilité, humeur maussade ou dépressive, appétit décuplé, prise de poids, votre traitement est sous-dosé. Renforcez le dosage.
• Si vous salivez anormalement ou si vous avez des sueurs froides, des maux de tête, des palpitations, des insomnies, des nausées, des douleurs abdominales, des diarrhées, des étourdissements, une diminution de l'audition, le traitement est trop dosé. Diminuez-le.

SEVRAGE TABAGIQUE

NOM DE MARQUE	SUBSTANCE	NOTE /20	REMB. SS	PRIX	AVIS
NICOPASS MENTHE FRAICHEUR 2,5 mg SANS SUCRE	Nicotine	11.5	0 %	36,70 €	
NICOPASS MENTHE FRAICHEUR 2,5 mg SANS SUCRE pastille	Nicotine	11.5	0 %	7,10 €	
NICOPASS MENTHE FRAICHEUR 2,5 mg SANS SUCRE pastille	Nicotine	12	0 %	16,60 €	
NICOPASS MENTHE FRAICHEUR SANS SUCRE 1,5 mg	Nicotine	11.5	0 %	18,94 €	
NICOPASS MENTHE FRAICHEUR SANS SUCRE 1,5 mg	Nicotine	11.5	0 %	9,28 €	
NICOPASS MENTHE FRAICHEUR SANS SUCRE 2,5 mg	Nicotine	11.5	0 %	3,80 €	
NICOPASS REGLISSE MENTHE 2,5 mg SANS SUCRE pastille édulcorée à l'aspartam et à l'acésulfame potassique	Nicotine	11.5	0 %	10,88 €	
NICOPASS REGLISSE MENTHE 2,5 mg SANS SUCRE pastille édulcorée à l'aspartam et à l'acésulfame potassique	Nicotine	11.5	0 %	16,50 €	
NICOPASS REGLISSE MENTHE 2,5 mg SANS SUCRE pastille édulcorée à l'aspartam et à l'acésulfame potassique	Nicotine	12	0 %	36,70 €	
NICOPASS REGLISSE MENTHE sans sucre 1,5 mg	Nicotine	11.5	0 %	17,99 €	
NICOPASS REGLISSE MENTHE sans sucre 1,5 mg	Nicotine	11.5	0 %	3,67 €	
NICOPASS REGLISSE MENTHE sans sucre 1,5 mg	Nicotine	11.5	0 %	9,06 €	
NICOPATCH 14 mg/24 heures	Nicotine	12	0 %	23,18 €	
NICOPATCH 14 mg/24 heures	Nicotine	12	0 %	87,40 €	
NICOPATCH 14 mg/24 heures dispositif transdermique	Nicotine	12	0 %	24,00 €	
NICOPATCH 14 mg/24 heures dispositif transdermique	Nicotine	12	0 %	85,00 €	
NICOPATCH 21 mg/24 heures	Nicotine	12	0 %	23,18 €	
NICOPATCH 21 mg/24 heures	Nicotine	12	0 %	87,40 €	
NICOPATCH 21 mg/24 heures dispositif transdermique	Nicotine	12	0 %		

NICOPATCH 21 mg/24 heures dispositif transdermique	Nicotine	12	0 %		
NICOPATCH 7 mg/24 heures	Nicotine	12	0 %	23,18 €	
NICOPATCH 7 mg/24 heures	Nicotine	12	0 %	87,40 €	
NICOPATCH 7 mg/24 heures dispositif transdermique	Nicotine	12	0 %		
NICOPATCH 7 mg/24 heures dispositif transdermique	Nicotine	12	0 %		
NICOPRIVE	Nicotine	6	0 %	22,88 €	Produit inefficace et dépassé.
NICORETTE 2 mg SANS SUCRE	Nicotine	11.5	0 %	7,37 €	
NICORETTE 2 mg SANS SUCRE	Nicotine	11.5	0 %	20,08 €	
NICORETTE 4 mg SANS SUCRE	Nicotine	11.5	0 %	7,84 €	
NICORETTE 4 mg SANS SUCRE	Nicotine	11.5	0 %	21,37 €	
NICORETTE dispositif transdermique 10 mg/16 heures	Nicotine	12	0 %	48,40 €	
NICORETTE dispositif transdermique 10 mg/16 heures	Nicotine	12	0 %	19,98 €	
NICORETTE dispositif transdermique 15 mg/16 heures	Nicotine	12	0 %	19,98 €	
NICORETTE dispositif transdermique 5 mg/16 heures	Nicotine	12	0 %	19,98 €	
NICORETTE FRUITS 2 mg	Nicotine	11.5	0 %	19,68 €	
NICORETTE FRUITS 2 mg	Nicotine	11.5	0 %	7,09 €	
NICORETTE FRUITS 4 mg	Nicotine	11.5	0 %	7,61 €	
NICORETTE FRUITS 4 mg	Nicotine	11.5	0 %	20,89 €	
NICORETTE INHALEUR 10 mg	Nicotine	11.5	0 %	11,00 €	
NICORETTE INHALEUR 10 mg	Nicotine	11.5	0 %	19,47 €	
NICORETTE INHALEUR 10 mg cartouche pour inhalation buccale	Nicotine	12	0 %	35,00 €	
NICORETTE MENTHE 2 mg SANS SUCRE	Nicotine	11.5	0 %	20,49 €	
NICORETTE MENTHE CANNELLE 2 mg SANS SUCRE	Nicotine	11.5	0 %		
NICORETTE MENTHE CANNELLE 2 mg SANS SUCRE	Nicotine	11.5	0 %		
NICORETTE MENTHE FRAICHE 2 mg SANS SUCRE	Nicotine	11.5	0 %	32,81 €	

NICORETTE MENTHE FRAICHE 2 mg SANS SUCRE	Nicotine	11.5	0 %	7,33 €	
NICORETTE MENTHE FRAICHE 2 mg SANS SUCRE	Nicotine	11.5	0 %	20,11 €	
NICORETTE MENTHE FRAICHE 4 mg SANS SUCRE	Nicotine	11.5	0 %	7,79 €	
NICORETTE MENTHE FRAICHE 4 mg SANS SUCRE	Nicotine	11.5	0 %	21,25 €	
NICORETTE MENTHE FRAICHE sans sucre 2 mg	Nicotine	11.5	0 %	4,10 €	
NICORETTE MENTHE FRAICHE sans sucre 4 mg	Nicotine	11.5	0 %	4,30 €	
NICORETTE MENTHE GLACIALE 2 mg SANS SUCRE, gomme	Nicotine	11.5	0 %	7,15 €	
NICORETTE MENTHE GLACIALE 2 mg SANS SUCRE gomme	Nicotine	11.5	0 %	7,45 €	
NICORETTE MENTHE GLACIALE 2 mg SANS SUCRE gomme	Nicotine	11.5	0 %		
NICORETTE MENTHE GLACIALE 4 mg SANS SUCRE gomme	Nicotine	11.5	0 %	28,89 €	
NICORETTE MENTHE GLACIALE 4 mg SANS SUCRE gomme	Nicotine	11.5	0 %	7,45 €	
NICORETTE MICROTAB 2 mg	Nicotine	12	0 %	9,79 €	
NICORETTE MICROTAB 2 mg	Nicotine	12	0 %	29,38 €	
NICORETTE MICROTAB 2 mg comprimé sublingual	Nicotine	11.5	0 %	24,00 €	
NICORETTE MICROTAB CITRON 2 mg comprimé sublingual	Nicotine	11.5	0 %	8,33 €	
NICORETTE MICROTAB CITRON 2 mg comprimé sublingual	Nicotine	12	0 %	21,86 €	
NICORETTE ORANGE sans sucre 2 mg	Nicotine	11.5	0 %	9,99 €	
NICORETTE SANS SUCRE	Nicotine	11.5	0 %	32,92 €	
NICORETTE dispositif transdermique 15 mg/16 heures	Nicotine	12	0 %	48,56 €	
NICORETTE SANS SUCRE 2 mg	Nicotine	11.5	0 %	18,50 €	
NICORETTESKIN 10 mg/16 heures dispositif transdermique	Nicotine	12	0 %	23,64 €	

NICORETTESKIN 10 mg/16 heures dispositif transdermique	Nicotine	12	0 %	23,64 €	
NICORETTESKIN 10 mg/16 heures dispositif transdermique	Nicotine	12	0 %	90,35 €	
NICORETTESKIN 15 mg/16 heures dispositif transdermique	Nicotine	12	0 %	60,30 €	
NICORETTESKIN 15 mg/16 heures dispositif transdermique	Nicotine	12	0 %	28,88 €	
NICORETTESKIN 15 mg/16 heures dispositif transdermique	Nicotine	12	0 %		
NICORETTESKIN 25 mg/16 heures dispositif transdermique	Nicotine	12	0 %	90,35 €	
NICORETTESKIN 25 mg/16 heures dispositif transdermique	Nicotine	12	0 %		
NICORETTESKIN 25 mg/16 heures dispositif transdermique	Nicotine	12	0 %		
NICOTINELL FRUIT 2 mg SANS SUCRE gomme	Nicotine	11.5	0 %	51,43 €	
NICOTINELL FRUIT SANS SUCRE 2 mg	Nicotine	11.5	0 %	25,38 €	
NICOTINELL FRUIT SANS SUCRE 2 mg	Nicotine	11.5	0 %	7,51 €	
NICOTINELL MENTHE 1 mg	Nicotine	11.5	0 %	14,03 €	
NICOTINELL MENTHE 1 mg comprimé à sucer	Nicotine	11.5	0 %	54,18 €	
NICOTINELL MENTHE 2 mg SANS SUCRE gomme	Nicotine	11.5	0 %	51,43 €	
NICOTINELL MENTHE 2 mg	Nicotine	11.5	0 %	10,61 €	
NICOTINELL MENTHE SANS SUCRE 2 mg	Nicotine	11.5	0 %	5,07 €	
NICOTINELL MENTHE SANS SUCRE 2 mg	Nicotine	11.5	0 %	25,38 €	
NICOTINELL MENTHE SANS SUCRE 2 mg	Nicotine	11.5	0 %	3,67 €	
NICOTINELL MENTHE SANS SUCRE 4 mg	Nicotine	11.5	0 %	27,89 €	
NICOTINELL MENTHE SANS SUCRE 4 mg	Nicotine	11.5	0 %	9,02 €	
NICOTINELL REGLISSE SANS SUCRE 2 mg	Nicotine	11.5	0 %	14,66 €	

NICOTINELL REGLISSE SANS SUCRE 2 mg	Nicotine	11.5	0 %	3,54 €
NICOTINELL TTS 14 mg/24 heures	Nicotine	12	0 %	23,18 €
NICOTINELL TTS 14 mg/24 heures	Nicotine	12	0 %	85,57 €
NICOTINELL TTS 21 mg/24 heures	Nicotine	12	0 %	85,72 €
NICOTINELL TTS 21 mg/24 heures	Nicotine	12	0 %	23,18 €
NICOTINELL TTS 7 mg/24 heures	Nicotine	12	0 %	23,18 €
NICOTINELL TTS 7 mg/24 heures	Nicotine	12	0 %	85,72 €
NICOTINELLCLASSIC SANS SUCRE 2 mg	Nicotine	11.5	0 %	15,27 €
NICOTINELLCLASSIC SANS SUCRE 2 mg	Nicotine	12	0 %	4,94 €
NICOTINELLCLASSIC SANS SUCRE 4 mg	Nicotine	11.5	0 %	5,35 €
NICOTINELLCLASSIC SANS SUCRE 4 mg	Nicotine	11.5	0 %	16,47 €
NIQUITIN 14 mg/24 heures dispositif transdermique	Nicotine	12	0 %	89,45 €
NIQUITIN 14 mg/24 heures dispositif transdermique	Nicotine	12	0 %	29,00 €
NIQUITIN 14 mg/24 heures dispositif transdermique	Nicotine	12	0 %	29,00 €
NIQUITIN 21 mg/24 heures dispositif transdermique	Nicotine	12	0 %	29,00 €
NIQUITIN 21 mg/24 heures dispositif transdermique	Nicotine	12	0 %	64,29 €
NIQUITIN 21 mg/24 heures dispositif transdermique	Nicotine	12	0 %	92,16 €
NIQUITIN 7 mg/24 heures dispositif transdermique	Nicotine	12	0 %	60,51 €
NIQUITIN 7 mg/24 heures dispositif transdermique	Nicotine	12	0 %	29,00 €
NIQUITIN gomme sans sucre 2 mg	Nicotine	11.5	0 %	15,49 €
NIQUITIN gomme sans sucre 2 mg	Nicotine	11.5	0 %	5,15 €
NIQUITIN gomme sans sucre 4 mg	Nicotine	11.5	0 %	5,20 €
NIQUITIN gomme sans sucre 4 mg	Nicotine	11.5	0 %	15,03 €

NIQUITIN MENTHE FRAICHE 2 mg	Nicotine	11.5	0 %	6,49 €	
NIQUITIN MENTHE FRAICHE 2 mg	Nicotine	11.5	0 %	17,01 €	
NIQUITIN MENTHE FRAICHE 4 mg	Nicotine	11.5	0 %	17,08 €	
NIQUITIN MENTHE FRAICHE 4 mg	Nicotine	11.5	0 %	6,53 €	
NIQUITIN sans sucre 2 mg	Nicotine	11.5	0 %	17,23 €	
NIQUITIN sans sucre 2 mg	Nicotine	11.5	0 %	9,59 €	
NIQUITIN sans sucre 4 mg	Nicotine	11.5	0 %	17,58 €	
NIQUITIN sans sucre 4 mg	Nicotine	11.5	0 %	9,86 €	
NIQUITINMINIS 1,5 mg SANS SUCRE comprimé à sucer édulcoré à l'acésulfame potassique	Nicotine	11.5	0 %	7,77 €	
NIQUITINMINIS 1,5 mg SANS SUCRE comprimé à sucer édulcoré à l'acésulfame potassique	Nicotine	11.5	0 %	35,15 €	
NIQUITINMINIS 4 mg SANS SUCRE comprimé à sucer édulcoré à l'acésulfame potassique	Nicotine	11.5	0 %	28,00 €	
NIQUITINMINIS 4 mg SANS SUCRE comprimé à sucer édulcoré à l'acésulfame potassique	Nicotine	11.5	0 %	11,00 €	
TABAPASS comprimé sublingual	Homéopathie	5	0 %	8,84 €	

NOS MÉDICAMENTS FAVORIS

NICOPATCH 14 mg/24 heures

Note : 12/20 **Prix :** 23,18 € **Remb SS :** 0 %

Classe thérapeutique : Sevrage tabagique.

Indications : Aide pour les fumeurs désirant se désaccoutumer du tabac.

Contre-indications générales : Fumeur occasionnel ◆ Allergie à l'un des constituants du produit ◆ Enfant de moins de 15 ans.

Prudence générale : Allaitement ◆ Insuffisance hépatique ◆ Insuffisance rénale ◆ Ne pas laisser à la portée des enfants ◆ Antécédent d'ulcère digestif.

Prudence en association : Antidépresseurs (tricycliques) ◆ Bêtabloquants ◆ Diurétiques ◆ FLÉCAÏNE® ◆ FORTAL® ◆ Insuline ◆ Pilule contraceptive ◆ Théophylline et dérivés.

Posologie : Réservé à l'adulte. Le degré de dépendance à la nicotine sera apprécié par le nombre de cigarettes consommées par jour, ou par le test de Fagerström. Demandez à votre médecin ou à votre pharmacien de vous aider à choisir le bon dosage.

Incidents : Nausées ◆ Insomnie ◆ Irritabilité ◆ Éruptions au point d'application ◆ Brûlures au point d'application ◆ Étourdissement ◆ Maux de tête (céphalées).

Arrêt du médicament si : Perte de connaissance avec chute brutale de la tension artérielle (choc anaphylactique) ◆ Palpitations.

Composition : par dispositif : Nicotine 14 mg/24 heures. Excipients : Copolymère de méthacrylates alcalin. Enveloppe externe : Film polyester aluminisé. Couche de la matrice : Duro-Tak 387-2516 ; Miglyol 812 ; Eudragit E 100. Support non tissé : Papier 26 g/m^2. Couche adhésive : Duro-Tak 387-2516 ; Miglyol 812. Feuille de protection détachable : Film polyester aluminisé siliconé.

Présentation : 7 sachets **Laboratoire :** Pierre Fabre Médicament

NICORETTE sans sucre 2 mg

Note : 11.5/20 **Prix :** 18,50 € **Remb SS :** 0 %

Classe thérapeutique : Sevrage tabagique.

Indications : Aide pour les fumeurs désirant se désaccoutumer du tabac.

Contre-indications générales : Fumeur occasionnel ◆ Allergie à l'un des constituants du produit ◆ Enfant de moins de 15 ans.

Prudence générale : Allaitement ◆ Insuffisance hépatique ◆ Insuffisance rénale ◆ Ne pas laisser à la portée des enfants ◆ Antécédent d'ulcère digestif.

Prudence en association : Antidépresseurs (tricycliques) ◆ Bêtabloquants ◆ Diurétiques ◆ FLÉCAÏNE® ◆ FORTAL® ◆ Insuline ◆ Pilule contraceptive ◆ Théophylline et dérivés.

Posologie : La posologie doit être adaptée à l'importance de la dépendance à la nicotine : en moyenne 10 gommes par jour. Mâcher une gomme chaque fois qu'est ressenti le besoin de fumer, sans dépasser 23 gommes (2 mg) à mâcher par jour. Quand l'envie de fumer est complètement surmontée, réduire progressivement le nombre de gommes mâchées par jour. Il est recommandé de commencer cette réduction posologique après 3 mois de traitement. Arrêter le traitement quand la consommation quotidienne est réduite à 1 ou 2 gommes, sans dépasser 6 mois de traitement.

Incidents : Toux ◆ Nausées ◆ Hoquet ◆ Insomnie ◆ Irritabilité ◆ Irritation de la bouche ◆ Étourdissement ◆ Vertiges ◆ Troubles digestifs ◆ Maux de tête (céphalées).

Arrêt du médicament si : Perte de connaissance avec chute brutale de la tension artérielle (choc anaphylactique) ◆ Palpitations.

Composition : par gomme : Nicotine 2 mg. Excipients : Bicarbonate de sodium ; carbonate de sodium anhydre ; gomme Dreyco ; sorbitol ; sorbitol à 70 % cristallisable ; glycérol à 85 % ; arôme Haverstroo ; arôme fumeur.

Présentation : 105 gommes **Laboratoire :** Mc Neil

Asthme

Une toux sèche en quintes ? Des difficultés respiratoires engendrant une respiration sifflante ? Une sensation d'étouffement (dyspnée) liée à des difficultés à expulser l'air des poumons ? Telles sont les manifestations courantes des crises d'asthme.
L'asthme ne relève pas de l'automédication même si certains produits sont disponibles sans ordonnance.

CE QU'IL FAUT SAVOIR

L'asthme est une maladie fréquente et en progression dans les pays industrialisés. Elle affecte de 5 à 10 % de la population, plus particulièrement au cours de l'enfance et autour de la quarantaine.
Les crises d'asthme peuvent durer de quelques minutes à plusieurs heures. Elles peuvent disparaître spontanément ou sous l'effet de médicaments qui vont dilater les bronches.
Dans certains cas, les crises se répètent tout au long de la vie, engendrant une obstruction permanente des petites bronches : c'est l'asthme à dyspnée continue.

LES CAUSES

Les crises d'asthme sont provoquées par une contraction des muscles lisses des bronches, doublée d'une inflammation de leur paroi (œdème de la muqueuse bronchique) et d'une augmentation des sécrétions. Au final, le va-et-vient de l'air dans les bronches est entravé et les poumons ont tendance à gonfler (distension).
Les facteurs déclenchants sont multiples et souvent associés :

- Une allergie (*voir Allergies*) au contact de substances particulières : la poussière de maison, les acariens, les pollens, les poils, les plumes, la salive ou les déjections d'animaux.
- Des substances irritantes : tabac et autres polluants, des médicaments (aspirine, antibiotiques, etc.), des aliments et certaines substances inhalées (farine, peinture…).
- Des activités physiques : asthme d'effort, asthme au rire.
- Des infections : sinusite ou maladie virale.
- Des conditions climatiques particulières : vent, brouillard, humidité, froid et variation brutale de température.
- Des conditions biologiques spécifiques : facteurs hormonaux, puberté, période prémenstruelle, grossesse, ménopause, mais aussi des facteurs psychologiques (stress de la vie quotidienne, soucis familiaux ou professionnels).

LES INTERDITS

⚠ Si une crise d'asthme survient, ne vous affolez pas !
Respirez profondément avec le diaphragme : gonflez le ventre à l'inspiration, puis en expiration lente et longue, videz-le en terminant par le thorax jusqu'aux clavicules.
Détendez-vous. Buvez un peu d'eau.
Une fois la crise passée, pas d'automédication mais consultez rapidement votre médecin afin qu'il effectue un bilan complet, recherche le degré d'obstruction permanente des bronches (spirographie) et les facteurs aggravants, et vous prescrive un traitement.

⚠⚠⚠ Si la crise se prolonge ou s'amplifie, rendez-vous en urgence chez votre médecin ou appelez le SAMU (15 ou 112).

Attention ! Ne négligez jamais une première crise d'asthme. Mal traité, l'asthme peut occasionner des dommages irréversibles aux poumons et entraîner d'autres complications.
Jamais d'automédication en cas de crise d'asthme chez une personne fragile (enfant ou personne âgée ou personne souffrant d'une insuffisance respiratoire ou cardiaque) mais consultez rapidement votre médecin.

LES BONNES PRATIQUES

▶ En prévention

- Évitez les facteurs déclenchants : animaux domestiques (chat, chien, etc.), plantes d'appartement, poussière, doubles rideaux, moquettes et tentures, tabac.
- Aérez les matelas, aspirez les poussières, utilisez des anti-acariens (ACARDUST®, ACAROSAN®, PARAGERM®) plusieurs fois par an, en vous protégeant avec un masque.
- Maîtrisez votre allergie : évitez l'allergène s'il est identifié ou tout facteur déclenchant la crise. Apprenez à identifier un début de crise.
- Organisez vos loisirs (pas de virées à la campagne si le taux de pollen dans l'air est élevé), fuyez les travaux de peinture ou de menuiserie dans un endroit fermé...
- Évitez les métiers à risques (contact avec solvants, peinture, poussières, pollen, farines...)
- Ayez toujours avec vous une trousse d'urgence (spray bronchodilatateur) et prévenez votre entourage.

▶ En cas de crise

Si l'asthme a déjà été diagnostiqué mais que vous ne disposez plus du traitement prescrit par votre médecin, adressez-vous à votre pharmacien qui pourra, sur présentation de votre ancienne ordonnance, vous délivrer exceptionnellement le médicament prescrit en attendant votre prochaine consultation.

LES MÉDICAMENTS

Attention ! Même si la théophylline et ses dérivés (leurs noms se terminent en **phylline**) sont disponibles sans ordonnance, ceux-ci ne doivent JAMAIS être utilisés en automédication.
En effet, la dose efficace étant proche de la dose toxique, il est indispensable que le traitement soit encadré par votre médecin.
Les autres médicaments vendus sans ordonnance sont sans intérêt… sauf pour le laboratoire !

ANTIASTHMATIQUE

NOM DE MARQUE	SUBSTANCE	NOTE /20	REMB. SS	PRIX	AVIS
DILATRANE apr. LP 300 mg	Théophylline	12	35 %	3,05 €	À n'utiliser que sur avis médical. Médicament qui ne devrait être délivré que sur ordonnance. Une aberration de notre système de Santé.
DILATRANE apr. LP 50 mg	Théophylline	12	35 %	1,67 €	Idem.
DILATRANE LP 100 mg	Théophylline	12	35 %	2,28 €	Idem.
DILATRANE LP 200 mg	Théophylline	12	35 %	2,59 €	Idem.
DILATRANE sirop 1 %	Théophylline	12	65 %	3,51 €	Idem.
DILATRANE suppositoire	Théophylline	12	0 %	2,87 €	Idem.
EUPHYLLINE L.A. 100 mg	Théophylline	12	35 %	1,98 €	Idem.
EUPHYLLINE L.A. 200 mg	Théophylline	12	35 %	2,13 €	Idem.
EUPHYLLINE L.A. 300 mg	Théophylline	12	35 %	3,20 €	Idem.
EUPHYLLINE L.A. 400 mg	Théophylline	12	35 %	3,66 €	Idem.
EUPHYLLINE L.A. 50 mg	Théophylline	12	35 %	1,98 €	Idem.
PNEUMOGEINE Serp 1 %	Théophylline	12	0 %	4,45 €	Idem.
SANTAHERBA	Homéopathie	2	0 %	4,11 €	À prendre en plus d'un traitement efficace. Si vous souhaitez aider financièrement ce laboratoire.
TEDRALAN LP 200 mg	Théophylline	12	35 %	2,13 €	À n'utiliser que sur avis médical. Médicament qui ne devrait être délivré que sur ordonnance. Une aberration de notre système de Santé.
THEOLAIR 125 mg	Théophylline	12	0 %		Idem.
THEOLAIR LP 175 mg	Théophylline	12	0 %		Idem.
THEOPHYLLINE LP TEVA 100 mg	Théophylline	12	35 %	1,41 €	Idem.
THEOPHYLLINE LP TEVA 400 mg	Théophylline	12	35 %	2,49 €	Idem.
THEOPHYLLINE LP TEVA 50 mg	Théophylline	12	35 %	1,44 €	Idem.

THEOSTAT LP 100 mg	Théophylline	12	35 %	2,13 €	Idem.
THEOSTAT LP 200 mg	Théophylline	12	35 %	2,13 €	Idem.
THEOSTAT LP 300 mg	Théophylline	12	35 %	3,50 €	Idem.

NOTRE MÉDICAMENT FAVORI

THEOPHYLLINE LP TEVA 50 mg

Note : 12/20 **Prix :** 1,44 € **Remb SS :** 35 %

Classe thérapeutique : Anti-asthmatique.

Indications : Traitement de l'asthme et de certaines maladies des bronches.

Contre-indications générales : Allergie à l'un des constituants du produit ◆ Porphyrie ◆ Nourrisson (enfant de moins de 30 mois) ◆ Intolérance au fructose ◆ Intolérance au galactose ◆ Automédication bien que ce médicament soit de prescription facultative.

Prudence générale : Antécédent d'épilepsie ◆ Insuffisance cardiaque ◆ Insuffisance coronarienne ou cérébrale ◆ Obésité ◆ Asthme ◆ Enfant de moins de 6 ans.

Contre-indications en association : ENOXOR®.

Posologie : La posologie sera adaptée à la susceptibilité individuelle en fonction de l'effet thérapeutique et des effets indésirables.

Composition : par gélule : Théophylline anhydre 50 mg. Excipients : Microgranules neutres, (saccharose, amidon de maïs) ; gomme laque décirée blanchie ; talc ; titane dioxyde ; fer noir oxyde.

Présentation : 30 gélules **Laboratoire :** Teva Classics

B

Ballonnements, flatulences et aérophagie

Ballonnements ou flatulences sont des troubles généralement sans gravité. Cependant, ils peuvent occasionner des maux de ventre pénibles à supporter et leurs manifestations sont parfois gênantes... en société !
Avec quelques simples mesures d'hygiène, vous pouvez vous en débarrasser.

CE QU'IL FAUT SAVOIR

Ballonnements et flatulences, termes équivalents, désignent la présence de gaz en excès dans le tube digestif. La rétention de ces gaz ou leur expulsion produisent parfois de drôles de bruits : borborygmes, gargouillis, pets et rots, accompagnés d'odeurs plus ou moins désagréables et parfois de fortes douleurs au ventre.

LES CAUSES

La production de gaz intestinaux est un phénomène parfaitement normal lors de la digestion des aliments. Ces gaz se forment lorsque les bactéries présentes dans le côlon s'attaquent à certains composants des aliments qui n'ont pas été dégradés et absorbés dans l'intestin grêle. On estime qu'une personne expulse environ quatorze émissions de gaz par jour.
Certains aliments – choux, féculents, aliments riches en fibres alimentaires – mais aussi la constipation, l'aérophagie ou des repas trop lourds, qui ralentissent la digestion, peuvent accentuer les ballonnements et les flatulences. La tolérance à ces aliments varie beaucoup d'un sujet à l'autre.
Les ballonnements accompagnés de diarrhée peuvent être provoqués par

l'ingestion de produits laitiers, ce qui peut signifier une intolérance au sucre contenu dans le lait, le lactose.

LES INTERDITS

⚠⚠ Pas d'automédication mais consultez rapidement votre médecin si :

- Les ballonnements sont importants, douloureux, soudains et se prolongent.
- Ils sont associés à une constipation importante et persistante (plus de 3 jours).
- Ils s'accompagnent de vomissements, de malaises, de diarrhée avec fièvre et frissons.
- Il devient difficile ou impossible d'émettre des gaz.
- Les ballonnements sont associés à la présence de sang dans les selles.

LES BONNES PRATIQUES

- Mangez lentement, calmement, mâchez bien.
- Limitez les oignons, les choux, la choucroute, les haricots, les lentilles, les radis, le raifort, les poireaux, les asperges, les fruits à noyau, le son et les édulcorants artificiels.
- Buvez abondamment (plus d'1,5 litre d'eau)
- Si vous êtes adepte d'une alimentation riche en fibres (pain au son, céréales), démarrez par de petites quantités afin d'y habituer votre organisme.
- Si vous êtes sujet à l'aérophagie, évitez les chewing-gums et les boissons gazeuses. Évitez de parler en mangeant. Buvez et mangez lentement.

LES MÉDICAMENTS

Il n'existe malheureusement pas de produits entièrement satisfaisants pour traiter ce genre de problème. Cependant vous pouvez utiliser certains pansements digestifs (à prendre par la bouche) qui contiennent des dérivés de la diméticone ainsi que des argiles, voire du charbon activé, ou du phloroglucinol (SPASFON®), si les ballonnements s'accompagnent de douleurs au ventre.

EN SAVOIR PLUS

L'aérophagie

L'aérophagie, littéralement « mange de l'air », est le fait d'avaler de l'air en mangeant ou en buvant. Nous en avalons tous mais certaines personnes en avalent trop et tolèrent mal la dilatation de l'estomac que cela engendre (distension gastrique). L'air s'accumule dans l'estomac et provoque des éructations (rots) ainsi qu'une dilatation de l'estomac plus ou moins importante.

L'aérophagie touche davantage les personnes nerveuses qui ont tendance à boire et à manger trop vite.

Si l'aérophagie devient trop envahissante, parlez-en à votre médecin.

ANTI-AÉROPHAGIE – ANTI-BALLONNEMENTS

NOM DE MARQUE	SUBSTANCE	NOTE /20	REMB. SS	PRIX	AVIS
ACTICARBINE	Phytothérapie : Charbon médicinal, …	11	0 %	2,13 €	
ACTICARBINE	Phytothérapie : Charbon médicinal, …	11	0 %	3,20 €	
ARKOGELULES CHARBON VEGETAL 162 mg	Phytothérapie : Charbon médicinal	12	0 %	7,16 €	
ARKOGELULES CHARBON VEGETAL 162 mg	Phytothérapie : Charbon médicinal	12	0 %	20,59 €	
ARKOGELULES MELISSE 275 mg	Phytothérapie : Mélisse	10	0 %	7,62 €	
ARKOGELULES SAUGE D'ESPAGNE	Phytothérapie : Sauge	10	0 %	5,94 €	
BOLINAN 2 g	Povidone	11	0 %	2,74 €	
BOLINAN 2 g	Povidone	12	0 %	6,10 €	
BORIBEL TISANE N° 6 digestive	Phytothérapie : Matricaire, …	6	0 %	5,49 €	
CARBACTIVE 120 mg	Phytothérapie : Charbon médicinal, …	12	0 %	4,65 €	
CARBOLEVURE Adulte	Phytothérapie : Charbon actif, …	11	0 %	5,51 €	
CARBOPHOS 400 mg	Charbon médicinal	12	0 %	4,10 €	
CARBOSYLANE	Phytothérapie : Charbon médicinal, …	12	0 %	3,96 €	
CARBOSYLANE	Phytothérapie : Charbon médicinal, …	12	0 %	6,10 €	
CARBOSYMAG	Phytothérapie : Charbon médicinal, …	12	65 %	3,88 €	
CARBOSYMAG	Phytothérapie : Charbon médicinal, …	12	65 %	6,08 €	
CHARBON DE BELLOC 125 mg	Phytothérapie : Charbon médicinal	12	0 %	8,20 €	
CHARBON DE BELLOC 125 mg	Phytothérapie : Charbon médicinal	12	0 %	6,71 €	
CHARBON VEGETAL BOIRON 200 mg	Phytothérapie : Charbon médicinal	12	0 %	6,88 €	
COLOCARB 300 mg	Phytothérapie : Charbon médicinal	12	0 %	6,45 €	

DIGESTODORON	Homéopathie	3	0 %	5,64 €	Médicament merveilleusement inefficace.
ELIXIR BONJEAN	Phytothérapie : Mélisse, …	11	0 %	5,80 €	Il s'agit plutôt, vu la quantité d'alcool, d'un apéritif à 18°.
ELUSANES CHARBON VEGETAL 140 mg	Phytothérapie : Charbon médicinal	12	0 %	6,48 €	
FORMOCARBINE granulé	Phytothérapie : Charbon médicinal	12	0 %	5,03 €	
HEPATOFLORINE	Phytothérapie : Boldo, …	10	0 %	4,42 €	
IMONOGAS	Silicones	10	0 %	6,39 €	
KAOBROL	Kaolin, …	12	0 %	4,42 €	
MEDIFLOR DIGESTIVE n° 3 tisane	Phytothérapie : Menthe poivrée, …	10	0 %	6,76 €	
METEOSPASMYL	Alvérine, …	11	35 %	3,50 €	
NOTGAZ	Phytothérapie : Charbon médicinal, …	12	0 %	5,25 €	
PEPSANE capsule	Diméticone, …	11	0 %	4,15 €	
PEPSANE GELEE ORALE	Diméticone, …	11	0 %	7,20 €	
POLYSILANE DELALANDE	Siméthicone, …	11	0 %	5,33 €	
POLYSILANE sachet-dose de gel oral UPSA	Diméticone, …	10	0 %	4,11 €	
POLYSILANE UPSA	Diméticone, …	10	0 %	4,14 €	
RENNIE DEFLATINE	Carbonate de calcium, …	11	0 %	5,03 €	
RENNIECHEW comprimé à mâcher	Carbonate de calcium, …	10	0 %	7,90 €	
SILIGAZ	Siméthicone	10	0 %	3,96 €	
SPLENOCARBINE granulé	Phytothérapie : Charbon médicinal	12	0 %	6,34 €	
TISANE PROVENCALE N° 5	Phytothérapie : Anis	10	0 %		

ANTISPASMODIQUE

NOM DE MARQUE	SUBSTANCE	NOTE /20	REMB. SS	PRIX	AVIS
COMPLEXE LEHNING LOBELIA N° 74	Homéopathie	4	0 %	4,57 €	
METEOSPASMYL	Alvérine, …	11	35 %	3,50 €	
METEOXANE	Phloroglucinol	12	15 %	4,16 €	
METEOXANE Conseil	Phloroglucinol	12	0 %	3,90 €	
NERVOPAX	Homéopathie	5	0 %	3,96 €	

PHLOROGLUCINOL ARROW 80 mg comprimé orodispersible	Phloroglucinol	12	0 %	3,20 €	
PHLOROGLUCINOL ARROW comprimé orodispersible 80 mg	Phloroglucinol	12	0 %	3,69 €	
PHLOROGLUCINOL ARROW comprimé orodispersible 80 mg	Phloroglucinol	12	35 %	2,12 €	
PHLOROGLUCINOL BIOGARAN 80 mg comprimé orodispersible	Phloroglucinol	12	35 %	2,12 €	
PHLOROGLUCINOL CRISTERS 80 mg comprimé orodispersible	Phloroglucinol	12	35 %	2,12 €	
PHLOROGLUCINOL CRISTERS 80 mg comprimé orodispersible	Phloroglucinol	12	0 %	3,30 €	
PHLOROGLUCINOL EG comprimé orodispersible 80 mg	Phloroglucinol	12	35 %	2,13 €	
PHLOROGLUCINOL ISOMED 80 mg comprimé orodispersible	Phloroglucinol	12	35 %	2,12 €	
PHLOROGLUCINOL MYLAN comprimé orodispersible 80 mg	Phloroglucinol	12	35 %	2,13 €	
PHLOROGLUCINOL MYLAN comprimé orodispersible 80 mg	Phloroglucinol	12	0 %	2,13 €	
PHLOROGLUCINOL QUALIMED comprimé orodispersible 80 mg	Phloroglucinol	12	35 %	2,13 €	
PHLOROGLUCINOL RATIOPHARM comprimé orodispersible 80 mg	Phloroglucinol	12	35 %	2,13 €	
PHLOROGLUCINOL RPG comprimé orodispersible 80 mg	Phloroglucinol	12	35 %	2,13 €	
PHLOROGLUCINOL SANDOZ CONSEIL comprimé orodispersible 80 mg	Phloroglucinol	12	0 %	3,74 €	
PHLOROGLUCINOL SANDOZ comprimé orodispersible 80 mg	Phloroglucinol	12	35 %	2,13 €	
PHLOROGLUCINOL TEVA comprimé orodispersible 80 mg	Phloroglucinol	12	35 %	2,13 €	
PHLOROGLUCINOL WINTHROP 80 mg comprimé orodispersible	Phloroglucinol	12	35 %	2,12 €	

SOLISPASM 80 mg	Phloroglucinol	12	0 %	3,70 €
SPASFON comprimé	Phloroglucinol	12	35 %	2,81 €
SPASFON LYOC	Phloroglucinol	12	35 %	2,13 €
SPASFON solution injectable	Phloroglucinol	12	35 %	3,56 €
SPASFON suppositoire	Phloroglucinol	12	35 %	2,87 €
SPASMOCALM comprimé orodispersible	Phloroglucinol	12	0 %	4,03 €
SPASSIREX Gé 80 mg	Phloroglucinol	12	35 %	2,41 €

NOS MÉDICAMENTS FAVORIS

CARBOPHOS 400 mg

Note : 12/20 **Prix :** 4,10 € **Remb SS :** 0 %

Classe thérapeutique : Anti-aérophagie ◆ Anti-ballonnements.

Indications : Ballonnements ◆ Aérophagie.

Contre-indications générales : Allergie à l'un des constituants du produit ◆ Selles noires ◆ Sang dans les selles qui impose toujours une consultation médicale ◆ Enfant de moins de 15 ans.

Prudence générale : Grossesse.

Prudence en association : Ce produit peut diminuer l'absorption de très nombreux médicaments qui doivent être pris à distance (2 heures avant ou après).

Posologie : Réservé à l'adulte. 1 à 2 comprimés à croquer et à avaler avec un peu d'eau, à prendre après les repas ou au moment des douleurs.

Incidents : Selles noires.

Arrêt du médicament si : Les troubles persistent.

Composition : par comprimé : Charbon végétal activé 0,40 g ; carbonate de calcium 0,20 g ; phosphate neutre de calcium 0,10 g ; glycyrrhizine 3,6 mg.

Présentation : 40 comprimés **Laboratoire :** Tradiphar

SPASFON LYOC

Note : 12/20 **Prix :** 2,13 € **Remb SS :** 35 %

Classe thérapeutique : Antispasmodique.

Indications : Traitement des spasmes douloureux d'origines digestive, biliaire, urologique et gynécologique.

Contre-indications générales : Allergie à l'un des constituants du produit ◆ Automédication bien que ce médicament soit de prescription facultative ◆ Enfant de moins de 15 ans ◆ Allaitement.

Prudence générale : Grossesse.

Prudence en association : Ne pas associer à la morphine et à ses dérivés.

Posologie : Adultes : 2 lyophilisats oraux, à prendre au moment de la crise, à renouveler en cas de spasmes importants. Enfants : 1 lyophilisat 2 fois par 24 heures.

Incidents : Constipation.

Arrêt du médicament si : Les troubles persistent ◆ Urticaire ◆ Gonflement du visage et du cou associé à une gêne respiratoire (œdème de Quincke) ◆ Perte de connaissance avec chute brutale de la tension artérielle (choc anaphylactique) ◆ Réactions allergiques de la peau.

Composition : par lyophilisat : Phloroglucinol 80 mg. Excipients : Dextran 70 ; mannitol.

Présentation : 10 lyophilisats de 80 mg **Laboratoire :** Céphalon France

BOLINAN 2 g

Note : 11/20 **Prix :** 2,74 € **Remb SS :** 0 %

Classe thérapeutique : Anti-aérophagie ◆ Anti-ballonnements.

Indications : Côlon irritable avec ballonnements.

Contre-indications générales : Amaigrissement ◆ Vomissements sanglants (dans tous ces cas, consultez votre médecin) ◆ Sang dans les selles qui impose toujours une consultation médicale ◆ Allergie à l'un des constituants du produit ◆ Enfant de moins de 6 ans ◆ Selles noires.

Prudence générale : Ce produit peut diminuer l'absorption de nombreux médicaments qui doivent être pris à distance (2 heures avant ou après).

Posologie : 4 comprimés par jour à prendre au moment des repas, soit 2 comprimés le midi et 2 comprimés le soir, délayés dans un demi-verre d'eau.

Arrêt du médicament si : Les troubles persistent.

Composition : par comprimé : Povidone 2 g. Excipients : Saccharinate de sodium ; acide citrique monohydraté ; silice colloïdale ; amidon de riz ; cellulose microcristalline.

Présentation : 15 comprimés **Laboratoire :** Serp

Bleus, hématomes et ecchymoses (adultes/enfants)

Bleus, hématomes et ecchymoses sont tous, à des degrés divers, des épanchements de sang et demandent parfois des soins spécifiques.

CE QU'IL FAUT SAVOIR

- Les bleus sont des petites hémorragies liées à un traumatisme léger. Celui-ci a entraîné la rupture d'un petit vaisseau qui a saigné en nappe sous la peau. La tache plus ou moins large passe en 3 semaines par diverses couleurs : bleue, violacée, bistre puis jaune, et finit par disparaître.
- Les hématomes sont dus à des traumatismes plus importants provoquant la rupture de plus gros vaisseaux qui saignent non pas en nappe comme le bleu, mais en « boule », pouvant entraîner des bosses. Les hématomes disparaissent en général spontanément comme les bleus, mais nécessitent parfois une consultation chez le médecin.
- Les ecchymoses sont des taches violacées plus ou moins larges, aux contours irréguliers. Elles peuvent être provoquées par un petit trau-

matisme mais elles peuvent être aussi liées à une fragilité des capillaires sanguins, à des troubles de la coagulation sanguine (plaquettes) ou à certaines maladies du sang.

LES INTERDITS

⚠⚠⚠ Pas d'automédication mais consultez votre médecin de toute urgence si l'hématome est localisé au niveau de l'œil (type œil au beurre noir), sur les testicules ou l'oreille.

⚠⚠ Pas d'automédication mais consultez rapidement votre médecin si :
- Vous avez régulièrement des bleus, des ecchymoses ou des hématomes qui apparaissent sans traumatisme ou à la suite d'un traumatisme minime.
- Vos bleus sont accompagnés de fièvre.
- Vous prenez des médicaments anticoagulants (soit pris par la bouche, comme les antivitamines K, ou en injection, type héparine), des antiagrégants plaquettaires (aspirine à faible dose, ticlopidine, etc.), plus communément appelés fluidifiants du sang, ou des anti-inflammatoires non stéroïdiens ou AINS (aspirine, ibuprofène, vendus sans ordonnance).

LES BONNES PRATIQUES

▸ En prévention

- Protégez coudes et genoux si vous pratiquez des sports type roller, patin, etc.
- Protégez vos oreilles quand vous faites du sport type rugby, boxe, judo, close-combat.
- Mettez des protections aux coins de vos tables en verre, surtout si vous avez des enfants en bas âge.
- Évitez de prendre de l'aspirine sauf si cela vous a été prescrit par votre médecin pour des problèmes cardiologiques.

▸ En cas de choc ou de coup

Appliquez sur la zone blessée une compresse d'eau froide ou une poche de glace glissée dans un linge fin (propre) et gardez-la un bon quart d'heure. Puis faites un pansement compressif pour limiter l'hématome.
Vous pouvez également utiliser un anti-ecchymose.
Si l'hématome ne disparaît pas et que la douleur s'intensifie, consultez votre médecin.

LES MÉDICAMENTS

Ce sont essentiellement des anti-ecchymoses en application locale, à base d'arnica ou d'aloès : ils peuvent avoir une certaine efficacité. Pensez à toujours en avoir dans la pharmacie familiale ou en voyage.
Les traitements par la bouche à base de plantes (vigne rouge, cassis, mélilot et marron d'Inde) sont d'un faible intérêt.

ANTI-ECCHYMOSE

NOM DE MARQUE	SUBSTANCE	NOTE /20	REMB. SS	PRIX	AVIS
ARNICA BOIRON 4 %	Phytothérapie : Arnica	11	35 %	1,88 €	
ARNICA MEDIFLOR	Phytothérapie : Arnica, …	11	0 %	5,74 €	
ARNICAGEL	Phytothérapie : Arnica	11	0 %	6,47 €	
ARNICAN 4 % crème	Phytothérapie : Arnica, …	11	0 %	3,96 €	Nombreux produits allergisants et dérivés terpéniques.
ARNIGEL	Phytothérapie : Arnica	11	0 %	4,89 €	
CONTRE-COUPS ABBE PERDRIGEON	Phytothérapie : Aloès, …	11	0 %	8,54 €	Une formule sans doute apportée au laboratoire par les Rois mages.
HEMOCLAR 0,5 %	Pentosane polyester sulfurique	6	0 %	4,72 €	Médicament dépassé et allergisant.
JOUVENCE DE L'ABBE SOURY gel	Phytothérapie : Hamamélis, …	6	0 %	7,47 €	Médicament inefficace.
PHARMADOSE ARNICA	Phytothérapie : Arnica	11	0 %	3,05 €	
REPARIL gel	Aescine, …	5	0 %	8,80 €	Médicament dépassé et très allergisant.
SYNTHOL bain de bouche, application cutanée	Lévomenthol, …	11	0 %	5,05 €	Mise sur le marché en 1925, cette petite soupe fait toujours recette.
SYNTHOL bain de bouche, application cutanée	Lévomenthol, …	11	0 %	3,06 €	Idem.
SYNTHOL bain de bouche, application cutanée	Lévomenthol, …	11	0 %	4,11 €	Idem.
SYNTHOL gel	Lévomenthol, …	8	0 %	5,81 €	Idem.
TEINTURE D'ARNICA COOPER	Phytothérapie : Arnica, …	11	0 %	6,10 €	

ANTI-ŒDÉMATEUX LOCAL

NOM DE MARQUE	SUBSTANCE	NOTE /20	REMB. SS	PRIX	AVIS
CATAPLASME A L'ACETOTARTRATE ALUMINE DEFRESNE 5 g/30 g	Aluminium acétotartrate	11	0 %	7,16 €	
OSMOGEL	Sulfate de magnésium	11	0 %	3,05 €	

NOTRE MÉDICAMENT FAVORI

ARNICA BOIRON 4 %

Note : 11/20 **Prix :** 1,88 € **Remb SS :** 35 %

Classe thérapeutique : Anti-ecchymoses.

Indications : Petits traumatismes ◆ Contusions ◆ Bleus.

Contre-indications générales : Allergie à l'un des constituants du produit ◆ Ne pas appliquer sur : eczéma, allergie cutanée quelconque, plaies cutanées ◆ Ne pas appliquer sur les yeux ◆ Ne pas appliquer sur les seins en cas d'allaitement ◆ Application sur une grande surface, surtout chez le nourrisson ◆ Ne pas appliquer sur les muqueuses ◆ Ne pas appliquer sur les lésions suintantes ◆ Ne pas appliquer sur une peau lésée ◆ Ne pas appliquer sur une plaie.

Posologie : 2 à 3 applications par jour.

Arrêt du médicament si : Le trouble persiste ◆ Éruptions de la peau.

Composition : pour 100 g : Arnica 4 g. Excipients : Vaseline.

Présentation : Tube de 20 g **Laboratoire :** Boiron

Bouton de fièvre ou herpès labial (adultes/enfants)

Tout commence par une démangeaison ou un picotement près des lèvres. Peu après apparaissent des petites cloques (ou vésicules) en bouquet contenant un liquide clair. Cela brûle un peu et cela gratte. Il s'agit d'un bouton de fièvre.

CE QU'IL FAUT SAVOIR

Le bouton de fièvre ou herpès labial est un trouble fréquent mais généralement sans gravité. Il peut occasionner de la fièvre (d'où son nom), des courbatures et des maux de tête. Après apparition, les vésicules brunissent rapidement et forment une croûte. Les lésions disparaissent en moins de 15 jours sans laisser de trace.

LES CAUSES

Le bouton de fièvre est provoqué par un virus très contagieux, l'herpès simplex. Il pénètre dans l'organisme à l'occasion d'un contact rapproché avec une personne infectée, puis s'installe au niveau de certaines cellules nerveuses sans se manifester forcément : il est « dormant ».
Le stress, la fatigue, les règles, une infection, le soleil ou le froid, une maladie virale (rhume, grippe), une baisse des défenses immunitaires ou une poussée de fièvre peuvent réactiver le virus et provoquer une poussée de petites vésicules.

EN SAVOIR PLUS

Contagion

Attention ! Vous êtes contagieux dès les premiers signes (démangeaison, picotement) jusqu'à l'apparition des croûtes, signe de cicatrisation.

Rappelez-vous que le respect des règles d'hygiène réduit le risque de transmission du virus.

LES INTERDITS

⚠⚠ Pas d'automédication mais consultez votre médecin rapidement en cas de doute ou si :

- L'éruption s'accompagne d'une forte fièvre.
- Les vésicules apparaissent sur d'autres parties du visage, par exemple près des yeux, ou s'étalent carrément au-delà des lèvres.
- Les douleurs sont intenses et persistent après plusieurs jours.
- La poussée est plus sévère que les poussées précédentes.
- La poussée dure depuis plus de 10 jours.
- La récidive est fréquente (plus de 5 par an).

N'utilisez pas de traitement local sans prendre l'avis d'un médecin en cas d'herpès étendu à d'autres zones que le contour des lèvres (près des yeux, parties génitales...).

Ne prenez pas de traitement en automédication si vous avez des doutes sur l'origine de la lésion mais consultez votre médecin.

Ne poursuivez pas le traitement si les symptômes s'aggravent ou si cela ne cicatrise toujours pas au bout de 10 jours.

N'arrachez jamais la croûte : cela retarde la cicatrisation.

Ne traitez jamais les lésions avec un produit à base de dérivés de la cortisone.

LES BONNES PRATIQUES

▶ Adoptez des règles d'hygiène strictes pour ne pas transmettre le virus à votre entourage :

- Ne donnez ni baisers ni accolades.
- Ne vous approchez pas des enfants en bas âge ou souffrant de problèmes de peau, type eczéma.
- Ne touchez pas les petites cloques (vésicules), ne les grattez surtout pas.
- Lavez-vous très soigneusement et fréquemment les mains à l'eau et au savon, et impérativement si vous avez touché votre lésion.
- Ne frottez ni vos yeux ni vos paupières.
- Si vous portez des lentilles de contact, ne les humidifiez jamais avec votre salive.
- Ne partagez ni votre serviette, ni votre gant de toilette, ni votre oreiller.
- Ne pratiquez pas de sport de contact (judo, lutte, rugby), ne nagez pas en piscine avant la guérison complète.
- Évitez les visites chez l'esthéticienne (soins du visage).

▶ Lavez le bouton doucement, séchez-le avec un mouchoir jetable puis lavez-vous les mains (eau et savon).

▶ En cas de récidive d'un bouton de fièvre après une exposition solaire prolongée, protégez le pourtour de vos lèvres avec un produit solaire hypoallergénique à indice de protection élevé (+ 30) ou un pansement protecteur.

LES MÉDICAMENTS

Des traitements locaux ciblés sur le bouton de fièvre sont disponibles mais ils n'éliminent pas les virus. Ils n'ont aucun effet sur les risques de récidive, ni sur leur fréquence. Leur efficacité est très faible.

▶ **Les traitements locaux sont à base de :**
- aciclovir en crème à 5 %. Réservé à l'adulte et à l'enfant de plus de 6 ans. Il peut réduire la durée des troubles s'il est appliqué très précocement ;
- penciclovir en crème à 1 %. Réservé à l'adulte. Attention au risque d'eczéma.

N'appliquez jamais ces produits au niveau des yeux ou du vagin.
Après application, recouvrez le bouton de fièvre d'un pansement pour éviter la contagion.

▶ **En cas de surinfection**, on peut utiliser, en traitement d'appoint, un antiseptique de la peau à base de chlorhexidine aqueuse.
Les autres médicaments, à base d'ibacitabine ou associant bleu de trypan, amyléine et dioxyde de titane, ainsi que les traitements homéopathiques... sont inefficaces et donc déconseillés.
En cas de récidive trop fréquente (plus de 5 par an), il existe des traitements de prescription médicale obligatoire à prendre par la bouche, qui permettent d'espacer les périodes de crise.

ANTI-HERPÈS

NOM DE MARQUE	SUBSTANCE	NOTE /20	REMB. SS	PRIX	AVIS
ABBE CHAUPITRE N° 59	Homéopathie	3	0 %	5,33 €	Indications indignes d'un laboratoire pharmaceutique et cependant acceptées par le ministère de la Santé.
ACICLOVIR ARROW CONSEIL 5 % crème	Aciclovir	11	0 %	6,31 €	Pour avoir une très légère efficacité, ce médicament doit être utilisé dès les premières manifestations.
ACICLOVIR CRISTERS 5 % crème	Aciclovir	11	0 %	4,10 €	Idem.
ACICLOVIR EG LABO 5 %, crème	Aciclovir	11	0 %	4,50 €	Idem.
ACICLOVIR MYLAN PHARMA	Aciclovir	11	0 %	5,87 €	Idem.
ACICLOVIR MYLAN PHARMA 5 % crème	Aciclovir	11	0 %	5,00 €	Idem.

ACICLOVIR RATIOPHARM CONSEIL	Aciclovir	11	0 %	5,90 €	Idem.
ACICLOVIR SANDOZ CONSEIL 5 % crème	Aciclovir	11	0 %	4,48 €	Idem.
ACICLOVIR TEVA CLASSICS 5 % crème	Aciclovir	11	0 %	5,10 €	Idem.
ACTIVIR 5 % crème	Aciclovir	11	0 %	7,47 €	Idem.
ACTIVIR 5 % crème avec pompe doseuse	Aciclovir	11	0 %	7,78 €	Idem.
CUTERPES 1 %	Ibacitabine	8	0 %	2,13 €	Médicament dépassé.
HERPEVIR 5 % crème	Aciclovir	11	0 %	6,55 €	Pour avoir une très légère efficacité, ce médicament doit être utilisé dès les premières manifestations.
KENDIX 5 % crème	Aciclovir	11	0 %	5,63 €	Idem.
REMEX	Aciclovir	11	0 %	8,85 €	Idem.
VIRUCALM 5 % crème	Aciclovir	11	0 %	4,95 €	Idem.

NOTRE MÉDICAMENT FAVORI

ACICLOVIR ARROW CONSEIL 5 % Crème

Note : 11/20 **Prix :** 6,31 € **Remb SS :** 0 %
Classe thérapeutique : Anti-herpès.
Indications : Bouton de fièvre au niveau de la lèvre (herpès labial).
Contre-indications générales : Allergie à l'un des constituants du produit ◆ Ne pas appliquer sur les parties génitales ◆ Enfant de moins de 6 ans.
Prudence générale : Grossesse ◆ Allaitement.
Posologie : 5 applications par jour. Le traitement doit être débuté le plus tôt possible, dès les premiers signes de l'infection. La durée du traitement est comprise entre 5 et 10 jours. Il est recommandé d'appliquer la crème en débordant largement autour de la lésion.
Incidents : Sécheresse de la peau ◆ Rougeur de la peau ◆ Brûlures transitoires ◆ Picotements.
Arrêt du médicament si : Boutons avec démangeaisons (eczéma).
Composition : pour 100 g : Aciclovir 5 g. Excipients : Macrogol glycérides stéariques ; diméticone ; alcool cétylique ; paraffine liquide ; vaseline ; propylène-glycol ; eau purifiée.
Présentation : Tube de 2 g **Laboratoire :** Arrow Génériques

Bronchite aiguë bénigne

Cela commence par de la fièvre (38 °C) avec une sensation de brûlure au niveau du sternum, et une toux sèche au début, qui se charge peu à peu de sécrétions muqueuses blanches puis jaunâtres. Ce n'est pas le signe d'une surinfection mais l'évolution habituelle de la maladie.

CE QU'IL FAUT SAVOIR

Généralement contagieuse mais bénigne, même si les quintes de toux peuvent être douloureuses, la bronchite aiguë disparaît normalement en quelques jours. Vous pouvez toutefois en soulager les symptômes.

LES CAUSES

La bronchite aiguë est une infection des bronches due à des agents infectieux (virus, bactéries), physiques (le froid) ou allergiques. C'est une maladie saisonnière (automne, milieu de l'hiver, début du printemps).

LES INTERDITS

⚠ Pas d'automédication mais consultez votre médecin si :

- Vous souffrez d'une maladie pulmonaire chronique (asthme, bronchite chronique, insuffisance respiratoire, mucoviscidose).
- Vous avez du sang dans les crachats.
- Vous avez des difficultés à respirer, vous êtes essoufflé en position couchée, vous avez des douleurs dans la poitrine.
- Vous souffrez d'insuffisance rénale, d'une cirrhose du foie.
- Le malade est une personne âgée ou fragilisée (diabétique ou immunodéficiente).

⚠ Ne prolongez pas un traitement en automédication mais consultez votre médecin si les symptômes (fièvre, toux, crachats) persistent ou s'aggravent au-delà d'une semaine.

LES BONNES PRATIQUES

▸ En prévention

- Lavez-vous les mains plusieurs fois par jour (eau + savon) surtout après vous être mouché.
- Mouchez-vous dans des mouchoirs en papier et jetez-les après.
- Aérez quotidiennement les endroits où vous vivez et maintenez-y une ambiance suffisamment humide et saine (attention au tabac !).

▸ En cas de bronchite déclarée

- Fuyez les endroits enfumés ou pollués qui peuvent irriter les bronches et provoquer des quintes de toux.
- Si vous fumez, arrêtez-vous.

• Buvez tout au long de la journée : du thé, de l'eau, des infusions.
• Aérez votre chambre un bon quart d'heure tous les jours et mettez un humidificateur (ou une coupelle d'eau) sur vos radiateurs.

LES MÉDICAMENTS

Il n'existe pas de médicaments spécifiques contre la bronchite aiguë. Les antibiotiques ne servent à rien dans ce cas et les antitussifs sont contre-indiqués dans les toux grasses.

▸ En cas de fièvre

Vous pouvez prendre un anti-fièvre, de préférence du paracétamol ou de l'ibuprofène.

▸ En cas de toux sèche pénible

Vous pouvez prendre un antitussif à base de dextrométhorphane ou de pholcodine.

▸ En cas de toux grasse

Les fluidifiants bronchiques et expectorants, à base de carbocistéine, acétylcystéine, diacétylcystéine, ambroxol, bromhexine, erdostéine, guaïfénésine, n'ont jamais démontré d'efficacité réelle. Mieux vaut les remplacer par des inhalations à base d'eucalyptus ou d'autres substances pour inhalation.
Les antiseptiques, décongestionnants respiratoires et autres traitements dits « adjuvants des affections des voies broncho-pulmonaires » délivrés sans ordonnance n'ont aucun intérêt.

ANTISEPTIQUE RESPIRATOIRE

NOM DE MARQUE	SUBSTANCE	NOTE /20	REMB. SS	PRIX	AVIS
ACTIVOX pommade	Phytothérapie : Camphre, …	5	0 %	5,03 €	Produit inefficace et dépassé.
ARKOGELULES EUCALYPTUS 300 mg	Phytothérapie : Eucalyptus, …	4	0 %	5,94 €	Dépassé et inutile sauf pour le laboratoire.
AROMASOL	Phytothérapie : Lavande, …	5	0 %	6,71 €	Ce mélange d'huiles essentielles n'a pas sa place dans une telle indication.
BALSOLENE solution pour inhalation par fumigation	Benjoin, …	6	0 %	6,38 €	Un antiseptique respiratoire en inhalation cher à nos grands-mères.
BIQUINOL Adulte suppositoire	Eucalyptol, …	1	0 %	6,14 €	Inefficace. Ne présentez que la notice à votre derrière.
BRONCHODERMINE	Cinéole, …	5	0 %	2,13 €	Médicament inefficace.
BRONCHODERMINE Adulte	Eucalyptol, …	5	0 %	4,96 €	Idem.
BRONCHORECTINE CITRAL Adulte	Citral, …	5	0 %	1,52 €	Idem.

COQUELUSEDAL Adulte suppositoire	Niaouli, …	5	0 %	3,72 €	Idem.
COQUELUSEDAL PARACETAMOL 500 mg suppositoire	Paracétamol, …	3	0 %	3,92 €	Une composition du XIXe siècle associée au paracétamol. Évitez de présenter ces ogives à votre fondement.
FEBRECTOL suppositoire Adulte	Paracétamol, …	5	35 %	1,88 €	Médicament déconseillé car cette association n'amène que des inconvénients, en particulier chez les enfants et les personnes âgées.
GOMENOL SOLUBLE 82,5 mg/5 ml	Goménol, …	5	0 %	2,88 €	Mis sur le marché en 1948. La médecine a fait des progrès depuis. Produit dépassé et qui peut être dangereux.
GOMENOL liquide pour inhalation par fumigation	Goménol	5	0 %		Idem.
GOUTTES AUX ESSENCES	Phytothérapie : Menthe, …	2	0 %	5,94 €	Inefficacité indiscutable. En l'évitant vous faites une économie.
GOUTTES AUX ESSENCES	Phytothérapie : Menthe, …	2	0 %	9,76 €	Idem.
NECYRANE	Ritiométan	5	0 %	2,55 €	Le produit a changé de propriétaire mais malheureusement pas de formule.
OZOTHINE	Térébenthine, …	3	0 %	2,28 €	Bravo ! sirop très alcoolisé et inefficace.
OZOTHINE Adulte 60 mg	Térébenthine, …	3	0 %	2,13 €	Le recyclage du directeur du laboratoire semble urgent tant la composition et les indications proposées, avec la bénédiction du ministère de la Santé et de la Sécurité sociale, sont inefficaces. Ne présentez que la notice à votre derrière.
OZOTHINE DIPROPHYLLINE 20 mg/150 mg	Térébenthine, …	3	0 %	7,85 €	Inefficace et dangereux.
OZOTHINE DIPROPHYLLINE Adulte 60 mg/350 mg	Térébenthine, …	4	0 %	2,28 €	Association de deux substances inefficaces.
POCONEOL N° 9	Homéopathie	4	0 %	4,72 €	
TROPHIRES COMPOSE suppositoire Adulte	Paracétamol, …	5	0 %	3,96 €	Associations inutiles, voire dangereuses, validées en 1996 !
TROPHIRES suppositoire Adulte	Phytothérapie : Eucalyptus, …	5	0 %	2,89 €	Produit dépassé depuis sa commercialisation en 1965. Malgré des modifications toujours aussi inefficaces.
VICKS INHALER	Camphre racémique, …	8	0 %	3,50 €	

DÉCONGESTIONNANT RESPIRATOIRE

NOM DE MARQUE	SUBSTANCE	NOTE /20	REMB. SS	PRIX	AVIS
CALYPTOL INHALANT	Cinéole, ...	10	0 %	1,83 €	
ESSENCE ALGERIENNE	Cinéole, ...	10	0 %	5,94 €	
GOMENOL SOLUBLE 82,5 mg/5 ml	Goménol, ...	5	0 %	2,88 €	Mis sur le marché en 1948. La médecine a fait des progrès depuis. Produit dépassé et qui peut être dangereux.
GOMENOL liquide pour inhalation par fumigation	Goménol	5	0 %	6,29 €	Idem.
NECYRANE	Ritiométan	5	0 %	2,55 €	Le produit a changé de propriétaire mais malheureusement pas de formule.

Brûlures d'estomac

Une sensation de brûlure à l'estomac ? Une douleur qui élance après le repas ? Des renvois acides ? Ces symptômes, fréquents après 50 ans, sont bénins s'ils restent occasionnels. Mais si ces brûlures se prolongent ou reviennent régulièrement, consultez votre médecin : elles peuvent être le signe d'une maladie de l'estomac ou du début de l'intestin (duodénum).

CE QU'IL FAUT SAVOIR

Les aliments, une fois mangés, passent de la bouche à l'œsophage, un tube long de 25 centimètres. Pour atteindre l'estomac, ils doivent franchir une ouverture au bas de l'œsophage, une sorte de porte.
Cette ouverture vers l'estomac se referme normalement après le passage des aliments. Si elle ne se referme plus, les sucs gastriques de l'estomac passent par l'ouverture et remontent dans l'œsophage. C'est ce que l'on appelle le reflux gastro-œsophagien.
Ces sucs particulièrement acides irritent l'œsophage et engendrent une sensation de brûlure, avec le risque à la longue de développement d'ulcérations.

LES CAUSES

Plusieurs facteurs peuvent favoriser ces troubles :

- Une hernie hiatale ou un défaut du mécanisme qui ferme la communication œsophage-estomac *(voir En savoir plus)*.
- Une hyperproduction d'acide et la diminution de mucus protecteur.
- Un excès de poids ou une grossesse, qui augmentent la pression sur l'estomac.

• Des repas trop copieux, trop gras.
• Certains aliments (trop acides ou épicés) ou boissons (café, alcool).
• Le stress.

EN SAVOIR PLUS

Hernie hiatale et reflux

Dans le cas d'une hernie hiatale, un trouble relativement fréquent, une partie de l'estomac est repoussée dans le thorax entraînant souvent un reflux de liquide acide vers l'œsophage et même jusqu'à la bouche lorsque le sujet est penché en avant ou en position couchée.

LES INTERDITS

⚠ Pas de traitement en automédication mais consultez votre médecin si :
• Vous avez des quintes de toux fréquentes et en position couchée (reflux gastro-œsophagien).
• Vous avez des régurgitations ou des vomissements.
• Vos brûlures d'estomac surviennent souvent en position couchée et/ou sont favorisées par l'effort.
• En plus des brûlures, vous avez des difficultés à avaler.

⚠ Ne prolongez pas un traitement en automédication (pansements/anti-acides) qui ne fait pas d'effet sous 8 jours mais consultez votre médecin.

LES BONNES PRATIQUES

Suivez quelques règles d'hygiène et de diététique :
• Si vous fumez, arrêtez.
• Limitez le café et les autres boissons contenant de la caféine (par exemple les colas), évitez l'alcool et en particulier la bière.
• Faites des repas légers et prenez le temps de mâcher.
• Évitez les agrumes, les aliments à base de tomate, la choucroute, les cornichons, le chocolat, le miel, les confitures, les bonbons à la menthe, les aliments gras, les oignons, les mets épicés (plats mexicains, réunionnais, africains), certains médicaments et en particulier les anti-inflammatoires non stéroïdiens ou AINS (aspirine, ibuprofène...). Demandez conseil à votre médecin.
• Ne vous allongez pas immédiatement après un repas. Attendez au moins un quart d'heure.
• Surélevez la tête de votre lit avec des cales sous les pieds du lit.
• Portez des vêtements larges qui ne serrent pas à la taille.
• Prenez des mesures pour vous détendre (activités physiques, techniques de relaxation).
• Si vous avez un excédent de poids, mettez-vous au régime.

LES MÉDICAMENTS

Si malgré ces mesures vous souffrez toujours, vous pouvez utiliser un de ces médicaments :

- Les pansements anti-acides. Ils calment la douleur engendrée par l'acide. Préférez ceux qui ne contiennent pas de calcium, car celui-ci peut stimuler secondairement l'acidité. Ils sont surtout constitués de sels de magnésium, qui peuvent provoquer de la diarrhée, ou de sels d'aluminium, qui peuvent constiper ! L'association des deux évite en principe ces troubles digestifs. À prendre 1 heure après les repas, au plus haut de la sécrétion gastrique acide (stimulée par les aliments). Si vous prenez d'autres médicaments, attendez 2 heures après avoir pris un pansement anti-acide sous peine de diminuer leur absorption.
- Les alginates. Ils s'utilisent pour réduire les brûlures secondaires au reflux gastro-œsophagien, car ce sont des pansements qui flottent à la surface du contenu gastrique. En cas de reflux, c'est le pansement et non l'acide qui entre, en premier, en contact avec la paroi de l'œsophage. À prendre immédiatement après le repas.
- Les antisécrétoires de type anti-H_2 (PEPCIDAC®, STOMÉDINE®) diminuent la sécrétion de suc gastrique en bloquant l'action de l'histamine.
- Les inhibiteurs de la pompe à protons, comme le pantoprazole, ont une action plus prolongée mais peuvent poser un certain nombre de problèmes.

EN SAVOIR PLUS

Acidité et estomac

L'estomac secrète de l'acide chlorhydrique de façon plus ou moins intense pour stériliser les aliments que nous absorbons et activer une enzyme qui nous aide à digérer. Cet acide n'attaque pas l'estomac, car celui-ci est protégé par une couche de mucus. Cependant, si l'estomac ne secrète pas assez de mucus, il peut être irrité par l'acide. C'est aussi ce qui se passe pour l'œsophage, en cas de remontées acides. D'où l'intérêt des pansements des anti-acides et des antisécrétoires.

INHIBITEUR DE LA SÉCRÉTION ACIDE DE L'ESTOMAC

NOM DE MARQUE	SUBSTANCE	NOTE /20	REMB. SS	PRIX	AVIS
PANTOLOC CONTROL 20 mg comprimé gastro-résistant	Pantoprazole	12	0 %	10,20 €	
PANTOLOC CONTROL 20 mg comprimé gastro-résistant	Pantoprazole	12	0 %	17,80 €	
PANTOZOL CONTROL 20 mg comprimé gastro-résistant	Pantoprazole	12	0 %	16,20 €	
PANTOZOL CONTROL 20 mg comprimé gastro-résistant	Pantoprazole	12	0 %	9,50 €	
PEPCIDAC 10 mg	Famotidine	12	0 %	5,58 €	

PEPCIDDUO	Famotidine, ...	12	0 %	5,62 €	
STOMEDINE	Cimétidine	8	0 %	4,88 €	

PANSEMENT DE L'ESTOMAC

NOM DE MARQUE	SUBSTANCE	NOTE /20	REMB. SS	PRIX	AVIS
ALGINATE DE SODIUM/ BICARBONATE DE SODIUM BIOGARAN suspension buvable	Sodium alginate, ...	12	15 %	2,41 €	
ALGINATE DE SODIUM/ BICARBONATE DE SODIUM EG	Sodium alginate, ...	12	15 %	2,37 €	
ALGINATE DE SODIUM/ BICARBONATE DE SODIUM SANDOZ	Sodium alginate, ...	12	15 %	2,37 €	
ALGINATE DE SODIUM/ BICARBONATE DE SODIUM TEVA	Sodium alginate, ...	12	15 %	2,37 €	
CARBOSYMAG	Phytothérapie : Charbon médicinal, ...	12	65 %	6,08 €	
CARBOSYMAG	Phytothérapie : Charbon médicinal, ...	12	65 %	3,88 €	
DOPS	Bicarbonate de sodium	8	0 %	5,94 €	
DOPS	Bicarbonate de sodium	8	0 %	5,94 €	
GASTROPAX	Silicate d'aluminium, ...	11	0 %	1,37 €	
GASTROPULGITE	Attapulgite de mormoiron activée, ...	12	15 %	4,20 €	
GAVISCON MENTHE comprimé à croquer	Sodium alginate, ...	12	15 %	2,27 €	
GAVISCON suspension buvable flacon	Sodium alginate, ...	12	15 %	2,67 €	
GAVISCON suspension buvable sachet	Sodium alginate, ...	12	15 %	3,05 €	
GAVISCONELL CITRON comprimé à croquer	Sodium alginate, ...	12	0 %	5,73 €	
GAVISCONELL CITRON comprimé à croquer	Sodium alginate, ...	12	0 %	4,20 €	
GAVISCONELL MENTHE SANS SUCRE suspension buvable en sachet-dose	Sodium alginate, ...	12	0 %	4,99 €	

GAVISCONELL MENTHE suspension buvable	Sodium alginate, ...	12	0 %	4,68 €	
GAVISCONELL MENTHE comprimé à croquer	Sodium alginate, ...	12	0 %	4,18 €	
GAVISCONELL MENTHE comprimé à croquer	Sodium alginate, ...	12	0 %	5,88 €	
GAVISCONELL SANS SUCRE CITRON, comprimé à croquer édulcoré	Sodium alginate, ...	12	0 %	4,20 €	
GAVISCONELL SANS SUCRE MENTHE comprimé à croquer	Sodium alginate, ...	12	0 %	4,35 €	
GAVISCONELL suspension buvable	Sodium alginate, ...	12	0 %	4,85 €	
GELOX	Montmorillonite beidellitique, ...	12	15 %	5,39 €	
HEPATOUM brûlure d'estomac	Calcium phosphate	11	0 %	7,00 €	
HYDROXYDES ALUMINIUM/ MAGNESIUM SANDOZ CONSEIL	Magnésium hydroxyde, ...	12	0 %	3,85 €	
ISUDRINE	Aluminium phosphate, ...	12	15 %	2,73 €	
KAOBROL	Kaolin, ...	12	0 %	4,42 €	
KAOMUTH	Kaolin, ...	12	0 %	6,00 €	
MAALOX MAUX D'ESTOMAC	Hydroxyde d'aluminium, ...	12	0 %	5,11 €	
MAALOX MAUX D'ESTOMAC SANS SUCRE	Hydroxyde d'aluminium, ...	12	0 %	5,20 €	
MAALOX MAUX D'ESTOMAC suspension buvable	Hydroxyde d'aluminium, ...	12	0 %	5,29 €	
MAALOX MAUX D'ESTOMAC suspension buvable flacon de 250 ml	Hydroxyde d'aluminium, ...	12	0 %	4,55 €	
MAB MAUX D'ESTOMAC	Magnésium carbonate, ...	11	0 %	4,15 €	
MAGNESIE COMPOSEE LEHNING	Hydroxyde de magnésium, ...	11	0 %	1,37 €	
MARGA	Hydroxyde de magnésium, ...	12	0 %	5,19 €	
MOXYDAR	Hydroxyde de magnésium, ...	12	15 %	4,12 €	
MOXYDAR	Hydroxyde de magnésium, ...	12	15 %	4,12 €	
MUPAX 400 mg/400 mg	Hydroxyde de magnésium, ...	12	0 %	3,95 €	
NEUTROSES	Carbonate de calcium, ...	11	0 %	4,60 €	

PHOSPHALUGEL	Aluminium phosphate	12	15 %	3,56 €	
PHOSPHALUGEL	Aluminium phosphate	12	15 %	7,51 €	
PHOSPHALUGEL suspension buvable sans sucre	Aluminium phosphate	12	15 %	2,31 €	
PHOSPHALUGEL suspension buvable sans sucre	Aluminium phosphate	12	15 %	4,27 €	
POCONEOL N° 12	Homéopathie	2	0 %	4,72 €	Il est inadmissible qu'un directeur de laboratoire ose proposer de telles indications et que celles-ci soient avalisées par le ministère de la Santé.
RENNIE	Carbonate de calcium, …	11	0 %	6,86 €	
RENNIE	Carbonate de calcium, …	11	0 %	3,96 €	
RENNIE DEFLATINE	Associations de sels et antiflatulents	11	0 %	5,03 €	
RENNIE ORANGE	Carbonate de calcium, …	11	0 %	5,74 €	
RENNIE SANS SUCRE	Carbonate de calcium, …	11	0 %	7,58 €	
RENNIE SANS SUCRE	Carbonate de calcium, …	11	0 %	5,86 €	
RENNIECHEW comprimé à mâcher	Carbonate de calcium, …	10	0 %	7,91 €	
RENNIELIQUO SANS SUCRE suspension buvable en sachet-dose	Hydrotalcite	11	0 %	7,20 €	
RIOPAN comprimé	Magaldrate	12	0 %	4,42 €	
RIOPAN suspension	Magaldrate	12	0 %	4,42 €	
SEROXYDAR	Hydroxyde de magnésium, …	12	0 %	3,48 €	
TOPAAL comprimé	Acide alginique, …	12	15 %	3,40 €	
TOPAAL suspension buvable	Acide alginique, …	12	15 %	3,27 €	
TOPALKAN suspension buvable	Acide alginique, …	12	0 %	5,24 €	
TOPALKAN comprimé à croquer	Acide alginique, …	12	0 %	5,19 €	
TOPALKAN comprimé à croquer	Acide alginique, …	12	0 %	4,50 €	
XOLAAM comprimé	Hydroxyde de magnésium, …	12	15 %	2,46 €	
XOLAAM suspension buvable	Hydroxyde de magnésium, …	12	15 %	1,84 €	

NOS MÉDICAMENTS FAVORIS

PEPCIDAC 10 mg

Note : 12/20 **Prix :** 5,58 € **Remb SS :** 0 %

Classe thérapeutique : Anti-reflux gastro-œsophagien ◆ Inhibiteur de la sécrétion acide de l'estomac.

Indications : Reflux gastro-œsophagien ◆ Brûlures passagères au niveau de l'estomac ou de l'œsophage.

Contre-indications générales : Allergie à l'un des constituants du produit ◆ Enfant de moins de 15 ans ◆ Grossesse ◆ Allaitement.

Prudence générale : Insuffisance rénale ◆ Sujet âgé ◆ Insuffisance hépatique.

Posologie : Réservé à l'adulte : 1 comprimé en fonction des symptômes sans dépasser 2 comprimés par jour. Pas plus de 2 semaines de traitement.

Incidents : Sécheresse de la bouche ◆ Fatigue ◆ Constipation ◆ Diarrhée ◆ Ballonnements ◆ Vertiges ◆ Maux de tête (céphalées).

Arrêt du médicament si : Les brûlures persistent ◆ Amaigrissement ◆ Vomissements ◆ Selles noires ◆ Jaunisse ◆ Gonflement du visage et du cou associé à une gêne respiratoire (œdème de Quincke) ◆ Douleurs des articulations ◆ Perte de connaissance avec chute brutale de la tension artérielle (choc anaphylactique) ◆ Douleurs musculaires ◆ Éruptions de la peau.

Composition : par comprimé : Famotidine 10 mg. Excipients : Noyau : Amidon de maïs prégélatinisé ; cellulose microcristalline ; talc ; stéarate de magnésium. Enrobage : Hypromellose ; hydroxypropylcellulose ; talc ; dioxyde de titane ; oxyde de fer rouge ; cire de carnauba.

Présentation : 12 comprimés **Laboratoire :** Mc Neil

MAALOX MAUX D'ESTOMAC SANS SUCRE

Note : 12/20 **Prix :** 5,20 € **Remb SS :** 0 %

Classe thérapeutique : Pansement de l'estomac.

Indications : Brûlures de l'estomac et remontées acides.

Contre-indications générales : Grossesse ◆ Enfant de moins de 15 ans ◆ Allergie à l'un des constituants du produit ◆ Ne pas associer à certains antibiotiques (tétracyclines) ◆ Douleurs, brûlures, ou crampes de l'estomac d'apparition récente et n'ayant pas fait l'objet d'une consultation médicale ◆ Insuffisance rénale.

Prudence générale : Ce produit peut diminuer l'absorption de nombreux médicaments qui doivent être pris à distance (2 heures avant ou après).

Posologie : Réservé à l'adulte. 1 à 2 comprimés à sucer ou à croquer au moment des brûlures d'estomac ou des remontées acides. Pas plus de 6 prises et 12 comprimés par jour.

Incidents : Constipation ◆ Diarrhée.

Arrêt du médicament si : Les douleurs persistent ◆ Amaigrissement ◆ Selles noires ◆ Fièvre.

Composition : par comprimé : Oxyde d'aluminium hydraté 400 mg ; magnésium hydroxyde 400 mg. Excipients : Sorbitol à 70 % (non cristallisable) ; maltitol ; glycérol à 85 % ; saccharine sodique ; arôme citron (gomme arabique, extrait aromatique [huile de citron et citral naturel], butylhydroxyanisole E 320, eau purifiée) ; talc ; stéarate de magnésium.

Présentation : 40 comprimés **Laboratoire :** Sanofi-Aventis

Brûlures de la peau

Se brûler est l'accident domestique le plus fréquent. En France, on dénombre plus de 300 000 brûlures par an dont 3 000 graves nécessitant une hospitalisation.
Se brûler, même légèrement, n'est jamais anodin et exige toujours un minimum de soins pour ne pas risquer de complications.
En cas de brûlure grave, pas d'hésitation, courez aux urgences ou chez le médecin !

CE QU'IL FAUT SAVOIR

Le feu ou la chaleur, mais aussi des produits chimiques, l'électricité, voire certains médicaments sous l'effet du soleil, peuvent être à l'origine d'une brûlure. La gravité d'une brûlure est fonction de quatre paramètres : profondeur de la lésion, surface, localisation et état général du sujet victime de la brûlure.

▶ La profondeur

La brûlure du 1er degré, la plus légère, affecte l'épiderme, la couche la plus superficielle de la peau. La peau est rouge, chaude, douloureuse au moindre contact, type coup de soleil léger. Pas de cloques (phlyctènes). La guérison est facile, rapide et ne laisse pas de séquelles.
La brûlure du 2e degré (superficiel ou profond) détruit la totalité de l'épiderme et une partie de la couche la plus profonde de la peau, le derme. Des cloques, poches remplies d'un liquide, apparaissent. La lésion est suintante, douloureuse, rouge ou rosée. La cicatrisation se fait spontanément en 1 à 3 semaines. Si elle ne laisse aucune trace pour les lésions du 2e degré superficiel, elle est difficile, longue et laisse une cicatrice indélébile pour les lésions du 2e degré profond.
La brûlure du 3e degré détruit totalement la peau et atteint le tissu sous-cutané. Pas de cloques, la peau est plus ou moins foncée mais elle n'est pas douloureuse en raison d'une perte de sensibilité au niveau de la brûlure.

▶ La surface

On détermine la surface d'une brûlure en pourcentage de la surface corporelle. Une brûlure à 50 % signifie que les lésions couvrent la moitié de la surface corporelle.

▶ La localisation

Les brûlures au visage, aux mains, aux fesses et aux organes génitaux nécessitent toujours un avis médical, même si la plaie est peu étendue.

▶ L'état général de la victime

Les brûlures sont évidemment plus graves chez les nourrissons, les personnes âgées, les personnes atteintes d'une affection chronique ou ayant des défenses immunitaires affaiblies.

LES INTERDITS

⚠⚠⚠ Pas d'automédication mais rendez-vous aux urgences (si possible dans un service spécialisé) ou appelez le SAMU (12 ou 115) ou le centre des brûlés de votre ville si les brûlures sont du 2e degré ou du 3e degré et qu'elles couvrent plus de 5 % de la surface corporelle (une cuisse par exemple).
La liste des centres de brûlés se trouve sur www.securiteconso.org. Notez le numéro de téléphone du centre le plus proche avec la liste des numéros indispensables à fixer dans votre armoire à pharmacie.

⚠⚠ Pas d'automédication mais consultez rapidement votre médecin si les brûlures sont de gravité moyenne (second degré, surface supérieure à 2 %, un avant-bras par exemple), ou si elles sont localisées au visage ou aux deux mains.

Attention !
- Pas de glace sur les brûlures.
- Pas de matière grasse, beurre, huile, dentifrice, pommes de terre.
- Pas d'alcool ou d'eau oxygénée.
- Pas de pommade sur une plaie à vif.
- Pas de colorants, type éosine ou merbromine sodique (SOLUCHROM®).

LES BONNES PRATIQUES

Dans tous les cas, et immédiatement, faites refroidir la brûlure en passant les parties brûlées (et elles seules) sous l'eau froide du robinet pendant 10 à 15 minutes montre en main. Retenez ce slogan : « Brûlure, vite sous l'eau ! »

▸ **En cas de brûlures graves**, en attendant l'admission aux urgences : déshabillez la victime très rapidement en cas de brûlure chimique ou par un liquide chaud, ne mettez rien sur ses brûlures, ne lui donnez ni à boire ni à manger.

▸ **En cas de brûlures moyennes**, en attendant la consultation médicale, appliquez une couche de tulle gras, type SOLVAY®, recouvert par des compresses stériles et maintenu par un bandage léger. Si la douleur est trop forte, prenez du paracétamol (entre 500 mg et 1000 mg toutes les 6 heures).

▸ **En cas de brûlures banales** (faible étendue, 1er ou 2e degré superficiel) après avoir refroidi la peau pendant plus de 15 minutes,
- Appliquez une crème calmante type DEXERYL®, peu allergisante (glycérol, vaseline, paraffine liquide), ou un tulle gras type SOLVAY®, maintenu avec un bandage léger.
- Si aucune cloque n'apparaît, continuez le traitement pendant 48 heures maximum.
- En cas de douleur, vous pouvez prendre du paracétamol en respectant les doses (4 g/24 heures maximum).

• Si des cloques surviennent (2e degré superficiel), vous pouvez les laisser intactes si elles ne laissent pas s'écouler du liquide. Sinon, enlevez la peau décollée avec une pince à épiler, préalablement stérilisée avec de l'alcool que vous faites flamber (attention à ne pas vous brûler !), puis désinfectez avec un antiseptique (chlorhexidine aqueuse). Ne mettez surtout ni alcool ni eau oxygénée sur la plaie.
Puis effectuez un pansement fermé avec une couche de tulle gras, placez par-dessus une compresse stérile qui permet d'absorber les sécrétions, enfin une bande souple pour maintenir le tout. N'utilisez jamais de coton. Renouvelez le pansement tous les 2 jours.

Attention ! Les seules pommades autorisées pour traiter une brûlure du 2e degré sont des formules antiseptiques (FLAMMAZINE®, BÉTADINE®) à n'utiliser qu'après avis médical.

⚠⚠ En cas d'absence de cicatrisation au bout de 10 jours ou si la lésion s'infecte (pansement souillé, nauséabond, douleur, rougeur, gonflement, fièvre) consultez votre médecin rapidement.

EN SAVOIR PLUS

Que faire en cas de brûlures particulières

Les brûlures chimiques (soude caustique)
• Quelle que soit leur étendue, déshabillez vite la victime, rincez abondamment les zones brûlées sous l'eau pendant au moins 15 minutes. Et rendez-vous immédiatement chez votre médecin ou aux urgences.
• Attention aux brûlures chimiques à l'œil : lavez l'œil de toute urgence, à l'eau, pendant 20 minutes (montre en main) en faisant couler de l'eau dans l'œil, paupière maintenue écartée. Consultez impérativement et EN URGENCE un ophtalmologiste.

Les brûlures électriques provoquées par le passage du courant électrique. Consultez impérativement et EN URGENCE un médecin, quelle que soit l'étendue de la lésion cutanée.

Les brûlures secondaires à l'ingestion de produit caustique (eau de Javel et la majorité des produits ménagers). N'essayez SURTOUT PAS de diluer le caustique en faisant boire abondamment ni en faisant vomir. Mais courez aux urgences de l'hôpital le plus proche avec si possible le flacon du produit ingéré.

LES MÉDICAMENTS

On trouve de très nombreux médicaments, notamment des adoucissants, protecteurs ou calmants de la peau. Leur intérêt est limité.
Concernant les antiseptiques, nous vous conseillons d'éviter ceux contenant de l'alcool ou de l'eau oxygénée qui peuvent faire très mal et ceux qui sont colorés car ils risquent de gêner le diagnostic médical ultérieur.

CALMANT DE LA PEAU

NOM DE MARQUE	SUBSTANCE	NOTE /20	REMB. SS	PRIX	AVIS
A 313 pommade	Vitamine A	8	0 %	5,65 €	
AGATHOL baume	Oxyde de zinc, ...	4	0 %	4,55 €	Mis sur le marché en 1927. À éviter. Ce produit est très allergisant du fait de la présence de baume du Pérou.
AVIBON pommade	Vitamine A, ...	8	0 %	6,25 €	
BAUME DES PYRENEES	Baume du Pérou	4	0 %	5,03 €	Ce n'est pas le Pérou mais c'est très allergisant.
BEPANTHEN 5 % crème	Dexpanthénol	10	0 %	9,07 €	
BEPANTHEN 5 % pommade	Dexpanthénol	10	0 %	5,20 €	
BEPANTHEN 5 % pommade	Dexpanthénol	10	0 %	8,57 €	
BIAFINE	Trolamine, ...	11	0 %	8,10 €	Une fausse nouvelle formulation puisque seule la trolamine a été conservée comme principe actif. Les autres produits sont passés dans les excipients. Bravo pour la transparence !
BIAFINE	Trolamine, ...	11	0 %	2,73 €	Idem.
BIAFINE	Trolamine, ...	11	0 %	6,70 €	Idem.
BIAFINE	Trolamine, ...	11	0 %		Idem.
BIAFINE	Trolamine, ...	11	0 %		Idem.
BIAFINE	Trolamine, ...	11	0 %	6,00 €	Idem.
BIAFINEACT émulsion pour application cutanée	Trolamine, ...	11	0 %	7,80 €	Idem.
BIAFINEACT émulsion pour application cutanée	Trolamine, ...	11	0 %	10,30 €	Idem.
BIOGAZE	Niaouli, ...	5	0 %	4,72 €	Malgré une révision de la composition en 1997, association de produits dépassés.
BIOXYOL	Oxyde de zinc, ...	4	0 %	5,08 €	Mis sur le marché en 1927. Peut le quitter sans remords.
BRULEX	Oxyde de zinc, ...	2	0 %	4,42 €	Mis sur le marché en 1939. L'antipyrine et le baume du Pérou sont des produits dépassés et allergisants.
CAMPHRICE DU CANADA 4 %	Camphre racémique	10	0 %	5,18 €	
CICADERMA	Homéopathie	8	0 %	5,18 €	
CICATRYL	Chlorocrésol, ...	5	0 %	5,18 €	Association de produits dépassés.
CREME DE DALIBOUR COOPER	Oxyde de zinc, ...	12	0 %	4,42 €	
DERMEOL	Bromure de dodéclonium, ...	6	0 %	4,66 €	

DERMOCUIVRE	Oxyde de zinc, ...	12	0 %	7,01 €	
DERMOCUIVRE	Oxyde de zinc, ...	12	0 %	4,88 €	
DEXERYL	Glycérol, ...	12	0 %	3,81 €	
DEXERYL	Glycérol, ...	12	15 %	4,38 €	
FLETAGEX pommade	Huile de foie de morue, ...	8	0 %	5,03 €	
GLYCERINE COOPER	Glycérine	11	0 %	4,50 €	
HOMEOPLASMINE	Homéopathie	4	0 %	3,35 €	L'acide borique est un antiseptique faible. Produit dépassé.
HOMEOPLASMINE	Homéopathie	4	0 %	4,72 €	Idem.
INOTYOL	Oxyde de zinc, ...	5	0 %	6,60 €	Produit dépassé et allergisant avec de nombreux effets indésirables.
LAMIDERM 0,67 %	Trolamine, ...	11	0 %	5,18 €	
LAMIDERM 0,67 %	Trolamine, ...	11	0 %	6,52 €	
LAMIDERM 0,67 % émulsion pour application cutanée	Trolamine, ...	11	0 %	0,67 €	
LELONG pommade	Baume du Pérou, ...	2	0 %	5,03 €	Mis sur le marché en 1952. Depuis cette date le pharmacien responsable aurait peut-être pu retirer le baume du Pérou, substance très allergisante.
OXYPLASTINE	Oxyde de zinc, ...	8	0 %	2,13 €	Mis sur le marché en 1936. Présence de lanoline dans l'excipient qui peut être responsable d'eczéma de contact.
OXYTHYOL	Oxyde de zinc, ...	3	0 %	4,90 €	Mis en 1927 sur le marché. Il y a beaucoup mieux depuis.
PAPS	Soufre, ...	4	0 %	2,13 €	Médicament dépassé.
PLASTENAN 5 % pommade	Acide acéxamique	11	0 %	5,33 €	
POMMADE AU CALENDULA LHF	Homéopathie	11	35 %	1,74 €	
POMMADE AU CALENDULA par digestion	Homéopathie	11	35 %	1,74 €	
SENOPHILE	Oxyde de zinc, ...	11	0 %	4,11 €	
TKC AU CALENDULA	Homéopathie	11	0 %	4,88 €	
TROLAMINE BIOGARAN 0,67 %, émulsion pour application cutanée	Trolamine, ...	10	0 %	5,90 €	
TROLAMINE BIOGARAN 0,67 %, émulsion pour application cutanée	Trolamine, ...	10	0 %	2,40 €	
VASELINE OFFICINALE COOPER	Vaseline	12	0 %	2,92 €	

VASELINE OFFICINALE COOPER	Vaseline	12	0 %	3,99 €	
VASELINE OFFICINALE COOPER	Vaseline	12	0 %	3,26 €	
VASELINE PURE CODEX pommade	Vaseline	12	0 %	7,30 €	
VASELINE STERILISEE COOPER	Vaseline	12	0 %	4,55 €	
VITA-DERMACIDE	Nicotinamide	5	0 %	4,57 €	Produit dépassé mis sur le marché en 1940.

NOTRE MÉDICAMENT FAVORI

DEXERYL

Note : 12/20 **Prix :** 3,81 € **Remb SS :** 0 %

Classe thérapeutique : Calmant de la peau.

Indications : Sécheresse et petites irritations de la peau.

Contre-indications générales : Allergie à l'un des constituants du produit ◆ Lésions infectées.

Posologie : Appliquer la crème en couche mince sur les zones à traiter 1 à 2 fois par jour, ou plus si nécessaire.

Arrêt du médicament si : Éruptions de la peau avec démangeaisons.

Composition : par tube de 50 g : Glycérol 7,5 g ; vaseline 4 g ; paraffine liquide 1 g. Excipients : Monostéarate de glycérol ; acide stéarique ; polydiméthylcylosiloxane ; huile de silicone ; macrogol 600 ; trolamine ; eau purifiée. Conservateur : Parahydroxybenzoate de propyle (E216).

Présentation : Tube de crème dermique de 50 g **Laboratoire :** Pierre Fabre Médicament

C

Chute de cheveux ou alopécie

Si vous ramassez quelques cheveux sur votre oreiller le matin, il n'y a pas de quoi vous alarmer. En revanche, si vous avez l'impression d'en perdre vraiment plus que d'habitude (c'est-à-dire plus que 100 !), voire par poignées, il est temps d'en rechercher les causes et d'essayer d'y remédier.

CE QU'IL FAUT SAVOIR

Notre chevelure se compose, en moyenne, d'environ 100 000 cheveux. Leur durée de vie est de 3 à 6 ans. Chaque jour, il en tombe de 50 à 100. Le vieillissement et les changements de saison peuvent favoriser une accélération de la chute des cheveux, dite alopécie : un terme tiré du mot grec « alopex » (renard), allusion au fait que cet animal perd sa toison à la fin de l'hiver.

LES CAUSES

Elles varient en fonction du type d'alopécie, aiguë ou chronique.

▸ **Les alopécies aiguës.** Soudaines et limitées à une courte période, elles sont réparties sur l'ensemble de la chevelure ou localisées à quelques endroits, comme dans le cas de la pelade ou de la teigne. Elles peuvent être dues à un soin capillaire agressif, un mauvais état général (une maladie infectieuse) ou une cure d'amaigrissement mal équilibrée, mais aussi à un choc émotionnel ou tout simplement un stress important (« on se fait des cheveux ! »).

Certains médicaments peuvent aussi déclencher une chute de cheveux, tels la chimiothérapie des cancers, les traitements contre l'acné comme les dérivés synthétiques de la vitamine A (rétinoïdes), et certains traitements anticoagulants.
Dans tous ces cas, consultez votre médecin.

▶ **Les alopécies chroniques** (au long cours) sont généralement diffuses sur l'ensemble de la chevelure. Parfois liées à une maladie (thyroïde...), elles nécessitent une consultation médicale. Dans la majorité des autres cas, elles sont d'origine génétique et concernent en priorité les hommes. C'est le cas de l'alopécie androgénétique due à un excès local d'hormone mâle qui peut aussi affecter les femmes, mais différemment :

- Chez l'homme, ce sont d'abord les tempes qui se dégarnissent, puis une légère tonsure apparaît au sommet du crâne. Ces deux zones sans cheveux vont peu à peu s'agrandir. L'alopécie évolue vers la calvitie.
- Chez la femme, l'alopécie est au contraire diffuse. La chevelure s'éclaircit progressivement et perd de sa densité.

LES INTERDITS

⚠ Pas d'automédication mais consultez votre médecin :

- en cas de chute de cheveux importante et qui persiste plus de 15 jours ;
- en cas d'apparition de zones rouges ou suintantes, de croûtes, de fortes démangeaisons.

EN SAVOIR PLUS

Chute de cheveux et chimiothérapie

Si vous êtes sous chimiothérapie, vos cheveux risquent de tomber. Faites-vous couper les cheveux. Cela n'empêchera pas leur chute mais ce sera plus facile à gérer. Demandez à votre médecin de vous prescrire une perruque remboursée par la Sécurité sociale. Une fois la thérapie terminée, les cheveux vont repousser normalement, parfois même de façon plus vigoureuse qu'avant.

LES BONNES PRATIQUES

▶ **En prévention**

- Utilisez de préférence des shampoings doux, non détersifs (panapos, bois de panama non moussants) : ils peuvent ralentir la chute des cheveux.
- Espacez les teintures et les permanentes et ne faites surtout jamais les deux en même temps.
- Ne changez pas de couleur radicalement, vos cheveux risquent de ne pas apprécier !
- N'utilisez pas de séchoir trop chaud. Le mieux est d'absorber doucement l'humidité des cheveux avec une serviette et de les laisser sécher à l'air libre.
- Si vous nagez souvent en piscine ou en mer, rincez soigneusement vos cheveux après.
- Appliquez-leur un soin nourrissant de temps en temps si nécessaire.

LES MÉDICAMENTS

Le marché regorge de médicaments en vente libre, à base de vitamines ou d'acides aminés qui n'ont jamais démontré une réelle efficacité contre la chute des cheveux.
La seule substance qui a une certaine activité contre l'alopécie androgénétique est le minoxidil (ALOPEXY®, NÉOXIDIL®...). Il est malheureusement quasi inefficace chez la femme.

Attention messieurs ! Au début d'un traitement avec du minoxidil, la chute des cheveux peut augmenter sur une courte période. C'est normal ! Ces cheveux devaient tomber mais ils le font plus rapidement. Continuez le traitement. La chute devrait s'enrayer, un petit duvet devrait pousser puis commencer à épaissir après 6 à 8 mois de traitement.
En cas de bons résultats, vous devez poursuivre le traitement à vie.
Pour les femmes, la seule solution est de consulter le médecin. Celui-ci prescrira dans certains cas, et selon l'origine de l'alopécie, des médicaments sur ordonnance à base d'antiandrogène ou d'œstroprogestatifs qui peuvent apporter une certaine amélioration.

EN SAVOIR PLUS

Ces maladies qui font perdre les cheveux !

- La pelade est une maladie dermatologique relativement fréquente mais ses causes sont mal connues. Cheveux ou poils tombent d'un endroit très localisé. Son traitement est long et difficile. La consultation médicale est indispensable.
- La teigne, maladie contagieuse, est une infection du cuir chevelu par un champignon microscopique. Les cheveux se cassent à la racine et finissent par tomber. À traiter avec certains anti-champignons (antifongiques) sur prescription médicale.
- Les chutes saisonnières. À l'entrée de l'automne, et parfois au printemps, les cheveux peuvent tomber... un peu comme les feuilles ! Une chute dont on ignore les causes mais qui passe, au bout de quelques jours, sans traitement.

ANTI-CHUTE DES CHEVEUX

NOM DE MARQUE	SUBSTANCE	NOTE /20	REMB. SS	PRIX	AVIS
ALOPEXY 2 %	Minoxidil	12	0 %	26,00 €	Ce médicament n'est pas recommandé chez la femme.
ALOPEXY 2 %	Minoxidil	12	0 %	25,00 €	Idem.
ALOSTIL 2 %	Minoxidil	12	0 %	15,00 €	Idem.
ALOSTIL 2 %	Minoxidil	12	0 %	27,00 €	Idem.
BEPANTHENE	Dexpanthénol	5	0 %	2,89 €	Si vous avez des résultats, prévenez-nous. Un médicament inefficace.
BEPANTHENE	Dexpanthénol	5	0 %	7,32 €	Idem.
BEPANTHENE solution injectable	Dexpanthénol	5	0 %	3,66 €	Idem.
BIOTINE BAYER comprimé 5 mg	Biotine	4	0 %	15,76 €	Devrait être vendu avec une perruque pour plus d'efficacité.
BIOTINE BAYER comprimé 5 mg	Biotine	4	0 %	6,00 €	Idem.
BIOTINE BAYER solution injectable 5 mg/ml	Biotine	2	0 %	5,00 €	Idem.
CYSTINE B6 BAILLEUL comprimé pelliculé	Cystine, ...	4	0 %	11,54 €	Hisser le néant à une telle hauteur, cela suppose une ingéniosité certaine.
CYSTINE B6 BAILLEUL comprimé pelliculé	Cystine, ...	4	0 %	3,05 €	Idem.
CYSTINE B6 BAILLEUL, comprimé pelliculé	Cystine, ...	4	0 %	25,00 €	Idem.
GEL-PHAN 705 mg	Gélatine	4	0 %	6,86 €	De la gélatine dans de la gélatine ! Produit à faire dresser les cheveux sur la tête. Inefficacité remarquable.
GELUCYSTINE 500 mg	Cystine, ...	4	0 %	1,98 €	Ne vous rongez pas les ongles si vos cheveux ne repoussent pas. Inefficacité assurée.
GELUCYSTINE 500 mg	Cystine, ...	4	0 %		Idem.
LOBAMINE-CYSTEINE	Méthionine, ...	5	0 %	14,50 €	Mis en vente en France avant 1960. Inefficacité assurée.
LOBAMINE-CYSTEINE	Méthionine, ...	5	0 %	8,50 €	Idem.
MINOXIDIL ALPHARMA 2 %	Minoxidil	12	0 %	25,00 €	Ce médicament n'est pas recommandé chez la femme.
MINOXIDIL BAILLEUL 2 %	Minoxidil	12	0 %	20,00 €	Idem.
MINOXIDIL COOPER 2 %	Minoxidil	12	0 %	23,00 €	Idem.
MINOXIDIL GERBIOL 2 %	Minoxidil	12	0 %	26,50 €	Idem.
MINOXIDIL GERBIOL 2 %	Minoxidil	12	0 %	26,00 €	Idem.
MINOXIDIL MERCK 2 %	Minoxidil	12	0 %	22,00 €	Idem.

MINOXIDIL SANDOZ	Minoxidil	12	0 %	27,00 €	Idem.
MINOXIDIL SANDOZ CONSEIL 2 % solution pour application cutanée	Minoxidil	12	0 %	27,00 €	Idem.
MINOXIDIL THERA 2 %	Minoxidil	12	0 %	31,00 €	Idem.
REGAINE 2 %	Minoxidil	12	0 %	36,00 €	Idem.
UNIPEXIL 2 %	Minoxidil	12	0 %	20,00 €	Idem.

NOTRE MÉDICAMENT FAVORI

ALOSTIL 2 %

Note : 12/20 **Prix :** 15 € **Remb SS :** 0 %

Classe thérapeutique : Anti-chute des cheveux.

Indications : Chute de cheveux modérée (alopécie androgénétique) de l'adulte.

Contre-indications générales : Allaitement ◆ Grossesse ◆ Enfant de moins de 15 ans ◆ Allergie à l'un des constituants du produit ◆ Tout autre topique irritant.

Prudence générale : Ne pas avaler ◆ En cas de contact avec des surfaces sensibles (œil, peau irritée, muqueuses), rincer abondamment à l'eau courante.

Posologie : 1 dose de 1 ml 2 fois par jour. À appliquer sur le cuir chevelu en prenant pour point de départ le centre de la zone à traiter. La dose quotidienne ne doit pas dépasser 2 ml. Étendre le produit avec le bout des doigts de façon à couvrir l'ensemble de la zone à traiter. Avant et après application de la solution, se laver soigneusement les mains. Appliquer sur des cheveux et un cuir chevelu parfaitement secs. L'efficacité n'apparaît qu'au bout de 2 à 4 mois, pour en garder le bénéfice, le traitement ne doit jamais être interrompu.

Incidents : Trouble du goût ◆ Sécheresse de la peau ◆ Sensation de brûlure ◆ Rougeur ◆ Irritation des yeux ◆ Fatigue ◆ Démangeaisons (urticaire) ◆ Chevelure irrégulière ◆ Irritations locales ◆ Maux de tête (céphalées).

Arrêt du médicament si : Vertiges ◆ Douleurs dans la poitrine ◆ Infection de l'oreille ◆ Faiblesse ◆ Gonflement du visage et du cou associé à une gêne respiratoire (œdème de Quincke) ◆ Troubles de la vue.

Composition : pour 100 ml solution : Minoxidil à 2 % ; alcool.

Présentation : 3 flacons de 60 ml **Laboratoire :** Mc Neil

Claquage musculaire

Vous avez démarré votre séance de sport hebdomadaire sans échauffement et soudain vous ressentez une douleur violente et fulgurante, comme un coup de poignard dans la cuisse ou le mollet. Il s'agit vraisemblablement d'un claquage musculaire.

CE QU'IL FAUT SAVOIR

Le claquage musculaire est dû à la rupture de fibres du muscle, un peu comme si une corde se déchirait. Un hématome et un gonflement (œdème) au niveau du claquage peuvent se former.

LES INTERDITS

- Ne massez surtout pas la zone concernée par le claquage car cela risque d'amplifier l'hématome.
- N'appliquez pas de compresses chaudes au niveau du claquage.
- Ne cherchez pas à poursuivre votre activité en cours.

LES BONNES PRATIQUES

▸ En prévention

- Échauffez-vous sérieusement avant de faire une activité physique (surtout en hiver).
- Pratiquez votre sport de manière progressive et régulière.
- Buvez abondamment lors de vos séances.

▸ En cas de claquage

- Appliquez un spray réfrigérant ou une poche de glace (enveloppée d'un tissu léger) ou une compresse d'eau froide. Répétez l'opération plusieurs fois dans la journée.
- Comprimez la zone lésée par un bandage élastique.
- Si vous avez très mal, prenez un anti-douleur, de préférence le paracétamol (maximum 4 g/24 heures), en évitant l'aspirine qui favorise le saignement.
- Consultez votre médecin s'il n'y a aucune amélioration dans les 3 jours afin de surveiller l'évolution du claquage, éviter des complications et décider du moment de la rééducation musculaire.

LES MÉDICAMENTS

Les packs thermiques chaud-froid ou des sprays réfrigérants, type EUTALGIC®, contribuent à atténuer la douleur.
Attention à toujours placer un linge fin sur votre peau avant d'y appliquer un pack glacé : le froid peut brûler !

Conjonctivite, troubles de l'œil et de la paupière

Des paupières collées ou gonflées ? Des yeux rouges ? Des sécrétions jaunâtres ? Des larmoiements ? La sensation d'avoir du sable dans les yeux ? Vous souffrez probablement d'une conjonctivite, une affection de la conjonctive.

CE QU'IL FAUT SAVOIR

Nos yeux sont sensibles aux agressions extérieures. La conjonctive, membrane transparente qui tapisse l'intérieur des paupières et le blanc de l'œil (sclère), peut être facilement affectée par un élément externe : fumée, poussières, microbes...

LES CAUSES

Les conjonctivites peuvent avoir une origine

- allergique : elle peut affecter une personne allergique à la suite d'un contact avec du pollen, des poils d'animaux, des poussières, etc. Les deux yeux sont atteints, ils piquent ou démangent et les sécrétions sont claires.
- bactérienne : les paupières sont gonflées, les sécrétions sont purulentes et les yeux peuvent être très rouges.
- virale : l'œil est larmoyant, avec une rougeur modérée, les secrétions sont claires. La conjonctivite peut accompagner une rhinopharyngite ou une autre affection virale.
- mécanique : un corps étranger (une écharde, un grain de sable, un éclat métallique, etc.). Attention, si ce corps étranger n'est pas retiré, cela peut engendrer une lésion grave de la conjonctive ou de la cornée. Consultez EN URGENCE un ophtalmologiste.

Une flaque de sang non douloureuse dans l'œil ? C'est une hémorragie sous-conjonctivale, bénigne la plupart du temps. Toutefois, en cas de récidive, ce type de problème demande une consultation ophtalmologique car il peut être le signe d'une maladie générale.

LES INTERDITS

⚠⚠ Pas d'automédication mais consultez rapidement votre ophtalmologiste si :

- Vous avez l'impression de moins bien voir.
- Vos yeux sont rouges et douloureux *(voir L'œil rouge et douloureux)*.
- Votre œil vous gène, vous avez l'impression d'avoir un corps étranger.
- Votre paupière est gonflée, rouge et douloureuse.

⚠⚠ Ne prolongez pas un traitement en automédication au-delà de 48 heures si votre état ne s'est pas amélioré et/ou s'aggrave, mais consultez votre ophtalmologiste.
Ne vous frottez pas les yeux : cela augmente l'irritation et en cas de corps étranger, cela risque de l'enfoncer plus profondément.
N'essuyez pas un œil qui pleure, les larmes peuvent faciliter l'élimination d'un corps étranger superficiel.

LES BONNES PRATIQUES

▶ En prévention

- Portez des lunettes de soleil, et tout particulièrement si vous êtes sur la neige, en mer ou sur le sable. La réverbération augmente la puissance des rayons solaires et met vos yeux en danger. Choisissez des lunettes de bonne qualité, certifiées, achetées de préférence chez un opticien.
- Si vous nagez la tête dans l'eau, en mer ou en piscine, portez des lunettes de plongée.
- Si vous souffrez d'un herpès, d'un zona ou d'une autre infection, attention ! Celle-ci peut atteindre vos yeux.
- Si vous avez les yeux sensibles, portez des lunettes de soleil même en ville par temps gris : la poussière ou la pollution peuvent vous gêner.
- Si vous passez beaucoup de temps devant un écran (vidéo, ordinateur, télévision), efforcez-vous de cligner régulièrement des yeux pour en limiter la déshydratation, facteur de fatigue oculaire (et même de somnolence !). Faites de courtes pauses les yeux fermés.

Si cette fatigue oculaire persiste, consultez votre ophtalmologiste : elle peut en effet être le signe de troubles plus sérieux de la vision.

▶ En cas de conjonctivite ou d'œil rouge, en attendant la consultation

- Si vous avez des lentilles, enlevez-les et portez vos lunettes de vue.
- Mesdames, mesdemoiselles, arrêtez de vous maquiller pendant quelques jours et débarrassez-vous des mascaras et ombres à paupières suspects (trop vieux ou restés ouverts).
- Nettoyez-vous les yeux et enlevez les sécrétions à l'aide d'une compresse, d'un coton-tige imbibé de sérum physiologique, ou avec une solution oculaire de lavage en allant de l'extérieur de l'œil vers le nez.

▶ Si vous portez des lentilles

- Lavez-vous toujours les mains (eau + savon) avant de mettre vos lentilles.
- Ne portez JAMAIS vos lentilles 24 heures/24. Ne dormez pas avec vos lentilles : risque d'infection (l'abcès de la cornée pouvant être rapidement gravissime).
- Ne mettez pas de collyre dans vos yeux sans avis médical, car celui-ci peut parfois endommager vos lentilles (surtout les souples).
- En cas de vision trouble ou d'œil rouge, enlevez vos lentilles et consultez votre ophtalmologiste.
- La grossesse, la prise de nombreux médicaments à effet atropinique (antispasmodiques, tranquillisants, antiallergiques, neuroleptiques, antidépresseurs), antihypertenseurs, antiseptiques, antibiotiques, antiviraux,

anti-inflammatoires dérivés de la cortisone, certaines pilules contraceptives peuvent modifier la qualité de votre vue avec les lentilles et diminuer l'humidité de l'œil. Parlez-en à votre médecin et/ou à votre ophtalmologiste.
• Mesdames, mesdemoiselles, ne maquillez vos yeux qu'une fois vos lentilles placées. Fermez les yeux si vous vous laquez les cheveux ou si vous vous parfumez afin de ne pas abîmer vos lentilles.

Autres troubles de l'œil

Un œil rouge et douloureux nécessite TOUJOURS la consultation d'un médecin ou d'un ophtalmologiste.
Voici les facteurs qui peuvent déclencher des problèmes graves :
• **Un corps étranger** qui ne peut pas être enlevé risque de léser très gravement la conjonctive et la cornée. Consultez un ophtalmologiste en urgence ou allez aux urgences de l'hôpital le plus proche.
• **Le glaucome aigu.** Il se manifeste par des maux de tête, des nausées, des vomissements, une diminution de la vue (vue brouillée en rapport avec un œdème de la cornée), une douleur très vive dans l'œil et à son pourtour et une rougeur diffuse du « blanc de l'œil ».
Cette crise douloureuse est liée à une augmentation brutale de la pression à l'intérieur de l'œil (le liquide, c'est-à-dire l'humeur aqueuse, ne pouvant plus être éliminé). Ne négligez pas ce trouble car vous pouvez perdre la vue. Consultez un ophtalmologiste en urgence ou allez à l'hôpital le plus proche. En attendant la consultation, ne vous mettez RIEN dans les yeux.
• **Les kératites et kératoconjonctivites**. Ce sont des maladies de la cornée qui s'accompagnent d'une gêne à la lumière. Elles sont en général très douloureuses et se doublent souvent d'une atteinte conjonctivale : le pourtour de la cornée, voire l'ensemble de la conjonctive, devient rouge.
Les causes : ophtalmie des neiges (skieur sans lunettes de soleil), brûlures par arc électrique, traumatisme (coup d'ongle...), infections virales (herpès...), insuffisance ou mauvaise qualité des larmes, allergies. Consultez toujours votre ophtalmologiste.
• **L'épisclérite**, une inflammation du tissu épiscléral, qui ne peut être diagnostiqué que par un ophtalmologiste.
• **Les uvéites**, une inflammation de l'iris.

Les troubles de la paupière : l'orgelet et le chalazion

• **L'orgelet** est un furoncle situé sur la bordure ciliaire (c'est-à-dire la partie de la paupière où poussent les cils), dû généralement à un staphylocoque doré. Cela vous gêne et est souvent douloureux.
Le traitement est simple : après vous être soigneusement lavé les mains à l'eau et au savon, appliquez deux à trois fois par jour sur la paupière concernée une compresse chaude, humidifiée avec de l'eau bouillie puis tamponnez doucement avec un coton-tige imprégné d'un antiseptique à base d'hexamidine, type HEXOMÉDINE® Gel. Jetez le coton-tige après chaque utilisation.

En cas d'échec du traitement après quelques jours ou en cas d'orgelets multiples ou de récidive régulière, consultez votre médecin ou votre ophtalmologiste.

• **Le chalazion** est une tuméfaction (c'est-à-dire un gonflement) inflammatoire provoquée par l'obstruction d'une glande sébacée de la paupière, la glande de Meibomius. Le petit nodule qui s'est formé est gênant mais généralement peu sensible.

Attention ! Ne percez JAMAIS le nodule et n'essayez pas de le triturer sous peine d'une infection sérieuse... ou de vous crever un œil !

Traitez rapidement le chalazion, car il peut empirer (infection ou kyste). Après vous être lavé les mains, appliquez localement trois à quatre fois par jour une compresse chaude humidifiée avec de l'eau bouillie, puis appliquez un antiseptique à base d'hexamédine, type HEXOMÉDINE® Gel, à l'aide d'un coton-tige que vous jetterez après chaque utilisation.

En cas d'échec ou de récidive fréquente, consultez votre médecin ou votre ophtalmologiste.

LES MÉDICAMENTS

D'une façon générale, l'automédication n'est pas indiquée pour traiter une conjonctivite bactérienne ou virale. L'œil est un organe très fragile et il faut toujours consulter son médecin avant d'utiliser un médicament même en vente libre. Par exemple, nous vous déconseillons :

• les collyres antiseptiques, peu ou pas efficaces et souvent allergisants ;

• les vasoconstricteurs à base de phényléphrine ou de synéphrine, en raison des nombreuses contre-indications et des accidents graves qu'ils peuvent entraîner.

Toutefois, si vous avez déjà été traité pour une conjonctivite allergique et qu'il s'agit d'une récidive, vous pouvez utiliser :

• les collyres antiallergiques contenant en particulier du cromoglycate de sodium, sans conservateur et en monodose ;

• les antihistaminiques H_1 à prendre par la bouche *(voir Rhume des foins ou rhinite allergique)*. Ils peuvent vous soulager mais sont contre-indiqués en cas de glaucome à angle étroit, de troubles de la prostate, de grossesse et d'allaitement. Attention ! Ils peuvent plus ou moins provoquer des somnolences.

Dans tous les autres cas et en cas de doute, consultez votre médecin ou un ophtalmologiste de préférence.

En attendant la consultation, vous pouvez utiliser les solutions de lavage oculaire à base de chlorure de sodium à 0, 9 %, de préférence en monodose, une présentation sans conservateurs, facteurs d'irritation.

Si vous n'observez aucune amélioration, consultez rapidement votre médecin ou un ophtalmologiste.

ANTISEPTIQUE DE L'ŒIL

NOM DE MARQUE	SUBSTANCE	NOTE /20	REMB. SS	PRIX	AVIS
BACTYL 0,025 % collyre	Céthexonium bromure	8	35 %	1,77 €	Ce traitement ne permet pas d'obtenir la guérison à lui seul. Toute infection de l'œil nécessite une consultation médicale rapide.
BIOCIDAN collyre 0,025 %	Céthexonium bromure	8	35 %	2,28 €	Idem.
BIOCIDAN collyre unidose	Céthexonium bromure	8	0 %	5,81 €	Idem.
DESOMEDINE collyre 0,1 %	Hexamidine	11	0 %	5,97 €	Idem.
DESOMEDINE collyre 0,1 % unidose	Hexamidine	12	0 %	6,11 €	Idem.
ISODRIL collyre	Phényléphrine, ...	12	0 %	6,51 €	Idem.
NOVOPTINE collyre	Cétylpyridinium	8	0 %	5,39 €	Idem.
NOVOPTINE collyre unidose	Cétylpyridinium	8	0 %	5,50 €	Idem.
OPHTERGINE pommade ophtalmique	Oxyde de mercure	4	0 %	4,15 €	Mis sur le marché en 1908, produit dépassé.
SEDACOLLYRE	Phényléphrine, ...	6	0 %	5,40 €	Produit dépassé.
VISIODOSE collyre unidose	Phényléphrine, ...	12	0 %	6,15 €	Ce traitement ne permet pas d'obtenir la guérison à lui seul. Toute infection de l'œil nécessite une consultation médicale rapide.
VITABACT collyre	Picloxydine	12	35 %	1,83 €	Toute infection de l'œil nécessite une consultation rapide d'un ophtalmologiste. De plus, cet antiseptique a une activité limitée.
VITABACT collyre unidose	Picloxydine	12	0 %	4,65 €	Idem.
VITABACT unidose	Picloxydine	12	0 %	2,20 €	Idem.

DÉCONGESTIONNANT DE L'ŒIL

NOM DE MARQUE	SUBSTANCE	NOTE /20	REMB. SS	PRIX	AVIS
ISODRIL collyre	Phényléphrine, ...	12	0 %	6,51 €	Toute infection de l'œil nécessite le recours au médecin.
SEDACOLLYRE	Phényléphrine, ...	6	0 %	5,40 €	Produit dépassé.
VISIODOSE collyre unidose	Phényléphrine, ...	12	0 %	6,15 €	Ce traitement ne permet pas d'obtenir la guérison à lui seul. Toute infection de l'œil nécessite une consultation médicale rapide.

ANTIALLERGIQUE DE L'ŒIL

NOM DE MARQUE	SUBSTANCE	NOTE /20	REMB. SS	PRIX	AVIS
ALLERGIFLASH 0,05 % collyre en solution en récipient unidose	Lévocabastine	12	0 %	9,35 €	
ALLERGOCOMOD 2 % collyre	Acide cromoglycique	11	0 %	7,42 €	
ALLOPTREX 2 % collyre	Acide cromoglycique	11	0 %	5,77 €	
ALMIDE collyre 0,1 %	Lodoxamide	12	35 %	4,32 €	
ALMIDE collyre unidose 0,1 %	Lodoxamide	12	35 %	3,50 €	
CROMABAK collyre	Acide cromoglycique	11	0 %	7,82 €	
CROMADOSES 2 % collyre unidose	Acide cromoglycique	11	0 %	4,38 €	
CROMEDIL collyre 2 % unidose	Acide cromoglycique	11	0 %	4,36 €	
CROMEDIL collyre 2 %	Acide cromoglycique	11	0 %	3,50 €	
CROMEDIL collyre 2 % unidose	Acide cromoglycique	11	0 %	4,40 €	
CROMOPTIC 2 % collyre	Acide cromoglycique	11	0 %	7,21 €	
CROMOPTIC 2 % collyre unidose	Acide cromoglycique	11	0 %	4,37 €	
CROMOSOFT 2 % collyre unidose	Acide cromoglycique	11	0 %	6,15 €	
HUMEX CONJONCTIVITE ALLERGIQUE 2 %, collyre en solution unidose	Acide cromoglycique	11	0 %	5,50 €	
LODOXAL collyre 0,1 %	Lodoxamide	12	0 %	7,59 €	
LODOXAL collyre unidose 0,1 %	Lodoxamide	12	0 %	8,99 €	
MULTICROM 2 % collyre	Acide cromoglycique	11	0 %	7,34 €	
MULTICROM 2 % collyre unidose	Acide cromoglycique	11	0 %	8,28 €	
NAABAK 4,9 % collyre	Acide N-acétyl-aspartyl-glutamique	11	0 %	6,92 €	
NAAXIA collyre 10 ml	Acide N-acétyl-aspartyl-glutamique	10	0 %	6,70 €	
NAAXIA collyre 5 ml	Acide N-acétyl-aspartyl-glutamique	10	0 %	6,72 €	
NAAXIA collyre unidose	Acide N-acétyl-aspartyl-glutamique	10	0 %	5,12 €	
NAAXIA collyre unidose	Acide N-acétyl-aspartyl-glutamique	10	0 %	6,72 €	
NAAXIAFREE 4,9 % collyre	Acide N-acétyl-aspartyl-glutamique	10	0 %	6,28 €	

OPHTACALM collyre 2 %	Acide cromoglycique	11	0 %	6,13 €	
OPHTACALM collyre unidose 2 %	Acide cromoglycique	11	0 %	6,89 €	
OPTICRON 2 % collyre unidose	Acide cromoglycique	11	0 %	5,51 €	
OPTICRON 2 % collyre unidose	Acide cromoglycique	11	0 %	3,65 €	
OPTICRON collyre 2 %	Acide cromoglycique	11	0 %	4,05 €	

LAVAGE OCULAIRE

NOM DE MARQUE	SUBSTANCE	NOTE /20	REMB. SS	PRIX	AVIS
ANTALYRE collyre unidose	Salicylique acide	11	0 %	5,45 €	
AZULENE collyre 0,05 %	Gaïazulène	8	0 %	5,64 €	Produit inefficace et dépassé.
BORAX/ACIDE BORIQUE BIOGARAN 60 mg/90 mg solution pour lavage ophtalmique	Sodium borate	8	35 %	2,61 €	
CIELLA 0,1 %	Salicylique acide	11	0 %	5,31 €	
COMPLEXE LEHNING EUPHRASIA N° 115	Homéopathie	4	0 %	4,57 €	Produit inefficace.
DACRYOSERUM collyre unidose	Sodium borate	11	35 %	2,84 €	
DACRYOSERUM collyre	Sodium borate	11	35 %	4,22 €	
DACRYOSERUM collyre	Sodium borate	10	35 %	2,89 €	
DACRYUM unidose	Sodium borate	11	0 %	4,24 €	
DACRYUM unidose	Sodium borate	11	0 %	6,09 €	
DACUDOSES unidose	Sodium borate	11	35 %	3,30 €	
DACUDOSES unidose	Sodium borate	11	0 %	3,70 €	
HOMEOPTIC	Homéopathie	10	0 %	5,67 €	
OPTREX, solution pour lavage oculaire	Salicylique acide, …	10	0 %	6,99 €	
SENSIVISION AU PLANTAIN	Plantain lancéolé	11	0 %	6,30 €	
SOPHTAL 0,1 % collyre	Salicylique acide	7	0 %	7,04 €	
SOPHTAL bain oculaire	Salicylique acide	7	0 %	7,40 €	
SOPHTAL collyre unidose	Salicylique acide	11	0 %	7,16 €	
STERIDOSE unidose	Sodium borate	11	0 %	2,24 €	
STERIDOSE unidose	Sodium borate	11	35 %	2,84 €	

NOS MÉDICAMENTS FAVORIS

VISIODOSE Collyre unidose

Note : 12/20 **Prix :** 6,15 € **Remb SS :** 0 %

Classe thérapeutique : Antiseptique de l'œil ◆ Décongestionnant de l'œil.

Indications : « Yeux rouges » dus à une irritation banale, telle que vent, poussière, fumée de tabac.

Contre-indications générales : Glaucome par fermeture de l'angle ◆ Enfant de moins de 12 ans ◆ Allergie à l'un des constituants du produit.

Prudence générale : Grossesse ◆ Allaitement ◆ Port de lentilles de contact déconseillé pendant le traitement ◆ Hypertension ◆ Artérite ◆ Hyperthyroïdie ◆ Conducteurs de véhicules et utilisateurs de machines (risques de troubles de la vue) ◆ Comme tout collyre, l'utilisation est déconseillée sans avis du médecin traitant ou de l'ophtalmologiste ◆ Certains symptômes banals peuvent en effet être accompagnés de lésions oculaires graves ◆ Peut positiver certains tests antidopage.

Prudence en association : MARSILID® ◆ MOCLAMINE® ◆ BROMO-KIN® ◆ PARLODEL® ◆ Ne pas instiller un collyre différent dans le quart d'heure qui suit l'instillation de celui-ci (et inversement).

Posologie : En regardant vers le haut et en tirant légèrement la paupière inférieure vers le bas, instiller 1 goutte dans l'œil ou les yeux malade(s), 2 à 3 fois par jour pendant 3 jours. Ne pas toucher l'œil avec l'embout du flacon unidose. Après utilisation, jeter l'unidose.

Incidents : Vision trouble ◆ Irritation ◆ Réaction allergique locale (picotements, brûlures).

Arrêt du médicament si : Tremblements ◆ Les troubles persistent plus de 48 heures ◆ Maux de tête ◆ Palpitations.

Composition : pour 100 ml : Phényléphrine chlorhydrate 100 mg ; chlorhexidine digluconate 20 mg. Excipients : Mannitol ; potassium gluconate ; acide édétique sel de sodium ; eau purifiée.

Présentation : 10 unidoses **Laboratoire :** Coopération Pharmaceutique Française

ALMIDE Collyre unidose 0,1 %

Note : 12/20 **Prix :** 3,50 € **Remb SS :** 35 %

Classe thérapeutique : Antiallergique de l'œil.

Indications : Conjonctivites allergiques.

Contre-indications générales : Allergie à l'un des constituants du produit ◆ Automédication bien que ce médicament soit de prescription facultative ◆ Enfant de moins de 4 ans.

Prudence générale : Grossesse ◆ Allaitement ◆ Enfant de moins de 4 ans ◆ Jeter l'unidose immédiatement après usage.

Posologie : En instillation oculaire. Se laver soigneusement les mains avant de procéder à l'instillation. Éviter le contact de l'embout avec l'œil ou les paupières. Adulte et enfant : selon la sévérité des symptômes, instiller 1 goutte de collyre 2 à 6 fois par jour, à intervalles réguliers, dans le cul-de-sac conjonctival de l'œil malade, en regardant vers le haut, et en tirant légèrement la paupière vers le bas. Chez l'enfant, un avis médical est nécessaire.

Incidents : Sensation de brûlure ◆ Irritation des yeux ◆ Démangeaisons (urticaire) ◆ Douleurs oculaires ◆ Vertiges ◆ Irritations locales ◆ Maux de tête (céphalées).

Arrêt du médicament si : Troubles digestifs ◆ Vertiges ◆ Les troubles persistent ◆ Gonflement des paupières ◆ Somnolence ◆ Sécheresse oculaire ◆ Troubles de la vue ◆ Éruptions de la peau.

Composition : pour 100 ml de collyre : Lodoxamide 100 mg. Excipients : Mannitol, hypromellose 2910 ; citrate de sodium dihydraté ; acide citrique monohydraté ; tyloxapol ; acide chlorhydrique ; hydroxyde de sodium ; eau purifiée.

Présentation : 20 unidoses de 0,4 ml **Laboratoire :** Alcon

OPTICRON 2 % Collyre unidose

Note : 11/20 **Prix :** 3,58 € **Remb SS :** 0 %

Classe thérapeutique : Antiallergique de l'œil.

Indications : Conjonctivites allergiques.

Contre-indications générales : Allergie à l'un des constituants du produit ◆ Enfant de moins de 10 ans ◆ Automédication bien que ce médicament soit de prescription facultative ◆ Grossesse.

Prudence générale : Allaitement ◆ Jeter l'unidose immédiatement après usage.

Prudence en association : Ne pas associer à un autre collyre (espacer les instillations de 15 minutes).

Posologie : En instillation oculaire. Se laver soigneusement les mains avant de procéder à l'instillation. Éviter le contact de l'embout avec l'œil ou les paupières. Adulte et enfant : selon la sévérité des symptômes, instiller 1 goutte de collyre 2 à 6 fois par jour, à intervalles réguliers, dans le cul-de-sac conjonctival de l'œil malade, en regardant vers le haut, et en tirant légèrement la paupière vers le bas. Chez l'enfant, un avis médical est nécessaire.

Incidents : Sensation de brûlure ou de picotement transitoire lors de l'instillation ◆ Gêne visuelle passagère.

Arrêt du médicament si : Les troubles persistent.

Composition : pour 100 ml de collyre : Acide cromoglycique 2 g ; chlorure de sodium.

Présentation : 24 unidoses **Laboratoire :** Coopération Pharmaceutique Française

STERIDOSE Unidose

Note : 11/20 **Prix :** 2,24 € **Remb SS :** 0 %

Classe thérapeutique : Lavage oculaire.

Indications : Petites irritations de l'œil dues à la poussière, la fumée, etc.

Contre-indications générales : Allergie à l'un des constituants du produit.

Prudence générale : Ne pas instiller de collyre dans les 15 minutes qui suivent l'instillation de celui-ci.

Posologie : 1 à 3 lavages oculaires par jour, en moyenne.

Arrêt du médicament si : Les troubles persistent.

Composition : par solution pour lavage ophtalmique : Acide borique 12 mg ; borax 18 mg. Excipients : Sodium chlorure ; rose eau distillée ; eau purifiée.

Présentation : 10 unidoses de 10 ml **Laboratoire :** Europhta

Constipation

Rien n'est plus inconfortable que d'être constipé ! Vous avez mal au ventre et vous vous sentez ballonné. La constipation est un trouble généralement sans gravité qui se règle avec quelques mesures diététiques simples. Chez les personnes âgées et chez les tout-petits *(voir Constipation de l'enfant)*, elle demande à être surveillée.

CE QU'IL FAUT SAVOIR

Médicalement parlant, on considère qu'une personne est constipée lorsque la fréquence de ses selles est inférieure à trois par semaine. Mais tout le monde n'ayant pas le même « rythme » en ce domaine, si vos selles diminuent de fréquence et sont moins abondantes que d'habitude, vous êtes a priori constipé : vos selles sont dures et vous avez du mal à les évacuer.

LES CAUSES

La constipation peut survenir suite à un changement de régime alimentaire ou de mode de vie (voyage, alitement, accouchement, ménopause, certaines périodes du cycle menstruel...) ou être tout simplement liée au fait de partager occasionnellement des toilettes à plusieurs !
Un épisode toxi-alimentaire du type « diarrhée des voyageurs » et certains médicaments (quelques antidépresseurs, antiallergiques, médicaments contre la douleur, contre la toux, contre les ulcères de l'estomac dont les antihistaminiques H_2) peuvent également favoriser une constipation passagère.

▸ Chronique ou passagère ?

La constipation passagère est un trouble bénin qui disparaît généralement tout seul.
La constipation chronique ou qui récidive régulièrement nécessite une consultation médicale surtout si vous avez plus de 50 ans.

LES INTERDITS

Attention ! Pas de médicament en automédication (laxatif, etc.) mais consultez votre médecin :

⚠⚠⚠ de toute urgence
- en cas de sang dans les selles, de vomissement, de fortes douleurs dans le ventre, de fièvre, de perte de poids ;
- ou si vous avez l'impression de ne plus pouvoir émettre de gaz (pets) : risque d'occlusion intestinale.

⚠⚠ rapidement
- si vous souffrez d'une maladie chronique de l'intestin ou du côlon, d'une maladie des reins, de déshydratation sévère, d'une douleur dans le ventre d'origine inconnue ;

• si vous êtes enceinte ou si vous allaitez ;
• si vous pensez que votre constipation est causée par la prise de médicaments.

▶ N'arrêtez surtout pas de manger lors d'une constipation passagère. Cela risque d'accentuer la constipation en forçant l'intestin à se mettre au repos.

▶ Ne prenez pas de laxatifs sans précaution. Certains laxatifs sont très irritants pour les intestins et d'autres peuvent créer de l'accoutumance. Mieux vaut demander l'avis de votre médecin surtout si votre constipation est chronique. *(voir Les Médicaments)*

▶ Ne poursuivez pas un traitement contre la constipation au-delà de 5 jours mais consultez votre médecin si :
• la constipation persiste ;
• vous éprouvez des douleurs dans le ventre ;
• vous avez des épisodes de diarrhée et de constipation en alternance ;
• vous avez des glaires dans les selles.

LES BONNES PRATIQUES

Une constipation passagère ne nécessite aucun traitement et se rétablit toujours spontanément. Cependant, si cela vous incommode trop, forcez sur les aliments contenant des fibres, buvez de l'eau en abondance (au moins 1,5 litre) marchez, bougez… et patientez !

Une constipation chronique est dans la majorité des cas le fruit de mauvaises habitudes alimentaires et d'une hygiène de vie médiocre (activités physiques inexistantes…). Mais contrairement aux idées reçues, cela se résout facilement avec un peu de persévérance et de discipline, en suivant quelques règles :

• Augmentez votre consommation de liquides : eau, soupes, jus de fruits, tisanes, etc.
• Optez pour une alimentation riche en fibres (fruits, légumes verts, pain complet, son, céréales complètes…) pour augmenter le volume des selles et stimuler le transit intestinal.
• Faites du sport (marche, natation, gymnastique…), c'est un excellent moyen pour favoriser le transit intestinal.
• Rééduquez votre réflexe « exonérateur » (autrement dit le réflexe qui expulse) en allant à la selle tous les jours à la même heure, par exemple une demi-heure après le petit déjeuner… quitte à patienter en lisant un magazine. Ne résistez surtout pas à l'envie d'y aller dans la journée.
• Supprimez tout laxatif irritant au profit – si besoin est – de laxatifs doux, comme le son, les mucilages (extraits d'algues, de gommes, de graines), l'huile de paraffine, le macrogol, le lactulose ou le lactitol. À prendre toujours avec beaucoup d'eau (+ de 1, 5 litre par jour).

EN SAVOIR PLUS

La constipation chronique

La constipation chronique, même installée depuis des années, n'est pas une maladie. Elle ne présente aucun inconvénient même si la sensation

d'être « ballonné » ou d'avoir un poids sur l'estomac n'a rien d'agréable. C'est tout simplement un dysfonctionnement de l'appareil digestif, assez fréquent chez les femmes. Les causes ? Une alimentation trop pauvre en fibres, pas assez de liquides au cours des repas, un manque d'exercices physiques, ou même de mauvaises habitudes contractées parfois dès l'enfance comme résister à l'envie d'aller à la selle.
Elle doit être surveillée de près chez les personnes âgées, car en l'absence d'un traitement approprié, elle peut conduire à une occlusion intestinale.

LES MÉDICAMENTS

Si votre constipation persiste malgré vos efforts en matière de diététique et d'hygiène de vie, vous pouvez recourir à certains laxatifs.
En automédication, on trouve trois classes de laxatifs bien adaptés pour lutter contre la constipation :

▸ **Les laxatifs osmotiques** (macrogol, lactulose, lactitol, pentaérythritol). Ils ramollissent les selles par appel d'eau dans l'intestin. Effets indésirables : ballonnements et douleurs abdominales en début de traitement que vous éviterez en buvant suffisamment d'eau (1 à 1, 5 litre d'eau).

▸ **Les laxatifs de lest** (son de blé, carraghénates, gomme guar ou de sterculia, psyllium, ispaghul, calcium polycarbophile). Ils modifient le volume et la consistance des selles. Peu d'effets indésirables sauf gaz et ballonnements que vous éviterez en buvant de l'eau. Contre-indiqués chez les personnes alitées et chez les personnes âgées. Le calcium polycarbophile est contre-indiqué en cas d'augmentation du calcium dans le sang.

▸ **Les laxatifs lubrifiants** (paraffine, vaseline) ramollissent le contenu de l'intestin dans un délai de 8 à 72 heures. Ils ne conviennent pas aux personnes alitées ou ayant des problèmes de déglutition. Ils peuvent entraîner des suintements et des irritations au niveau de l'anus.

Les laxatifs suivants ont de nombreuses contre-indications. Soyez prudents !

▸ **Les laxatifs stimulants/irritants** (sels de magnésium, huile de ricin, docusates sodiques, picosulfate de sodium, bisacodyl, laxatifs anthraquinoniques/séné, bourdaine/aloès/cascara). À utiliser à la rigueur en cas d'échec des règles diététiques et des laxatifs doux. Ils provoquent tous une disparition provisoire de la constipation et souvent une diarrhée par irritation de la paroi intestinale avec fuite du potassium. Leur utilisation constante engendre une inflammation chronique de l'intestin avec disparition des contractions spontanées et retour à une constipation chronique (ou maladie des laxatifs). À proscrire si vous prenez notamment des diurétiques ou certains médicaments pour le cœur, si vous êtes enceinte ou si vous allaitez.

Attention ! Les laxatifs stimulants sont à réserver à des cas rebelles, sous surveillance médicale en raison de leurs inconvénients sérieux.

▶ **Les laxatifs en suppositoires** (ou micro-lavements à base de glycérine, bile de bœuf, docusate de sodium, sorbitol ou à dégagement gazeux) déclenchent l'expulsion des selles en facilitant la vidange du rectum. Effet dans l'heure. Mais, en raison des risques d'irritation au niveau de l'anus, ils sont contre-indiqués en cas d'hémorroïdes ou de fissure anale.

LAXATIF DOUX (DE LEST)

NOM DE MARQUE	SUBSTANCE	NOTE /20	REMB. SS	PRIX	AVIS
ELUSANES PHYTOFIBRE 390 mg	Phytothérapie : Ispaghul	12	0 %	6,22 €	
INFIBRAN comprimé	Phytothérapie : Triticum	12	0 %	5,38 €	
MUCIPULGITE	Phytothérapie : Gomme guar	11	0 %	6,40 €	
MUCIVITAL	Phytothérapie : Ispaghul	14	0 %	10,52 €	
MUCIVITAL 430 mg gélule	Phytothérapie : Ispaghul	14	0 %	5,94 €	
MUCIVITAL 430 mg gélule	Phytothérapie : Ispaghul	14	0 %	17,54 €	
MUCIVITAL AROMATISE 5 g poudre oral	Phytothérapie : Ispaghul	14	0 %	10,52 €	
NORMACOL 62 g/100 g	Phytothérapie : Sterculia	14	15 %	10,18 €	
NORMACOL 62 g/100 g	Phytothérapie : Sterculia	14	15 %	5,42 €	
PARAPSYLLIUM	Phytothérapie : Ispaghul, …	13	15 %	8,67 €	
PARAPSYLLIUM flacon de poudre pour suspension buvable	Phytothérapie : Ispaghul, …	13	15 %	3,45 €	
PARAPSYLLIUM sachet de poudre pour suspension buvable	Phytothérapie : Ispaghul, …	13	15 %	3,56 €	
PSYLIA 3,6 g	Phytothérapie : Ispaghul	14	35 %	2,89 €	
PSYLLIUM LANGLEBERT	Phytothérapie : Ispaghul	14	0 %	4,88 €	
SPAGULAX AU CITRATE POTASSIUM	Phytothérapie : Ispaghul, …	12	15 %	6,99 €	
SPAGULAX AU SORBITOL	Phytothérapie : Ispaghul, …	8	15 %	3,66 €	
SPAGULAX MUCILAGE PUR boîte de 700 g	Phytothérapie : Ispaghul	14	35 %	8,55 €	
SPAGULAX MUCILAGE PUR sachet	Phytothérapie : Ispaghul	14	35 %	3,73 €	

SPAGULAX poudre effervescente	Phytothérapie : Ispaghul	14	35 %	3,73 €	
SPAGULAX SANS SUCRE poudre effervescente pour suspension buvable en sachet-dose	Phytothérapie : Ispaghul	14	35 %	3,72 €	
TRANSILANE	Phytothérapie : Ispaghul	14	35 %	3,20 €	
TRANSILANE	Phytothérapie : Ispaghul	14	35 %	3,30 €	
TRANSILANE SANS SUCRE	Phytothérapie : Ispaghul	14	35 %	3,30 €	

LAXATIF DOUX (OSMOTIQUE)

NOM DE MARQUE	SUBSTANCE	NOTE /20	REMB. SS	PRIX	AVIS
APILAXE	Sorbitol	8	0 %	4,11 €	
AUXITRANS 5 g	Pentaérythritol	15	35 %	3,95 €	
CHLORUMAGENE	Hydroxyde de magnésium	7	0 %	4,42 €	
DUPHALAC 10 g/15 ml	Lactulose	15	35 %	4,01 €	
DUPHALAC 66,5 %	Lactulose	15	35 %	3,16 €	
FORLAX 10 g	Macrogol	16	35 %	4,44 €	
IMPORTAL 10 g	Lactitol	15	35 %	4,01 €	
LACTULOSE ALMUS 10 g/15 ml	Lactulose	15	35 %	3,28 €	
LACTULOSE BIOGARAN 10 g/15 ml	Lactulose	15	35 %	3,28 €	
LACTULOSE BIOGARAN 66,5 % 10 g/15 ml	Lactulose	15	35 %	2,45 €	
LACTULOSE BIPHAR 10 g/15 ml	Lactulose	15	35 %	3,28 €	
LACTULOSE EG 10 g/15 ml	Lactulose	15	35 %	3,28 €	
LACTULOSE EG 66 % 10 g/15 ml	Lactulose	15	35 %	2,45 €	
LACTULOSE MERCK 10 g/15 ml	Lactulose	15	35 %	3,28 €	
LACTULOSE MERCK GENERIQUES 10 g/15 ml	Lactulose	15	35 %	3,28 €	
LACTULOSE MERCK GENERIQUES 10 g/15 ml	Lactulose	15	0 %	2,95 €	
LACTULOSE QUALIMED 10 g/15 ml	Lactulose	15	35 %	3,28 €	
LACTULOSE RATIOPHARM 10 g/15 ml	Lactulose	15	35 %	3,28 €	

LACTULOSE RPG 10 g/15 ml	Lactulose	15	35 %	3,28 €	
LACTULOSE RPG 66,5 % 10 g/15 ml	Lactulose	15	35 %	2,45 €	
LACTULOSE SANDOZ 10 g/15 ml	Lactulose	15	35 %	3,28 €	
LACTULOSE SANDOZ 66,5 % 10 g/15 ml solution buvable	Lactulose	15	35 %	2,37 €	
LACTULOSE SANDOZ solution buvable 66,5	Lactulose	15	35 %	2,37 €	
LACTULOSE TEVA 10 g/15 ml	Lactulose	15	35 %	2,95 €	
LACTULOSE ZYDUS 10 g/15 ml	Lactulose	15	35 %	3,28 €	
LAXARON 10 g/15 ml	Lactulose	15	0 %	5,64 €	
MACROGOL 4000 MYLAN 10 g poudre pour solution buvable en sachet-dose	Macrogol	16	35 %	3,38 €	
MACROGOL 4000 QUALIMED 10 g poudre pour solution buvable en sachet-dose	Macrogol	16	35 %	3,38 €	
MACROGOL BIOGARAN 10 g poudre pour solution buvable en sachet-dose	Macrogol	16	35 %	3,38 €	
MOVICOL Adulte	Macrogol, …	15	35 %	4,84 €	
SORBITOL DELALANDE 5 g	Sorbitol	8	0 %	5,03 €	À éviter, risque de diarrhée et de douleurs abdominales.
TRANSIPEG 2,95 g	Macrogol	16	35 %	5,74 €	
TRANSIPEG 5,9 g	Macrogol	16	35 %	4,43 €	
TRANSULOSE gel	Lactulose, …	12	35 %	5,14 €	

LAXATIF DOUX (LUBRIFIANT)

NOM DE MARQUE	SUBSTANCE	NOTE /20	REMB. SS	PRIX	AVIS
HUILE DE PARAFFINE COOPER	Huile de paraffine	12	0 %	3,81 €	
HUILE DE PARAFFINE COOPER	Huile de paraffine	12	0 %	6,10 €	
HUILE DE PARAFFINE GIFRER	Huile de paraffine	12	0 %	5,86 €	
HUILE DE PARAFFINE GIFRER	Huile de paraffine	12	0 %	4,03 €	
HUILE DE PARAFFINE GILBERT	Huile de paraffine	12	0 %	3,41 €	
HUILE DE PARAFFINE GILBERT	Huile de paraffine	12	0 %	4,89 €	
LANSOYL FRAMBOISE	Huile de paraffine	12	0 %	4,78 €	
LANSOYL FRAMBOISE	Huile de paraffine	12	0 %	4,27 €	

LANSOYL FRAMBOISE gel oral en récipient unidose	Huile de paraffine	12	0 %		
LANSOYL FRAMBOISE gel oral en récipient unidose	Huile de paraffine	12	0 %		
LANSOYL ORANGE	Huile de paraffine	12	0 %	5,56 €	
LANSOYL SANS SUCRE	Huile de paraffine	12	0 %	4,27 €	
LUBENTYL	Huile de paraffine	12	15 %	2,73 €	
LUBENTYL A LA MAGNESIE	Huile de paraffine, …	11	0 %	2,74 €	
MELAXOSE gel	Huile de paraffine, …	12	35 %	5,14 €	
PARLAX	Huile de paraffine	12	0 %	7,32 €	
RESTRICAL Estragon	Huile de paraffine	12	0 %	6,25 €	
RESTRICAL Noisette	Huile de paraffine	12	0 %	6,25 €	
TRANSITOL	Huile de paraffine	12	0 %	3,85 €	

LAXATIF PAR VOIE RECTALE

NOM DE MARQUE	SUBSTANCE	NOTE /20	REMB. SS	PRIX	AVIS
EDUCTYL Adulte suppositoire	Bitartrate de potassium	12	15 %	2,17 €	
NORMACOL LAVEMENT Adulte	Dihydrogénophosphate de sodium hydraté	12	65 %	2,09 €	

LAXATIF (AUTRES)

NOM DE MARQUE	SUBSTANCE	NOTE /20	REMB. SS	PRIX	AVIS
ABBE CHAUPITRE N° 22	Homéopathie	5	0 %	5,33 €	Produit inefficace.
POCONEOL N° 67	Homéopathie	5	0 %	4,72 €	Idem.

LAXATIF IRRITANT (STIMULANT)

NOM DE MARQUE	SUBSTANCE	NOTE /20	REMB. SS	PRIX	AVIS
AFRA	Phytothérapie : Séné, …	5	0 %	4,72 €	À éviter. Composition à revoir !
AGIOLAX	Phytothérapie : Séné, …	6	0 %	5,03 €	Composition à revoir.
ARKOGELULES BOURDAINE 310 mg	Phytothérapie : Bourdaine	7	0 %	7,62 €	Mauvais rapport efficacité/tolérance.

ARKOGELULES SENE	Phytothérapie : Séné	9	0 %	7,16 €	Utilisez de préférence les laxatifs doux, aussi efficaces et beaucoup mieux tolérés.
BEBEGEL	Glycérol	6	0 %	3,35 €	À déconseiller chez l'enfant malgré son nom.
BOLDOFLORINE comprimé	Phytothérapie : Séné, …	7	0 %	7,62 €	Utilisez de préférence les laxatifs doux, aussi efficaces et beaucoup mieux tolérés.
BOLDOFLORINE tisane	Phytothérapie : Séné, …	5	0 %	8,69 €	La majorité des plantes (hysope, réglisse, châtaignier, fougère, …) est à supprimer. À éviter.
BOLDOFLORINE constipation sachet	Phytothérapie : Séné, …	5	0 %	6,25 €	Idem.
BORIBEL TISANE N° 13 purgative	Phytothérapie : Séné, …	8	0 %	5,49 €	À éviter en automédication. Utilisez de préférence les laxatifs doux, aussi efficaces et mieux tolérés.
BOURDAINE BOIRON	Phytothérapie : Bourdaine	7	0 %	8,10 €	Idem.
CONTALAX 5 mg	Bisacodyl	9	0 %	3,96 €	À éviter chez l'enfant.
CRISTAL suppositoire Adulte	Glycérol	7	0 %	2,50 €	Utilisez de préférence les laxatifs doux, aussi efficaces et beaucoup mieux tolérés.
DRAGEES FUCA	Phytothérapie : Cascara, …	6	0 %	7,47 €	Association de deux laxatifs irritants. On voit mal l'intérêt d'une telle association.
DRAGEES VEGETALES REX	Phytothérapie : Cascara, …	7	0 %	1,52 €	Idem.
DULCOLAX 5 mg comprimé enrobé gastro-résistant	Bisacodyl	9	0 %	6,50 €	Utilisez de préférence les laxatifs doux, aussi efficaces et beaucoup mieux tolérés.
DULCOLAX suppositoire 10 mg	Bisacodyl	9	0 %	3,96 €	Idem.
FRUCTINES 5 mg	Sodium picosulfate	7	0 %	4,60 €	Idem.
GRAINS DE VALS	Phytothérapie : Séné, …	7	0 %	4,88 €	Idem.
HERBESAN	Phytothérapie : Séné, …	8	0 %	4,78 €	Idem.
HUILE DE RICIN COOPER	Huile de ricin	4	0 %	3,66 €	La purge des bébés vers 1900. Produit heureusement dépassé mais toujours sur le marché au XXIe siècle. À fuir.
IDEOLAXYL	Phytothérapie : Séné, …	7	0 %	2,59 €	Utilisez de préférence les laxatifs doux, aussi efficaces et beaucoup mieux tolérés.
IMEGUL	Phytothérapie : Cascara, …	9	0 %	4,27 €	Attention, ce médicament présente de nombreuses contre-indications et risques d'interactions médicamenteuses. À éviter en automédication.

JAMYLENE 50 mg	Docusate sodique	8	0 %	4,72 €	À éviter en automédication.
LAXILO	Phytothérapie : Séné, …	6	0 %	4,40 €	Utilisez de préférence les laxatifs doux, aussi efficaces et beaucoup mieux tolérés.
MAGNESIE SAN PELLEGRINO ANISEE 44,9 %	Magnésium hydroxyde	11	0 %	8,01 €	Idem.
MAGNESIE SAN PELLEGRINO ANISEE 90 %	Magnésium hydroxyde	11	0 %	3,66 €	Idem.
MAGNESIE SAN PELLEGRINO SANS ANIS 90 %	Magnésium hydroxyde	11	0 %	7,47 €	Idem.
MEDIFLOR N° 7 Constipation	Phytothérapie : Séné	9	0 %	6,42 €	Idem.
MICROLAX Adulte	Laurylsulfate, …	8	0 %	4,27 €	N'utiliser que de manière très occasionnelle car désensibilise progressivement le rectum et risque d'entraîner une constipation définitive.
MICROLAX Adulte	Laurylsulfate, …	8	0 %	7,93 €	Idem.
MODANE	Phytothérapie : Séné, …	7	0 %	2,09 €	Utilisez de préférence les laxatifs doux, aussi efficaces et beaucoup mieux tolérés.
MUCINUM à l'extrait de CASCARA	Phytothérapie : Cascara, …	8	0 %	4,57 €	Idem.
NORGALAX gel rectal	Docusate sodique, …	8	0 %	4,11 €	À éviter en automédication. Les micro-lavements irritants font progressivement perdre toute sensibilité au rectum et risquent d'installer une constipation définitive.
OLIVALAX capsule	Phytothérapie : Séné, …	7	0 %	6,51 €	Utilisez de préférence les laxatifs doux, aussi efficaces et beaucoup mieux tolérés.
PERISTALTINE 100 mg	Phytothérapie : Cascara	7	0 %	2,28 €	Idem.
PETITES PILULES CARTERS	Barbaloïne	7	0 %	3,35 €	Idem.
PURSENNIDE 20 mg	Séné	9	0 %	4,67 €	Idem.
RECTOPANBILINE Adulte suppositoire	Glycérol, …	5	0 %	3,35 €	À éviter car risque de diminution de la sensibilité du rectum et installation d'une constipation définitive.
RECTOPANBILINE gel rectal	Glycérol, …	5	0 %	3,35 €	Ce laxatif agit en irritant le rectum, ce qui lui fait perdre progressivement toute sensibilité et installe une constipation chronique.
ROCGEL	Magnésium hydroxyde	11	15 %	4,37 €	Utilisez de préférence les laxatifs doux, aussi efficaces et beaucoup mieux tolérés.
SANTANE C6	Phytothérapie : Séné, …	8	0 %	4,72 €	Changement de composition. La disparition de la composition de l'écorce de bourdaine nous paraît bienvenue.

SENOKOT	Phytothérapie : Séné	9	0 %	10,83 €	Utilisez de préférence les laxatifs doux, aussi efficaces et beaucoup mieux tolérés.
SENOKOT	Phytothérapie : Séné	9	0 %	2,89 €	Idem.
SPEVIN	Phytothérapie : Cascara, …	8	0 %	4,18 €	Idem.
SUPPOSITOIRE GLYCERINE CENTRAPHARM Adulte	Glycérol	7	0 %	4,16 €	Idem.
SUPPOSITOIRE GLYCERINE CENTRAPHARM Adulte	Glycérol	7	0 %	2,60 €	Idem.
SUPPOSITOIRE GLYCERINE CENTRAPHARM Adulte	Glycérol	7	0 %	2,29 €	Idem.
SUPPOSITOIRE GLYCERINE CENTRAPHARM Adulte	Glycérol	7	0 %	2,74 €	Idem.
SUPPOSITOIRE GLYCERINE CENTRAPHARM Adulte	Glycérol	7	0 %	6,70 €	Idem.
SUPPOSITOIRE GLYCERINE CENTRAPHARM Enfant	Glycérol	7	0 %	3,57 €	Idem.
SUPPOSITOIRE GLYCERINE GIFRER Adulte	Glycérol	7	0 %	2,45 €	Idem.
SUPPOSITOIRE GLYCERINE GIFRER Adulte	Glycérol	7	0 %	2,39 €	Idem.
SUPPOSITOIRE GLYCERINE GIFRER Adulte	Glycérol	7	0 %	3,77 €	Idem.
SUPPOSITOIRE GLYCERINE MONOT Adulte	Glycérol	7	0 %	2,69 €	Idem.
SUPPOSITOIRE GLYCERINE MONOT Adulte	Glycérol	7	0 %	6,64 €	Idem.
SUPPOSITOIRE GLYCERINE MONOT Adulte	Glycérol	7	0 %	4,15 €	Idem.
SUPPOSITOIRE GLYCERINE MONOT Adulte	Glycérol	7	0 %	2,32 €	Idem.
SUPPOSITOIRE GLYCERINE SARBACH Adulte	Glycérol	7	0 %	4,56 €	Idem.
SUPPOSITOIRE GLYCERINE SARBACH Adulte	Glycérol	7	0 %	8,36 €	Idem.
TAMARINE	Phytothérapie : Séné, …	8	0 %	3,05 €	Le tamarin est un laxatif doux. Malheureusement Tamarine contient du séné, qui est un laxatif irritant.
TISANE BORKOU	Phytothérapie : Bourdaine	8	0 %	5,03 €	Idem.
TISANE DES FAMILLES	Phytothérapie : Séné, …	8	0 %	4,57 €	Changement de composition mais toujours aussi inefficace.
TISANE FRANKLIN	Phytothérapie : Séné, …	6	0 %	4,72 €	Changement de composition. Passage de certains principes actifs comme excipients.

TISANE GARFIELD	Phytothérapie : Séné, …	7	0 %	4,11 €	Une composition faite par tirage au sort dans l'arrière-boutique d'un pharmacien ignare.
TISANE PROVENCALE N° 1	Phytothérapie : Séné, …	8	0 %	5,03 €	Utilisez de préférence les laxatifs doux, aussi efficaces et beaucoup mieux tolérés.
TISANE SAINT-URBAIN	Phytothérapie : Séné, …	8	0 %	4,11 €	Idem.
TONILAX	Phytothérapie : Aloès, …	7	0 %	4,50 €	Idem.
VULCASE 9 mg	Phytothérapie : Aloès, …	8	0 %	5,13 €	Idem.
YERBALAXA	Phytothérapie : Séné, …	7	0 %	1,52 €	Idem.

NOS MÉDICAMENTS FAVORIS

MACROGOL 4000 MYLAN 10 g Poudre pour solution buvable en sachet-dose

Note : 16/20 **Prix :** 3,38 € **Remb SS :** 35 %

Classe thérapeutique : Laxatif doux (osmotique).

Indications : Constipation rebelle aux règles hygiéno-diététiques habituelles.

Contre-indications générales : Douleurs dans le ventre de cause non déterminée ◆ Allergie à l'un des constituants du produit ◆ Maladies inflammatoires intestinales ◆ Obstruction du tube digestif ◆ Douleurs abdominales de cause indéterminée ◆ Enfant de moins de 8 ans.

Prudence générale : Grossesse ◆ À prendre au moins 2 heures avant ou après d'autres médicaments.

Posologie : La posologie est de 1 à 2 sachets-doses par jour, à prendre de préférence en une seule prise, le matin. Le contenu de chaque sachet-dose doit être dissous dans un verre d'eau juste avant d'être administré. L'effet de MACROGOL se manifeste dans les 24 à 48 heures suivant son administration.

Incidents : Nausées ◆ Douleurs dans le ventre ◆ Diarrhée.

Arrêt du médicament si : La constipation persiste ◆ Éruptions de la peau.

Composition : par sachet-dose : Macrogol 4000 10 g. Excipients : Saccharine sodique ; orange-pamplemousse arôme (orange essence, pamplemousse essence, jus concentré d'orange, citral, acétaldéhyde, linalol, butyrate d'éthyle, alphaterpinéol octanal, bêta gamma hexénol, maltodextrine, gomme arabique, sorbitol).

Présentation : 20 sachets **Laboratoire :** Mylan

LACTULOSE SANDOZ Solution buvable 66,5 %

Note : 15/20 **Prix :** 2,37 € **Remb SS :** 35 %

Classe thérapeutique : Laxatif doux (osmotique)

Indications : Constipation rebelle aux thérapeutiques hygiéno-diététiques habituelles.

Contre-indications générales : Intolérance au galactose ◆ Allergie à l'un des constituants du produit ◆ Enfant de moins de 7 ans ◆ Syndrome subocclusif ◆ Colopathies organiques inflammatoires (rectocolite ulcéreuse, maladie de Crohn, etc.).

Prudence générale : Grossesse ◆ Malgré son goût sucré, ce produit ne contient pas de sucre et peut être prescrit aux diabétiques ◆ Traitement prolongé.

Posologie : Enfant de 7 à 14 ans : traitement d'attaque : 1 graduation de 15 ml par jour ; traitement d'entretien : 1 graduation de 10 ml par jour. Adulte : traitement d'attaque : 1 à 3 graduations de 15 ml par jour ; traitement d'entretien : 1 graduation de 10 ml à 1 graduation de 25 ml par jour. Si une diarrhée se manifeste, diminuer la posologie.

Incidents : Douleur anale ◆ Démangeaisons (urticaire) ◆ Diarrhée (diminuer la dose de 1 cuillerée à soupe) ou interrompre momentanément le traitement ◆ Ballonnements prévenus par un apport d'eau suffisant.

Arrêt du médicament si : La constipation persiste.

Composition : soluté par cuillerée à soupe (15 ml) : Lactulose 10 g. Excipients : Potassium sorbate ; pomme arôme ; (éthanol, acétate d'éthyle, acétate d'isobutyle, butyrate d'éthyle, vanilline) ; potassium.

Présentation : Flacon : 200 ml **Laboratoire :** Sandoz

NORMACOL 62 g/100 g

Note : 14/20 **Prix :** 5,42 € **Remb SS :** 15 %

Classe thérapeutique : Laxatif doux (de lest)

Indications : Constipation rebelle aux thérapeutiques hygiéno-diététiques habituelles.

Contre-indications générales : Obstacle digestif ◆ Allergie à l'un des constituants du produit ◆ Douleurs abdominales de cause indéterminée ◆ Enfant de moins de 6 ans ◆ Bouchon de selles (fécalome).

Posologie : Réservé à l'adulte et à l'enfant de plus de 6 ans. 2 à 4 sachets par jour à prendre de préférence après les repas.

Incidents : Ballonnements prévenus par un apport d'eau suffisant.

Arrêt du médicament si : Amaigrissement ◆ Sang dans les selles ◆ Selles noires ◆ La constipation persiste.

Composition : par sachet : Gomme de sterculia 6,2 g. Excipients (communs) : Bicarbonate de sodium ; talc ; dioxyde de titane ; paraffine solide ; saccharose (1,15 g/cuillère-mesure ; 2,4 g/sachet). Arôme : Vanilline.

Présentation : 30 sachets de granulés enrobés **Laboratoire :** Norgine Pharma

TRANSILANE

Note : 14/20 **Prix :** 3,30 € **Remb SS :** 35 %

Classe thérapeutique : Laxatif doux (de lest).

Indications : Constipation rebelle aux thérapeutiques hygiéno-diététiques habituelles.

Contre-indications générales : Allergie à l'un des constituants du produit ◆ Obstacle digestif ◆ Syndrome subocclusif ◆ Maladie inflammatoire du côlon ◆ Bouchon de selles (fécalome).

Prudence générale : Sujet âgé ◆ Usage prolongé ou répété ◆ Dilatation anormale du gros intestin (mégacôlon).

Posologie : 1 sachet matin et soir, avant les repas. Verser la poudre dans un verre et remplir d'eau. Agiter et boire immédiatement.

Incidents : Ballonnements prévenus par un apport d'eau suffisant.

Arrêt du médicament si : Amaigrissement ◆ Sang dans les selles ◆ Selles noires ◆ La constipation persiste.

Composition : pour 100 g : Psyllium 40,231 g. Excipients : Carbonate monopotassique ; acide citrique monohydraté ; saccharine sodique ; saccharose, arôme citron.

Présentation : 20 sachets **Laboratoire :** INNOTECH International

HUILE DE PARAFFINE GILBERT

Note : 12/20 **Prix :** 3,41 € **Remb SS :** 0 %

Classe thérapeutique : Laxatif doux (lubrifiant).

Indications : Constipation rebelle aux thérapeutiques hygiéno-diététiques habituelles.

Contre-indications générales : Allergie à l'un des constituants du produit ◆ Enfant de moins de 6 ans.

Prudence générale : Ne pas l'administrer au sujet âgé au moment du coucher ◆ Vous êtes déjà traité par des anticoagulants ◆ L'utilisation ininterrompue peut provoquer une carence en certaines vitamines (A, D, E, K).

Posologie : Adulte : 1 à 3 cuillerées à soupe par jour. Enfant de plus de 6 ans : 1 à 3 cuillerées à café par jour.

Incidents : Suintements par l'anus ◆ L'utilisation prolongée peut provoquer des carences en certaines vitamines (A, D, E, K) ◆ Irritation de l'anus.

Arrêt du médicament si : La constipation persiste.

Composition : pour 100 ml : Paraffine liquide 100 ml.

Présentation : Flacon de 250 ml **Laboratoire :** Gilbert

EDUCTYL Adulte suppositoire

Note : 12/20 **Prix :** 2,17 € **Remb SS :** 15 %

Classe thérapeutique : Laxatif par voie rectale.

Indications : Constipation rebelle aux thérapeutiques hygiéno-diététiques habituelles, laxatif administré par voie rectale.

Contre-indications générales : Allergie à l'un des constituants du produit ◆ Enfant de moins de 15 ans ◆ Hémorroïdes ◆ Fissures anales ◆ Antécédent de rectocolite hémorragique ◆ Usage prolongé ou répété.

Posologie : 1 suppositoire quelques minutes avant le moment choisi pour aller à la selle.

Arrêt du médicament si : La constipation persiste.

Composition : suppositoire adulte : Bitartrate de potassium 1,15 g ; bicarbonate de sodium 0,70 g. Excipients : Aspartam ; cholestérol ; acide lactique ; huile de bixine ; huiles essentielles de mandarine, de citron et d'orange douce.

Présentation : 12 suppositoires **Laboratoire :** Techni-Pharma

Contraception

L'invention de la pilule en 1955 aux États-Unis a bouleversé la contraception féminine jusque-là basée sur des méthodes pas toujours fiables. En France, la pilule est de loin le contraceptif le plus utilisé (60 % des contraceptifs). Elle n'est délivrée que sur ordonnance.
En dehors du stérilet, délivré lui aussi sur ordonnance, il existe cependant plusieurs moyens de contraception disponibles sans ordonnance. Même s'ils sont moins fiables et parfois d'utilisation contraignante, ils offrent une bonne alternative à la pilule.

CE QU'IL FAUT SAVOIR

Plusieurs types de contraceptifs locaux sont disponibles en vente libre.

♀ Les contraceptifs locaux féminins

Pour qui ?
- Celles pour lesquelles la pilule est contre-indiquée (femmes qui allaitent par exemple).
- Celles qui sont opposées à la prise régulière de médicaments.
- Celles qui ne supportent pas le stérilet.

Le pourcentage d'échec est faible si les conditions d'utilisation sont SCRUPULEUSEMENT respectées et si les deux types de contraceptifs locaux sont associés.

▸ Les diaphragmes et les capes
Ce sont des capuches en caoutchouc que l'on met au fond du vagin afin de recouvrir le col de l'utérus avant le rapport sexuel.
Pour les utiliser convenablement, demandez l'avis de votre gynécologue, qui vous aidera dans le choix et les modalités de mise en place. Une fois placés correctement, ils bloquent l'entrée des spermatozoïdes. Pour un maximum d'efficacité, utilisez ce contraceptif en association aux spermicides. À garder 8 heures après un rapport.

▸ Les spermicides (crèmes, ovules, éponges)
Placés au fond du vagin avant un rapport, ils tuent les spermatozoïdes et ont même un rôle antiseptique. Renouvelez la dose de spermicides après chaque rapport et gardez le produit 8 heures après le dernier rapport.
Consultez au préalable votre médecin qui vous aidera à bien savoir utiliser ces produits.
Attention ! Ne vous lavez pas avec une lotion vaginale savonneuse avant ou après les rapports : les savons, même à l'état de traces, font perdre l'activité du spermicide.

♂ Les préservatifs masculins ou « capotes anglaises »[1]

C'est la seule PRÉVENTION EFFICACE CONTRE LE SIDA.
Avant toute pénétration, il faut placer le préservatif sans le dérouler à l'extrémité de la verge en érection, le bourrelet à l'extérieur, puis le dérouler jusqu'à la base de la verge. Une lubrification du préservatif avec un lubrifiant hydrosoluble tel que PHARMATEX® Lubrifiant doit être effectuée surtout lors des rapports anaux. Dans ce cas, utiliser des préservatifs d'épaisseur plus importante (100 microns), type Duo Gris, Duo Noir.
Après l'éjaculation, pour empêcher le sperme de pénétrer dans le vagin, il faut se retirer avant la fin de l'érection. On doit s'assurer de la bonne étanchéité en maintenant le bourrelet du préservatif avec les doigts.
Le préservatif ne sert qu'une fois. Il faut en mettre un nouveau à chaque rapport. Très résistant bien qu'en caoutchouc très fin, il n'aime cependant pas les ongles trop longs... Bien utilisé, il est efficace et protège des maladies vénériennes.
Attention ! N'achetez que ceux aux normes NF[2].

LES INTERDITS

▶ Mesdames, mesdemoiselles

- Ne choisissez pas un moyen de contraception sans avoir consulté auparavant votre médecin ou une personne du planning familial.
- Ne continuez pas à utiliser un contraceptif local si vous avez des irritations ou des signes d'allergie qui semblent être liés à ce contraceptif.

LES BONNES PRATIQUES

▶ Mesdames et mesdemoiselles

- Même si vous choisissez un contraceptif local, consultez votre médecin qui vous montrera comment bien l'utiliser.
- Si vous avez un doute sur l'efficacité d'un contraceptif lors de votre dernier rapport, n'attendez pas ! Procurez-vous la pilule du lendemain *(voir Pilule du lendemain)*.

Attention ! Soyez vigilant lors de vos premières rencontres ou d'une rencontre passagère : protégez TOUJOURS vos rapports avec un préservatif. Le virus du SIDA est présent dans toutes les sociétés et dans le monde entier et se transmet lors des rapports non protégés.

---

1 D'après un texte du Comité français d'éducation pour la santé.

2 La norme NF est une norme collective de certification, qui garantit la qualité et la sécurité du produit.

CONTRACEPTIF LOCAL

NOM DE MARQUE	SUBSTANCE	NOTE /20	REMB. SS	PRIX	AVIS
ALPAGELLE 0,9 %	Chlorure de miristalkonium	12	0 %	7,78 €	
ALPAGELLE 0,9 %	Chlorure de miristalkonium	12	0 %	8,23 €	
ALPAGELLE 0,9 %	Chlorure de miristalkonium	12	0 %	8,39 €	
PHARMATEX 1,2 % crème vaginale	Benzalkonium chlorure	12	0 %	6,95 €	
PHARMATEX 18,9 mg capsule vaginale	Benzalkonium chlorure	12	0 %	10,90 €	
PHARMATEX 18,9 mg mini-ovule	Benzalkonium chlorure	12	0 %	13,95 €	
PHARMATEX 18,9 mg ovule	Benzalkonium chlorure	12	0 %	14,00 €	
PHARMATEX crème vaginale 1,2 %	Benzalkonium chlorure	12	0 %	7,47 €	
PHARMATEX crème vaginale 54 mg	Benzalkonium chlorure	12	0 %	6,55 €	
PHARMATEX ovule	Benzalkonium chlorure	12	0 %	7,47 €	
PHARMATEX tampon vaginal 60 mg	Benzalkonium chlorure	12	0 %	10,83 €	
PHARMATEX capsule vaginale	Benzalkonium chlorure	12	%		
PHARMATEX mini-ovule	Benzalkonium chlorure	12	0 %	7,47 €	

NOTRE MÉDICAMENT FAVORI

PHARMATEX Crème vaginale 54 mg

Note : 12/20 **Prix :** 6,55 € **Remb SS :** 0 %

Classe thérapeutique : Contraceptif local.

Indications : Contraception locale.

Contre-indications générales : Allergie à l'un des constituants du produit ◆ Allergie au benzalkonium et aux autres antiseptiques de la famille des ammoniums quaternaires ou autres composants du produit ◆ Survenue ou aggravation d'une lésion génitale.

Posologie : Ôter l'emballage de protection et introduire la canule de l'unidose, débarrassée de son bouchon, aussi profondément que possible dans la cavité vaginale, puis presser les parois pour expulser le contenu. L'application est facilitée par la position allongée. En cas de rapports itératifs, mettre en place une seconde unidose. La protection est immédiate et dure 10 heures au moins. Immédiatement après les rapports, seule une toilette externe, à l'eau pure, est possible.

Incidents : Irritations ◆ Démangeaisons (urticaire).

Arrêt du médicament si : Réactions allergiques.

Composition : par tube : Benzalkonium chlorure 54 mg. Excipients : Acide borique ; stéarates de macrogol 300 et 1500 et d'éthylène-glycol ; hydrogénophosphate de sodium dodécahydraté ; huile essentielle de lavande ; eau purifiée.

Présentation : 6 récipients unidoses ◆ **Laboratoire :** INNOTECH International

Cors, durillons et œils-de-perdrix

Cors, durillons et œils-de-perdrix affectent principalement nos pieds. Ils peuvent être très douloureux et gêner la marche. Même si ce sont des lésions généralement mineures, soignez-les pour votre confort !

CE QU'IL FAUT SAVOIR

Les cors se situent sur le dessus des articulations des orteils, les œils-de-perdrix entre les orteils, les durillons sous la plante des pieds.

LES CAUSES

Sous l'effet de frottements divers dus à des chaussures peu appropriées ou des déformations du pied, des couches de peau morte se sont formées, s'épaississant et engendrant des callosités plus ou moins importantes.

LES INTERDITS

⚠ Pas d'automédication mais consultez votre médecin si :
- Ces lésions changent d'aspect, saignent, s'irritent.
- Vous souffrez de diabète, de troubles de la circulation, d'artérite.

LES BONNES PRATIQUES

- Éliminez les cals en faisant tremper vos pieds dans un bain d'eau chaude savonneuse quelques minutes puis en les frottant avec une pierre ponce aux endroits épaissis. Hydratez-les ensuite soigneusement.
- Si vos cals sont trop durs, allez chez un vrai pédicure (et pas un esthéticien du pied) qui vous enlèvera ces formations à l'aide d'une petite lame.
- Consultez un spécialiste des pieds (podologue) qui vous prescrira, si c'est nécessaire, des semelles orthopédiques ou parlez-en à votre médecin.
- Pour éviter les récidives, ne portez pas de chaussures à bouts pointus, trop étroites, ou à talons trop hauts.
- Choisissez des chaussures confortables, réalisées dans des matières souples.

LES MÉDICAMENTS

Le traitement le plus efficace est à base d'acide salicylique et se présente sous forme de solution ou de pansement coricide. Celui-ci va éliminer la kératine, la peau morte qui à force d'épaissir provoque cors, durillons et œils-de-perdrix.

Attention ! Ce traitement est contre-indiqué en cas de diabète, d'artérite ou d'allergie à l'aspirine et aux dérivés salicylés.
Le pansement coricide peut irriter une peau saine : appliquez-le uniquement sur la partie à traiter.

ANTI-CORS – ANTI-DURILLONS

NOM DE MARQUE	SUBSTANCE	NOTE /20	REMB. SS	PRIX	AVIS
CORICIDE LE DIABLE solution	Acide salicylique	12	0 %	5,58 €	
FEUILLE DE SAULE 40 g/100 g	Acide salicylique	12	0 %	9,00 €	
FEUILLE DE SAULE CORICIDE VERRUE 10 g/100 g	Acide salicylique	12	0 %	5,00 €	
FEUILLE DE SAULE DURILLON	Acide salicylique	12	0 %	4,90 €	
FEUILLE DE SAULE TOUT PRET CORICIDES	Acide salicylique	12	0 %	4,90 €	
KERAFILM	Acide salicylique	12	0 %	8,80 €	
POMMADE M.O. COCHON	Acide salicylique	12	0 %	4,02 €	
SANITOS	Acide salicylique	12	0 %	7,08 €	
TRICOSTERIL CORIPEL CORS	Acide salicylique	12	0 %	3,66 €	
TRICOSTERIL CORIPEL DURILLONS	Acide salicylique	12	0 %	3,66 €	
URGO-COR	Acide salicylique	12	0 %	3,35 €	

NOTRE MÉDICAMENT FAVORI

TRICOSTERIL CORIPEL CORS

Note : 12/20 **Prix :** 3,66 € **Remb SS :** 0 %

Classe thérapeutique : Anti-cors ◆ Anti-durillons.

Indications : Traitement local des cors ◆ Durillons.

Contre-indications générales : Diabète ◆ Allergie à l'un des constituants du produit ◆ Petites plaies ◆ Ne pas appliquer sur les muqueuses ◆ Aux anti-inflammatoires non stéroïdiens (AINS) ◆ Lésions des nerfs périphériques (polynévrites).

Prudence générale : Grossesse ◆ Ne pas appliquer sur de grandes surfaces ◆ Ne pas appliquer sur peau saine ◆ Allaitement.

Posologie : Après un bain chaud, sécher et appliquer la bandelette pendant 48 heures. À renouveler.

Incidents : Sensation de brûlure ◆ Irritations locales.

Arrêt du médicament si : La lésion ne guérit pas ou se met à saigner ◆ Gonflement du visage et du cou associé à une gêne respiratoire (œdème de Quincke) ◆ Allergie de la peau ◆ Éruptions de la peau avec démangeaisons.

Composition : par bandelette : Acide salicylique 0,028 g.

Présentation : Boîte de 12 coricides cors **Laboratoire :** Polivé SNC

Coup de chaleur ou insolation (adultes/enfants)

C'est l'été, il fait chaud et vous courez sous un soleil de plomb. Soudain, vous êtes pris d'un malaise. Vous avez des vertiges, des nausées, vous avez mal à la tête et êtes incapable de continuer. Vous êtes sans doute victime d'un coup de chaleur. Un problème qui peut devenir grave si vous ne prenez pas rapidement les bonnes mesures.

Attention ! Un coup de chaleur peut s'avérer FATAL chez un nourrisson ou une personne âgée.

CE QU'IL FAUT SAVOIR

La température de notre organisme est réglée aux environs de 37 °C grâce à un thermostat situé dans le cerveau. Ce thermostat donne des ordres à différents systèmes (vaisseaux sanguins, glandes de la sueur, etc.) qui permettent à la température interne de rester stable même si la température ambiante varie. Un contexte particulier peut rompre cet équilibre.

LES CAUSES

La fonction de thermostat peut se dérégler dans des circonstances extrêmes : grosse chaleur humide (+ de 30 °C), exposition solaire prolongée, activités physiques sans apport hydrique, stationnement dans une voiture fermée en pleine chaleur.
La température du corps n'est alors plus sous contrôle, elle s'élève pour dépasser les 40 °C provoquant un coup de chaleur.
Plusieurs classes de médicaments, en particulier les antiallergiques (antihistaminiques H_1), certains neuroleptiques (phénothiazines), antidépresseurs (tricycliques) et médicaments du cœur (antihypertenseurs et antiangoreux) peuvent favoriser ce type d'accident.

LES INTERDITS

⚠⚠⚠ Pas d'automédication mais appelez le SAMU (15 ou 112) ou les pompiers (18) si :
- La personne a une température supérieure à 40 °C.
- Elle est prise de convulsions, elle délire, son pouls est très rapide, elle a des vertiges, sa respiration s'est accélérée.
- Elle a des crampes musculaires prolongées.
- Elle a des nausées, elle vomit, elle est prise de diarrhées.
- Elle a perdu connaissance.

▶ En attendant l'arrivée des secours
- Allongez la personne à l'ombre, dans un endroit frais, déshabillez-la et rafraîchissez-la en lui passant un linge humide sur le visage et sur le corps.
- Si elle est consciente, faites-lui boire de l'eau fraîche à petites gorgées pour lutter contre la déshydratation.
- Si elle est inconsciente et respire normalement, mettez-la en position latérale de sécurité.
- Ne plongez jamais une personne victime d'un coup de chaleur dans un bain d'eau froide. Ne l'aspergez pas d'eau glacée, car la différence de température pourrait provoquer un choc thermique très grave.
- Ne donnez pas de médicaments, y compris du paracétamol, de l'ibuprofène ou de l'aspirine, à une personne victime d'un coup de chaleur.

LES BONNES PRATIQUES

▶ En prévention
- Évitez l'exposition prolongée au soleil, surtout si le climat est humide.
- Ne faites pas d'effort violent et prolongé en pleine chaleur.
- Buvez (et faites boire) de l'eau fraîche fréquemment quand il fait chaud, même si vous n'avez pas soif.
- Bannissez les boissons alcoolisées.
- En cas d'activité physique (excursion, sport), évitez les heures chaudes de la journée, emportez toujours une bouteille d'eau, buvez (et faites boire) très régulièrement.
- En été, fermez volets, rideaux, fenêtres pour garder un intérieur tempéré.
- Ne laissez jamais une personne âgée ou un enfant (même 1 minute) dans une voiture en pleine chaleur *(voir En savoir plus)*.

▶ Si vous êtes victime d'un coup de chaleur sans gravité
- Allongez-vous dans un endroit frais et aéré.
- Rafraîchissez-vous le visage avec un linge humide et frais.
- Buvez de l'eau fraîche à petites gorgées, mais non glacée.

Attention ! Si la victime est une personne fragile (bébé, enfant en bas âge, personne âgée), une fois toutes ces mesures prises, appelez votre médecin.

LES MÉDICAMENTS

Il n'existe pas de médicaments vendus sans ordonnance pour traiter ce type de problème.

EN SAVOIR PLUS

Coup de chaleur et jeunes enfants

- Ne laissez JAMAIS sans surveillance – même 1 minute – un nourrisson ou un jeune enfant dans une voiture à l'arrêt en pleine chaleur, même si la voiture est à l'ombre.
- Évitez les trajets en voiture aux heures les plus chaudes.
- En voyage, en promenade, à la plage, emportez biberon et bouteilles d'eau et faites boire les enfants très régulièrement.
- Pas de plage entre 12 heures et 16 heures.
- Pas de jeux trop violents aux heures chaudes.
- Habillez-les légèrement avec des couleurs claires.

Coup de soleil ou érythème solaire (adultes/enfants)

Vous avez fait une bonne sieste au soleil, sans réelle protection. Vous êtes maintenant rouge pivoine, votre peau chauffe et vous tiraille. C'est un coup de soleil !

CE QU'IL FAUT SAVOIR

Un coup de soleil ou érythème actinique est une brûlure plus ou moins intense de la peau et lui occasionne TOUJOURS des dommages. Dès l'enfance, il faut apprendre à se protéger efficacement du soleil.

LES CAUSES

Les responsables des coups de soleil sont les ultra-violets de type B (UVB) : ils provoquent des brûlures du 1er degré (rougeur de la peau, ou plus exactement de l'épiderme, plus ou moins douloureuse) qui disparaissent en quelques jours : la peau se met alors à peler. Mais si des cloques se forment, petites poches remplies de liquide, la brûlure est du 2e degré superficiel. Votre peau est alors vraiment douloureuse et demande de véritables soins.
Outre des brûlures, les rayons ultra-violets de type A (UVA) favorisent le vieillissement prématuré de la peau et les troubles de la pigmentation (taches brunes). Ils sont aussi responsables des cancers de la peau, en particulier des mélanomes.

LES INTERDITS

⚠⚠⚠ Pas d'automédication mais consultez votre médecin de toute urgence ou le SAMU (15 ou 112) si le coup de soleil est associé à un coup de chaleur *(voir Coup de chaleur ou insolation)* : aggravation de l'état général (délire, pouls accéléré, chute de tension...), fièvre, maux de tête, nausées, diarrhées. Soyez particulièrement vigilant si la victime est un enfant en bas âge ou une personne âgée.

⚠⚠ Pas d'automédication mais consultez votre médecin sans attendre si vous estimez que les coups de soleil sont exagérément importants par rapport à la durée de l'exposition.

⚠⚠ Ne prolongez pas un traitement en automédication mais consultez votre médecin dans les 48 heures si l'état de la peau s'aggrave (cloques), s'il y a une infection de la peau (les cloques sont percées) et si les symptômes du coup de soleil (rougeur, douleur) persistent.

N'appliquez jamais de corps gras (huile, beurre, graisse à traire) ni dentifrice (!), ni alcool, ni eau de Cologne, ni eau oxygénée, ni anesthésique local, ni antiallergique, ni antiseptique colorant (type éosine ou merbromine) sur des coups de soleil.

LES BONNES PRATIQUES

▶ En prévention

Répétons-le, l'abus de soleil est mauvais pour la peau. Un seul impératif : protégez-vous du soleil, vous et votre entourage.

▶ Règles élémentaires de protection

- Évitez de vous exposer au soleil, l'été, entre 11 heures et 16 heures (même par temps couvert).
- Apprivoisez votre peau au soleil en débutant par des expositions de courte durée (15 minutes). C'est une précaution indispensable pour les peaux claires et les enfants !
- Protégez votre peau en y appliquant **très généreusement** une crème solaire d'indice élevé (+ de 30) adaptée à votre type de peau (peaux claires et enfants : indice 50), avec une protection UVA + UVB.
- Remettez-en très souvent, au minimum toutes les 2 heures ou après vous être baigné. Sachez toutefois que même une crème d'indice élevé n'est pas un bouclier anti-soleil, ce qui explique que le nombre de cancers de la peau double tous les 10 ans malgré le développement des produits solaires. La seule véritable protection consiste à porter un vêtement ou à rester à l'ombre.
- Méfiez-vous du soleil en mer, sur le sable ou sur la neige. La réverbération amplifie le rayonnement du soleil. Enduisez-vous de crème à indice élevé (+ de 30) même si vous êtes déjà bronzé et portez une visière, une casquette ou un chapeau, des lunettes de soleil de qualité, une chemisette.
- Couvrez-vous quand vous faites une activité au soleil (jardinage, sport) : chapeau à bords larges, chemise en coton à manches longues, gants, lunettes.

Attention DANGER ! Ne mettez jamais un enfant de moins de 3 ans au soleil, même pendant 5 minutes !

▶ Mises en garde pour éviter les mauvaises surprises

• Méfiez-vous des parfums ou des produits parfumés si vous êtes au soleil. Ils peuvent provoquer des allergies (lucite, phototoxicité ou photo-allergie). C'est le cas des lotions à l'essence de bergamote, de la lavande, des colorants de rouges à lèvres, du vernis à ongles, voire de quelques crèmes solaires !
• Attention à certains végétaux (céleri, fanes de carotte, fenouil, aneth, cerfeuil sauvage, persil, citron vert, artichaut, bergamote) ou à certaines fleurs (bouton-d'or, géranium, liseron des champs, primevère) qui sensibilisent la peau au soleil. Lavez-vous les mains soigneusement si vous en avez touchés.
• Ne vous étendez pas directement sur l'herbe au soleil, mais toujours sur une serviette ou un drap, sous peine de vous retrouver avec le dessin des herbes sur votre dos !
• Vérifiez que vos traitements médicaux ne sont pas incompatibles avec le soleil *(voir Médicaments et soleil)*.
• Veillez à ce que vos adolescents qui souffrent d'acné se protègent très sérieusement. Même si l'été l'acné a l'air de s'estomper, l'abus de soleil risque de provoquer de fortes poussées à la rentrée.

▶ Après un coup de soleil

• Mettez-vous à l'ombre, évitez le soleil direct pendant 24 heures. Les jours suivants, protégez-vous avec un produit solaire à indice 50.
• Buvez en abondance afin de lutter contre la déshydratation.
• Pulvérisez de l'eau sur le coup de soleil, cela calmera la douleur.
• En cas de cloques, ne les percez pas mais protégez la peau avec une gaze stérile.
• Si vous avez mal, prenez du paracétamol (de préférence à l'aspirine) en respectant les doses (maximum 4 g/24 heures pour un adulte en bonne santé).

LES MÉDICAMENTS

Si votre coup de soleil est douloureux, vous pouvez utiliser des substances adoucissantes ou calmantes (dites « protecteurs cutanés ») sous forme de crème, pommade, lait.
Méfiez-vous cependant des formules renfermant les excipients suivants : **parabens ou hydroxybenzoate, propylène-glycol, lanoline, chlorocrésol, alcool cétostéarique, parfums**.
Choisissez des produits à base de vaseline, de glycérol ou d'oxyde de zinc, qui ne contiennent pas les excipients cités.
Dans le cas d'un coup de soleil sérieux (brûlure du 2e degré superficiel) et localisé, vous pouvez appliquer un dérivé de la cortisone en crème (hydrocortisone à 0,5 %). Mais ne l'utilisez pas plus de 3 jours.
Si votre coup de soleil ne s'améliore pas dans la semaine, consultez votre médecin.

EN SAVOIR PLUS

Attention ! Médicaments et soleil ne sont pas toujours compatibles

Certains médicaments peuvent provoquer des manifestations anormales de la peau :

- **La phototoxicité** est une réaction excessive de la peau au niveau des régions exposées au soleil. Elle peut se traduire en fonction de la durée de l'exposition par un banal coup de soleil, voire une brûlure du 2e degré superficiel.
- **La réaction allergique : la photoallergie.** Elle se déclenche après une deuxième exposition au soleil quelques jours après la première. Elle se manifeste même sur les parties du corps non exposées.

C'est le cas de certains médicaments appliqués localement : des antiseptiques colorés comme la merbromine (MERCUROCHROME®), l'éosine ou des traitements locaux anti-champignons, les crèmes antiallergiques (antihistaminiques comme la prométhazine, type PHÉNERGAN®), certains anti-acné à base de dérivés de la vitamine A, type ROACCUTANE®, ou de peroxyde de benzoyle (EFFACNÉ®, BENZAGEL®, PANNOGEL®...).

C'est aussi le cas de médicaments pris par la bouche : plusieurs antibiotiques comme les sulfamides, les tétracyclines (doxycycline, minocycline), certains antidiabétiques ou diurétiques, certains antiallergiques, certains antidépresseurs, certains neuroleptiques, certains anti-champignons, certains antiseptiques urinaires, certains médicaments du cœur, certains anticoagulants, certaines pilules contraceptives.

Si vous êtes sous traitement médical, avant de partir au soleil, demandez conseil à votre médecin ou à votre pharmacien et lisez TOUJOURS attentivement les notices des médicaments.

CALMANT DE LA PEAU

NOM DE MARQUE	SUBSTANCE	NOTE /20	REMB. SS	PRIX	AVIS
A 313 pommade	Vitamine A	8	0 %	5,65 €	
AGATHOL baume	Oxyde de zinc, …	4	0 %	4,55 €	Mis sur le marché en 1927. À éviter. Ce produit est très allergisant du fait de la présence de baume du Pérou.
AVIBON pommade	Vitamine A, …	8	0 %	6,25 €	
BAUME DES PYRENEES	Baume du Pérou	4	0 %	5,03 €	Ce n'est pas le Pérou mais c'est très allergisant.
BEPANTHEN 5 % crème	Dexpanthénol	10	0 %	9,07 €	
BEPANTHEN 5 % pommade	Dexpanthénol	10	0 %	5,20 €	
BEPANTHEN 5 % pommade	Dexpanthénol	10	0 %	8,57 €	

BIAFINE	Trolamine, …	11	0 %	8,10 €	Une fausse nouvelle formulation puisque seule la trolamine a été conservée comme principe actif. Les autres produits sont passés dans les excipients. Bravo pour la transparence !
BIAFINE	Trolamine, …	11	0 %	2,73 €	Idem.
BIAFINE	Trolamine, …	11	0 %	6,70 €	Idem.
BIAFINE	Trolamine, …	11	0 %		Idem.
BIAFINE	Trolamine, …	11	0 %		Idem.
BIAFINE	Trolamine, …	11	0 %	6,00 €	Idem.
BIAFINEACT émulsion pour application cutanée	Trolamine, …	11	0 %	7,80 €	Idem.
BIAFINEACT émulsion pour application cutanée	Trolamine, …	11	0 %	10,30 €	Idem.
BIOGAZE	Niaouli, …	5	0 %	4,72 €	Malgré une révision de la composition en 1997, association de produits dépassés.
BIOXYOL	Oxyde de zinc, …	4	0 %	5,08 €	Mis sur le marché en 1927. Peut le quitter sans remords.
BRULEX	Oxyde de zinc, …	2	0 %	4,42 €	Mis sur le marché en 1939. L'antipyrine et le baume du Pérou sont des produits dépassés et allergisants.
CAMPHRICE DU CANADA 4 %	Camphre racémique	10	0 %	5,18 €	
CICADERMA	Homéopathie	8	0 %	5,18 €	
CICATRYL	Chlorocrésol, …	5	0 %	5,18 €	Association de produits dépassés.
CREME DE DALIBOUR COOPER	Oxyde de zinc, …	12	0 %	4,42 €	
DERMEOL	Bromure de dodéclonium, …	6	0 %	4,66 €	
DERMOCUIVRE	Oxyde de zinc, …	12	0 %	7,01 €	
DERMOCUIVRE	Oxyde de zinc, …	12	0 %	4,88 €	
DEXERYL	Glycérol, …	12	0 %	3,81 €	
DEXERYL	Glycérol, …	12	15 %	4,38 €	
FLETAGEX pommade	Huile de foie de morue, …	8	0 %	5,03 €	
GLYCERINE COOPER	Glycérine	11	0 %	4,50 €	
HOMEOPLASMINE	Homéopathie	4	0 %	3,35 €	L'acide borique est un antiseptique faible. Produit dépassé.
HOMEOPLASMINE	Homéopathie	4	0 %	4,72 €	Idem.

INOTYOL	Oxyde de zinc, …	5	0 %	6,60 €	Produit dépassé et allergisant avec de nombreux effets indésirables.
LAMIDERM 0,67 %	Trolamine, …	11	0 %	5,18 €	
LAMIDERM 0,67 %	Trolamine, …	11	0 %	6,52 €	
LAMIDERM 0,67 % émulsion pour application cutanée	Trolamine, …	10	0 %	5,45 €	
LELONG pommade	Baume du Pérou, …	2	0 %	5,03 €	Mis sur le marché en 1952. Depuis cette date le pharmacien responsable aurait peut-être pu retirer le baume du Pérou, substance très allergisante.
OXYPLASTINE	Oxyde de zinc, …	8	0 %	2,13 €	Mis sur le marché en 1936. Présence de lanoline dans l'excipient qui peut être responsable d'eczéma de contact.
OXYTHYOL	Oxyde de zinc, …	3	0 %	4,90 €	Mis en 1927 sur le marché. Il y a beaucoup mieux depuis.
PAPS	Soufre, …	4	0 %	2,13 €	Médicament dépassé.
PLASTENAN 5 % pommade	Acide acéxamique	11	0 %	5,33 €	
POMMADE AU CALENDULA LHF	Homéopathie	11	35 %	1,74 €	
POMMADE AU CALENDULA par digestion	Homéopathie	11	35 %	1,74 €	
SENOPHILE	Oxyde de zinc, …	11	0 %	4,11 €	
TKC AU CALENDULA	Homéopathie	11	0 %	4,88 €	
TROLAMINE BIOGARAN 0,67 % émulsion pour application cutanée	Trolamine, …	10	0 %	5,90 €	
TROLAMINE BIOGARAN 0,67 % émulsion pour application cutanée	Trolamine, …	10	0 %	2,40 €	
VASELINE OFFICINALE COOPER	Vaseline	12	0 %	2,92 €	
VASELINE OFFICINALE COOPER	Vaseline	12	0 %	3,99 €	
VASELINE OFFICINALE COOPER	Vaseline	12	0 %	3,26 €	
VASELINE PURE CODEX pommade	Vaseline	12	0 %	7,30 €	
VASELINE STERILISEE COOPER	Vaseline	12	0 %	4,55 €	
VITA-DERMACIDE	Nicotinamide	5	0 %	4,57 €	Produit dépassé mis sur le marché en 1940.

ANTI-ALLERGIE AU SOLEIL

NOM DE MARQUE	SUBSTANCE	NOTE /20	REMB. SS	PRIX	AVIS
PABASUN 500 mg	Aminobenzoique acide	11	0 %	17,69 €	

NOTRE MÉDICAMENT FAVORI

DEXERYL

Note : 12/20 **Prix :** 3,81 € **Remb SS :** 0 %

Classe thérapeutique : Calmant de la peau.

Indications : Sécheresse et petites irritations de la peau.

Contre-indications générales : Allergie à l'un des constituants du produit ◆ Lésions infectées.

Posologie : Appliquer la crème en couche mince sur les zones à traiter 1 à 2 fois par jour, ou plus si nécessaire.

Arrêt du médicament si : Éruptions de la peau avec démangeaisons.

Composition : par tube de 50 g : Glycérol 7,5 g ; vaseline 4 g ; paraffine liquide 1 g. Excipients : Monostéarate de glycérol ; acide stéarique ; polydiméthylcylosiloxane ; huile de silicone ; macrogol 600, trolamine ; eau purifiée. Conservateur : Parahydroxybenzoate de propyle (E 216).

Présentation : Tube de crème dermique de 50 g **Laboratoire :** Pierre Fabre Médicament

Courbatures

Vous ne pouvez plus descendre un escalier tant vos cuisses vous font mal ? Vous avez sans doute trop forcé, il y a 24 heures, lors de votre randonnée et vous voilà victime de courbatures qui vous font grimacer à chaque mouvement !

CE QU'IL FAUT SAVOIR

Les courbatures sont des douleurs musculaires qui surviennent généralement après un effort physique prolongé.

LES CAUSES

Les courbatures sont dues à de petits épanchements de sang provoqués par la rupture de microvaisseaux, à des microtraumatismes répétés et à une accumulation de toxines dans le muscle. Les fibres musculaires sont parfois très légèrement lésées mais au bout de quelques jours de repos, la douleur a disparu et le muscle est à nouveau en bon état de marche.
Les courbatures n'ont parfois aucun lien avec l'exercice physique. Elles peuvent survenir lors d'une infection virale (grippe, hépatite, pneu-

monie...), d'une maladie rhumatismale ou, plus rarement, d'une maladie endocrinienne (de la thyroïde notamment). Elles sont classiques lors de la poussée de croissance chez un adolescent.
Certains médicaments, les hypocholestérolémiants surtout, type statine, simvastatine (ZOCOR®), atorvastatine (TAHOR®), ou les fibrates, type fénofibrate (LIPANTHYL®), peuvent provoquer des courbatures (et d'autres troubles musculaires).

LES INTERDITS

⚠⚠ Ne prolongez pas un traitement en automédication mais consultez votre médecin si :
• Vos courbatures persistent au-delà de 4 ou 5 jours.
• Vous avez de la fièvre (plus de 39 °C, depuis quelques jours).
• Vos articulations sont gonflées.
• Vous vous sentez très fatigué.

LES BONNES PRATIQUES

▸ En prévention
• Échauffez-vous correctement avant tout effort physique intense et sachez réduire votre effort si vos muscles ne suivent pas.
• Méfiez-vous des exercices dits « excentriques » (comme une descente à pied à bonne allure), générateurs de fortes courbatures.
• Buvez régulièrement, tout au long de vos efforts.
• Ne stoppez pas l'effort physique brutalement, mais prenez le temps d'étirer vos muscles en douceur ou marchez encore quelque temps après avoir couru. En maintenant la circulation sanguine à un niveau élevé, cela permettra à votre organisme d'éliminer plus facilement les substances toxiques produites par l'effort.

▸ En cas de courbatures dues à un effort physique
• Prenez un long bain chaud pour relâcher les muscles : c'est la meilleure solution (et la plus simple).
• Appliquez sur la zone courbaturée une bouillotte ou un pack thermique chaud-froid que vous aurez fait chauffer (au micro-ondes) ou un baume à effet révulsif (apportant une sensation de chaleur).
• Faites un sauna, suivi d'une douche froide si vous en avez la possibilité.
• En cas de douleur persistante, prenez un anti-douleur (paracétamol de préférence), en respectant les doses prescrites (4 g/24 heures au maximum).

LES MÉDICAMENTS

• Des anti-douleur à prendre par la bouche *(voir Douleur)*.
• Des crèmes et pommades révulsives.
• Des antalgiques locaux.

ANTI-DOULEUR LOCAL

NOM DE MARQUE	SUBSTANCE	NOTE /20	REMB. SS	PRIX	AVIS
COMPLEXE LEHNING ARNICA N° 1	Homéopathie	6	0 %	4,57 €	
OLIGOSOL POTASSIUM	Oligothérapie	6	0 %	1,83 €	Inefficace. L'indication « Modificateur de terrain » n'a pas de base scientifique démontrée.
RUDISTROL pommade	Homéopathie	10	0 %	4,88 €	
SPORTENINE	Homéopathie	6	0 %	6,90 €	

ANTI-DOULEUR LOCAL (RÉVULSIF)

NOM DE MARQUE	SUBSTANCE	NOTE /20	REMB. SS	PRIX	AVIS
ALGESAL BAUME	Acide salicylique, …	5	0 %	5,95 €	Sans intérêt. Médicament inefficace.
ALGESAL SURACTIVE crème	Salicylate de diéthylamine, …	5	0 %	1,83 €	Présence d'un anesthésique local dépassé et allergisant.
BAUME ALGIPAN	Acide salicylique, …	11	0 %	4,72 €	
BAUME AROMA	Acide salicylique, …	11	0 %	9,69 €	
BAUME AROMA	Acide salicylique, …	11	0 %	3,81 €	
BAUME BENGUE	Acide salicylique, …	11	0 %	5,64 €	
BAUME SAINT-BERNARD	Lévomenthol, …	11	0 %	5,64 €	
BAUME SAINT-BERNARD	Lévomenthol, …	11	0 %	4,57 €	
DOLAL	Acide salicylique, …	11	0 %	6,06 €	
GELDOLOR	Phytothérapie : Harpagophyton, …	11	0 %	6,93 €	
IBIS crème	Camphre, …	8	0 %	6,71 €	
INONGAN	Acide salicylique, …	8	0 %	1,74 €	
LUMBALGINE	Acide salicylique, …	7	0 %	5,18 €	Fausse amélioration de la formule, l'essence de térébenthine est passée dans les excipients. Bravo pour la transparence.
LUMBALGINE	Acide salicylique, …	7	0 %	4,11 €	Idem.
SEDARTRYL pommade	Nicotinate de méthyle, …	11	0 %	3,81 €	Mise sur le marché en 1958, une amélioration de la formule en 2000.
SYNTHOL bain de bouche, application cutanée	Lévomenthol, …	10	0 %	5,33 €	Mise sur le marché en 1925, cette petite soupe fait toujours recette.

SYNTHOL bain de bouche, application cutanée	Lévomenthol, ...	10	0 %	4,11 €	Idem.
SYNTHOL bain de bouche, application cutanée	Lévomenthol, ...	10	0 %	3,06 €	Idem.
SYNTHOL bain de bouche, application cutanée	Lévomenthol, ...	10	0 %	5,05 €	Idem.

NOTRE MÉDICAMENT FAVORI

BAUME AROMA

Note : 11/20 **Prix :** 3,81 € **Remb SS :** 0 %

Classe thérapeutique : Anti-douleur local (révulsif).

Indications : Douleurs des articulations ou des muscles en particulier traumatiques (foulures, torticolis, lumbagos, courbatures, crampes).

Contre-indications générales : Plaies cutanées ◆ Enfant de moins de 7 ans ◆ Allergie à l'un des constituants du produit ◆ Allaitement ◆ Antécédent de convulsion ◆ Eczéma ou infection des régions à traiter.

Prudence générale : Ne pas appliquer sur les plaies et muqueuses, les yeux, les seins en cas d'allaitement, ou une surface trop étendue du corps ◆ Dermatoses.

Posologie : Réservé à l'adulte et à l'enfant de plus de 7 ans ◆ Appliquer en massages locaux sur la zone douloureuse 1 ou 2 fois par jour, jusqu'à pénétration complète ◆ Se laver les mains après utilisation.

Incidents : Rougeur ◆ Picotements.

Arrêt du médicament si : Agitation chez le sujet âgé ◆ Les douleurs persistent ◆ Confusions chez le sujet âgé ◆ Éruptions de la peau.

Composition : pour 100 g : Salicylate de méthyle 10 g ; girofle (essence) 3 g ; capsicum (essence) 0,20 g. Excipients : Cire émulsionnable non ionique au macrogol 800 ; paraffine liquide légère ; carbomère (5984), trolamine ; lévomenthol ; eau purifiée.

Présentation : Tube de 50 g **Laboratoire :** Mayoly Spindler

Crampe musculaire

Un mollet qui se raidit en pleine nuit ? Un pied qui se contracte au beau milieu de votre séance de natation ? C'est une crampe, un incident bénin dans la majorité des cas, mais à ne pas négliger s'il se produit fréquemment.

CE QU'IL FAUT SAVOIR

La crampe est une contraction soudaine, involontaire, aiguë et douloureuse des fibres musculaires. Le muscle concerné se raidit et durcit, la circulation sanguine s'arrête, provoquant une douleur parfois fulgurante. Cela dure quelques minutes puis la crampe disparaît soudainement, comme elle est venue.

LES CAUSES

Elles sont d'une grande diversité :

- Le froid, la fatigue, un effort physique intense ou brutal, une déshydratation, la baisse des apports en sels minéraux, des problèmes articulaires au pied ou au genou, une fatigue musculaire due à une inactivité prolongée, une mauvaise posture, un traumatisme…
- La grossesse.
- Certaines maladies : l'artérite (artère bouchée des membres inférieurs) ; l'insuffisance veineuse (parfois suite à une phlébite) ; les maladies des nerfs ou neuropathies (liées au diabète, à l'alcool) ; la baisse du potassium dans le sang (ou hypokaliémie) due à des vomissements ou une diarrhée en particulier liée à la prise prolongée de laxatifs irritants ; la spasmophilie ou la tétanie, par manque de calcium ; les maladies musculaires ; les maladies de la thyroïde, en particulier l'hypothyroïdie ; le déséquilibre en électrolytes (manque ou excès de sels minéraux).
- La prise de certains médicaments abaissant le taux de potassium dans le sang : les traitements diurétiques utilisés contre l'hypertension artérielle et/ou l'insuffisance cardiaque et les œdèmes ; la cortisone ; les laxatifs irritants.
- Et même l'abus de réglisse ou de boissons anisées sans alcool !

LES INTERDITS

⚠ Pas d'automédication mais consultez votre médecin si :

- Les crampes surviennent de plus en plus fréquemment, en dehors de toute activité, y compris la nuit.
- Les crampes surviennent quand vous marchez et disparaissent une fois que vous êtes au repos.
- Vous êtes sous diurétique ou sous cortisone.

LES BONNES PRATIQUES

▶ **En prévention**, si vous êtes sujet aux crampes

• Si vous prenez fréquemment des laxatifs irritants, arrêtez-les, prenez des laxatifs doux si nécessaire mais surtout modifiez votre hygiène de vie *(voir Constipation).*

• Si vous consommez très régulièrement de l'alcool, diminuez votre consommation.

• Si vous faites du sport, échauffez-vous avant, buvez pendant et après une séance (eau sucrée, eau salée, bouillon...). Après la séance, étirez vos muscles durant quelques minutes avec des exercices d'élongation, puis prenez une douche chaude. Enfin, massez les muscles que vous avez le plus sollicités en remontant toujours vers le cœur, éventuellement avec une pommade à effet chauffant (effet révulsif).

• Au bureau, ne restez pas immobile, changez souvent de position.

• En voiture, arrêtez-vous toutes les 2 heures et marchez pour détendre vos muscles.

▶ **Au cours d'une crise**

• Essayez de relâcher le muscle concerné par la crampe.

• En cas de crampe au mollet, étirez le mollet en appuyant fortement l'extrémité du pied sur un carrelage ou une autre surface dure, tout en serrant et relâchant le muscle avec l'autre main (pour faire revenir le sang). Puis massez votre mollet. Ou couché sur le dos, prenez votre mollet dans une main tout en pointant le pied au plafond. Ou appliquez une poche de glace sur la région concernée. Ou pieds au sol, face à un mur distant de 50 centimètres, prenez appui sur le mur avec vos mains et étirez vos jambes (et mollets).

• En cas de crampe au pied, à la jambe ou à la cuisse, faites quelques pas, de préférence sur une surface froide. Ou tirez sur la jambe concernée avec votre main, comme pour amener le pied sur la fesse, genou plié (attention, cela demande un minimum d'équilibre !).

LES MÉDICAMENTS

Il existe un médicament (à prendre par la bouche) dit myorelaxant, à base de méphénésine, mais il est sans intérêt en automédication.
Les traitements myorelaxants locaux en crème ou en pommade et les traitements anti-douleur en application locale sont, eux, d'un intérêt limité.

ANTI-CRAMPE

NOM DE MARQUE	SUBSTANCE	NOTE /20	REMB. SS	PRIX	AVIS
DECONTRACTYL 500 mg	Méphénésine	8	0 %	6,20 €	
DECONTRACTYL baume	Méphénésine	8	0 %	4,88 €	
GLUCONATE DE POTASSIUM H3 SANTE	Oligothérapie	6	65 %	2,24 €	L'indication « Modificateur de terrain » n'a pas de base scientifique démontrée. Une réelle inefficacité.
LUMIRELAX 10 % crème	Méthocarbamol	8	0 %	3,72 €	
OLIGOGRANUL POTASSIUM	Oligothérapie	6	0 %	5,79 €	L'indication « Modificateur de terrain » n'a pas de base scientifique démontrée.
OLIGOSTIM Potassium	Oligothérapie	6	0 %	5,33 €	Idem.

Cystite et infection urinaire

Vous avez en permanence envie d'aller aux toilettes pour finalement n'éliminer qu'un tout petit peu d'urine ? Uriner vous brûle ? Vos urines sont troubles et/ou sentent mauvais ? Vous souffrez sans doute d'une cystite, une infection urinaire.

CE QU'IL FAUT SAVOIR

La cystite est une inflammation de la vessie.
Généralement bénigne, cette infection fréquente demande cependant une consultation médicale et un traitement à base d'antibiotique pour ne pas risquer de complications, notamment rénales.

LES CAUSES

La cystite est due le plus souvent à une infection provoquée par une bactérie (en général, des colibacilles) qui est « remontée » le long de l'urètre. L'urètre, le canal qui permet à la vessie d'évacuer l'urine vers l'extérieur, est plus court chez la femme que chez l'homme : l'entrée des bactéries s'en trouve facilitée. Les femmes sont ainsi plus sujettes aux cystites.
La cystite est souvent inexpliquée mais elle est favorisée par certains facteurs :

- Vous ne buvez pas assez de liquides au quotidien.
- Vous vous retenez trop longtemps d'uriner.
- Vous avez une hygiène intime trop « agressive » avec des lavages et des savonnages vaginaux intensifs.
- Vous êtes enceinte.

La cystite peut aussi être liée à un diabète, des calculs, une malformation de l'appareil urinaire. Chez l'homme, elle est souvent due à une hyperplasie bénigne et/ou une inflammation de la prostate.

LES INTERDITS

⚠⚠ Ne prenez pas des remèdes de grand-mère ou des médicaments vendus sans ordonnance totalement dépassés *(voir tableau)* mais consultez rapidement votre médecin si :

- Vous avez de la fièvre.
- Vous avez des douleurs dans la région lombaire.
- Vos urines contiennent du sang.
- Les symptômes concernent un homme, un enfant ou une femme enceinte.

LES BONNES PRATIQUES

▶ En prévention

- Buvez au quotidien plus de 1,5 litre d'eau, tisane, thé... cela va contribuer à chasser les microbes de votre vessie.
- Urinez quand vous en avez besoin.
- Utilisez des savons doux pour votre toilette intime.
- Portez des sous-vêtements en coton.
- Urinez après chaque rapport sexuel.
- Attention mesdames et mesdemoiselles : essuyez-vous toujours d'avant en arrière après la selle ou après avoir uriné.

Si vous êtes sujette aux cystites, vous pouvez prendre certains produits à base de canneberge (ou cranberry). Ils peuvent avoir un effet préventif en favorisant l'élimination des bactéries de la vessie.

▶ En cas de crise

Oubliez les médicaments vendus sans ordonnance. Ils sont sans effet réel. Seuls les antibiotiques que vous prescrira votre médecin peuvent éradiquer les bactéries responsables de votre infection.
En attendant la consultation, ne prenez AUCUN médicament mais buvez beaucoup d'eau.
Prévenez votre partenaire et demandez-lui de consulter son médecin pour un traitement éventuel.

LES MÉDICAMENTS

Les médicaments à base de bleu de méthylène, de méthénamine... dignes des apothicaires d'autrefois et non de laboratoires pharmaceutiques modernes, qui étaient vendus sans ordonnance, ont été enfin retirés des pharmacies.
Les médicaments de phytothérapie, type ARKOGÉLULES® BRUYÈRE ou BUSSEROLE, et les médicaments homéopathiques sont sans intérêt, même s'ils ont obtenu de l'Agence française de sécurité sanitaire des produits de santé (AFSSAPS) une indication dans le traitement des cystites. Ils n'ont jamais démontré de réelle efficacité.

ANTISEPTIQUE URINAIRE

NOM DE MARQUE	SUBSTANCE	NOTE /20	REMB. SS	PRIX	AVIS
ARKOGELULES BRUYERE 320 mg	Phytothérapie : Bruyère	4	0 %	5,94 €	Indications ridicules en 2011.
ARKOGELULES BUSSEROLE 350 mg	Phytothérapie : Busserole	4	0 %	5,94 €	Idem.
COMPLEXE LEHNING RUBIA N° 3	Homéopathie	4	0 %	4,57 €	Il est inadmissible qu'un directeur de laboratoire ose proposer de telles indications et que celles-ci soient avalisées par le ministère de la Santé.
COMPLEXE LEHNING UVA URSI N° 9	Homéopathie	4	0 %	4,57 €	Idem.
COMPOSE BOIRON PAREIRA BRAVA comprimé	Homéopathie	0	35 %	1,37 €	Parfaitement inefficace bien que remboursé par la Sécurité sociale. Bravo !
COMPOSE BOIRON PAREIRA BRAVA granules	Homéopathie	4	35 %	1,67 €	Idem.
COMPOSE BOIRON PAREIRA BRAVA solution buvable	Homéopathie	4	35 %	2,28 €	Idem.
LEHNING L8 solution buvable	Homéopathie	4	0 %	5,03 €	Indications inadmissibles en 2011.
PAREIRA BRAVA LEHNING	Homéopathie	4	35 %	2,43 €	Parfaitement inefficace bien que remboursé par la Sécurité sociale. Bravo !
POCONEOL N° 19	Homéopathie	0	0 %	4,72 €	Il est inadmissible qu'un directeur de laboratoire ose proposer de telles indications et que celles-ci soient avalisées par le ministère de la Santé.
POCONEOL N° 23	Homéopathie	0	0 %	4,72 €	Idem.
UROCALM granules	Homéopathie	3	0 %	10,40 €	Idem.

Démangeaisons ou prurit (adultes/enfants)

Ça vous grattouille ou ça vous chatouille ? Comme la majorité d'entre nous, par réflexe, vous vous grattez si votre peau vous démange. Sur l'instant, cela vous soulage mais cela peut aussi infecter votre peau.
Se gratter ne fait qu'empirer la démangeaison. Mieux vaut donc en chercher rapidement l'origine et la traiter !

CE QU'IL FAUT SAVOIR

De très nombreux troubles et maladies peuvent engendrer des démangeaisons plus ou moins intenses selon les cas :

▸ **Les lésions de la peau sont visibles**

Elles peuvent être dues à une urticaire, un eczéma, un psoriasis, un prurigo. Ou être déclenchées par des médicaments (réaction de type allergique, *voir Allergies*) comme les anti-inflammatoires non stéroïdiens ou AINS (aspirine, ibuprofène, etc.), différents sulfamides (antibactériens, diurétiques, antidiabétiques, médicaments de la goutte, type allopurinol), certains antibiotiques dérivés de la pénicilline (ampicilline, amoxicilline, etc.). Ou provoquées par une allergie à des produits de beauté (parfums, crèmes...), des champignons de la peau, des parasites (gale, poux, puces), la varicelle, des piqûres d'insectes...

▸ **Les lésions de la peau sont invisibles**

Elles peuvent être liées à des maladies du foie (jaunisse), du sang ou des ganglions, du diabète, une insuffisance rénale, l'angoisse, la dépression, la sécheresse de la peau chez les personnes âgées, la grossesse, le prurit au froid (durant les mois d'hiver), l'abus de bains chauds et de produits d'hygiène.

▸ Les lésions se situent au niveau de l'anus ou des organes génitaux
Elles peuvent être dues à une infection par un parasite (oxyures notamment), des hémorroïdes *(voir Hémorroïdes)*, du diabète, de l'eczéma, des morpions *(voir Poux, lentes et morpions)*, une incontinence urinaire, une infection génitale, des problèmes psychologiques.

LES INTERDITS

⚠⚠⚠ Pas d'automédication mais consultez en urgence votre médecin ou appelez le SAMU (15 ou 112) en cas de démangeaisons intenses ou soudaines et en particulier si :
- Elles sont associées à un gonflement du visage, de la langue et à des difficultés respiratoires (œdème de Quincke).
- Elles font suite à l'ingestion d'un médicament ou d'un aliment (crustacés, fraises...).

⚠ Pas d'automédication ou ne prolongez pas un traitement en automédication mais consultez votre médecin si les démangeaisons s'accompagnent de fièvre ou de fatigue générale ou si elles restent intenses et persistent plus de 24 heures.

LES BONNES PRATIQUES

- En cas d'allergie connue, évitez bien sûr les produits en cause (produits parfumés, médicaments, aliments). Certains accessoires (bracelets de montre, boutons de pantalon, boucles d'oreilles, bracelets, bagues, etc.) peuvent contenir des métaux allergisants comme le chrome ou le nickel : évitez-les.
- En cas de peau sèche, prenez des douches courtes et évitez les bains, surtout avec des produits moussants et parfumés.
- N'utilisez pas de savon trop décapant mais des produits lavants hypoallergéniques ou des pains dermatologiques et hydratez-vous tout particulièrement en hiver avec une crème. Vérifiez que ces produits ne contiennent ni paraben ni lanoline, car ils peuvent provoquer des allergies.
- Portez des sous-vêtements en fil de coton et lavez-les au savon de Marseille.
- Si vous nagez en piscine, en raison du chlore, protégez les parties les plus sensibles (cuisses, visage, bassin, bras) avec une crème protectrice surgrasse. Une fois rincé sous la douche, hydratez-vous soigneusement.
- Ne vous grattez pas ! Cela ne fait que renforcer l'envie de se gratter. Si vous ne pouvez pas résister, passez simplement vos doigts ou la paume de la main sur la partie qui vous démange : cela fera le même effet sans irriter votre peau.
- Attention aux personnes âgées ! Leur peau est sujette aux démangeaisons et doit être hydratée quotidiennement.

• En cas de démangeaisons répétées, cherchez-en la cause (produits de beauté, savons, parfums, aliments, lessives, etc.).

LES MÉDICAMENTS

Le traitement dépend de la cause de la démangeaison. Dans la majorité des cas vous devez consulter votre médecin afin qu'il identifie l'origine du trouble.
Cependant, si les démangeaisons sont modérées, vous pouvez utiliser en automédication :
• Les antihistaminiques H_1 par la bouche, peu sédatifs, à base de cétirizine, ou des antihistaminiques plus sédatifs, type POLARAMINE® ou PRIMALAN®. Évitez de boire de l'alcool pendant le traitement *(voir Médicaments et alcool, Médicaments à effet sédatif)*. N'utilisez jamais les antihistaminiques en crème ou en pommade, type PHÉNERGAN®, car ils sont eux-mêmes très allergisants !
• Les autres antiprurigineux sont des traitements locaux à appliquer sur de très faibles surfaces : hydrocortisone à 0,5 % (cas d'une piqûre d'insectes).
• Les médicaments à base d'anesthésique local et les AINS locaux ont un intérêt plus limité et peuvent entraîner des réactions allergiques.
• Les produits à base de menthol ou de camphre peuvent entraîner des convulsions chez les jeunes enfants et les personnes âgées.
• Les topiques protecteurs. En cas d'irritation de la peau, ces substances (à base de vaseline) hydratantes peuvent vous soulager momentanément. Évitez les produits contenant des excipients allergisants (lanoline, paraben...).

EN SAVOIR PLUS

Démangeaisons et médicaments

Les médicaments sont composés de deux parties : la ou les molécule(s) active(s), dite(s) principe(s) actif(s), et d'autres substances sans valeur thérapeutique, dites excipients *(voir Médicaments et excipients)*.
Certains excipients comme les parabens, la lanoline, le macrogol, le formol, peuvent déclencher des allergies : rougeur, urticaire, eczéma, photosensibilisation. Et dans des cas beaucoup plus rares, mais très graves, un œdème de Quincke, voire un grand malaise avec chute brutale de la tension artérielle (choc anaphylactique).
Si vous souffrez de démangeaisons sans raison autre que la prise d'un nouveau traitement, consultez votre médecin ou appelez le SAMU (15 ou 112) dans les cas très sérieux (œdème de Quincke, choc anaphylactique).

ANTI-DÉMANGEAISON LOCAL

NOM DE MARQUE	SUBSTANCE	NOTE /20	REMB. SS	PRIX	AVIS
APAISYL gel pour application locale	Isothipendyl	5	0 %	5,49 €	Les antihistaminiques en pommade sont à éviter car ils sont eux-mêmes très allergisants.
APHILAN DEMANGEAISON 0,5 %	Hydrocortisone	14	0 %	4,93 €	
BUTIX 2 % gel	Diphénydramine	4	0 %	5,49 €	Les antihistaminiques locaux sont eux-mêmes allergisants. Préférez les antiallergiques pris par la bouche.
CALMICORT 0,5 %	Hydrocortisone	14	0 %	5,93 €	
COMPLEXE LEHNING SCABIOSA N° 87	Homéopathie	5	0 %	4,57 €	Produit inefficace.
CORTAPAISYL 0,5 %	Hydrocortisone	14	0 %	6,05 €	
CORTISEDERMYL 5 %	Hydrocortisone	14	0 %	4,73 €	
DERMASPRAID DEMANGEAISON 0,5 %	Hydrocortisone	14	0 %	4,57 €	
DERMOFENAC DEMANGEAISONS 0,5 %	Hydrocortisone	14	0 %	5,24 €	
EPIDERMINE crème	Grande consoude racine	6	0 %	7,14 €	Très allergisant.
EURAX 10 %	Crotamiton	10	0 %	6,10 €	
MITOCORTYL DEMANGEAISONS 0,5 %	Hydrocortisone	14	0 %	5,50 €	
NESTOSYL pommade	Benzocaïne, …	6	0 %	5,63 €	Mis sur le marché en 1928. À éviter, risque important de réactions allergiques du fait de la présence de butoforme, et de convulsions du fait de la présence de résorcine.
ONCTOSE	Diphenhydramine méthylsulfate, …	4	0 %	5,79 €	Produit dépassé. Éviter les antihistaminiques locaux, eux-mêmes allergisants.
ONCTOSE HYDROCORTISONE	Hydrocortisone, …	5	0 %	5,49 €	Association inutile et très allergisante.
PAPS	Soufre, …	4	0 %	2,13 €	Médicament dépassé.
PHENERGAN 2 % crème	Prométhazine	4	0 %	1,52 €	Produit dépassé à éviter car très allergisant.
QUOTANE 0,5 crème	Quinisocaïne	11	0 %	6,75 €	
SEDERMYL crème 0,75 %	Isothipendyl	5	0 %	4,11 €	Préférez les antiallergiques pris par la bouche. Les antiallergiques locaux sont très allergisants.
SEDERMYL crème 0,75 %	Isothipendyl	5	0 %	4,88 €	Idem.

ANTIALLERGIQUE

NOM DE MARQUE	SUBSTANCE	NOTE /20	REMB. SS	PRIX	AVIS
ACTIFED ALLERGIE CETIRIZINE 10 mg comprimé pelliculé sécable	Cétirizine	15	0 %	5,60 €	
ALAIRGIX	Cétirizine	15	0 %	4,62 €	
ALDIREK 10 mg comprimé pelliculé sécable	Cétirizine	15	0 %	3,40 €	
APAISYL 12 mg comprimé	Isothipendyl	12	0 %	5,33 €	
CETIRIZINE ARROW CONSEIL	Cétirizine	15	0 %	4,19 €	
CETIRIZINE BGR	Cétirizine	15	0 %	4,50 €	
CETIRIZINE CRISTERS 10 mg comprimé pelliculé sécable	Cétirizine	15	0 %	4,60 €	
CETIRIZINE MYLAN PHARMA 10 mg	Cétirizine	15	0 %	4,37 €	
CETIRIZINE RANBAXY MEDICATION OFFICINALE 10 mg comprimé pelliculé sécable	Cétirizine	15	0 %	5,10 €	
CETIRIZINE RATIOPHARM CONSEIL 10 mg comprimé pelliculé sécable	Cétirizine	15	0 %	5,10 €	
CETIRIZINE SANDOZ CONSEIL 10 mg	Cétirizine	15	0 %	4,11 €	
CETIRIZINE TEVA CONSEIL 10 mg comprimé pelliculé sécable	Cétirizine	15	0 %	5,10 €	
CETIRIZINE ZYDUS FRANCE 10 mg comprimé pelliculé sécable	Cétirizine	15	0 %	3,90 €	
DIMEGAN sirop	Bromphéniramine	13	15 %	3,28 €	
DIMEGAN 12 mg gélule	Bromphéniramine	13	15 %	3,30 €	
GRANIONS DE MANGANESE	Oligothérapie	4	0 %	12,95 €	Sans intérêt. Comme le précise l'indication proposée par le laboratoire, ce médicament ne dispense pas d'un traitement efficace.
HUMEX ALLERGIE CETIRIZINE	Cétirizine	15	0 %	5,50 €	
MICROSOL MANGANESE-CUIVRE	Oligothérapie	5	0 %	5,18 €	L'indication « Modificateur de terrain » n'a pas de base scientifique démontrée.
OLIGOGRANUL MANGANESE	Oligothérapie	5	0 %	5,79 €	Idem.
OLIGOGRANUL MANGANESE-CUIVRE	Oligothérapie	5	0 %	5,79 €	Idem.
OLIGOSOL MANGANESE	Oligothérapie	5	0 %	1,83 €	Idem.
OLIGOSTIM MANGANESE	Oligothérapie	5	0 %	5,33 €	Idem.

PERIACTINE 4 mg	Cyproheptadine, ...	11	0 %	4,90 €	
PHENERGAN comprimé	Prométhazine	12	15 %	1,28 €	
PHENERGAN sirop	Prométhazine	12	0 %	1,67 €	
PHENERGAN solution injectable	Prométhazine	12	0 %	2,59 €	
POLARAMINE solution injectable	Dexchlorphéniramine	14	0 %	14,30 €	
POLARAMINE 2 mg	Dexchlorphéniramine	14	0 %	6,96 €	
POLARAMINE REPETABS 6 mg	Dexchlorphéniramine	14	0 %	6,96 €	
POLARAMINE sirop 0,01 %	Dexchlorphéniramine	14	0 %	6,96 €	
PRIMALAN comprimé 10 mg	Méquitazine	12	35 %	7,10 €	
PRIMALAN comprimé 5 mg	Méquitazine	12	35 %	3,95 €	
PRIMALAN sirop	Méquitazine	12	35 %	4,44 €	
PRIMALAN sirop enfant	Méquitazine	12	35 %	2,67 €	
QUITADRILL 5 mg	Méquitazine	12	0 %	4,39 €	
REACTINE 10 mg	Cétirizine	15	0 %	5,61 €	
THERALENE sirop	Alimémazine	12	0 %	5,20 €	À éviter en automédication.
ZYRTECSET 10 mg	Cétirizine	15	0 %	5,38 €	

NOS MÉDICAMENTS FAVORIS

CÉTIRIZINE SANDOZ CONSEIL 10 mg

Note : 15/20 **Prix :** 4,11 € **Remb SS :** 0 %

Classe thérapeutique : Antiallergique ◆ Anti-rhume des foins.

Indications : Certaines manifestations allergiques (rhinite, conjonctivite, urticaire).

Contre-indications générales : Grossesse ◆ Enfant de moins de 12 ans ◆ Insuffisance rénale ◆ Allergie à l'un des constituants du produit ◆ Allaitement.

Prudence générale : Conducteur de véhicules ou de machines (risques de somnolence ou de baisse de la vigilance) ◆ Antécédent d'épilepsie ◆ Antécédent de convulsion.

Prudence en association : Médicament avec effet sédatif ◆ Médicament avec effet atropinique.

Posologie : Adulte et enfant de plus de 12 ans : 10 mg/24 heures en 1 prise, soit 1 comprimé par 24 heures. Comprimé à avaler avec un peu d'eau. Durée : 7 jours pour les rhinites et conjonctivites allergiques, 3 jours pour l'urticaire.

Incidents : Troubles digestifs ◆ Sensation de malaise ◆ Somnolence ◆ Fatigue ◆ Bouche sèche ◆ Vertiges ◆ Agitation chez l'enfant ◆ Maux de tête (céphalées).

Arrêt du médicament si : Les troubles persistent ◆ Éruptions de la peau ◆ Respiration sifflante ◆ Gonflement du visage et du cou associé à une gêne respiratoire (œdème de Quincke).

Composition : par comprimé : Cétirizine 10 mg. Excipients : Lactose monohydrate ; cellulose microcristalline ; silice colloïdale anhydre ; magnésium stéarate ; lactose monohydrate ; opadry blanc (titane dioxyde, hypromellose, macrogol 4000).

Présentation : 7 comprimés **Laboratoire :** Sandoz

DERMASPRAID DÉMANGEAISON 0,5 %

Note : 14/20 **Prix :** 4,57 € **Remb SS :** 0 %

Classe thérapeutique : Anti-démangeaison local ◆ Anti-piqûres d'insectes (curatif).

Indications : Piqûres d'insectes ◆ Coups de soleil localisés ◆ Piqûres d'ortie.

Contre-indications générales : Lésions infectées ◆ Acné ◆ Rosacée ◆ Enfant de moins de 6 ans ◆ Lésions ulcérées ◆ Allergie à l'un des constituants du produit ◆ Plaies ◆ Infections virales.

Prudence générale : Ne pas appliquer sur de grandes surfaces ◆ Ne pas appliquer sur la poitrine en cas d'allaitement ◆ Éviter d'appliquer sur le visage, en particulier les paupières, ainsi que sur les muqueuses.

Posologie : 2 applications par jour. Une augmentation du nombre d'applications quotidiennes risquerait d'aggraver les effets indésirables sans améliorer les effets thérapeutiques. Pour une utilisation rationnelle, il est conseillé d'appliquer le produit en touches espacées, puis de l'étaler avec un gant en plastique, jusqu'à ce qu'il soit entièrement absorbé. Durée du traitement limitée à 3 jours.

Incidents : Vergetures ◆ Dilatation des petits vaisseaux sous la peau ◆ Augmentation de la densité des poils ◆ Apparition de bleus (thrombopénie) ◆ Blanchissement de la peau (dépigmentation).

Arrêt du médicament si : Les troubles persistent ◆ Éruptions de la peau, en particulier rougeur localisée, démangeaison.

Composition : par tube : Hydrocortisone 0,5 % ; lévomenthol.

Présentation : Tube de 15 g **Laboratoire :** Bayer Santé Familiale

POLARAMINE 2 mg

Note : 14/20 **Prix :** 6,96 € **Remb SS :** 0 %

Classe thérapeutique : Antiallergique ◆ Anti-rhume des foins.

Indications : Rhinite allergique ◆ Conjonctivite allergique ◆ Urticaire.

Contre-indications générales : Allergie à l'un des constituants du produit ◆ Allaitement ◆ Grossesse ◆ Problèmes prostatiques ◆ Glaucome par fermeture de l'angle ◆ Obstruction digestive ou urinaire ◆ Enfant de moins de 6 ans.

Prudence générale : Asthme ◆ Si prise matinale ou à midi chez les conducteurs de véhicule ◆ Personne âgée ◆ Insuffisants hépatiques ou rénaux.

Prudence en association : Alcool et médicaments avec effet sédatif ◆ Médicaments à effet atropinique.

Posologie : Comprimé à 2 mg : Enfant de 6 à 12 ans : 1/2 comprimé, 2 à 3 fois par jour. Adulte et enfant de plus de 12 ans : 1 comprimé, 3 à 4 fois par jour. Les prises seront espacées de 4 heures au minimum.

Incidents : Sécheresse de la bouche ◆ Somnolence ◆ Excitation ◆ Fatigue ◆ Constipation ◆ Vertiges.

Arrêt du médicament si : Les troubles persistent ◆ Troubles psychiques ◆ Respiration sifflante ◆ Mouvements involontaires de la bouche ou du visage ◆ Difficultés à uriner ◆ Troubles de la vue.

Composition : par comprimé : Dexchlorphéniramine maléate 2 mg. Excipients : Lactose monohydraté ; amidon de maïs ; amidon de maïs prégélatinisé ; stéarate de magnésium.

Présentation : 30 comprimés **Laboratoire :** Schering-Plough

Dents et gencives (adultes/enfants)

Les affections des dents et des gencives sont considérées par l'Organisation mondiale de la santé (OMS) comme le troisième fléau de santé, après les maladies cardiovasculaires et le cancer.
Pour éviter de gros problèmes dentaires et les douleurs qu'ils entraînent, misez sur la prévention en adoptant une bonne hygiène quotidienne pour vous et vos enfants, et en consultant votre dentiste au minimum une fois par an.

CE QU'IL FAUT SAVOIR

Vous avez mal aux dents ? Le problème concerne soit la dent elle-même *(voir En savoir plus)*, soit l'os alvéolaire ou la gencive.

LES CAUSES

Le grand responsable est la plaque dentaire (due à l'accumulation de microbes) engendrée par la dégradation des aliments, notamment des sucres, et mal éliminée lors du brossage des dents. Invisible à l'œil nu, cette couche adhère fortement à la dent, particulièrement à la frontière gencive-dent et entre les dents.
Cette plaque produit une formation d'acide aux multiples conséquences :
- attaque de l'émail, puis de la dentine et enfin de la pulpe par une carie (un trou) de plus en plus profonde ;
- irritation de la gencive, puis inflammation (gingivite) ;
- persistance d'une gingivite pouvant entraîner une rétraction de la gencive (déchaussement) et une destruction progressive du tissu osseux. La dent n'étant plus soutenue, elle devient mobile puis, à la longue, elle est expulsée de son alvéole.

Quand elle se minéralise, la plaque dentaire forme du tartre que la brosse à dents ne peut éliminer en raison de sa dureté et de son adhérence à la dent. Un détartrage s'impose.

LES INTERDITS

Attendre d'avoir mal ! La douleur est le signe d'une atteinte déjà importante de la dent ou des gencives. De plus, une carie sur une dent dont le nerf a été retiré (dent dévitalisée) ne provoque pas de douleur mais continue à la détériorer.

Attention ! Une dent négligée et infectée peut favoriser la prolifération des germes qui vont se fixer sur le cœur ou les reins occasionnant des troubles graves.

⚠ Pas d'automédication mais consultez votre dentiste si :
- Vos gencives saignent facilement au brossage.

• Votre joue ou votre bouche sont enflées (surtout ne mettez pas de compresses chaudes sur la zone affectée).
• Vous avez mal aux dents et vous avez de la fièvre.
• Une de vos dents est devenue creuse ou a changé de couleur.
• Vous avez mauvaise haleine.

LES BONNES PRATIQUES

▶ En prévention

• Pratiquez une bonne hygiène dentaire et alimentaire. Cela peut réellement freiner l'apparition de caries ou des problèmes de gencives. Mais ne misez pas trop sur le fluor, qui n'a d'intérêt que lors de la formation des dents.
• Brossez-vous les dents au moins deux fois par jour, durant 3 minutes, avec une brosse à dents souple en nylon (ou une brosse à dents électrique) et du dentifrice, en allant de la gencive à la dent. Cette action mécanique élimine la plaque dentaire. Vous pouvez le vérifier en utilisant un révélateur de plaque, type CARI-TEST®.
• Changez régulièrement de brosse à dents (tous les 3 mois) et ne la prêtez pas. C'est personnel. Quant aux dentifrices, ils se valent tous, fluor ou pas. Choisissez donc un dentifrice avec lequel vous (et surtout vos enfants) avez du plaisir à vous brosser les dents.
• Utilisez éventuellement du fil dentaire, une petite brosse ou un hydropulseur (petit appareil projetant de l'eau) pour bien nettoyer entre les dents.
• Consultez votre dentiste au moins une fois par an (tous les 6 mois pour les enfants) afin qu'il effectue un examen des dents et des gencives, même en l'absence de toute carie ou douleur.
• Faites faire un détartrage bi-annuel. Ce n'est pas du luxe mais de la saine prévention.
• Limitez la consommation de sucre, de bonbons (y compris les chewing-gums sucrés), de mets sucrés... surtout après le brossage du soir.

EN SAVOIR PLUS

Dent et collet

Une dent est formée de trois parties :
• une partie externe, protectrice, mince et très dure : l'émail ;
• une partie moyenne, plus épaisse, dure : l'ivoire ou dentine ;
• une cavité au centre de la dent, contenant la pulpe avec ses nerfs et ses vaisseaux.

La dent est implantée profondément dans un tissu de soutien, formé de l'os alvéolaire et de ligaments recouverts par la gencive.

Le collet de la dent est la partie de la dent située entre la racine et la couronne, normalement protégée par la gencive. Lorsque la gencive se retire progressivement, le collet n'est plus protégé et les dents vont devenir sensibles à ce niveau au contact du chaud, du froid, des aliments sucrés ou acides, ou lors du brossage avec une brosse trop dure.

▶ Les problèmes spécifiques

• Les caries

On les redoute, car elles font mal !

La carie affecte surtout et très fréquemment les jeunes enfants et les adolescents. Les tissus dentaires n'ont alors pas terminé leur calcification et les dents sont moins résistantes à l'attaque des acides, produits par les bactéries de la plaque dentaire.

Cet acide attaque l'émail et creuse dans la dent une cavité que l'on appelle carie. Les caries se situent souvent sur les molaires et prémolaires.

Une carie engendre de la douleur quand elle approche ou atteint la pulpe dentaire, qui renferme les nerfs. Mieux vaut donc la soigner dès qu'apparaît une petite tache sur l'émail avant tout signe douloureux.

Consultez régulièrement votre dentiste, cela peut vous éviter des soins plus importants.

Les douleurs liées aux caries varient en fonction du niveau de la lésion de la dent :

- La douleur est provoquée par le chaud et le froid mais disparaît rapidement. Il n'y a en général pas de lésion de la pulpe. Le traitement sera simple, la lésion étant limitée à l'émail et à la dentine.
- La douleur provoquée par le chaud et le froid persiste. Elle peut apparaître sans cause et provoquer de l'insomnie. La pulpe est lésée mais cela peut être réversible si la dent est soignée rapidement.
- La douleur prolongée est déclenchée par la pression sur la dent, signe que le nerf est en train de mourir. La douleur peut être calmée par le froid : vous pouvez appliquer un glaçon sur la zone douloureuse. Mais ne recouvrez pas la zone cariée car les microbes responsables de l'infection se multiplient en l'absence de l'oxygène de l'air.

⚠⚠⚠ Dans ce dernier cas, consultez, de toute urgence, votre dentiste car un abcès peut se former très rapidement.

Si l'abcès est formé, ne posez surtout pas de compresse chaude sur la zone douloureuse. Cela risque de faire remonter le pus jusqu'à la peau avec de graves conséquences notamment esthétiques.

• Les gencives

Les affections des tissus de soutien, gencives et os alvéolaire, sont des maladies appelées parodontopathies :

- L'absence de contact entre les dents, due à l'usure, à la perte d'une obturation (plombage) ou à l'apparition d'une carie, favorise le tassement de débris alimentaires. Cela peut causer la destruction des tissus de soutien et la formation d'un abcès de la gencive, provoquant une douleur (spontanée ou à la pression).
- Le déchaussement des dents (parodontolyse) entraîne une mobilité de la dent, une douleur à la pression et l'apparition de petits abcès gingivaux.

⚠⚠ Si c'est votre cas, consultez rapidement votre dentiste.

• La gingivite

La gingivite est une inflammation des gencives causée par des bactéries ou, de façon exceptionnelle, par le virus de l'herpès : les gencives sont rouges, gonflées et saignent.

Le tabac mais aussi des causes locales (tartre, éruption de dent de sagesse), des maladies (diabète, maladies du sang, SIDA) certaines périodes de la vie (puberté, grossesse), ou certains médicaments (ciclosporine, NÉORAL®, phénytoïne, DI-HYDAN®, et certains antihypertenseurs) peuvent déclencher une gingivite.
Le tartre, qui peut apparaître si on arrête de se brosser les dents quelques jours (ou si on se brosse mal les dents) risque de déclencher une inflammation, entraînant un saignement au brossage. La gencive devient rouge, gonflée et peut être douloureuse au froid. La douleur conduit à abandonner totalement le brossage accentuant encore la gingivite. Un vrai cercle vicieux !
⚠ En cas de gingivite, consultez sans tarder votre dentiste. En attendant la visite, n'arrêtez surtout pas de vous brosser dents et gencives. Vous pouvez utiliser une brosse chirurgicale extra-douce et effectuer un brossage à l'eau salée ou avec un dentifrice salin comme SELGINE®. Vous pouvez parfois faire un bain de bouche avec un antiseptique à base de chlorhexidine *(voir tableau)* mais leur utilité est faible.

▸ Hygiène locale chez le sujet porteur d'une prothèse amovible (dentier) ou fixe (bridge)

La plaque dentaire se forme autant, sinon plus, sur les prothèses que sur les dents naturelles. D'où la nécessité d'entretenir soigneusement les appareils dentaires, en commençant par le nettoyage méticuleux des dents restantes.
Pour l'appareil lui-même, il y a deux étapes : brossage et désinfection.
Le brossage doit se faire si possible après chaque repas, en tout cas au moins deux fois par jour. Rincez l'appareil à l'eau, puis brossez-le sur toutes ses faces avec une brosse à dents ou une brosse à prothèse qui permet le nettoyage des crochets (STERADENT BOCASAN®).
Pour désinfecter de temps à autre, faites tremper l'appareil pendant 15 minutes dans une solution antiseptique (STERADENT®, COREGA®, SOLUTION VINCE®, BACTIDENT®). En dehors de ces méthodes classiques, on peut aussi utiliser un gel nettoyant rapide (STERADENT® : 2 minutes), un désinfectant liquide associé à une brosse (DENTI-NET® : 15 secondes) ou une pâte moussante employée avec un écouvillon en soie (DETERDENT®).

▸ Personnes âgées et prothèses

Les personnes âgées ont besoin de bien mastiquer les aliments pour éviter les troubles digestifs. En cas de prothèse dentaire, il est indispensable qu'elle soit bien adaptée. Si cela n'est pas le cas, en attendant la visite chez le dentiste, vous pouvez utiliser une colle pour prothèse (type COREGA®) : cela facilitera la mastication.
Les personnes âgées (porteuses ou non d'une prothèse) qui se plaignent de bouche sèche par manque de salive doivent boire un verre d'eau toutes les heures de la journée, et éventuellement prendre de l'ARTISIAL®, une salive artificielle à pulvériser dans la bouche, ou du SULFARLEM S 25®, qui augmente la production de salive.

LES MÉDICAMENTS

Il existe une grande quantité de produits pour les dents. Ils se répartissent en plusieurs catégories :

- Les bains de bouche antiseptiques. Attention à ne pas les utiliser au-delà d'une semaine car ils peuvent détruire la flore de la bouche et entraîner l'apparition de champignons (candidose).
- Les dentifrices et les gels pour traiter les gingivites.
- Les solutions anesthésiques (type DENTOBAUME®) et à visée anti-inflammatoire (type BOROSTYROL®) : leur intérêt est limité.
- Les dentifrices : peu importe le type ou la marque, l'important c'est la brosse et son effet mécanique pour éviter la plaque dentaire.

Attention aux sels de fluor (en comprimé ou en solution), type ZYMAFLUOR® ou FLUOREX®, donnés aux enfants jusqu'à 11 ans ! Ils ne doivent être utilisés que sous le contrôle de votre dentiste.
Attention à la prise de certains médicaments qui peuvent entraîner une coloration brunâtre et permanente des dents s'ils sont pris au cours de la formation de la deuxième dentition (la dentition définitive).

ANTI-DOULEUR DENTAIRE

NOM DE MARQUE	SUBSTANCE	NOTE /20	REMB. SS	PRIX	AVIS
CAMILIA	Homéopathie	3	0 %	5,15 €	
DENTOBAUME solution gingivale	Amyléine chlorhydrate, ...	10.5	0 %	3,96 €	
DOLODENT	Amyléine chlorhydrate, ...	10.5	0 %	6,27 €	

ANTI-GINGIVITE

NOM DE MARQUE	SUBSTANCE	NOTE /20	REMB. SS	PRIX	AVIS
AFTOSIUM	Homéopathie	5	0 %	4,72 €	
ELGYDIUM pâte dentifrice	Chlorhexidine, ...	11	0 %	3,20 €	
ELGYDIUM pâte dentifrice	Chlorhexidine, ...	11	0 %	2,50 €	
ELGYDIUM pâte dentifrice	Chlorhexidine, ...	11	0 %	1,20 €	
ELGYDIUM pâte dentifrice	Chlorhexidine, ...	11	0 %	3,96 €	
ELUDRIL collutoire	Chlorhexidine digluconate, ...	11	0 %	4,81 €	
GLUCONATE DE CHLORHEXIDINE CRISTERS 0,11 % collutoire en flacon pressurisé	Chlorhexidine	12	0 %	4,80 €	

HEXTRIL 0,1 %	Hexétidine	11	0 %	5,50 €	
PIASCLEDINE 300 mg	Insaponifiables d'huile d'avocat, …	6	15 %	7,86 €	
SELGINE pâte dentifrice	Chlorure de sodium, …	11	0 %	4,90 €	

PRÉVENTION DE LA CARIE DENTAIRE

NOM DE MARQUE	SUBSTANCE	NOTE /20	REMB. SS	PRIX	AVIS
FLUOCARIL BI FLUORE ANIS 250 mg	Sodium monofluorophosphate	10	0 %	4,80 €	
FLUOCARIL BI FLUORE MENTHE 250 mg	Sodium monofluorophosphate	10	0 %	3,50 €	
FLUOCARIL BI FLUORE MENTHE 250 mg	Sodium monofluorophosphate	10	0 %	6,00 €	
FLUOCARIL BI FLUORE MENTHE 250 mg	Sodium monofluorophosphate	10	0 %	5,80 €	
FLUOCARIL BI FLUORE MENTHE 250 mg	Sodium monofluorophosphate	10	0 %	9,80 €	
FLUOCARIL BI FLUORE MENTHE 250 mg	Sodium monofluorophosphate	10	0 %	3,50 €	
FLUOCARIL BI FLUORE MENTHE 250 mg	Sodium monofluorophosphate	10	0 %	4,50 €	
FLUOCARIL BI FLUORE MENTHE FORTE 250 mg	Sodium monofluorophosphate	10	0 %	3,40 €	
FLUOCARIL BI-FLUORE MENTHE 250 mg gel	Sodium monofluorophosphate	10	0 %	6,20 €	
FLUOCARIL BI-FLUORE MENTHE 250 mg gel	Sodium monofluorophosphate	10	0 %	4,80 €	
FLUOCARIL BI-FLUORE MENTHE 250 mg	Sodium monofluorophosphate	10	0 %	6,80 €	
FLUOSELGINE	Sodium fluorure	10	0 %	5,70 €	
ZYMADUO 150UI/0,0625 mg	Fluorure, …	12	35 %	3,47 €	
ZYMADUO 300 UI/0,138 mg	Fluorure, …	12	35 %	3,47 €	
ZYMAFLUOR 0,114 %	Sodium fluorure	12	35 %	1,50 €	
ZYMAFLUOR 0,25 mg	Sodium fluorure	12	35 %	1,77 €	
ZYMAFLUOR 0,5 mg	Sodium fluorure	12	35 %	1,77 €	
ZYMAFLUOR 0,75 mg	Sodium fluorure	12	35 %	2,38 €	
ZYMAFLUOR 1 mg	Sodium fluorure	12	35 %	2,52 €	

ANTISEPTIQUE DE LA BOUCHE

NOM DE MARQUE	SUBSTANCE	NOTE /20	REMB. SS	PRIX	AVIS
ALODONT	Cétylpyridinium	6	35 %	2,28 €	Médicament dépassé.
ALODONT	Cétylpyridinium	6	0 %	5,79 €	Idem.
BETADINE 10 % bain de bouche	Povidone iodée	11	0 %	2,74 €	
BETADINE 10 % bain de bouche unidose	Povidone iodée	11	0 %		
CHLORHEXIDINE IVAX 0,15 % solution	Chlorhexidine	11	0 %	3,95 €	
CHLORHEXIDINE Teva conseil	Chlorhexidine	12	0 %		
CHLORHEXIDINE/ CHLOROBUTANOL ARROW 0,5 ml/0,5 g pour 100 ml solution pour bain de bouche en flacon	Chlorhexidine digluconate, …	11	0 %	2,60 €	
CHLORHEXIDINE/ CHLOROBUTANOL ARROW 0,5 ml/0,5 g pour 100 ml solution pour bain de bouche en flacon	Chlorhexidine digluconate, …	11	0 %	3,90 €	
CHLORHEXIDINE/ CHLOROBUTANOL BIOGARAN 0,5 ml/0,5 g pour 100 ml solution pour bain de bouche en flacon	Chlorhexidine digluconate, …	11	0 %	5,60 €	
CHLORHEXIDINE/ CHLOROBUTANOL BIOGARAN 0,5 ml/0,5 g pour 100 ml solution pour bain de bouche en flacon	Chlorhexidine digluconate, …	11	0 %	2,35 €	
CHLORHEXIDINE/ CHLOROBUTANOL BIOGARAN 0,5 ml/0,5 g pour 100 ml solution pour bain de bouche en flacon	Chlorhexidine digluconate, …	11	0 %	9,80 €	
CHLORHEXIDINE/ CHLOROBUTANOL EG 0,5 ml/0,5 g pour 100 ml solution pour bain de bouche en flacon	Chlorhexidine digluconate, …	11	0 %	7,90 €	
CHLORHEXIDINE/ CHLOROBUTANOL EG 0,5 ml/0,5 g pour 100 ml solution pour bain de bouche en flacon	Chlorhexidine digluconate, …	11	0 %	14,10 €	
CHLORHEXIDINE/ CHLOROBUTANOL EG 0,5 ml/0,5 g pour 100 ml solution pour bain de bouche en flacon	Chlorhexidine digluconate, …	11	0 %	2,35 €	

CHLORHEXIDINE/ CHLOROBUTANOL PHR LAB 0,5 ml/0,5 g pour 100 ml solution pour bain de bouche en flacon	Chlorhexidine digluconate, ...	11	0 %	2,28 €	
CHLORHEXIDINE/ CHLOROBUTANOL PHR LAB 0,5 ml/0,5 g pour 100 ml solution pour bain de bouche en flacon	Chlorhexidine digluconate, ...	11	0 %	5,60 €	
CHLORHEXIDINE/ CHLOROBUTANOL RATIOPHARM 0,5 ml/0,5 g pour 100 ml solution pour bain de bouche en flacon	Chlorhexidine digluconate, ...	11	0 %	2,35 €	
CHLORHEXIDINE/ CHLOROBUTANOL RATIOPHARM 0,5 ml/0,5 g pour 100 ml solution pour bain de bouche en flacon	Chlorhexidine digluconate, ...	11	0 %	4,90 €	
CHLORHEXIDINE/ CHLOROBUTANOL TEVA 0,5 ml/0,5 g pour 100 ml solution pour bain de bouche en flacon	Chlorhexidine digluconate, ...	11	0 %	8,50 €	
CHLORHEXIDINE/ CHLOROBUTANOL TEVA 0,5 ml/0,5 g pour 100 ml solution pour bain de bouche en flacon	Chlorhexidine digluconate, ...	11	0 %	2,35 €	
CHLORHEXIDINE/ CHLOROBUTANOL WINTHROP 0,5 ml/0,5 g pour 100 ml solution pour bain de bouche en flacon	Chlorhexidine digluconate, ...	11	0 %	2,29 €	
COLLU-HEXTRIL 0,2 % collutoire	Hexétidine	11	0 %	2,89 €	
COLLUNOVAR bain de bouche	Chlorhexidine	11	0 %	6,10 €	
CORSODYL 0,2 % bain de bouche	Chlorhexidine	11	0 %	6,94 €	
DENTEX solution pour bain de bouche	Hydrogène peroxyde	11	0 %	6,80 €	
DRILL SANS SUCRE	Chlorhexidine, ...	11	0 %	5,89 €	
DRILL SANS SUCRE ANIS MENTHE	Chlorhexidine, ...	11	0 %	6,38 €	
DRILL SANS SUCRE PAMPLEMOUSSE pastille	Chlorhexidine, ...	11	0 %	6,70 €	

ELUDRIL bain de bouche	Chlorhexidine digluconate, …	11	0 %	6,10 €	
ELUDRIL bain de bouche	Chlorhexidine digluconate, …	11	15 %	2,81 €	
ELUDRIL bain de bouche	Chlorhexidine digluconate, …	11	0 %	9,91 €	
GIVALEX	Hexétidine	11	15 %	2,16 €	Association dépassée et inefficace.
GLOSSITHIASE comprimé	Thénoate d'éthanolamine	6	0 %	4,09 €	Association de produits dépassés.
GLYCO-THYMOLINE 55	Benzoate de sodium, …	3	15 %	2,59 €	Produit dépassé, mis sur le marché en 1949. On sent la fatigue.
HEXALYSE	Biclotymol, …	7	0 %	3,70 €	Association de produits dépassés depuis la mise sur le marché en 1971.
HEXTRIL 0,1 % bain de bouche	Hexétidine	11	0 %	7,79 €	
HEXTRIL 0,1 % bain de bouche, flacon	Hexétidine	11	0 %	2,06 €	
HEXTRIL 0,1 % bain de bouche	Hexétidine	11	0 %	4,27 €	
HEXTRIL MENTHE 0,1 %	Hexétidine	11	0 %	7,67 €	Excipients allergisants.
HEXTRIL MENTHE 0,1 %	Hexétidine	11	0 %	4,88 €	Idem.
HEXTRIL gel gingival	Hexétidine	11	0 %	5,49 €	
HUMEX FOURNIER collutoire	Benzalkonium chlorure, …	6	0 %	5,33 €	Antiseptique dépassé.
LYSO 6	Lysozyme, …	6	0 %	5,33 €	Mis sur le marché en 1967, on se demande bien pourquoi.
PAROEX 0,12 % solution pour bain de bouche	Chlorhexidine	12	0 %		
PAROEX 0,12 % solution pour bain de bouche	Chlorhexidine	12	0 %		
PAROEX 0,12 % solution pour bain de bouche	Chlorhexidine	12	0 %		
PAROEX bain de bouche	Chlorhexidine	12	15 %	3,99 €	
PAROEX bain de bouche	Chlorhexidine	12	0 %	6,86 €	
PASTILLES MONLEON	Méthylthionium chlorure, …	5	0 %	4,50 €	Produit inefficace et dépassé. Allez plutôt chez votre confiseur !
PREXIDINE bain de bouche	Chlorhexidine	11	15 %	2,89 €	
PREXIDINE solution pour bain de bouche 0,12	Chlorhexidine	12	0 %	2,98 €	
PREXIDINE solution pour bain de bouche 0,12	Chlorhexidine	12	0 %	13,90 €	
PYOREX	Éthacridine, …	4	0 %	3,20 €	Association de deux antiseptiques dépassés mis sur le marché en 1939.

PYRALVEX solution buccale et gingivale	Acétylsalicylique acide	10	0 %	5,18 €	
SOLUDRIL 0,5 ml/0,5 g pour 100 ml solution pour bain de bouche	Chlorhexidine, …	11	0 %	2,27 €	
STREPSILS CITRON SANS SUCRE	Dichlorobenzylique alcool, …	8	0 %	5,37 €	Idem.
STREPSILS FRAISE SANS SUCRE	Dichlorobenzylique alcool, …	8	0 %	5,30 €	Idem.
STREPSILS MENTHE GLACIALE	Dichlorobenzylique alcool, …	8	0 %	5,89 €	Idem.
STREPSILS MIEL CITRON pastille à sucer	Dichlorobenzylique alcool, …	8	0 %	8,60 €	Idem.
STREPSILS MIEL CITRON	Dichlorobenzylique alcool, …	8	0 %	5,89 €	Vu l'efficacité de ces antiseptiques, un conseil : allez plutôt chez votre confiseur !
STREPSILS ORANGE VITAMINE C	Dichlorobenzylique alcool, …	8	0 %	5,33 €	Idem.
SYNTHOL bain de bouche, application cutanée	Lévomenthol, …	11	0 %	5,33 €	Mise sur le marché en 1925, cette petite soupe fait toujours recette.
SYNTHOL bain de bouche, application cutanée	Lévomenthol, …	11	0 %	5,05 €	Idem.
SYNTHOL bain de bouche, application cutanée	Lévomenthol, …	11	0 %	4,11 €	Idem.
SYNTHOL bain de bouche, application cutanée	Lévomenthol, …	11	0 %	3,06 €	Idem.

NOS MÉDICAMENTS FAVORIS

PAROEX Bain de bouche

Note : 12/20 **Prix :** 3,99 € **Remb SS :** 35 %

Classe thérapeutique : Antiseptique de la bouche.

Indications : Affections de la bouche (gingivites) ou de la gorge.

Contre-indications générales : Allergie à l'un des constituants du produit ◆ Enfant de moins de 6 ans ◆ Usage prolongé ou répété.

Prudence générale : Ne pas avaler ◆ Ne pas mettre le produit en contact des yeux, du nez ou des oreilles.

Posologie : Adulte et enfant de plus de 6 ans : 1 bain de bouche pendant 1 minute : un godet doseur ou 1 cuillerée à soupe de solution 1 à 3 fois par jour.

Incidents : Trouble du goût ◆ Sensation de brûlure ◆ Coloration brune de la langue et des dents, réversible à l'arrêt du traitement.

Arrêt du médicament si : Les troubles persistent ◆ Réaction allergique.

Composition : par flacon : Chlorhexidine digluconate 360 mg. Excipients : Glycérol ; acésulfam potassique ; huile de ricin polyoxyéthylénée ; propylène-glycol ; azorubine ; arôme menthe ; eau purifiée.

Présentation : Flacon de 300 ml **Laboratoire :** Centre Spécialités Pharmaceutiques

ELGYDIUM Pâte dentifrice

Note : 11/20 **Prix :** 3,96 € **Remb SS :** 0 %

Classe thérapeutique : Anti-gingivite.

Indications : Inflammation des gencives.

Contre-indications générales : Allergie à l'un des constituants du produit.

Posologie : Procéder au brossage soigneux des dents et des gencives matin et soir, de préférence à la fin de chaque repas.

Arrêt du médicament si : Les troubles persistent.

Composition : pâte dentifrice pour 100 g : Chlorhexidine digluconate 4 mg ; carbonate de calcium 25 g.

Présentation : Tube de 100 g **Laboratoire :** Pierre Fabre Oral Care

SELGINE Pâte dentifrice

Note : 11/20 **Prix :** 4,90 € **Remb SS :** 0 %

Classe thérapeutique : Anti-gingivite.

Indications : Inflammation des gencives (parodontopathies).

Contre-indications générales : Allergie à l'un des constituants du produit.

Posologie : Masser les gencives pendant au moins 1 minute avec une brosse douce après chaque repas et avant le coucher. Laisser agir pendant quelques minutes.

Composition : pâte dentifrice pour 100 g : Chlorure de sodium 15 g. Excipients : Carbonate de calcium ; silice colloïdale anhydre ; glycérol, macrogol ; gomme adragante ; alcool éthylique à 95° ; huiles essentielles de badiane et de menthe poivrée ; rouge cochenille A (E 124) ; eau purifiée.

Présentation : Tube de 100 g **Laboratoire :** Téofarma

BETADINE 10 % Bain de bouche

Note : 11/20 **Prix :** 2,74 € **Remb SS :** 0 %

Classe thérapeutique : Antiseptique de la bouche.

Indications : Petites infections de la bouche.

Contre-indications générales : Enfant de moins de 5 ans ◆ Allergie à l'un des constituants du produit ◆ Maladie de la thyroïde ◆ Ne pas associer à des solutions contenant des dérivés mercuriels ◆ Intolérance à l'iode.

Prudence générale : Ne pas avaler ◆ Toute lésion accompagnée de fièvre nécessite un traitement antibiotique associé par voie orale.

Posologie : Réservé à l'adulte et à l'enfant de plus de 6 ans. 4 bains de bouche par jour, après avoir dilué 1 ou 2 cuillerées à café du produit dans un verre d'eau tiède.

Incidents : Irritation de la bouche.

Arrêt du médicament si : Les troubles persistent ◆ Agitation chez le sujet âgé ◆ Risque de problèmes thyroïdiens en cas d'administration prolongée ou répétée ◆ Confusions chez le sujet âgé.

Composition : par flacon : Polyvidone iodée 12,5 g ; dérivés terpéniques.

Présentation : Flacon de 125 ml **Laboratoire :** Meda Pharma

DOLODENT

Note : 10.5/20 **Prix :** 5,64 € **Remb SS :** 0 %
Classe thérapeutique : Anti-douleur dentaire.
Indications : Traitement des douleurs liées à la poussée dentaire.
Contre-indications générales : Allergie à l'un des constituants du produit.
Posologie : 2 à 3 applications par jour sur la gencive douloureuse.
Incidents : Irritation gingivale ◆ Réaction allergique.
Composition : par flacon : Amyléine 270 mg ; dérivés terpéniques.
Arrêt du médicament si : Les troubles persistent ◆ Réaction allergique.
Présentation : Flacon de 36 g **Laboratoire :** Gilbert

Dépression légère

Vous êtes triste et abattu ? Vous pleurez souvent et n'avez plus goût à rien ? Vous avez maigri ou grossi sans raison ? Vous dormez mal ou bien, au contraire, vous dormez trop ? Vous êtes fatigué, vous avez du mal à vous concentrer et vous vous sentez « coupé » du monde. C'est peut-être un début de dépression.
Seule une dépression légère et passagère relève de l'automédication.

CE QU'IL FAUT SAVOIR

La dépression est un état de tristesse plus ou moins permanent et plus ou moins important. Dans les cas graves, elle peut aller jusqu'au désespoir, voire au suicide.
La maladie, car cela en est une, évolue par poussées qui durent plusieurs semaines ou plusieurs mois en l'absence d'un traitement approprié.
Consultez votre médecin si votre état dépressif perdure ou devient handicapant.

LES CAUSES

Il n'y a pas toujours de raison extérieure réelle à la dépression, même si des événements tristes ont pu la déclencher ou l'aggraver. Il s'agit d'une véritable maladie, associée à un dérèglement du fonctionnement du cerveau.

▸ Cependant plusieurs familles de médicaments peuvent favoriser un état dépressif, c'est le cas de :
- certains antihypertenseurs (méthyldopa, clonidine, etc.) ;
- certaines hormones (dérivés de la cortisone) ;
- certains tranquillisants ou anxiolytiques (clorazépate, lorazépam, bromazépam, etc.), voire des neuroleptiques pris à haute dose : ils ne traitent pas la dépression et peuvent dans certains cas l'aggraver.

▸ La dépression peut aussi être engendrée par l'alcool et diverses drogues (haschich, cocaïne, amphétamine, etc.).

Quant à la tristesse qui survient après un deuil, une séparation, un échec, c'est une réaction normale, même si l'épisode est douloureux à vivre. Elle ne nécessite généralement aucun traitement sauf si elle dure plusieurs mois, si elle est trop lourde à supporter, si elle a des répercussions sur les activités quotidiennes, si elle s'aggrave au fil des jours.

LES INTERDITS

⚠⚠ Pas d'automédication mais consultez rapidement votre médecin si :
- Votre état dépressif dure depuis plus de 15 jours, tous les jours et en permanence.
- Vous avez des idées de mort ou de suicide.
- Vous êtes triste tout le temps, sans raison, alors que vous avez déjà été traité pour une dépression.
- Votre mal-être est totalement disproportionné par rapport à l'événement qui l'a engendré.
- Vous ne mangez plus.
- Vous ne vous levez plus le matin.
- Vous vous sentez coupable de tout.
- Vous vous sentez fatigué en permanence.

LES BONNES PRATIQUES

Si d'évidence il s'agit d'un épisode léger et passager, vous pouvez essayer de vous soigner vous-même. Mais si votre mal-être ne passe pas ou si vous avez des doutes sur votre état, consultez votre médecin. En attendant, suivez ces conseils :

▸ **Modifiez votre mode de vie**
- Pratiquez une activité physique d'endurance qui vous plaise (vélo, natation, course à pied) au moins deux fois par semaine.
- Veillez à votre alimentation, en forçant sur les fruits et les légumes frais.
- Supprimez l'alcool car, dans ce contexte, vous pouvez en devenir vite dépendant.
- Testez des activités de relaxation (yoga, tai-chi...).
- Essayez de sortir et de rencontrer vos amis.
- Prenez vos repas et couchez-vous à des heures régulières.

LES MÉDICAMENTS

Les seules substances vendues sans ordonnance ayant obtenu de l'Agence française de sécurité sanitaire des produits de santé (AFSSAPS) une indication en cas de dépression légère et passagère contiennent du millepertuis.

Attention ! Le millepertuis n'est pas un produit anodin, comme on pourrait le penser. Il peut réduire l'efficacité d'un grand nombre de médicaments, comme la pilule contraceptive, les anticoagulants, les anticonvulsivants, les médicaments du SIDA mais aussi les immunosuppresseurs et certains

médicaments de la migraine, de l'asthme et du cœur (tonicardiaques).
L'efficacité du millepertuis étant très faible, il est préférable de demander l'avis de votre médecin avant d'en prendre.
Les médicaments homéopathiques dans cette indication sont à déconseiller.

EN SAVOIR PLUS

Comment agissent les antidépresseurs ?

En cas de dépression caractérisée, ils sont aussi indispensables que les antibiotiques pour une infection bactérienne.
Ils ont pour objectif de faire disparaître la dépression, c'est-à-dire supprimer progressivement tous ses signes, en particulier le manque d'énergie psychique et physique, le manque de projection dans l'avenir, les idées noires et les intentions de suicide.
Il faut compter de 15 à 30 jours pour constater un début d'efficacité. Les antidépresseurs doivent être pris de façon très prolongée, en général sur plusieurs mois, afin d'éviter les récidives. L'arrêt du traitement ne doit se faire que très progressivement, sous surveillance médicale.

ANTI-DÉPRESSION LÉGÈRE

NOM DE MARQUE	SUBSTANCE	NOTE /20	REMB. SS	PRIX	AVIS
ARKOGELULES MILLEPERTUIS 185 mg	Phytothérapie : Millepertuis	11	0 %	12,04 €	À éviter si vous prenez déjà d'autres médicaments. Attention, peut diminuer l'efficacité de nombreux médicaments.
BORIPHARM Granules N° 31	Homéopathie	3	0 %	4,88 €	Une indication inadmissible, une véritable publicité mensongère validée par les autorités.
ELUSANES MILLEPERTUIS 300 mg	Phytothérapie : Millepertuis	11	0 %	9,54 €	À éviter si vous prenez déjà d'autres médicaments. Attention, peut diminuer l'efficacité de nombreux médicaments.
MILDAC 300 mg	Phytothérapie : Millepertuis	11	0 %	13,24 €	Idem.
MILDAC 600 mg comprimé enrobé	Phytothérapie : Millepertuis	11	0 %	15,81 €	Idem.
PROCALMIL	Phytothérapie : Millepertuis	11	0 %	13,18 €	Idem.
PROSOFT	Phytothérapie : Millepertuis	11	0 %	13,69 €	Idem.
PROSOFT comprimé enrobé	Phytothérapie : Millepertuis	11	0 %	15,30 €	Idem.

NOTRE MÉDICAMENT FAVORI

MILDAC 300 mg

Note : 11/20 **Prix :** 13,24 € **Remb SS :** 0 %

Classe thérapeutique : Anti-dépression légère.

Indications : Manifestations dépressives légères et transitoires.

Contre-indications générales : Grossesse ◆ Allergie à l'un des constituants du produit ◆ Enfant de moins de 15 ans.

Contre-indications en association : Anticoagulants oraux ◆ Digoxine ◆ Ciclosporine ◆ Sirolimus ◆ Tacrolimus ◆ Théophylline ◆ Antiprotéases (amprenavir, nelfinavir, ritonavir, saquinavir).

Posologie : Réservé à l'adulte. 1 à 3 comprimés par jour, à répartir en 3 prises dans la journée. La prise doit être effectuée de préférence aux mêmes heures.

Incidents : Troubles digestifs ◆ Éruptions de la peau ◆ Éviter l'exposition au soleil (photosensibilisation).

Arrêt du médicament si : Les troubles persistent plus de 15 jours.

Composition : par comprimé : Millepertuis (extrait sec méthanolique) 300 mg. Excipients : Cellulose microcristalline ; amidon prégélatinisé ; croscarmellose sodique ; silice précipitée ; stéarate de magnésium ; hypromellose ; macrogol 4000 ; lactose monohydraté ; vanilline ; saccharine sodique ; oxyde de fer jaune (E 172) ; dioxyde de titane (E 171) ; talc, siméthicone ; méthylcellulose ; acide sorbique ; acide ascorbique.

Présentation : 40 comprimés **Laboratoire :** Merck Médication Familiale

Dermite séborrhéique

Des plaques recouvertes de squames grasses, jaunâtres, sont apparues sur le visage (sillons du nez, commissure des lèvres, racine des sourcils, lisière du cuir chevelu avec présence de pellicules, pli sous les lèvres, pli des oreilles, oreilles) et sur le tronc (sternum, haut du dos) ? Il s'agit sans doute d'une dermite séborrhéique.

CE QU'IL FAUT SAVOIR

La dermite séborrhéique est une affection chronique de la peau, généralement sans gravité, qui se niche plutôt dans les zones riches en glandes sébacées. Elle est souvent associée à des pellicules dans le cuir chevelu. Ce n'est évidemment pas très esthétique et cela peut démanger fortement. Parfois fort désagréable à vivre, elle mérite une consultation médicale.

LES CAUSES

La dermite séborrhéique serait plus ou moins liée à un champignon (le pityrosporon ovale) et se développe sur un terrain particulier par poussées, favorisées semble-t-il par le stress et l'anxiété. Elle peut accompagner un état de fatigue ou des troubles digestifs. La dermite peut s'améliorer spontanément en été.

LES INTERDITS

⚠⚠ Pas d'automédication mais consultez rapidement votre médecin si :

- Vous êtes sous traitement immunosuppresseur.
- Vous prenez des dérivés de la cortisone, des neuroleptiques.
- Vous êtes sujet à des affections de la peau, type psoriasis ou eczéma.
- Les plaques envahissent une grande partie du visage.
- Les démangeaisons deviennent trop intenses.

LES BONNES PRATIQUES

Prenez rendez-vous chez votre médecin et en attendant :

- Lavez-vous avec un savon surgras ou un pain dermatologique, type A-DERMA® au lait d'avoine.
- Lavez-vous les cheveux avec des shampoings à base de disulfure de sélénium ou à base de goudron.

LES MÉDICAMENTS

Désolés ! Nous n'avons aucun médicament à vous conseiller en automédication à l'exception de deux antifongiques locaux, SEBIPROX® ou MYCOSTER®, à base de ciclopiroxolamine. Mais compte tenu de la durée du traitement (minimum 4 semaines), nous vous recommandons de consulter préalablement votre médecin qui vous prescrira le médicament le plus adapté à votre cas.

ANTI-PEAU GRASSE (ANTI-SÉBORRHÉE)

NOM DE MARQUE	SUBSTANCE	NOTE /20	REMB. SS	PRIX	AVIS
ARKOGELULES ORTIE 275 mg	Phytothérapie : Ortie	3	0 %	5,94 €	Nous vous conseillons plutôt de préparer une soupe aux orties, tout aussi efficace et moins chère que cette préparation.
ARKOGELULES PENSEE SAUVAGE 290 mg	Phytothérapie : Pensée sauvage	3	0 %	6,55 €	Une inefficacité remarquable.
CADITAR	Huile de cade	11	15 %	3,96 €	À n'utiliser qu'après avoir demandé conseil à votre médecin.
ELUSANES PENSEE SAUVAGE 200 mg	Phytothérapie : Pensée sauvage	4	0 %	7,01 €	
FITACNOL	Phytothérapie : Grande bardane, ...	7	0 %		
MYCOSTER 1 % crème	Ciclopiroxolamine	7	35 %	4,68 €	
SEBIPROX 1,5 % shampoing	Ciclopiroxolamine	7	35 %	10,14 €	

Diarrhée aiguë

La diarrhée aiguë est un trouble généralement bénin chez l'adulte et disparaît en 48 heures.
Cependant, chez les enfants et surtout les nourrissons *(voir Diarrhée aiguë de l'enfant)* ainsi que chez les personnes âgées ou fragiles, ce trouble peut s'avérer sérieux en raison des risques de déshydratation sévère.
En cas de doute, consultez votre médecin.

CE QU'IL FAUT SAVOIR

Une diarrhée aiguë se manifeste par des selles soudainement liquides ou molles, émises plus de trois fois par jour. L'eau contenue dans les selles n'est pas réabsorbée par l'organisme et est évacuée avec celles-ci. Ce symptôme peut s'accompagner de nausées, de vomissements, de douleurs abdominales, de crampes et même de fièvre.
Attention ! Si ces manifestations concernent des enfants et des personnes âgées : en cas d'aggravation, consultez IMPÉRATIVEMENT votre médecin.

LES CAUSES

La majorité des diarrhées aiguës sont d'origine infectieuse. Les intestins ont été infectés le plus souvent par un virus (dans le cas de la gastro-entérite), ou par des bactéries ou des parasites transmis généralement par des produits alimentaires : certains d'entre eux peuvent provoquer une forme grave de diarrhée.
Le stress, une intoxication alimentaire, des excès alimentaires, l'abus d'alcool mais aussi certains médicaments (antibiotiques, antiacides) peuvent déclencher une diarrhée aiguë. Ou même, certains produits « light » sans sucre mais contenant du maltitol, du mannitol, du sorbitol ou du xylitol, s'ils sont pris en forte dose !
Une inflammation chronique de l'intestin, des troubles hormonaux ou un transit trop actif peuvent provoquer de la diarrhée mais il s'agit alors de diarrhée chronique.

LES INTERDITS

⚠⚠ Pas d'automédication mais consultez rapidement votre médecin si :
- La diarrhée s'accompagne d'une forte fièvre, de vomissements à répétition, de maux de tête ou si la personne émet des idées confuses.
- Vos selles contiennent du sang, du pus ou des glaires.
- Vous perdez du poids soudainement (+ de 2 kg) et/ou vous avez des douleurs au ventre.
- Vous avez suivi un traitement antibiotique.
- Vous revenez d'un pays tropical.
- Vous avez un terrain vulnérable (maladie connue des valves du cœur, traitement immunosuppresseur, chimiothérapie en cours).

⚠⚠ Ne poursuivez pas un traitement en automédication mais consultez rapidement votre médecin si :
• Les symptômes ne passent pas ou même s'aggravent.
• Vous avez très soif ou la langue sèche, signes d'un début de déshydratation.
• Votre diarrhée récidive ou alterne avec des épisodes de constipation.

LES BONNES PRATIQUES

▶ En prévention

• Lavez-vous les mains plusieurs fois par jour avec du savon ou avec une solution hydroalcoolique, et de façon systématique après être allé aux toilettes, avant de préparer les repas ou de passer à table.
• Nettoyez régulièrement votre réfrigérateur et les plans de travail de votre cuisine avec un désinfectant (eau de Javel par exemple).
• Respectez la chaîne du froid, ne recongelez pas d'aliments décongelés, respectez les dates de validité des produits alimentaires.
• Si vous séjournez dans un pays à faible niveau d'hygiène, soyez vigilant : buvez de l'eau bouillie ou en bouteille capsulée, ne prenez pas de glaçons (ou faites vos glaçons avec de l'eau en bouteille), ne consommez que des aliments cuits et pelez vos fruits.

▶ En cas de crise de diarrhée déclarée

• Buvez beaucoup : boissons sucrées (colas non « light », infusions au gingembre, thé sucré, jus de fruits), boissons salées (bouillons, consommés) pour compenser les pertes en sels minéraux et lutter contre un risque de déshydratation.
• Ménagez vos intestins : mangez des aliments légers et cuits, des soupes, du riz, des compotes. Évitez les glaces, les boissons glacées, les plats épicés.

▶ Si malgré ces règles diététiques les symptômes persistent, vous pouvez prendre, pendant 2 jours maximum, un médicament sans ordonnance en respectant la posologie.
Ce traitement doit toujours s'accompagner des règles d'hygiène élémentaires et d'un apport important (au moins 1,5 litre) en boissons sucrées et salées.

LES MÉDICAMENTS

Quatre types de médicaments sont disponibles sans ordonnance :
• Les ralentisseurs de transit et antisécrétoires. Ils diminuent les contractions intestinales et la sécrétion hydroélectrolytique (riche en sels minéraux). À base de lopéramide et racecadrotil, ce sont les seules substances à avoir fait la preuve d'une véritable efficacité en la matière.
• Les antibactériens intestinaux (nifuroxazide) sont déconseillés en raison d'un mauvais rapport efficacité/tolérance.
• Les antidiarrhéiques d'origine microbienne à base de levure ou de bactéries sont des médicaments inefficaces et dépassés.

• Les médicaments à base de plantes ainsi que les médicaments homéopathiques n'ont aucun intérêt dans ce type de trouble.
La chloramine (HYDROCLONAZONE®) s'utilise pour décontaminer l'eau de boisson lors de voyages, en particulier dans des pays tropicaux.

EN SAVOIR PLUS

La diarrhée des voyageurs ou « turista » est une diarrhée aiguë d'origine infectieuse, contractée par une personne en voyage dans un pays où le niveau d'hygiène est relativement faible.
Pour l'éviter, respectez très scrupuleusement les règles d'hygiène suivantes :
• Jamais d'eau qui ne soit bouillie ou décontaminée (utilisez de la chloramine).
• Pas de plats ni de légumes ou de fruits crus (sauf si vous les pelez vous-même).
• Évitez glaces et glaçons.
• Lavez-vous très soigneusement les mains.
• Brossez-vous les dents avec une eau en bouteille encapsulée.
Si pour enrayer une diarrhée, très désagréable en voyage, vous prenez un médicament, n'augmentez ni la dose ni la durée de traitement sous peine de vous retrouver, 24 heures après, terriblement constipé !

ANTIDIARRHÉIQUE (ANTI-INFECTIEUX INTESTINAL)

NOM DE MARQUE	SUBSTANCE	NOTE /20	REMB. SS	PRIX	AVIS
BACTERIX 200 mg	Nifuroxazide	6	0 %	4,28 €	Le composant de ce médicament est considéré par la Haute Autorité de Santé comme inefficace. Nous partageons depuis longtemps cet avis.
DIAFURYL 200 mg	Nifuroxazide	6	0 %	3,92 €	Idem.
EDISTON 200 mg	Nifuroxazide	6	0 %	4,35 €	Idem.
ERCEFURYL 200 mg gélule	Nifuroxazide	6	0 %	4,50 €	Idem.
GASTROWELL NIFUROXAZIDE 200 mg gélule	Nifuroxazide	6	0 %	4,93 €	Idem.
GASTROWELL NIFUROXAZIDE 200 mg gélule	Nifuroxazide	6	0 %	4,11 €	Idem.
IMOSEPTYL 200 mg gélule	Nifuroxazide	6	0 %	5,04 €	Idem.
NIFUROXAZIDE BIOGARAN CONSEIL 200 mg gélule	Nifuroxazide	6	0 %	3,80 €	Idem.
NIFUROXAZIDE CRISTERS 200 mg gélule	Nifuroxazide	6	0 %	3,80 €	Idem.
NIFUROXAZIDE MYLAN 200 mg gélule	Nifuroxazide	6	0 %	2,55 €	Idem.

NIFUROXAZIDE RATIOPHARM CONSEIL 200 mg gélule	Nifuroxazide	6	0 %	3,40 €	Idem.
NIFUROXAZIDE SANDOZ CONSEIL 200 mg gélule	Nifuroxazide	6	0 %	3,40 €	Idem.
NIFUROXAZIDE ZYDUS 200 mg gélule	Nifuroxazide	6	0 %	2,38 €	Idem.
PERABACTICEL 200 mg gélule	Nifuroxazide	6	0 %		Idem.
SEPTIDIARYL 200 mg	Nifuroxazide	6	0 %	5,64 €	Idem.

ANTIDIARRHÉIQUE (AUTRES)

NOM DE MARQUE	SUBSTANCE	NOTE /20	REMB. SS	PRIX	AVIS
COMPLEXE LEHNING GERANIUM N° 108	Homéopathie	5	0 %	7,00 €	
COMPLEXE LEHNING MOMORDICA N° 109	Homéopathie	5	0 %	4,57 €	Produit inefficace.
COMPOSE BOIRON ALOE comprimé	Homéopathie	4	35 %	1,46 €	Si vous voulez passer votre journée sur le trône, mais toujours remboursé par la Sécurité sociale. Bravo !
COMPOSE BOIRON ALOE granulés	Homéopathie	4	35 %	1,81 €	Idem.
COMPOSE BOIRON ALOE solution buvable	Homéopathie	4	35 %	2,28 €	Idem.
DIARALIA	Homéopathie	4	0 %	5,22 €	Idem.
ELUSANES SALICAIRE	Phytothérapie : Salicaire	6	0 %	6,55 €	
LACTEOL 340 mg	Micro-organismes produisant de l'acide lactique	4	0 %	4,22 €	Le composant de ce médicament est considéré par la Haute Autorité de Santé comme inefficace. Nous partageons depuis longtemps cet avis. Ce produit ne sert à rien depuis plus d'un demi-siècle.
LACTEOL gélule 340 mg	Micro-organismes produisant de l'acide lactique	4	0 %	6,50 €	Idem.
LACTEOL gélule 340 mg	Micro-organismes produisant de l'acide lactique	4	0 %	12,01 €	Idem.
LYOBIFIDUS	Micro-organismes produisant de l'acide lactique	4	0 %	4,01 €	Idem.
POCONEOL N° 11	Homéopathie	2	0 %	4,72 €	Il est inadmissible qu'un directeur de laboratoire ose proposer de telles indications et que celles-ci soient avalisées par le ministère de la Santé.

POCONEOL N° 34	Homéopathie	5	0 %	4,72 €	
POCONEOL N° 61	Homéopathie	2	0 %	4,72 €	
SACOLENE Adulte	Lactoprotéines méthyléniques	10	0 %	5,79 €	
SMECTA 3 g	Diosmectite	11	35 %	5,01 €	
SMECTA 3 g	Diosmectite	11	35 %	8,84 €	
ULTRA-LEVURE 50 mg	Saccharomyces boulardii	4	0 %	5,33 €	Le composant de ce médicament est considéré par la Haute Autorité de Santé comme inefficace. Nous partageons depuis longtemps cet avis.
ULTRA-LEVURE 50 mg	Saccharomyces boulardii	4	0 %	2,59 €	Idem.
ULTRA-LEVURE gélule 200 mg	Saccharomyces boulardii	4	0 %	6,27 €	Idem.
ULTRA-LEVURE gélule 200 mg	Saccharomyces boulardii	4	0 %	12,15 €	Idem.
ULTRA-LEVURE poudre pour suspension buvable 100 mg	Saccharomyces boulardii	4	0 %	6,27 €	Idem.

ANTIDIARRHÉIQUE (RALENTISSEUR DU TRANSIT)

NOM DE MARQUE	SUBSTANCE	NOTE /20	REMB. SS	PRIX	AVIS
DIARETYL 2 mg	Lopéramide	14	0 %	3,49 €	Ce produit ne devrait jamais être utilisé dans les diarrhées avec fièvre.
DYSPAGON 2 mg	Lopéramide	14	0 %	3,88 €	Idem.
ERCESTOP 2 mg	Lopéramide	14	0 %	3,80 €	Idem.
GASTROWELL LOPERAMIDE 2 mg gélule	Lopéramide	14	0 %	4,08 €	Idem.
IMODIUM LINGUAL 2 mg	Lopéramide	14	0 %	5,74 €	Idem.
IMODIUMCAPS 2 mg gélule	Lopéramide	14	0 %		Idem.
IMODIUMDUO	Lopéramide, …	14	0 %	5,65 €	Idem.
IMOSSEL 2 mg	Lopéramide	14	0 %	3,96 €	Idem.
INDIARAL 2 mg	Lopéramide	14	0 %	4,11 €	Idem.
LOPERAMIDE ARROW CONSEIL	Lopéramide	14	0 %	3,43 €	Idem.
LOPERAMIDE CRISTERS 2 mg gélule	Lopéramide	14	0 %	3,90 €	Idem.
LOPERAMIDE HEXAL SANTE 2 mg	Lopéramide	14	0 %	3,43 €	Idem.
LOPERAMIDE LYOC 2 mg	Lopéramide	14	35 %	1,82 €	Idem.
LOPERAMIDE RATIOPHARM CONSEIL 2 mg gélule	Lopéramide	14	0 %	4,08 €	Idem.

LOPERAMIDE SANDOZ CONSEIL 2 mg gélule	Lopéramide	14	0 %	4,00 €	Idem.
NABUTIL 2 mg	Lopéramide	14	0 %	3,66 €	Idem.
PERACEL 2 mg	Lopéramide	14	0 %	4,07 €	Idem.
TIORFAST 100 mg gélule	Racécadotril	13	0 %	9,35 €	Idem.

NOTRE MÉDICAMENT FAVORI

LOPERAMIDE LYOC 2 mg

Note : 14/20 **Prix :** 1,82 € **Remb SS :** 35 %

Classe thérapeutique : Antidiarrhéique (ralentisseur du transit).

Indications : Traitement de courte durée des diarrhées aiguës passagères de l'adulte (à partir de 15 ans).

Contre-indications générales : Diarrhées avec fièvre ◆ Enfant de moins de 15 ans ◆ Allergie à l'un des constituants du produit ◆ Poussées de rectocolite hémorragique ◆ Sang dans les selles qui impose toujours une consultation médicale ◆ Diarrhée due aux antibiotiques.

Prudence générale : Grossesse ◆ Allaitement ◆ Insuffisance hépatique ◆ Conducteur de véhicules ou de machines (risques de somnolence ou de baisse de la vigilance).

Posologie : Réservé à l'adulte. Diarrhée aiguë : la posologie initiale est de 2 lyophilisats par jour. Diarrhée chronique : 1 à 3 lyophilisats par jour.

Incidents : Sécheresse de la bouche ◆ Somnolence ◆ Nausées ◆ Fatigue ◆ Douleurs dans le ventre ◆ Constipation ◆ Ballonnements.

Arrêt du médicament si : Les troubles persistent ◆ Vertiges ◆ Vomissements ◆ Gonflement du visage et du cou associé à une gêne respiratoire (œdème de Quincke) ◆ Perte de connaissance avec chute brutale de la tension artérielle (choc anaphylactique) ◆ Diarrhées ◆ Éruptions de la peau.

Composition : par lyophilisat : Lopéramide 2 mg.

Présentation : 10 lyophilisats oraux **Laboratoire :** Céphalon France

Digestion difficile ou dyspepsie

Vous avez du mal à digérer ? Votre estomac vous pèse ? Il vous paraît tendu longtemps après le repas avec parfois des nausées, des ballonnements, des brûlures d'estomac ? Vous souffrez sans doute de dyspepsie, un trouble habituellement mineur mais désagréable.

CE QU'IL FAUT SAVOIR

La dyspepsie est le plus souvent causée par des mauvaises habitudes alimentaires, des repas trop copieux, l'excès d'alcool ou de l'aérophagie (vous avalez trop d'air en mangeant). Elle peut être cependant la manifestation d'un trouble lié à une maladie organique gastro-intestinale, voire bilio-pancréatique (vésicule biliaire/pancréas). L'anxiété peut provoquer ou aggraver la dyspepsie.
Si vous souffrez depuis plus de 15 jours de digestions difficiles, consultez votre médecin.

LES INTERDITS

⚠⚠ Pas d'automédication mais consultez rapidement votre médecin en cas de :
- selles rouges ou noires ;
- forte fièvre et vomissements abondants ;
- perte de poids (en dehors d'une cure d'amaigrissement).

⚠ Ne poursuivez pas un traitement en automédication mais consultez votre médecin si :
- les troubles n'ont pas disparu au bout d'une semaine ;
- Les problèmes sont apparus avec la prise de nouveaux médicaments.

LES BONNES PRATIQUES

▶ En prévention
- Si vous êtes fumeur, arrêtez de fumer.
- Limitez l'alcool et le café.
- Mangez lentement et mâchez les aliments.
- Faites des petits repas légers.
- Évitez les plats gras et trop épicés et les boissons gazeuses.

▶ En cas de digestion difficile passagère
Vous pouvez boire une infusion à base de gingembre frais en petites lamelles... et vous mettre 24 heures à la diète (bouillons de légumes, compotes...).

EN SAVOIR PLUS

La crise de foie

« La crise de foie », la plus fréquente des digestions difficiles, est une spécialité française. Elle n'existe ni dans les pays anglo-saxons ni dans les pays nordiques. Ce qui explique que l'on ne traite pas les digestions difficiles de la même façon en France et ailleurs !

LES MÉDICAMENTS

En France, la digestion difficile se traite avec des médicaments :

- ciblés sur le foie et la vésicule biliaire ;
- ou qui réduisent les gaz ;
- ou qui apportent des enzymes facilitant la digestion ;
- ou à base de plantes (boldo, artichaut, fumeterre, chardon Marie, mélisse, sauge, voire pissenlit) et de nombreuses spécialités homéopathiques.

Ces médicaments n'ont jamais démontré de réelle efficacité et il ne faut pas en attendre de miracle.

Si vos troubles persistent, ils peuvent être liés à un problème plus sérieux. Consultez votre médecin.

DIGESTION DIFFICILE

NOM DE MARQUE	SUBSTANCE	NOTE /20	REMB. SS	PRIX	AVIS
ACTIBIL gélule	Phytothérapie : Artichaut	10	0 %	5,03 €	
ADENOCYNESINE	Homéopathie	5	0 %	3,81 €	En 1996, ce même produit avait pour indication : « rééquilibration du système glandulaire ». Curieux.
AMYLODIASTASE	Multienzymes (lipase, protéase, ...)	10	0 %	2,06 €	
ARGININE VEYRON	Arginine chlorhydrate	10	65 %	3,58 €	
ARGININE VEYRON solution buvable	Arginine chlorhydrate	10	65 %	5,35 €	
ARKOGELULES ANGELIQUE 325 mg	Phytothérapie : Angélique	10	0 %	5,94 €	
ARKOGELULES ARTICHAUT	Phytothérapie : Artichaut	10	0 %	20,28 €	
ARKOGELULES ARTICHAUT	Phytothérapie : Artichaut	10	0 %	5,94 €	
ARKOGELULES BOLDO 260 mg	Phytothérapie : Boldo	10	0 %	5,94 €	
ARKOGELULES CHARDON MARIE	Phytothérapie : Fruits de chardon Marie	4	0 %	5,94 €	

ARKOGELULES FENOUIL 390 mg	Phytothérapie : Fenouil	6	0 %	20,28 €	
ARKOGELULES FENOUIL 390 mg	Phytothérapie : Fenouil	6	0 %	5,94 €	
ARKOGELULES FUMETERRE 220 mg	Phytothérapie : Fumeterre	10	0 %	5,94 €	
ARKOGELULES LAMIER BLANC 325 mg	Phytothérapie : Lamier blanc	8	0 %	5,94 €	
ARKOGELULES MELISSE 275 mg	Phytothérapie : Mélisse	10	0 %	7,62 €	
ARKOGELULES PAPAYER 410 mg	Phytothérapie : Papaïne	10	0 %	7,16 €	
ARKOGELULES PISSENLIT 325 mg	Phytothérapie : Pissenlit	5	0 %	7,16 €	Je les préfère en salade !
ARKOGELULES SAUGE D'ESPAGNE	Phytothérapie : Sauge	10	0 %	5,94 €	
ARTICHAUT BOIRON	Phytothérapie : Artichaut	6	0 %	8,16 €	
AZEMA	Phytothérapie : Boldo, …	8	0 %	5,03 €	Amélioration de la formule, mais l'efficacité reste très faible.
BI-CITROL	Acide citrique	10	0 %	5,50 €	
BILLEROL	Homéopathie	3	0 %	5,80 €	Des indications prises sans doute sous l'effet de substances hallucinogènes.
BOLCITOL	Phytothérapie : Boldo, …	10	0 %	6,67 €	Un petit apéro en vente en pharmacie.
BORIBEL TISANE N° 6 digestive	Phytothérapie : Matricaire, …	6	0 %	5,49 €	
BORIBEL TISANE N° 7 biliaire	Phytothérapie : Matricaire, …	6	0 %	6,14 €	
CANOL	Phytothérapie : Aphloïa	10	0 %	6,79 €	
CANOL	Phytothérapie : Aphloïa, …	10	0 %	2,54 €	
CANTABILINE 400 mg	Hymécromone	7	0 %	2,76 €	
CAROMINTHE	Homéopathie	10	0 %	4,72 €	
CHOLEODORON solution	Homéopathie	3	0 %	6,61 €	La chélidoine est une plante dangereuse et risque de vous donner une digestion encore plus difficile. Un médicament grand public à déconseiller.
CHOPHYTOL	Phytothérapie : Artichaut	10	0 %	3,54 €	
CHOPHYTOL	Phytothérapie : Artichaut	10	0 %	2,09 €	
CHOPHYTOL solution buvable	Phytothérapie : Artichaut	10	0 %	2,47 €	

CITRARGININE	Bétaïne	8	0 %	12,20 €	
CITRATE DE BETAINE ARROW 1,89 g comprimé effervescent	Bétaïne	11	0 %	3,57 €	
CITRATE DE BETAINE BIOGARAN 2 g comprimé effervescent	Bétaïne	11	0 %	3,50 €	
CITRATE DE BETAINE CITRON UPSA 2 g	Bétaïne	11	0 %	3,74 €	
CITRATE DE BETAINE CRISTERS 1,89 g comprimé effervescent	Bétaïne	11	0 %	5,80 €	
CITRATE DE BETAINE CRISTERS 10 % granulés	Bétaïne	11	0 %	9,70 €	
CITRATE DE BETAINE CRISTERS 2 g poudre pour solution buvable en sachet	Bétaïne	11	0 %		
CITRATE DE BETAINE CRISTERS 2 g/5 ml solution buvable en ampoule	Bétaïne	11	0 %	9,60 €	
CITRATE DE BETAINE DEXO 1,89 g	Bétaïne	11	0 %	4,57 €	
CITRATE DE BETAINE DEXO 2 g/5 ml	Bétaïne	11	0 %	9,14 €	
CITRATE DE BETAINE EG 1,89 g comprimé effervescent	Bétaïne	11	0 %	3,90 €	
CITRATE DE BETAINE MYLAN 1,89 g comprimé effervescent	Bétaïne	11	0 %	4,42 €	
CITRATE DE BETAINE RATIOPHARM CONSEIL 1,89 g comprimé effervescent	Bétaïne	11	0 %	4,25 €	
CITRATE DE BETAINE SANDOZ CONSEIL 1,89 g comprimé effervescent	Bétaïne	11	0 %	5,10 €	
CITRATE DE BETAINE TEVA CONSEIL 1,89 g comprimé effervescent	Bétaïne	11	0 %	4,25 €	
CITROCHOLINE	Choline citrate	10	0 %	2,44 €	
COLITISANE	Phytothérapie : Guimauve, …	10	0 %	5,65 €	
COMPLEXE LEHNING ARGENTUM N° 98	Homéopathie	10	0 %	4,72 €	
COMPLEXE LEHNING BASILICUM N° 96	Homéopathie	4	0 %	4,57 €	
COMPLEXE LEHNING BILINUM N° 113	Homéopathie	5	0 %	7,30 €	
COMPLEXE LEHNING NUX VOMICA N° 49	Homéopathie	5	0 %	4,57 €	

COMPLEXE LEHNING YUCCA N° 110	Homéopathie	0	0 %	4,57 €	Il est inadmissible qu'un directeur de laboratoire ose proposer de telles indications et que celles-ci soient avalisées par le ministère de la Santé.
COMPOSE BOIRON CHELIDONIUM granules	Homéopathie	10	35 %	1,67 €	
COMPOSE BOIRON CHELIDONIUM solution buvable	Homéopathie	10	35 %	2,28 €	
COMPOSE BOIRON CHELIDONIUM comprimé	Homéopathie	10	35 %	1,37 €	
COMPOSE BOIRON NUX VOMICA comprimé	Homéopathie	10	35 %	1,37 €	
COMPOSE BOIRON NUX VOMICA granules	Homéopathie	10	35 %	1,67 €	
COMPOSE BOIRON NUX VOMICA solution buvable	Homéopathie	10	35 %	2,28 €	
DEPURATIF PARNEL	Phytothérapie : Bardane	8	0 %	7,90 €	
DEPURATUM	Phytothérapie : Bouleau, …	5	0 %	4,72 €	Nombreuses plantes à supprimer. Inefficacité.
DESINTEX-CHOLINE	Thiosulfate de sodium, …	5	0 %	2,12 €	Mis sur le marché en 1945 : une très bonne année pour le Bordeaux, une mauvaise pour la pharmacie.
DIGEDRYL comprimé	Thiosulfate de sodium, …	10	0 %	5,48 €	
DIGEODREN granules	Homéopathie	10	0 %	14,00 €	
DIGEOSLOR granules	Homéopathie	10	0 %	13,95 €	
DRAINACTIL	Phytothérapie : Boldo, …	10	0 %	10,39 €	
ELIXIR BONJEAN	Phytothérapie : Mélisse, …	10	0 %	5,80 €	Il s'agit plutôt, vu la quantité d'alcool, d'un digestif à 18°.
ELIXIR DE LA GRANDE CHARTREUSE	Phytothérapie	11	0 %	10,00 €	Question goût, c'est le meilleur des élixirs !
ELIXIR SPARK	Phytothérapie : Boldo, …	5	0 %	7,90 €	Ce produit, mis sur le marché en 1913, reste difficile à digérer.
ELUSANES ARTICHAUT 200 mg	Phytothérapie : Artichaut	10	0 %	7,01 €	
ELUSANES BOLDO 200 mg	Phytothérapie : Boldo	10	0 %	7,01 €	
ELUSANES FUMETERRE 200 mg	Phytothérapie : Fumeterre	10	0 %	7,01 €	
ENTECET	Multienzymes (lipase, protéase, …)	10	0 %	5,25 €	

EUROBIOL 25 000 U gélule gastro-résistante	Multienzymes (lipase, protéase, …)	12	65 %	36,82 €	
FLAVIASTASE	Multienzymes (lipase, protéase, …)	10	0 %	2,71 €	
GASTRO-DRAINOL	Homéopathie	10	0 %	6,39 €	
GASTROCYNESINE	Homéopathie	10	0 %	5,99 €	
GASTROTISANE	Phytothérapie : Aspérule, …	10	0 %	6,12 €	
HEPACLEM	Phytothérapie : Artichaut, …	6	0 %	5,64 €	Médicament dépassé sans intérêt.
HEPADIAL 50 mg	Acide dimécrotique	10	0 %	4,63 €	
HEPAGRUME	Arginine, …	6	0 %	4,96 €	À éviter du fait de la présence de sorbitol (risque de diarrhée et de douleurs abdominales).
HEPARGITOL	Sorbitol, …	6	0 %	3,66 €	Idem.
HEPASANE	Phytothérapie : Boldo, …	10	0 %	4,57 €	Amélioration de la composition et changement d'indication, tout en conservant le même nom de marque, une mauvaise habitude de l'industrie pharmaceutique.
HEPATO-DRAINOL	Homéopathie	2	0 %	6,79 €	
HEPATO-SOLUTINES solution	Phytothérapie : Romarin, …	8	0 %	7,89 €	
HEPATOCYNESINE	Homéopathie	2	0 %	4,72 €	Sans intérêt pour votre foie et votre vésicule. Reste celui du laboratoire.
HEPATOFLORINE	Phytothérapie : Boldo, …	10	0 %	4,42 €	
HEPATOUM solution buvable	Phytothérapie : Anémone, …	7	0 %	4,88 €	Nouvelle formule où le choroforme toxique pour le foie a été remplacé par l'alvérine qui peut aussi poser des problèmes.
HOMEOGENE 20	Homéopathie	7	0 %	4,88 €	
HOMEOGENE 22	Homéopathie	2	0 %	4,88 €	Il n'existe pas de médicament des troubles hépatobiliaires.
JECOPEPTOL	Hydroxyde d'aluminium	8	0 %	3,20 €	
LEHNING L114 solution buvable	Homéopathie	10	0 %	4,88 €	
MAALOX DIGESTION DIFFICILE comprimé effervescent	Boldine	11	0 %	3,60 €	
MEDIFLOR DIGESTIVE n° 3 tisane	Phytothérapie : Menthe poivrée, …	10	0 %	6,76 €	

MEDIFLOR N° 5 Hépatique	Phytothérapie : Boldo, …	5	0 %	5,94 €	
NIVABETOL	Bétaïne, …	6	0 %	3,45 €	À éviter du fait de la présence de sorbitol (risque de diarrhée et de douleurs abdominales).
ODDIBIL comprimé	Phytothérapie : Fumeterre	10	0 %	4,57 €	
OLIGOGRANUL NICKEL-COBALT	Oligothérapie	5	0 %	5,79 €	L'indication « Modificateur de terrain » n'a pas de base scientifique démontrée.
OLIGOSOL NICKEL-COBALT	Oligothérapie	6	0 %	1,83 €	Idem.
OXYBOLDINE	Boldine, …	6	0 %	4,52 €	
PANCRELASE comprimé enrobé	Cellulase fongique, …	10	0 %	5,10 €	
PAPAINE TROUETTE-PERRET sirop	Phytothérapie : Papayer	7	0 %	4,10 €	
PAPAINE TROUETTE-PERRET solution	Phytothérapie : Suc de carica papaya	7	0 %	4,80 €	Un petit digestif à 21° vendu en pharmacie avec, en prime, un risque de réaction allergique lié aux parabens.
POCONEOL N° 27	Homéopathie	6	0 %	4,72 €	
POCONEOL N° 37	Homéopathie	2	0 %	4,72 €	
RAPHANUS S. POTIER	Phytothérapie : Raphanus S. niger	10	0 %	4,80 €	
ROMARINEX	Phytothérapie : Romarin, …	10	0 %	5,45 €	
SANTANE D5	Phytothérapie : Mélisse, …	10	0 %	7,78 €	Amélioration de la formule. L'efficacité reste très faible.
SANTANE D5	Phytothérapie : Mélisse, …	10	0 %	6,46 €	
SANTANE F10 sachet	Phytothérapie : Boldo, …	8	0 %	5,11 €	Amélioration de la formule. L'efficacité reste très faible.
SCHOUM	Phytothérapie : Fumeterre, …	7	0 %	6,57 €	
SOLUTION STAGO DILUEE	Phytothérapie : Boldo, …	10	0 %	6,20 €	
SORBITOL DELALANDE 5 g	Sorbitol	8	0 %	5,03 €	À éviter, risque de diarrhée et de douleurs abdominales.
SULFARLEM 12,5 mg	Anéthole trithione	10	15 %	1,78 €	On comprend mal son remboursement par la Sécurité sociale vu son manque d'efficacité.
TISANE DE SANTE	Phytothérapie : Fumeterre, …	5	0 %	4,27 €	Formule à revoir.
TISANE HEPATIQUE DE HOERDT	Phytothérapie : Sauge, …	8	0 %	6,24 €	Composition sans intérêt.

TISANE PROVENCALE N° 5	Phytothérapie : Anis	10	0 %	7,15 €	
VIBTIL 250 mg	Phytothérapie : Aubier de tilleul, ...	10	0 %	4,28 €	

NOS MÉDICAMENTS FAVORIS

CITRATE DE BETAINE CRISTERS 1,89 g Comprimé effervescent

Note : 11/20 **Prix :** 5,80 € **Remb SS :** 0 %

Classe thérapeutique : Digestion difficile.

Indications : Ensemble de manifestations appelées digestion difficile.

Contre-indications générales : Allergie à l'un des constituants du produit ◆ Enfant de moins de 6 ans ◆ Grossesse.

Prudence générale : Régime sans sel.

Posologie : 1 à 3 comprimés par jour. Dissoudre le comprimé dans un verre d'eau. À prendre avant ou après les repas.

Arrêt du médicament si : Les troubles persistent.

Composition : par comprimé : Citrate de bétaïne 2 g. Excipients : Bicarbonate de sodium ; acide citrique ; saccharose ; macrogol ; saccharine sodique ; citron essence ; orange douce essence ; sodium.

Présentation : 20 comprimés **Laboratoire :** Cristers

ARGININE VEYRON Solution buvable

Note : 10/20 **Prix :** 5,35 € **Remb SS :** 65 %

Classe thérapeutique : Digestion difficile.

Indications : Digestion difficile.

Contre-indications générales : Enfant de moins de 6 ans ◆ Allergie à l'un des constituants du produit.

Posologie : Adulte : 1 à 2 ampoules, avant les 3 principaux repas ou au moment des troubles.

Arrêt du médicament si : Les troubles persistent ◆ Amaigrissement ◆ Fatigue.

Composition : pour 100 ml : Arginine chlorhydrate 16,40 g.

Présentation : Flacon de 250 ml **Laboratoire :** Pierre Fabre Médicament

Douleur

La douleur est, après la fatigue, le deuxième motif de consultation chez le médecin.
Soudaine (aiguë) ou permanente (chronique), la douleur est toujours une expérience désagréable, même si l'on peut, dans de nombreux cas, la soulager efficacement.

CE QU'IL FAUT SAVOIR

La douleur est le signal d'alarme d'un très grand nombre de maladies, la réaction normale de l'organisme face à une agression ou au mauvais fonctionnement d'un organe. Elle peut affecter toutes les parties du corps.

LES CAUSES

La douleur peut être provoquée par un traumatisme (fracture), la lésion d'un tissu (plaie, brûlure) ou d'un organe (ulcère de l'estomac), une inflammation (infection de la gorge), l'irritation d'un nerf (cas du zona) ou la dilatation d'un organe creux (tube digestif, voies urinaires, voies biliaires).
Ses manifestations sont multiples : douleur sourde, crampe, mal de tête, brûlure, élancement, douleur dentaire, douleur lombaire...

▸ Les douleurs peuvent être aiguës et chroniques

• **Les douleurs aiguës** surviennent rapidement, premier signe d'une maladie (mal de gorge lors d'une angine) ou conséquence d'une agression (brûlure, écorchure). Ces douleurs disparaissent spontanément ou grâce à des médicaments qui en traitent la cause, ou à des médicaments anti-douleur, ou encore à une intervention chirurgicale.

• **Les douleurs chroniques** persistent pendant plus de 3 semaines, de façon continue ou intermittente : la médecine ne sait pas les traiter de manière définitive (cas de l'arthrose).
Ces douleurs sont calmées par des anti-douleur (paracétamol), des anti-inflammatoires non stéroïdiens (AINS), comme l'ibuprofène, l'aspirine *(voir Les médicaments)*.
• En cas de douleurs intolérables, comme dans la névralgie du trijumeau ou le zona, vous pouvez consulter un centre anti-douleur spécialisé dans la prise en charge des douleurs chroniques rebelles. Demandez conseil à votre médecin ou à votre pharmacien *(voir la liste des centres anti-douleur sur www.pudendalsite.com/centre-anti-douleur.html)*.
Les traitements étant très différents selon la localisation de la douleur (articulations ou estomac ne se traitent pas de la même façon, une douleur à la poitrine ne se soigne pas en automédication), nous vous conseillons de vous reporter à des chapitres spécifiques *(voir Douleurs articulaires et arthrose, Maux de tête et migraines, Douleurs du dos)*.

LES INTERDITS

⚠⚠⚠ Pas de traitement en automédication mais consultez un médecin en urgence (SAMU 15 ou 112) si :

- La douleur est très intense, violente et brutale.
- La douleur atteint la poitrine et irradie dans un bras, le cou, la mâchoire.
- La douleur fait suite à un traumatisme et persiste même s'il n'y a pas de blessure apparente.

⚠⚠ Dans les 48 heures si :

- La douleur fait penser à une maladie grave (appendicite, colique néphrétique ou hépatique).
- La douleur est inhabituelle et vous prenez un nouveau traitement par ailleurs.
- Vous vous sentez mal, vous avez une forte fièvre, la zone douloureuse gonfle, un de vos membres n'a plus de force.

⚠ Dans la semaine qui suit si :

- Vous n'arrivez pas à calmer une douleur habituelle, même en augmentant les doses de votre traitement anti-douleur.
- Vous avez mal quelque part, de façon chronique, depuis plus de 15 jours.

Ne prolongez pas un traitement anti-douleur en automédication mais consultez le médecin si vous ne constatez aucune amélioration au bout de 3 jours de traitement ou si les douleurs vous réveillent la nuit.

LES BONNES PRATIQUES

- Sur une contusion ou sur le front ou la nuque en cas de mal de tête, appliquez une poche de glace ou un réfrigérant (type pack thermique chaud-froid à conserver au réfrigérateur) enveloppé dans un linge fin.
- En cas de piqûres d'insectes, approchez une cigarette tout près de l'endroit piqué pour détruire le venin.
- En cas de règles douloureuses, posez sur le ventre une bouillotte ou un pack chauffant enveloppé d'un linge.
- Faites de même en cas de douleurs du dos (lombaires ou cervicales) sur la région endolorie.

LES MÉDICAMENTS

Ce sont des anti-douleur (ou antalgiques). Ils diminuent ou suppriment la douleur.

Seules les douleurs provoquées par le mouvement ou une inflammation et pouvant entraîner des réveils nocturnes peuvent être traitées en automédication, en attendant la consultation médicale.

▸ **Le paracétamol.** C'est l'anti-douleur à utiliser de préférence. Il est très efficace et peut être utilisé sans grands risques. Il ne provoque ni gastrite ni ulcère et peut convenir à la femme enceinte. Mais vous ne devez pas l'utiliser en cas de maladie grave du foie ou d'allergie connue au paracétamol.

Vous ne devez JAMAIS dépasser la dose de 4 g/24 heures sachant qu'à des doses supérieures le produit n'est pas plus efficace et que l'on peut atteindre des doses toxiques pour le foie. Vérifiez que vous ne prenez pas parallèlement d'autres médicaments contenant eux aussi du paracétamol.

► **Les anti-inflammatoires non stéroïdiens (AINS)** comme l'ibuprofène ou l'aspirine. Ils sont également efficaces mais sont contre-indiqués si vous souffrez de gastrite, d'ulcère, d'une maladie grave du foie, des reins ou du cœur ou en cas d'allergie. Ils sont contre-indiqués en cas de traitement associé par les anticoagulants ou antiagrégants plaquettaires et chez les femmes enceintes.

► **Les associations avec la codéine**, notamment codéine-paracétamol, peuvent renforcer l'action anti-douleur mais sont contre-indiquées en cas d'asthme, d'allaitement, d'allergie connue à la codéine et au paracétamol. **Attention !** Ils sont sédatifs et peuvent entraîner de la somnolence. Prudence en cas de conduite automobile !

EN SAVOIR PLUS

Ressentir et mesurer la douleur

Dans le processus de la douleur, certaines substances sont libérées et viennent exciter les terminaisons nerveuses au niveau de l'organe malade. Cette stimulation nerveuse chemine le long des nerfs, puis remonte la moelle épinière pour aboutir au cerveau où elle est analysée et traduite en sensations douloureuses.

Comme il est impossible de mesurer la douleur de manière objective, le médecin peut recourir à un des nombreux tests d'évaluation (dessins, batterie de questions...) afin d'en évaluer l'intensité et la nature, notamment chez les enfants.

Il existe de nombreux établissements spécialisés dans le traitement de la douleur : centres anti-douleur, unités de douleur et consultation de la douleur. Leur liste est disponible sur www.cnrd.fr

Douleurs articulaires et arthrose

Une douleur à la hanche à chaque pas ou au genou à chaque marche d'escalier ? Des doigts qui commencent à se déformer ? Un mal lancinant dans la nuque ?
Si c'est votre cas, vous êtes probablement atteint d'arthrose comme 6 millions de Français !

CE QU'IL FAUT SAVOIR

L'arthrose est une affection chronique qui provoque des douleurs persistantes et pénibles au niveau des articulations. Elle ne touche souvent qu'une seule zone du corps, plus particulièrement la hanche (coxarthrose), le genou (gonarthrose), la colonne vertébrale (les cervicales surtout), le pouce et les doigts.

LES CAUSES

Alors que les surfaces des cartilages sont lisses et glissent facilement les unes sur les autres quand on est jeune, avec l'âge, elles s'usent et sont moins régulières ce qui peut provoquer des frictions et des échauffements au niveau des articulations.

Certains facteurs favorisent l'arthrose

- des facteurs héréditaires, surtout ;
- la répétition de microtraumatismes, comme des chocs réguliers (coups, chutes) dans certains sports ou certaines professions manuelles ;
- des traumatismes plus sérieux, responsables de fractures ou d'entorses, d'impacts cartilagineux ;
- l'obésité : les genoux surtout souffrent du surpoids ;
- des articulations mal emboîtées de naissance (on parle de dysplasie) ;
- les dépôts de microcristaux dans l'articulation (de calcium, entre autres).

LES INTERDITS

⚠ Pas de traitement en automédication mais consultez votre médecin si :

- Les douleurs persistent la nuit au repos.
- Le matin, les douleurs sont intenses.
- Vos articulations sont gonflées et rouges.
- Vous avez de la fièvre.

LES BONNES PRATIQUES

▸ En prévention

- Perdez du poids si nécessaire.

- Ménagez vos articulations. Évitez, si possible, les mouvements répétitifs.
- Protégez vos articulations (genoux par exemple) si vous faites des sports à risque de chutes ou de chocs (roller, ski).
- Si vous travaillez sur ordinateur, équipez-vous d'un écran à hauteur des yeux pour ne pas trop solliciter vos cervicales.
- Dormez sur un oreiller anatomique, cela soulage les tensions cervicales.
- Pratiquez des sports qui font travailler les articulations en apesanteur (natation, bicyclette) ou en douceur (stretching, gymnastique).

▶ **En cas de crise**, vous pouvez seulement soulager la douleur avec des patchs chauffants ou un pack thermique chaud-froid à faire chauffer, des médicaments anti-douleur et des produits locaux à effet révulsif.
En cas d'arthrose du genou ou de la hanche, marcher avec une canne vous soulagera en déchargeant votre articulation endommagée.
Dans les cas les plus graves, vous pouvez avoir recours à la chirurgie (prothèse de la hanche, du genou).

LES MÉDICAMENTS

Il n'existe aucun médicament qui traite les causes de l'arthrose ou qui retarde la destruction du cartilage. Un cartilage plus ou moins détérioré ne se répare malheureusement pas.
Les médicaments dits antiarthrosiques à base de glucosamine (VOLTAFLEX®), de chondroïtine (CHONDROSULF®, STRUCTUM®), de diacéréine (ART 50®) ou d'insaponifiables à base d'avocat et de soja (PIASCLÉDINE®) sont sans intérêt.
Pour vous soulager, prenez un anti-douleur *(voir Douleur)* par la bouche, de préférence à base de paracétamol (4 g/24 heures maximum) ou, en cas d'échec, un produit de la famille des anti-inflammatoires non stéroïdiens ou AINS (de préférence ibuprofène) en l'absence d'allergie.
En application locale, les AINS ont un effet anti-douleur modeste et fugace.
Les baumes dits anti-rhumatismaux augmentent la chaleur locale par leur effet révulsif, réduisant ainsi la douleur mais ils sont d'un intérêt limité.
Les spécialités de phytothérapie à base d'harpagophytum ou de reine-des-prés peuvent amener quelques petites améliorations dans certains cas.

ANTI-ARTHROSE

NOM DE MARQUE	SUBSTANCE	NOTE /20	REMB. SS	PRIX	AVIS
CHONDROSULF 400 mg	Chondroïtine sulfate	4	15 %	21,43 €	Produit sans intérêt mis en vente en 1993. Encore une économie que pourrait faire la Sécurité sociale sans mettre en danger la santé des Français.
CHONDROSULF 400 mg granulés	Chondroïtine sulfate	4	15 %	21,36 €	Idem.
GRANIONS DE CUIVRE	Oligothérapie	5	0 %	7,94 €	Un médicament à tout faire !
PIASCLEDINE 300 mg	Insaponifiables d'huile d'avocat, …	6	15 %	7,86 €	
STRUCTUM 500 mg	Chondroïtine sulfate	4	15 %	15,68 €	Produit sans intérêt mis en vente en 1973. Encore une économie que pourrait faire la Sécurité sociale sans mettre en danger la santé des Français.
VOLTAFLEX 625 mg cp	Glucosamine	4	0 %	13,04 €	Médicament très allergisant.
VOLTAFLEX 625 mg cp	Glucosamine	4	0 %	44,80 €	Idem.

ANTI-MAL AU DOS (DORSALGIE ESSENTIELLE)

NOM DE MARQUE	SUBSTANCE	NOTE /20	REMB. SS	PRIX	AVIS
ATEPADENE 30 mg	Triphosadénine sodique	5	0 %	8,20 €	Inefficacité assurée.
BERBERIS COMPLEXE N° 83 solution buvable en gouttes	Homéopathie	5	%	7,70 €	Idem.
COMPLEXE LEHNING BERBERIS N° 83	Homéopathie	5	0 %	4,57 €	Idem.
UTEPLEX 2 mg	Acide uridine-5 triphosphorique	6	0 %	9,76 €	Toujours inefficace depuis sa mise en vente en 1960.

ANTI-INFLAMMATOIRE NON STÉROÏDIEN (AINS) LOCAL

NOM DE MARQUE	SUBSTANCE	NOTE /20	REMB. SS	PRIX	AVIS
ADVIL 5 % gel	Ibuprofène	12	35 %	4,18 €	
ADVIL 5 % gel	Ibuprofène	12	35 %	2,84 €	
ANTARENE 5 % gel	Ibuprofène	12	35 %	4,05 €	
ANTARENE 5 % gel	Ibuprofène	12	35 %	2,46 €	
CLIPTOL 5 % gel	Ibuprofène	12	0 %	5,88 €	
DICLOFENAC BGR 1 % gel	Diclofénac	12	35 %	2,36 €	

DICLOFENAC EG LABO 1 % gel	Diclofénac	12	35 %	2,36 €	
DICLOFENAC MYLAN 1 % gel	Diclofénac	12	35 %	2,36 €	
DICLOFENAC RATIOPHARM 1 % gel	Diclofénac	12	35 %	2,36 €	
DICLOFENAC RATIOPHARM CONSEIL 1 %, gel	Diclofénac	12	0 %	4,10 €	
DICLOFENAC TEVA 1 % gel	Diclofénac	12	35 %	2,36 €	
DICLOFENAC TEVA CONSEIL 1 % gel	Diclofénac	12	0 %		
DOLGIT 5 % crème	Ibuprofène	12	35 %	3,27 €	
FLECTOR 1 % gel	Diclofénac	12	35 %	2,72 €	
FLECTORTISSUGELEP 1 % emplâtre médicamenteux	Diclofénac	12	0 %	3,90 €	
IBUPROFENE ARROW 5 % gel	Ibuprofène	12	0 %	4,80 €	
IBUPROFENE MYLAN solution pour pulvérisation cutanée 5 %	Ibuprofène	12	0 %	4,64 €	
IBUPROFENE RATIOPHARM CONSEIL 5 % gel	Ibuprofène	12	0 %	2,55 €	
IBUTOP 5 % gel	Ibuprofène	12	0 %	6,09 €	
INTRALGIS 5 %	Ibuprofène	12	0 %	5,18 €	
NIFLUGEL 2,5 % gel	Acide niflumique	11	35 %	2,81 €	
NUROFEN 5 % gel	Ibuprofène	12	0 %	5,39 €	
REPARIL, gel	Aescine, …	5	0 %	6,12 €	Médicament dépassé et très allergisant.
TIBURON gel	Ibuprofène	12	0 %	4,72 €	
VOLTARENACTIGO 1 % gel en flacon pressurisé	Diclofénac	12	0 %	8,40 €	
VOLTARENACTIGO 1 %	Diclofénac	12	0 %	5,00 €	
VOLTARENE EMULGEL 1 %	Diclofénac	12	35 %	2,67 €	
VOLTARENPLAST 1 %	Diclofénac	12	0 %	15,20 €	
XENID 1 %	Diclofénac	12	35 %	2,73 €	

ANTI-DOULEUR LOCAL (RÉVULSIF)

NOM DE MARQUE	SUBSTANCE	NOTE /20	REMB. SS	PRIX	AVIS
ALGESAL BAUME	Acide salicylique, …	10	0 %	5,95 €	
ALGESAL SURACTIVE crème	Salicylate de diéthylamine, …	5	0 %	1,83 €	Présence d'un anesthésique local dépassé et allergisant.
BAUME ALGIPAN	Acide salicylique, …	11	0 %	4,72 €	
BAUME AROMA	Acide salicylique, …	11	0 %	9,69 €	
BAUME AROMA	Acide salicylique, …	11	0 %	3,81 €	
BAUME BENGUE	Acide salicylique, …	11	0 %	5,64 €	
BAUME SAINT-BERNARD	Lévomenthol, …	11	0 %	5,64 €	
BAUME SAINT-BERNARD	Lévomenthol, …	11	0 %	4,57 €	
DOLAL	Acide salicylique, …	11	0 %	6,06 €	
GELDOLOR	Phytothérapie : Harpagophyton, …	11	0 %	6,93 €	
IBIS crème	Camphre, …	8	0 %	6,71 €	
INONGAN	Acide salicylique, …	8	0 %	1,74 €	
LUMBALGINE	Acide salicylique, …	7	0 %	5,18 €	Fausse amélioration de la formule, l'essence de térébenthine est passée dans les excipients. Bravo pour la transparence !
LUMBALGINE	Acide salicylique, …	7	0 %	4,11 €	Idem.
SEDARTRYL pommade	Nicotinate de méthyle, …	11	0 %	3,81 €	Mise sur le marché en 1958, une amélioration de la formule en 2000.
SYNTHOL bain de bouche, application cutanée	Lévomenthol, …	11	0 %	5,33 €	Mise sur le marché en 1925, cette petite soupe fait toujours recette.
SYNTHOL bain de bouche, application cutanée	Lévomenthol, …	11	0 %	4,11 €	Idem.
SYNTHOL bain de bouche, application cutanée	Lévomenthol, …	11	0 %	3,06 €	Idem.
SYNTHOL bain de bouche, application cutanée	Lévomenthol, …	11	0 %	5,05 €	Idem.

ANTI-DOULEUR

NOM DE MARQUE	SUBSTANCE	NOTE /20	REMB. SS	PRIX	AVIS
ABBE CHAUPITRE N° 23	Homéopathie	5	0 %	6,80 €	Mis sur le marché en 1943. Il y avait sans doute mieux à faire en cette période.
ACTRON	Aspirine, …	5	0 %	5,05 €	Association sans intérêt. Il est inutile d'associer les risques de l'aspirine au paracétamol. De plus, la caféine est à éviter. Un non-sens thérapeutique en 2011.
ACTRON	Aspirine, …	5	0 %	6,25 €	Idem.
ADVIL 200 mg	Ibuprofène	16	65 %	3,05 €	Bon médicament mais vérifier l'absence d'ibuprofène ou d'autres AINS dans la composition d'autres médicaments.
ADVIL 200 mg	Ibuprofène	16	65 %	1,88 €	Idem.
ADVILCAPS 200 mg capsule molle	Ibuprofène	16	0 %	4,25 €	Idem.
ADVILEFF 200 mg comprimé effervescent	Ibuprofène	16	0 %	4,25 €	Idem.
ADVILTAB 400 mg comprimé enrobé	Ibuprofène	16	0 %	3,80 €	Idem.
ALGICALM comprimé 400 mg/25 mg	Paracétamol, Codéine	18	0 %	5,90 €	
ALKA SELTZER 324 mg	Aspirine, …	13	0 %	6,65 €	Vérifier l'absence d'aspirine ou d'autres AINS dans la composition d'autres médicaments.
ALKA SELTZER 324 mg	Aspirine, …	13	0 %	4,75 €	Idem.
ANADVIL 200 mg	Ibuprofène	16	0 %	2,59 €	Bon médicament mais vérifier l'absence d'ibuprofène ou d'autres AINS dans la composition d'autres médicaments.
ANTARENE Gé 200 mg	Ibuprofène	16	65 %	1,91 €	Idem.
ANTIGRIPPINE A L'ASPIRINE 500 mg/100 mg	Aspirine, …	12	0 %	4,72 €	La vitamine C et la caféine n'augmentent pas les effets de l'aspirine (information donnée aux médecins par le ministère de la Santé).
ARTROPHYTUM comprimé enrobé	Phytothérapie : Harpagophyton, …	6	0 %	13,19 €	
ASPEGIC 500 mg sachet	Aspirine	13	65 %	2,44 €	Bon médicament mais vérifier l'absence d'aspirine ou d'autres AINS dans la composition d'autres médicaments.
ASPEGIC 500 mg sachet	Aspirine	13	0 %	3,50 €	Idem.

ASPEGIC Adulte 1 000 mg	Aspirine	13	0 %	6,04 €	Idem.
ASPEGIC Adulte 1 000 mg	Aspirine	13	65 %	4,07 €	Idem.
ASPEGIC Adulte 1 000 mg	Aspirine	13	0 %	3,50 €	Idem.
ASPIRINE DU RHONE 500 mg	Aspirine	13	0 %	2,74 €	Idem.
ASPIRINE DU RHONE 500 mg	Aspirine	13	0 %	4,27 €	Idem.
ASPIRINE DU RHONE 500 mg	Aspirine	13	0 %	6,46 €	Idem.
ASPIRINE MERCK 500 mg	Aspirine	13	0 %	4,95 €	Idem.
ASPIRINE MERCK MEDICATION FAMILIALE 500 mg comprimé à croquer	Aspirine	13	0 %		Idem.
ASPIRINE RATIOPHARM 500 mg	Aspirine	13	65 %	2,03 €	Idem.
ASPIRINE RATIOPHARM 500 mg	Aspirine	13	65 %	1,29 €	Idem.
ASPIRINE UPSA 500 mg	Aspirine	13	65 %	2,11 €	Idem.
ASPIRINE UPSA TAMPONNEE 1 000 mg	Aspirine	13	65 %	3,45 €	Idem.
ASPIRINE UPSA VITAMINE C TAMPONNEE 330 mg/200 mg	Aspirine, …	12	0 %	2,85 €	La vitamine C n'ajoute rien à l'action de l'aspirine.
ASPIRINE VITAMINEE B1 C DEROL 400 mg	Aspirine, …	12	0 %	2,28 €	Les vitamines C et B1 n'ajoutent rien à l'action de l'aspirine.
ASPIRINE pH8 500 mg	Aspirine	13	65 %	1,33 €	Vérifier l'absence d'aspirine ou d'autres AINS dans la composition d'autres médicaments.
ASPIRINE pH8 500 mg	Aspirine	13	65 %	2,14 €	Idem.
ASPIRINE vitamine C OBERLIN 500 mg	Aspirine, …	12	0 %	4,42 €	Idem.
ASPIRISUCRE 400 mg	Aspirine	13	0 %	5,34 €	Idem.
ASPRO 320 mg	Aspirine	13	0 %	3,96 €	Idem.
ASPRO 320 mg comprimé	Aspirine	13	0 %	3,57 €	Idem.
ASPRO 500 mg	Aspirine	13	0 %	5,64 €	Idem.
ASPRO 500 mg	Aspirine	13	0 %	2,59 €	Idem.
ASPRO 500 mg	Aspirine	13	0 %	3,35 €	Idem.
ASPRO vitamine C 500 mg	Aspirine, …	12	0 %	4,42 €	La vitamine C n'ajoute rien à l'action de l'aspirine.
ASPROACCEL 500 mg	Aspirine, …	12	0 %	3,05 €	La présence de caféine n'apporte rien à l'action de l'aspirine.
ASPROACCEL 500 mg	Aspirine, …	12	0 %	3,96 €	Idem.
BRYONIA OPODELDOCH BOIRON	Homéopathie	4	35 %	1,60 €	Dangereusement inefficace.

CEFALINE HAUTH 500 mg/50 mg	Paracétamol, …	15	0 %	2,89 €	La présence de caféine n'est pas justifiée car elle n'augmente pas l'effet anti-douleur et anti-fièvre et ne peut poser que des problèmes.
CEPHYL	Pseudo-homéopathie	5	0 %	5,18 €	Le seul produit actif est l'aspirine, tous les autres produits ne servent à rien et ces associations sont contraires aux règles modernes de mise au point de médicaments.
CEPHYL	Pseudo-homéopathie	5	0 %	3,05 €	Idem.
CLARADOL 500 mg comprimé effervescent	Paracétamol	18	65 %	1,81 €	Excellent médicament mais vérifier l'absence de paracétamol dans la composition d'autres médicaments afin d'éviter un risque de surdosage toxique pour votre foie.
CLARADOL 500 mg comprimé sécable	Paracétamol	18	65 %	1,60 €	Idem.
CLARADOL CAFEINE	Paracétamol, …	15	65 %	1,98 €	La présence de caféine n'est pas justifiée car elle n'augmente pas l'effet anti-douleur et anti-fièvre et ne peut poser que des problèmes.
CLARADOL CAFEINE	Paracétamol, …	15	65 %	1,98 €	Idem.
CLARADOL CODEINE	Paracétamol, Codéine	18	65 %	2,49 €	
CLARAGINE 500 mg	Aspirine	13	65 %	2,35 €	Vérifier l'absence d'aspirine ou d'autres AINS dans la composition d'autres médicaments.
CLARAGINE 500 mg	Aspirine	13	65 %	1,68 €	Idem.
CODOLIPRANE ADULTE	Paracétamol, Codéine	18	65 %	2,59 €	
COMPLEXE LEHNING KALMIA N° 18	Homéopathie	2	0 %	4,57 €	Il est inadmissible qu'un directeur de laboratoire ose proposer de telles indications et que celles-ci soient avalisées par le ministère de la Santé.
COMPLEXE LEHNING RANUNCULUS N° 79	Homéopathie	2	0 %	4,57 €	Idem.
COMPRALGYL 400 mg/20 mg	Paracétamol, Codéine	18	0 %	4,77 €	
COQUELUSEDAL PARACETAMOL 100 mg suppositoire	Paracétamol, …	3	0 %	3,92 €	Changement de composition en 2007, disparition de l'essence de niaouli. Une composition du XIXe siècle associée au paracétamol. Évitez de présenter ces ogives au derrière de votre enfant.

COQUELUSEDAL PARACETAMOL 250 mg suppositoire	Paracétamol, …	3	0 %	3,92 €	Idem.
DAFALGAN 1 g comprimé pelliculé	Paracétamol	18	65 %	1,74 €	Excellent médicament mais vérifier l'absence de paracétamol dans la composition d'autres médicaments afin d'éviter un risque de surdosage toxique pour votre foie.
DAFALGAN 1 g comprimé pelliculé	Paracétamol	18	0 %	1,74 €	Idem.
DAFALGAN 500 mg gélule	Paracétamol	18	0 %	1,74 €	Idem.
DAFALGAN 500 mg gélule	Paracétamol	18	65 %	1,74 €	Idem.
DAFALGAN suppositoire 600 mg	Paracétamol	18	65 %	1,98 €	Idem.
DOLIACTI C 500 mg/150 mg	Paracétamol, …	15	0 %	2,81 €	La vitamine C n'ajoute rien à l'action du paracétamol.
DOLIDON 500 mg/50 mg	Paracétamol, …	15	0 %	3,99 €	La présence de caféine n'est pas justifiée car n'augmente pas l'effet anti-douleur et anti-fièvre et ne peut poser que des problèmes.
DOLIPRANE 1 000 mg comprimé	Paracétamol	18	65 %	1,74 €	Excellent médicament mais vérifier l'absence de paracétamol dans la composition d'autres médicaments afin d'éviter un risque de surdosage toxique pour votre foie.
DOLIPRANE 1 000 mg comprimé effervescent	Paracétamol	18	65 %	1,81 €	Idem.
DOLIPRANE 1 000 mg solution buvable	Paracétamol	18	65 %	1,81 €	Idem.
DOLIPRANE 1 000 mg suppositoire	Paracétamol	18	65 %	1,98 €	Idem.
DOLIPRANE 300 mg sachet	Paracétamol	18	65 %	1,83 €	Idem.
DOLIPRANE 300 mg suppositoire	Paracétamol	18	65 %	1,67 €	Idem.
DOLIPRANE 500 mg comprimé	Paracétamol	18	65 %	1,74 €	Idem.
DOLIPRANE 500 mg comprimé effervescent	Paracétamol	18	65 %	1,81 €	Idem.
DOLIPRANE 500 mg gélule	Paracétamol	18	65 %	1,74 €	Idem.
DOLIPRANE 500 mg poudre pour solution buvable	Paracétamol	18	65 %	1,74 €	Idem.
DOLIPRANE sans sucre suspension buvable 2,4 %	Paracétamol	18	65 %	1,88 €	Idem.
DOLIPRANELIB 500 mg comprimé	Paracétamol	18	0 %	1,70 €	Idem.

DOLIPRANE VITAMINE C 500 mg/150 mg comprimé effervescent	Paracétamol, …	15	0 %	6,80 €	La vitamine C n'ajoute rien à l'action du paracétamol.
DOLITABS 500 mg comprimé orodispersible	Paracétamol	18	0 %	3,03 €	Excellent médicament mais vérifier l'absence de paracétamol dans la composition d'autres médicaments afin d'éviter un risque de surdosage toxique pour votre foie.
DOLKO 1 g comprimé sécable	Paracétamol	18	65 %	1,68 €	Idem.
DOLKO 500 mg comprimé	Paracétamol	18	65 %	1,74 €	Idem.
DOLKO 500 mg poudre pour solution buvable	Paracétamol	18	65 %	1,74 €	Idem.
DOLTAQUE 200 mg comprimé	Ibuprofène	16	65 %	3,06 €	Bon médicament mais vérifier l'absence d'ibuprofène ou d'autres AINS dans la composition d'autres médicaments.
EFFERALGAN 1 g comprimé effervescent	Paracétamol	18	65 %	1,81 €	Excellent médicament mais vérifier l'absence de paracétamol dans la composition d'autres médicaments afin d'éviter un risque de surdosage toxique pour votre foie.
EFFERALGAN 500 mg comprimé	Paracétamol	18	65 %	1,83 €	Idem.
EFFERALGAN 500 mg comprimé effervescent	Paracétamol	18	65 %	1,81 €	Idem.
EFFERALGAN VITAMINE C 500 mg/200 mg	Paracétamol	17	0 %	2,45 €	Idem.
EFFERALGANODIS 500 mg comprimé orodispersible	Paracétamol	18	0 %	3,22 €	Idem.
ERGIX DOULEUR ET FIEVRE 200 mg	Ibuprofène	16	0 %	3,98 €	Bon médicament mais vérifier l'absence d'ibuprofène ou d'autres AINS dans la composition d'autres médicaments.
ERGIX DOULEUR ET FIEVRE 200 mg	Ibuprofène	16	0 %	3,31 €	Idem.
EXPANFEN 200 mg comprimé enrobé	Ibuprofène	16	0 %	2,50 €	Bon médicament mais vérifier l'absence d'ibuprofène ou d'autres AINS dans la composition d'autres médicaments.
EXPANFEN Gé 200 mg comprimé	Ibuprofène	16	65 %	2,10 €	Idem.
GAOSEDAL CODEINE	Paracétamol, Codéine	18	0 %	6,18 €	

GELUFENE 200 mg gélule	Ibuprofène	16	0 %	3,20 €	Bon médicament mais vérifier l'absence d'ibuprofène ou d'autres AINS dans la composition d'autres médicaments.
GELUPRANE 500 mg gélule	Paracétamol	18	65 %	1,74 €	Excellent médicament mais vérifier l'absence de paracétamol dans la composition d'autres médicaments afin d'éviter un risque de surdosage toxique pour votre foie.
HEMAGENE TAILLEUR 200 mg	Ibuprofène	16	0 %	3,82 €	Bon médicament mais vérifier l'absence d'ibuprofène ou d'autres AINS dans la composition d'autres médicaments.
IBUPROFENE ALMUS 200 mg comprimé pelliculé	Ibuprofène	16	65 %	1,91 €	Idem.
IBUPROFENE ARROW 200 mg	Ibuprofène	16	0 %	2,19 €	Idem.
IBUPROFENE ARROW 200 mg	Ibuprofène	16	65 %	1,91 €	Idem.
IBUPROFENE ARROW CONSEIL 400 mg comprimé pelliculé	Ibuprofène	16	0 %	3,40 €	Idem.
IBUPROFENE BIOGARAN 200 mg comprimé	Ibuprofène	16	65 %	1,98 €	Idem.
IBUPROFENE BIOGARAN CONSEIL 200 mg comprimé pelliculé	Ibuprofène	16	0 %	2,55 €	Idem.
IBUPROFENE BIOGARAN CONSEIL 400 mg comprimé pelliculé	Ibuprofène	16	0 %	3,06 €	Idem.
IBUPROFENE CRISTERS 200 mg comprimé enrobé	Ibuprofène	16	65 %	1,91 €	Idem.
IBUPROFENE CRISTERS 200 mg comprimé pelliculé	Ibuprofène	16	0 %	2,80 €	Idem.
IBUPROFENE EG 200 mg comprimé	Ibuprofène	16	65 %	1,91 €	Idem.
IBUPROFENE G GAM 200 mg comprimé	Ibuprofène	16	65 %	1,91 €	Idem.
IBUPROFENE HEXAL SANTE 200 mg comprimé	Ibuprofène	16	65 %	2,40 €	Idem.
IBUPROFENE ISOMED 200 mg comprimé enrobé	Ibuprofène	16	0 %	2,55 €	Idem.
IBUPROFENE IVAX 200 mg	Ibuprofène	16	65 %	2,30 €	Idem.
IBUPROFENE IVAX 200 mg, comprimé enrobé	Ibuprofène	16	0 %	2,38 €	Idem.
IBUPROFENE MYLAN 200 mg	Ibuprofène	16	65 %	2,29 €	Idem.
IBUPROFENE MYLAN 200 mg	Ibuprofène	16	0 %	2,26 €	Idem.

IBUPROFENE MYLAN 400 mg comprimé effervescent	Ibuprofène	16	0 %	3,36 €	Idem.
IBUPROFENE QUALIMED 200 mg	Ibuprofène	16	65 %	2,29 €	Idem.
IBUPROFENE RATIOPHARM 200 mg	Ibuprofène	16	65 %	2,22 €	Idem.
IBUPROFENE RATIOPHARM CONSEIL 200 mg comprimé enrobé	Ibuprofène	16	0 %	1,60 €	Idem.
IBUPROFENE RPG 200 mg	Ibuprofène	16	65 %	2,21 €	Idem.
IBUPROFENE SANDOZ CONSEIL 200 mg comprimé enrobé	Ibuprofène	16	0 %	2,21 €	Idem.
IBUPROFENE SANDOZ CONSEIL 400 mg comprimé pelliculé	Ibuprofène	16	0 %	4,40 €	Idem.
IBUPROFENE SANDOZ comprimé enrobé 200 mg	Ibuprofène	16	65 %	1,91 €	Idem.
IBUPROFENE SANDOZ comprimé enrobé 200 mg	Ibuprofène	16	0 %	2,44 €	Idem.
IBUPROFENE TEVA 200 mg	Ibuprofène	16	65 %	1,91 €	Idem.
IBUPROFENE ZYDUS 200 mg	Ibuprofène	16	65 %	1,91 €	Idem.
INTRALGIS 200 mg	Ibuprofène	16	0 %	3,66 €	Idem.
INTRALGIS 200 mg	Ibuprofène	16	0 %	2,44 €	Idem.
ISOFEBRIL VITAMINE C comprimé effervescent	Aspirine, …	5	0 %	5,10 €	Association sans intérêt. Il est inutile d'associer les risques de l'aspirine au paracétamol. Un non-sens thérapeutique en 2011.
KLIPAL CODEINE 300 mg/25 mg	Paracétamol, Codéine	18	65 %	2,17 €	
LINDILANE comprimé	Paracétamol, Codéine	18	65 %	2,55 €	
METASPIRINE 475 mg/25 mg	Aspirine, …	12	0 %	4,57 €	La présence de caféine n'apporte rien à l'action de l'aspirine.
MIGRALGINE gélule	Paracétamol, Codéine	18	0 %	4,57 €	
MIGRALGINE gélule	Paracétamol, Codéine	18	0 %	5,79 €	
NUREFLEX 200 mg	Ibuprofène	16	65 %	2,28 €	Bon médicament mais vérifier l'absence d'ibuprofène ou d'autres AINS dans la composition d'autres médicaments.
NUROFEN 200 mg	Ibuprofène	16	0 %	3,80 €	Idem.
NUROFEN 200 mg	Ibuprofène	16	0 %	2,74 €	Idem.
NUROFEN 200 mg comprimé enrobé	Ibuprofène	16	0 %	5,44 €	Idem.

NUROFEN 400 mg comprimé enrobé	Ibuprofène	16	0 %	4,00 €	Idem.
NUROFENFEM 400 mg comprimé pelliculé	Ibuprofène	16	0 %	4,42 €	Idem.
NUROFENFLASH 200 mg	Ibuprofène	16	0 %	3,63 €	Idem.
NUROFENFLASH 400 mg comprimé pelliculé	Ibuprofène	16	0 %	4,40 €	Idem.
NUROFENTABS 200 mg	Ibuprofène	16	0 %	3,63 €	Idem.
PANADOL 500 mg comprimé pelliculé sécable	Paracétamol	18	0 %	4,27 €	Excellent médicament mais vérifier l'absence de paracétamol dans la composition d'autres médicaments afin d'éviter un risque de surdosage toxique pour votre foie.
PARACETAMOL ALMUS 1 g comprimé	Paracétamol	18	65 %	1,68 €	Idem.
PARACETAMOL ALMUS 500 mg comprimé	Paracétamol	18	65 %	1,68 €	Idem.
PARACETAMOL ALTER 1 g comprimé	Paracétamol	18	65 %	1,68 €	Idem.
PARACETAMOL ARROW 1 g comprimé	Paracétamol	18	65 %	1,68 €	Idem.
PARACETAMOL ARROW 1 g comprimé effervescent	Paracétamol	18	65 %	1,68 €	Idem.
PARACETAMOL ARROW 500 mg comprimé	Paracétamol	18	65 %	1,68 €	Idem.
PARACETAMOL ARROW 500 mg comprimé effervescent	Paracétamol	18	65 %	1,68 €	Idem.
PARACETAMOL ARROW GENERIQUES 1 g comprimé effervescent sécable	Paracétamol	18	0 %	1,53 €	Idem.
PARACETAMOL BIOGARAN 1 g	Paracétamol	18	65 %	1,68 €	Idem.
PARACETAMOL BIOGARAN 1 g comprimé	Paracétamol	18	65 %	1,68 €	Idem.
PARACETAMOL BIOGARAN 1 000 mg poudre pour solution buvable en sachet-dose	Paracétamol	18	0 %	1,53 €	Idem.
PARACETAMOL BIOGARAN 300 mg poudre pour solution buvable en sachet-dose	Paracétamol	18	65 %	1,68 €	Idem.
PARACETAMOL BIOGARAN 500 mg comprimé effervescent	Paracétamol	18	65 %	1,68 €	Idem.
PARACETAMOL BIOGARAN 500 mg gélule	Paracétamol	18	65 %	1,68 €	Idem.

PARACETAMOL BIOGARAN 500 mg poudre pour solution buvable en sachet-dose	Paracétamol	18	0 %	1,53 €	Idem.
PARACETAMOL BIOGARAN 500 mg comprimé	Paracétamol	18	65 %	1,68 €	Idem.
PARACETAMOL CODEINE ARROW 400 mg/20 mg	Paracétamol, Codéine	18	65 %	2,03 €	
PARACETAMOL CRISTERS 1 g comprimé sécable	Paracétamol	18	65 %	1,68 €	Idem.
PARACETAMOL CRISTERS 500 mg comprimé	Paracétamol	18	65 %	1,68 €	Idem.
PARACETAMOL EG 1 g comprimé	Paracétamol	18	65 %	1,68 €	Idem.
PARACETAMOL EG 1 000 mg	Paracétamol	18	65 %	1,68 €	Idem.
PARACETAMOL EG 500 mg comprimé	Paracétamol	18	65 %	1,47 €	Idem.
PARACETAMOL EG 500 mg comprimé effervescent	Paracétamol	18	65 %	1,68 €	Idem.
PARACETAMOL EG 500 mg gélule	Paracétamol	18	65 %	1,68 €	Idem.
PARACETAMOL EG 500 mg, comprimé	Paracétamol	18	65 %	1,68 €	Idem.
PARACETAMOL G GAM 500 mg comprimé	Paracétamol	18	65 %	1,50 €	Idem.
PARACETAMOL GRUNENTHAL 1 g comprimé	Paracétamol	18	65 %	1,68 €	Idem.
PARACETAMOL ISOMED 1 000 mg comprimé	Paracétamol	18	65 %	1,68 €	Idem.
PARACETAMOL ISOMED 1 000 mg comprimé effervescent sécable	Paracétamol	18	65 %	1,68 €	Idem.
PARACETAMOL ISOMED 500 mg comprimé effervescent	Paracétamol	18	65 %	1,68 €	Idem.
PARACETAMOL ISOMED 500 mg comprimé sécable	Paracétamol	18	65 %	1,68 €	Idem.
PARACETAMOL ISOMED 500 mg comprimé sécable	Paracétamol	18	0 %	1,36 €	Idem.
PARACETAMOL IVAX 500 mg comprimé	Paracétamol	18	65 %	1,68 €	Idem.
PARACETAMOL MERCK 1 g comprimé effervescent sécable	Paracétamol	18	65 %	1,68 €	Idem.
PARACETAMOL MERCK 1 g comprimé sécable	Paracétamol	18	65 %	1,68 €	Idem.
PARACETAMOL MERCK 500 mg comprimé	Paracétamol	18	65 %	1,68 €	Idem.

PARACETAMOL MERCK 500 mg comprimé effervescent	Paracétamol	18	65 %	1,68 €	Idem.
PARACETAMOL MERCK 500 mg gélule	Paracétamol	18	65 %	1,68 €	Idem.
PARACETAMOL QUALIMED 1 g comprimé sécable	Paracétamol	18	65 %	1,68 €	Idem.
PARACETAMOL QUALIMED 500 mg comprimé	Paracétamol	18	65 %	1,68 €	Idem.
PARACETAMOL RANBAXY 1 g comprimé	Paracétamol	18	65 %	1,68 €	Idem.
PARACETAMOL RANBAXY 500 mg gélule	Paracétamol	18	0 %	1,53 €	Idem.
PARACETAMOL RATIOPHARM 1 000 mg comprimé	Paracétamol	18	65 %	1,68 €	Idem.
PARACETAMOL RATIOPHARM 1 000 mg comprimé effervescent sécable	Paracétamol	18	65 %	1,68 €	Idem.
PARACETAMOL RATIOPHARM 500 mg comprimé sécable	Paracétamol	18	65 %	1,68 €	Idem.
PARACETAMOL RATIOPHARM 500 mg gélule	Paracétamol	18	65 %	1,68 €	Idem.
PARACETAMOL RATIOPHARM 500 mg comprimé effervescent	Paracétamol	18	65 %	1,68 €	Idem.
PARACETAMOL RPG 500 mg comprimé	Paracétamol	18	65 %	1,37 €	Idem.
PARACETAMOL RPG 500 mg comprimé effervescent	Paracétamol	18	65 %	1,68 €	Idem.
PARACETAMOL RPG 500 mg gélule	Paracétamol	18	65 %	1,68 €	Idem.
PARACETAMOL SANDOZ 1 g	Paracétamol	18	65 %	1,68 €	Idem
PARACETAMOL SANDOZ 1 g comprimé sécable	Paracétamol	18	65 %	1,68 €	Idem
PARACETAMOL SANDOZ 500 mg gélule	Paracétamol	18	65 %	1,68 €	Idem
PARACETAMOL SANDOZ 500 mg comprimé	Paracétamol	18	65 %	1,50 €	Idem
PARACETAMOL SANDOZ 500 mg comprimé effervescent	Paracétamol	18	65 %	1,68 €	Idem
PARACETAMOL SANDOZ CONSEIL 500 mg comprimé	Paracétamol	18	0 %	1,47 €	Idem.
PARACETAMOL TEVA 1 g comprimé	Paracétamol	18	65 %	1,68 €	Idem.

PARACETAMOL TEVA 1 000 mg poudre pour solution buvable en sachet-dose	Paracétamol	18	0 %	1,53 €	Idem.
PARACETAMOL TEVA 1 g comprimé effervescent sécable	Paracétamol	18	65 %	1,68 €	Idem.
PARACETAMOL TEVA 300 mg poudre pour solution buvable en sachet-dose	Paracétamol	18	65 %	1,68 €	Idem.
PARACETAMOL TEVA 500 mg comprimé	Paracétamol	18	65 %	1,52 €	Idem.
PARACETAMOL TEVA 500 mg comprimé effervescent	Paracétamol	18	65 %	1,68 €	Idem.
PARACETAMOL TEVA 500 mg poudre pour solution buvable en sachet-dose	Paracétamol	18	65 %	1,68 €	Idem.
PARACETAMOL TEVA CLASSICS 500 mg comprimé	Paracétamol	18	0 %	1,36 €	Idem.
PARACETAMOL TORLAN 500 mg comprimé	Paracétamol	18	65 %	1,68 €	Idem.
PARACETAMOL WINTHROP 500 mg comprimé	Paracétamol	18	0 %	1,60 €	Idem.
PARACETAMOL WINTHROP 500 mg comprimé	Paracétamol	18	65 %	1,68 €	Idem.
PARACETAMOL ZYDUS 1 g comprimé	Paracétamol	18	65 %	1,68 €	Idem.
PARACETAMOL ZYDUS 500 mg comprimé	Paracétamol	18	65 %	1,68 €	Idem.
PARALYOC 500 mg lyophilisat	Paracétamol	18	65 %	2,60 €	Idem.
PRONTALGINE	Paracétamol, …	16	0 %	5,56 €	La présence de caféine n'est pas justifiée car n'augmente pas l'effet anti-douleur et ne peut poser que des problèmes.
SEDASPIR	Aspirine, …	12	0 %	5,03 €	Vérifier l'absence d'aspirine ou d'autres AINS dans la composition d'autres médicaments.
SOLUCETYL 500 mg/200 mg	Aspirine, …	12	0 %	2,95 €	La vitamine C n'ajoute rien à l'action de l'aspirine. Cette information est donnée aux médecins par le ministère de la Santé mais ne semble pas avoir atteint encore le consommateur.
SOLUFEN Gé 200 mg	Ibuprofène	16	65 %	2,21 €	Bon médicament mais vérifier l'absence d'ibuprofène ou d'autres AINS dans la composition d'autres médicaments.
SPEDIFEN 200 mg	Ibuprofène	16	0 %	3,02 €	Idem.

SPEDIFEN 400 mg comprimé pelliculé	Ibuprofène	16	0 %	2,99 €	Idem.
THEINOL solution	Paracétamol, …	8	65 %	1,83 €	Une petite potion d'alcool à 8° remboursée par la Sécurité sociale avec, en prime, une bonne dose de caféine. À éviter.
UPFEN 200 mg	Ibuprofène	16	0 %	2,97 €	Bon médicament mais vérifier l'absence d'ibuprofène ou d'autres AINS dans la composition d'autres médicaments.
UPFEN 200 mg	Ibuprofène	16	0 %	3,43 €	Idem.

ANTI-DOULEUR ARTICULAIRE

NOM DE MARQUE	SUBSTANCE	NOTE /20	REMB. SS	PRIX	AVIS
BORIPHARM Granules N° 23	Homéopathie	5	0 %	4,88 €	D'une inefficacité redoutable.
DICLOFENAC BGR 1 % gel	Diclofénac	12	35 %	2,36 €	
DICLOFENAC EG LABO1 % gel	Diclofénac	12	35 %	2,36 €	
DICLOFENAC MYLAN 1 % gel	Diclofénac	12	35 %	2,36 €	
DICLOFENAC RATIOPHARM 1 % gel	Diclofénac	12	35 %	2,36 €	
DICLOFENAC RATIOPHARM CONSEIL 1 % gel	Diclofénac	12	0 %	4,00 €	
DICLOFENAC TEVA 1 % gel	Diclofénac	12	35 %	2,36 €	
DICLOFENAC TEVA CONSEIL 1 % gel	Diclofénac	12	0 %		
FLECTOR 1 % gel	Diclofénac	12	35 %	2,72 €	
FLECTORTISSUGELEP 1 % emplâtre médicamenteux	Diclofénac	12	0 %	13,90 €	
REPARIL gel	Aescine, …	5	0 %	3,58 €	Médicament dépassé et très allergisant.
SRILANE 5 %	Idrocilamide	11	0 %	3,20 €	
TISANE PROVENCALE N° 6	Phytothérapie : Cassis	10	0 %	7,15 €	
VOLTARENACTIGO 1 % gel en flacon pressurisé	Diclofénac	12	0 %	8,40 €	
VOLTARENACTIGO 1 %	Diclofénac	12	0 %	5,00 €	
VOLTARENE EMULGEL 1 %	Diclofénac	12	35 %	2,67 €	
VOLTARENPLAST 1 %	Diclofénac	12	0 %	15,20 €	
XENID 1 %	Diclofénac	12	35 %	2,73 €	

NOS MÉDICAMENTS FAVORIS

DOLIPRANE 500 mg Comprimé

Note : 18/20 **Prix :** 1,74 € **Remb SS :** 65 %

Classe thérapeutique : Anti-douleur ◆ Anti-fièvre ◆ Anti-douleur des règles.

Indications : Traitement de courte durée de la fièvre et des douleurs d'intensités légères à modérées.

Contre-indications générales : Allergie à l'un des constituants du produit ◆ Enfant de moins de 8 ans ◆ Hépatite virale ◆ Insuffisance hépatique.

Prudence générale : Peut modifier certains dosages sanguins ou urinaires ◆ Insuffisance rénale ◆ Alcoolisme.

Prudence en association : Anticoagulants oraux.

Posologie : Cette présentation est réservée à l'adulte et l'enfant à partir de 27 kg (soit environ à partir de 8 ans). Pour les adultes et les enfants dont le poids est supérieur à 50 kg (à partir d'environ 15 ans), la posologie usuelle est de 1 à 2 comprimés à 500 mg par prise, à renouveler en cas de besoin au bout de 4 heures minimum. Il n'est généralement pas nécessaire de dépasser 3 g de paracétamol par jour, soit 6 comprimés. Cependant, en cas de douleurs plus intenses, la posologie maximale peut être augmentée jusqu'à 4 g par jour, soit 8 comprimés par jour. Toujours respecter un intervalle de 4 heures entre les prises. Chez l'enfant, il est impératif de respecter les posologies définies en fonction du poids de l'enfant et donc de choisir une présentation adaptée. La dose quotidienne de paracétamol recommandée est d'environ 60 mg/kg/jour, à répartir en 4 ou 6 prises, soit environ 15 mg/kg toutes les 6 heures ou 10 mg/kg toutes les 4 heures. Pour les enfants ayant un poids de 27 à 40 kg (environ 8 à 13 ans), la posologie est de 1 comprimé à 500 mg par prise, à renouveler si besoin au bout de 6 heures, sans dépasser 4 comprimés par jour. Pour les enfants ayant un poids de 41 à 50 kg (environ 12 à 15 ans), la posologie est de 1 comprimé à 500 mg par prise, à renouveler si besoin au bout de 4 heures, sans dépasser 6 comprimés par jour. Les comprimés sont à avaler tels quels avec une boisson (par exemple eau, lait, jus de fruit).

Arrêt du médicament si : La fièvre persiste plus de 3 jours ◆ La douleur persiste plus de 5 jours ◆ Respiration sifflante ◆ Apparition de bleus (thrombopénie) ◆ Prise massive : conduire le malade d'urgence à l'hôpital le plus proche ◆ Angine sévère avec fièvre (agranulocytose) ◆ Gonflement du visage et du cou associé à une gêne respiratoire (œdème de Quincke) ◆ Perte de connaissance avec chute brutale de la tension artérielle (choc anaphylactique) ◆ Éruptions de la peau.

Composition : par comprimé : Paracétamol 500 mg. Excipients : Lactose ; amidon prégélatinisé et amidon de blé ; talc ; carboxyméthylamidon ; stéarate de magnésium.

Présentation : 16 comprimés **Laboratoire :** Sanofi-Aventis

CODOLIPRANE Adulte

Note : 18/20 **Prix :** 2,59 € **Remb SS :** 65 %

Classe thérapeutique : Anti-douleur.

Indications : Traitement des douleurs modérées à intenses qui ne sont pas soulagées par le paracétamol utilisé seul.

Contre-indications générales : Insuffisance hépatique ◆ Allergie à l'un des constituants du produit ◆ Enfant de moins de 15 ans ◆ Usage prolongé ou répété ◆ Grossesse ◆ Asthme ◆ Allaitement ◆ Toux de l'asthmatique ◆ Insuffisance respiratoire ◆ Toux grasse.

Prudence générale : Peut modifier certains dosages sanguins ou urinaires ◆ Sujet âgé (commencer par une demi-dose) ◆ Insuffisance hépatique ◆ Conducteur de véhicules ou de machines (risques de somnolence ou de baisse de la vigilance) ◆ Peut positiver certains tests antidopage ◆ Hypertension intracrânienne.

Contre-indications en association : SUBUTEX® ◆ TEMGÉSIC®.

Prudence en association : Anticoagulants oraux ◆ Alcool ou médicaments contenant des quantités importantes d'alcool ◆ Médicament avec effet sédatif.

Posologie : Réservé à l'adulte : 1 comprimé, à renouveler si nécessaire toutes les 6 heures, ou éventuellement 2 comprimés en cas de douleur sévère sans dépasser 6 comprimés par jour. La posologie quotidienne maximale est de 3 g de paracétamol et de 120 mg de codéine. Les prises doivent être espacées de 4 heures au minimum. Les comprimés doivent être avalés tels quels, avec un grand verre d'eau.

Incidents : Vomissements ◆ Somnolence ◆ Nausées ◆ Constipation ◆ Vertiges.

Arrêt du médicament si : La douleur persiste plus de 5 jours ◆ Respiration sifflante ◆ Confusion ◆ Apparition de bleus (thrombopénie) ◆ Prise massive : conduire le malade d'urgence à l'hôpital le plus proche ◆ Angine sévère avec fièvre (agranulocytose) ◆ Gonflement du visage et du cou associé à une gêne respiratoire (œdème de Quincke) ◆ Perte de connaissance avec chute brutale de la tension artérielle (choc anaphylactique) ◆ Convulsions ◆ Éruptions de la peau.

Composition : par comprimé : Paracétamol 400 mg ; codéine phosphate hémihydraté 20 mg. Excipients : Gélatine ; acide stéarique ; amidon de pomme de terre ; povidone ; crospovidone.

Présentation : 16 comprimés **Laboratoire :** Sanofi-Aventis

ADVIL 200 mg

Note : 16/20 **Prix :** 1,88 € **Remb SS :** 65 %

Classe thérapeutique : Anti-douleur ◆ Anti-fièvre ◆ Anti-douleur des règles ◆ Anti-inflammatoire non stéroïdien (AINS).

Indications : Traitement de courte durée de la fièvre et des douleurs d'intensités légères à modérées.

Contre-indications générales : Insuffisance cardiaque ◆ Allergie à l'un des constituants du produit ◆ Antécédent d'ulcère digestif ou de gastrite ◆ Anomalies de la coagulation ◆ Douleurs digestives ◆ Grossesse à partir du début du 6e mois ◆ Allaitement ◆ Lupus érythémateux disséminé ◆ Infections virales ◆ Enfant de moins de 12 ans ◆ Insuffisance hépatique ◆ Varicelle ◆ Insuffisance rénale.

Prudence générale : Asthme ◆ Règles abondantes ◆ Grossesse durant les 5 premiers mois ◆ Sujet âgé.

Contre-indications en association : Anticoagulants ◆ Thrombolytiques ◆ Méthotrexate aux doses supérieures ou égales à 15 mg par semaine ◆ Autres anti-inflammatoires non stéroïdiens (AINS), y compris l'aspirine ◆ Sels de lithium ◆ Antiagrégants plaquettaires (ticlopidine, clopidrogel...).

Prudence en association : Alcool ◆ Antihypertenseurs ◆ Ciclosporine ◆ Diurétiques.

Posologie : Adultes : dose initiale de 200 mg à avaler avec un grand verre d'eau au cours des repas, puis si nécessaire la prise est renouvelée toutes les 4 à 6 heures, sans dépasser 1 200 mg/jour. Règles douloureuses : 200 à 400 mg, 3 fois par jour.

Incidents : Nausées ◆ Vertiges ◆ Maux de tête (céphalées).

Arrêt du médicament si : La fièvre persiste plus de 3 jours ◆ La douleur persiste plus de 5 jours ◆ Urticaire ◆ Pâleur ◆ Respiration sifflante ◆ Selles noires ◆ Gonflement du visage et du cou associé à une gêne respiratoire (œdème de Quincke) ◆ Vomissements sanglants ◆ Douleurs dans le ventre ◆ Éruptions de la peau.

Composition : par comprimé : Ibuprofène 200 mg. Excipients : Noyau : Amidon de maïs ; amidon prégélatinisé ; silice colloïdale anhydre ; acide stéarique. Enrobage : Saccharose ; macrogol 6000 ; fécule acétylée (perfectamyl gel 45) ; povidone ; polysorbate 80 ; talc ; carbonate de calcium ; oxyde de fer rouge (E 172) ; dioxyde de titane (E 171) ; cire de carnauba ; encre noire Opacode S-1-27794 (gomme laque, oxyde de fer noir [E 172], N-butylalcool, eau purifiée, propylène-glycol, alcool éthylique dénaturé, alcool isopropylique).

Présentation : 20 comprimés **Laboratoire :** Wyeth Santé Familiale

ADVIL 5 % Gel

Note : 12/20 **Prix :** 2,84 € **Remb SS :** 35 %

Classe thérapeutique : Anti-inflammatoire non stéroïdien (AINS) local.

Indications : Douleur d'intensité légère et modérée dans le cas d'entorses, foulures et tendinites superficielles.

Contre-indications générales : Allergie à l'un des constituants du produit ◆ Application sur les brûlures ◆ Application au niveau des yeux, des muqueuses, des plaies ou des lésions infectées ◆ Grossesse à partir du début du 6e mois ◆ Allaitement ◆ Enfant de moins de 15 ans ◆ Antécédent d'asthme déclenché par les anti-inflammatoires non stéroïdiens (AINS).

Prudence générale : Grossesse durant les 5 premiers mois ◆ Insuffisance rénale.

Posologie : Réservé à l'adulte de plus de 15 ans : une application 3 fois par jour. Durée maximum du traitement : 5 jours. Appliquer par un massage doux et prolongé, sur la région douloureuse ou inflammatoire. Bien se laver les mains après chaque utilisation.

Incidents : Rougeur de la peau ◆ Démangeaisons (urticaire).

Arrêt du médicament si : Les douleurs persistent ◆ Urticaire ◆ Crise d'asthme ◆ Les douleurs persistent ◆ Éruptions de la peau.

Composition : par tube : Ibuprofène 3 g. Excipients : Hydroxyéthylcellulose ; hydroxyde de sodium ; alcool benzylique ; alcool isopropylique ; eau purifiée.

Présentation : Tube de 60 g **Laboratoire :** Wyeth Santé Familiale

Douleurs de l'anus

Les douleurs de l'anus sont souvent attribuées aux hémorroïdes (*voir Hémorroïdes*). Cependant, ces douleurs peuvent être provoquées par d'autres causes qui peuvent se révéler plus graves.
Toute douleur, brûlure ou forte démangeaison de l'anus qui persiste plus de quelques jours nécessite un avis médical.

CE QU'IL FAUT SAVOIR

En dehors des hémorroïdes, les douleurs de l'anus peuvent être dues à :
- des anites : inflammations de l'anus dues parfois à une mycose (provoquée par un champignon) ou un eczéma et associées ou non à des crises d'hémorroïdes ;
- une fissure anale : les douleurs surviennent non pas en même temps mais après les selles ;
- une fistule anale ;
- un abcès de l'anus ;
- une thrombose hémorroïdaire : un caillot bouche une veine hémorroïdaire (ou hémorroïde) engendrant une douleur aiguë, très vive et permanente. Un gastro-entérologue peut vous soulager rapidement.

AUTRES CAUSES

D'autres lésions peuvent affecter l'anus, entraînant une gêne douloureuse ou non :

- des hémorroïdes extériorisées (prolapsus hémorroïdaire) ;
- un prolapsus du rectum, c'est-à-dire une extériorisation partielle du rectum ;
- des marisques, petites boules de chair qui persistent après la guérison d'une thrombose hémorroïdaire ;
- de petites ou grosses verrues de l'anus dues probablement à un virus (condylomes).

LES INTERDITS

⚠⚠ Pas d'automédication mais consultez rapidement votre médecin :

- en cas d'ulcérations de l'anus même si vous n'avez pas mal ;
- si vous avez du sang dans les selles ;
- si les douleurs sont très fortes.

⚠ Pas d'automédication mais consultez votre médecin en cas de démangeaisons : lui seul est à même d'en détecter la cause : mycose, diabète, parasites (oxyurose, *voir Vers intestinaux*). Des facteurs psychologiques peuvent aussi déclencher ou plutôt aggraver un prurit anal.

LES BONNES PRATIQUES

Si vous êtes sûr que vos douleurs sont dues à une crise hémorroïdaire, diagnostiquée récemment par votre médecin, vous pouvez vous traiter vous-même (*voir Hémorroïdes*). Mais si les douleurs persistent, consultez rapidement votre médecin.

Douleurs de l'oreille et bouchons de cérumen

Avoir mal à l'oreille n'est pas l'apanage des enfants ! À l'âge adulte, on peut aussi éprouver des douleurs vives de l'oreille, associées parfois à des bourdonnements, une baisse de l'ouïe, voire de la fièvre.
Les douleurs de l'oreille ne relèvent pas de l'automédication. Consultez votre médecin.

CE QU'IL FAUT SAVOIR

Les douleurs d'oreille ont des origines multiples et peuvent être dues à :

- des inflammations ou des infections de l'oreille externe (furoncle, eczéma ou champignon, mycose du conduit auditif) ;
- des infections de l'oreille moyenne, située derrière le tympan (otite) ;
- un virus (oreillons) ;
- des problèmes dentaires (dent de sagesse, infection dentaire) ;
- un traumatisme (une gifle sur l'oreille) ;
- un zona ;
- un bouchon de cérumen ;
- des maladies de la gorge (angine, infection des amygdales, lésions sévères pouvant évoluer vers un cancer).

Toute douleur persistante de l'une ou des deux oreilles nécessite un examen par un O.R.L. (oto-rhino-laryngologiste).

EN SAVOIR PLUS

Le bouchon de cérumen

La cire (cérumen) est une sécrétion naturelle de la peau du conduit auditif externe. Elle a un rôle protecteur et améliore probablement les caractéristiques acoustiques de l'oreille. Parfois, en raison d'une mauvaise utilisation des cotons-tiges, le cérumen se tasse et forme un bouchon qui peut occasionner des douleurs et gêner l'audition du côté de l'oreille concernée.

LES INTERDITS

DANGER ! **Ne mettez jamais rien dans une oreille** si vous n'êtes pas certain à 100 % de l'état du tympan. En effet, si le tympan est perforé, vous risquez d'endommager l'oreille interne et de provoquer une surdité définitive en introduisant un de ces médicaments : notamment des antiseptiques, des antibiotiques et même un banal lavage d'oreille à base de xylène, utilisé contre les bouchons de cérumen ! Vous avez mal à l'oreille ? Consultez votre médecin.

⚠⚠⚠ N'attendez pas plus longtemps, mais consultez votre médecin en urgence si :

- Les douleurs à l'oreille sont importantes.
- Elles sont associées à une forte fièvre (39 °C et +), à des tremblements.
- Elles sont associées à des vertiges, des troubles de l'audition.
- Il y a un écoulement de pus ou de sang en provenance de l'oreille.

⚠⚠ Si vos douleurs à l'oreille sont dues à une variation importante de la pression (plongée sous-marine, apnée, saut d'un plongeoir élevé, voyage en avion) ou font suite à une chute en ski nautique, en surf ou en planche à voile... et qu'elles persistent plus de 24 heures, consultez rapidement votre médecin.

⚠⚠ Si les douleurs concernent une personne fragile (personne âgée, diabétique, enfant en bas âge, *voir Douleurs de l'oreille et otite de l'enfant*), consultez rapidement votre médecin.

⚠ Si les douleurs durent depuis plus de 10 jours consultez un O.R.L. Lui seul est équipé pour faire un examen approfondi du larynx et du pharynx.

LES BONNES PRATIQUES

► En prévention

• Pour éviter les bouchons de cérumen, enlevez régulièrement l'excédent de cire avec un gant de toilette ou simplement avec le petit doigt comme le recommandent les O.R.L. Ne nettoyez JAMAIS votre conduit d'oreille avec un instrument dur, genre trombone (!) ou allumette, sous peine de lésion grave du tympan en cas de geste maladroit. Si vous tenez à utiliser un coton-tige, soyez prudent et n'enfoncez JAMAIS PROFONDÉMENT le coton-tige dans le conduit de l'oreille.

• Si le bouchon ne se dissout pas, consultez votre médecin ou un spécialiste. Eux seuls peuvent poser le diagnostic et autoriser ou non des produits pour ramollir le cérumen.

• Attention aux petites plaies dans l'oreille qui peuvent s'infecter (en piscine, lors du shampoing ou de la douche) et conduire à une otite externe extrêmement douloureuse !

Mieux vaut mettre des bouchons dans les oreilles même si leur étanchéité est relative.

► En cas de rhume provoquant des maux d'oreille, mouchez-vous toujours une narine après l'autre et utilisez du sérum physiologique pour nettoyer les fosses nasales.

► En cas de douleur diffuse, placez un bon vieux cataplasme ou une bouillotte sur l'oreille, enveloppée d'un linge fin.

Si cela ne vous soulage pas, consultez votre médecin.

► En attendant la consultation du médecin et quel que soit la cause de votre douleur à l'oreille, le seul médicament que vous pouvez prendre est un anti-douleur du type paracétamol ou ibuprofène. Mais rappelez-vous : ne METTEZ RIEN dans votre oreille.

LES MÉDICAMENTS

En dehors des anti-douleur pris par la bouche, répétons-le, **nous vous déconseillons formellement en automédication** les solutions auriculaires à base d'anesthésique local, type AURIGOUTTE®, OTIPAX®, OTOMIDE®, OTYLOL®, ou à base d'antiseptique ou de vasoconstricteur qui peuvent entraîner des problèmes sérieux, voire même une surdité définitive en cas de tympan perforé.

Les produits qui ramollissent les bouchons de cérumen, type CÉRULYSE®, peuvent éventuellement être utilisés mais, rappelons-le, toujours après un avis médical.

Pour mémoire, seuls les anti-douleur pris par la bouche (paracétamol ou ibuprofène) peuvent être recommandés en cas de douleur, en respectant les doses prescrites.

ANTI-DOULEUR DE L'OREILLE

NOM DE MARQUE	SUBSTANCE	NOTE /20	REMB. SS	PRIX	AVIS
AURIGOUTTE	Lidocaïne, ...	14	0 %	5,33 €	Toute douleur ou écoulement de l'oreille nécessite une consultation médicale.
CERULYSE solution auriculaire	Xylène	12	0 %	5,03 €	Ne pas utiliser sans avis médical car risque de surdité en cas de perforation du tympan.
OTIPAX	Lidocaïne, ...	3	15 %	2,49 €	La phénazone est un produit dépassé et allergisant. Toute douleur de l'oreille nécessite une consultation médicale.
OTOMIDE solution	Lidocaïne, ...	12	0 %	5,30 €	Changement de composition : grande amélioration tant au niveau de l'efficacité que de la tolérance.
OTYLOL solution auriculaire	Tétracaïne, ...	4	15 %	1,52 €	Association de produits dépassés inutiles et allergisants. Commercialisé en 1962. Toute douleur de l'oreille nécessite une consultation médicale.

NOS MÉDICAMENTS FAVORIS

AURIGOUTTE

Note : 14/20 **Prix :** 5,33 € **Remb SS :** 0 %

Classe thérapeutique : Anti-douleur de l'oreille.

Indications : Certaines douleurs de l'oreille (otites externes).

Contre-indications générales : Perforation du tympan ◆ Allergie à l'un des constituants du produit ◆ Automédication bien que ce médicament soit de prescription facultative.

Prudence générale : Peut positiver certains tests antidopage.

Posologie : Nourrissons et enfants : 2 gouttes 3 fois par jour. Adultes : 4 gouttes 3 fois par jour pendant 3 à 5 jours maximum.

Incidents : Irritation ◆ Éruptions de la peau ◆ Démangeaisons (urticaire).

Arrêt du médicament si : Les troubles persistent.

Composition : pour 100 ml : Hexamidine diiséthionate 0,1 g ; lidocaïne chlorhydrate 0,1 g. Excipients : Glycérol ; Éthanol à 95 %.

Présentation : Flacon de 15 ml **Laboratoire :** Merck Médication Familiale

CÉRULYSE Solution auriculaire

Note : 12/20 **Prix :** 5,03 € **Remb SS :** 0 %

Classe thérapeutique : Anti-douleur de l'oreille.

Indications : Préparation à l'extraction des bouchons de cérumen.

Contre-indications générales : Tympan perforé ◆ Allergie à l'un des constituants du produit ◆ Automédication bien que ce médicament soit de prescription facultative.

Posologie : Enlever le bouchon à vis blanc surmonté d'une tétine, retirer le joint d'étanchéité et revisser le bouchon sur le flacon. Dévisser le bouchon orange et pratiquer l'instillation auriculaire. Afin d'éviter le contact désagréable de la solution froide dans l'oreille, réchauffer le flacon entre les mains avant emploi. Bouchons mous : en maintenant la tête penchée, instiller quelques gouttes (bain d'oreille), une dizaine de minutes avant le lavage d'oreille. Bouchons durs : durant les 3 à 4 jours précédant l'extraction du bouchon de cérumen, procéder à un bain d'oreille, 3 fois par jour.

Incidents : Irritations locales.

Arrêt du médicament si : Les troubles persistent ◆ Réaction allergique du type démangeaison.

Composition : pour 100 ml : Xylène 5 g. Excipients : Alphatocophérol (E307) acétate ; lavande huile essentielle ; huile d'amande.

Présentation : Flacon de 10 ml **Laboratoire :** Chauvin Bausch & Lomb

Douleurs du dos

« Docteur, j'ai mal au dos ! » est un des grands leitmotive des consultations médicales. Diffuses ou localisées, les douleurs du dos sont parfois très handicapantes. Elles ne relèvent généralement pas de l'automédication mais peuvent être limitées par des mesures de prévention.

CE QU'IL FAUT SAVOIR

Les douleurs du dos sont qualifiées selon leur localisation. Les cervicalgies touchent la nuque *(voir Torticolis et douleur de la nuque)*, les dorsalgies, le haut du dos. Les lombalgies, les plus fréquentes, affectent le bas du dos.
Dans 90 % des cas, ces douleurs sont d'ordre mécanique et dues à des « entorses » articulaires ou à des problèmes de disques intervertébraux.

LES CAUSES

Les douleurs sont de nature différente selon l'agent qui les a provoquées.

▸ Les douleurs mécaniques

Elles surviennent dans la journée, provoquées ou accentuées par des mouvements, des efforts (notamment de soulèvements) ou un accès de toux, et s'atténuent au repos, la nuit. Elles disparaissent le plus souvent spontanément ou grâce à quelques mesures simples listées *(voir Les bonnes pratiques)*.

Elles sont déclenchées par différents facteurs selon leur localisation :

• Au niveau du dos

• L'arthrose, responsable de douleurs chroniques, fréquente quand on prend de l'âge.

• Un « dorsalgo », responsable de douleurs aiguës, lié à un étirement des ligaments intervertébraux après un effort ou un faux mouvement.

• Des contractures musculaires responsables de douleurs plus chroniques liées à un stress, un geste répétitif, une mauvaise posture au travail.

• Au niveau de milieu du dos (région lombaire)

• Le « lumbago », un blocage lombaire brutal et douloureux survenant après un effort (port d'un objet lourd), un traumatisme ou un faux mouvement, ou parfois au saut du lit. La douleur est souvent très pénible avec une grande difficulté, voire une totale impossibilité de bouger, de se redresser. Il peut s'accompagner d'une sciatique, due à la compression, par le disque intervertébral, d'une racine nerveuse du nerf sciatique. La douleur débute dans la région lombaire, et descend habituellement d'un seul côté, derrière la cuisse, jusqu'au pied.

• L'arthrose, responsable de douleurs chroniques, extrêmement fréquente quand on prend de l'âge.

► Les douleurs inflammatoires

Plus rares que les douleurs mécaniques, les douleurs inflammatoires réveillent souvent la nuit, sont intenses au réveil lors du « dérouillage » matinal et s'atténuent dans la journée, sans disparaître totalement au repos.

⚠⚠ Elles nécessitent toujours une consultation médicale sans attendre, car elles sont souvent le signe d'une maladie générale qu'il convient de diagnostiquer et de traiter de façon appropriée.

► Les douleurs viscérales

Même si elles se manifestent au niveau du dos, elles ne sont pas liées à une atteinte du dos mais à la maladie d'un organe interne (rein, foie, cœur...)

⚠⚠⚠ Consultez votre médecin en urgence si vous éprouvez un des symptômes décrits ci-dessous :

• Une douleur aiguë dans le dos entre les deux omoplates au cours d'un effort ou d'une marche rapide, au froid, qui se calme à l'arrêt de l'effort, peut-être le signe d'une angine de poitrine à manifestation dorsale.

• Une douleur lombaire unilatérale sourde, sans rapport avec un mouvement, associée ou non à une fièvre ou des brûlures en urinant, peut-être en rapport avec une maladie du rein.

• Si la douleur est aiguë, unilatérale, et se prolonge jusqu'aux organes génitaux, il peut s'agir d'une colique néphrétique due à la migration d'un calcul des voies urinaires.

• Si la douleur remonte vers l'omoplate du côté droit, il peut s'agir d'une colique hépatique, due à la migration d'un calcul de la vésicule biliaire.

• Une douleur abdominale diffusant dans le dos, calmée par la position penchée en avant, associée ou non à des selles grasses, peut évoquer une maladie du pancréas.

• Un ulcère digestif, un anévrisme de l'aorte, peuvent également être en cause.

LES INTERDITS

⚠⚠⚠ Pas d'automédication mais appelez le SAMU (15 ou 112) ou les pompiers (18) si :
• Votre mal de dos est associé à une douleur dans la poitrine, dans le bras gauche ou dans la mâchoire.
• Vous vous sentez mal, vous avez des sueurs froides et vos lèvres sont bleues.

⚠⚠ Pas d'automédication mais consultez votre médecin très rapidement si :
• Les douleurs persistent au repos, la nuit.
• Les douleurs sont intenses au réveil et s'atténuent dans la journée.
• Vous avez de la fièvre et/ou vous toussez.
• Vous avez l'impression que vos jambes manquent de force ou de sensibilité.
• En plus de vos douleurs au dos, vous avez mal au niveau des épaules, des hanches ou des mains.

⚠⚠ Ne prolongez pas un traitement en automédication si vos symptômes ne disparaissent pas ou s'aggravent dans les 48 heures.
N'allez pas vous faire « manipuler » par un masseur, un kiné ou un ostéopathe avant d'avoir consulté votre médecin.
N'écoutez pas les conseils de votre entourage. En matière de santé et notamment de douleurs du dos, ce qui convient à l'un ne vous convient pas forcément !

LES BONNES PRATIQUES

▸ En prévention

• Perdez quelques kilos en cas de surpoids, cela soulage la colonne vertébrale.
• Asseyez-vous le dos bien droit.
• Pliez les jambes en gardant le dos droit quand vous soulevez des charges lourdes (une valise, une pile de livres...).
• Évitez les talons trop hauts.
• Dormez sur un matelas ferme mais pas dur. Changez votre literie tous les 10 ans.
• Abandonnez définitivement le traversin cylindrique dur au profit d'un oreiller en plume ou équivalent assez grand (40 x 40 cm minimum) ou optez pour un coussin anatomique adapté à votre morphologie.
• Évitez de dormir sur le ventre, c'est mauvais pour le cou et pour le bas du dos. Si vous dormez sur le dos, glissez un oreiller sous la tête et les épaules pour soulever légèrement le cou. Si vous dormez sur le côté, faites reposer votre tête sur un oreiller et repliez légèrement les jambes.
• Si vous travaillez sur ordinateur, veillez à la bonne hauteur de votre siège (pas trop bas pour ne pas provoquer de tension) et de l'écran (à hauteur des yeux). Changez souvent de position et étirez-vous de temps en temps.
• En voiture, réglez correctement la hauteur du siège, la position des mains et de l'appuie-tête pour limiter les contractures musculaires. Profitez des pauses, toutes les 2 heures, pour vous détendre et relâcher vos muscles.

▶ **En cas de douleurs du dos**
Consultez votre médecin si votre mal de dos est de type inflammatoire ou viscéral. Lui seul peut vous donner le traitement approprié.
Si vos douleurs sont mécaniques et passagères (faux mouvement, contracture musculaire liée au sport, à une mauvaise posture, à des mouvements répétitifs...) :
- Restez allongé quelques jours.
- Essayez de calmer la zone douloureuse soit en soufflant de l'air chaud avec un simple séchoir à cheveux (attention à ne pas vous brûler !), soit en appliquant une bouillotte, un pack thermique chaud-froid ou une serviette chaude.
- Prenez des bains chauds (38-39 °C) ou des douches chaudes (39-40 °C) suivis d'une friction douce sur la région douloureuse.
- Si c'est insuffisant, appliquez sur la zone douloureuse un produit à effet révulsif (qui provoque de la chaleur).

Attention ! Ces produits peuvent occasionner des allergies et ne doivent pas être utilisés sur une peau irritée ou infectée.
- Si nécessaire, prenez un anti-douleur ou un anti-inflammatoire en l'absence de contre-indication, en respectant toujours les doses prescrites *(voir Douleur)*.

⚠ Si malgré tout, les douleurs persistent, consultez votre médecin.

▶ **En cas de sciatique**, un repos strict sur un lit un peu ferme, pendant 2 ou 3 jours, dans une position où la douleur disparaît, est souvent utile pour faire régresser la douleur.
Vous pouvez calmer vos douleurs avec un anti-douleur (paracétamol) ou un anti-inflammatoire non stéroïdien ou AINS (ibuprofène, aspirine...) mais si les douleurs persistent, consultez votre médecin.

LES MÉDICAMENTS

- Les onguents et pommades, révulsifs ou rubéfiants, accélèrent la circulation du sang localement et augmentent ainsi la chaleur de la zone traitée. Ces produits peuvent s'avérer efficaces sur des douleurs localisées et sans gravité, dues par exemple à des contractures musculaires.

Attention ! Ne les appliquez pas sur une peau irritée ou infectée.
- Les substances myorelaxantes, qui décontractent les muscles, par voie orale ou locale, sous forme de baume, ont un effet limité.
- Les anti-douleur *(voir Douleur)* vous soulageront si vous avez trop mal. Préférez le paracétamol, mais veillez à ne JAMAIS dépasser 4 g/24 heures, sous peine de grave intoxication du foie. En cas d'échec, prenez un anti-inflammatoire non stéroïdien ou AINS (de préférence ibuprofène).

Si cela s'avère insuffisant, en attendant la consultation, vous pouvez prendre, À TITRE EXCEPTIONNEL, une association de paracétamol et de codéine (attention : contre-indiqué en cas d'asthme !).
- Les traitements homéopathiques n'ont jamais démontré d'efficacité pour soulager les douleurs du dos.

ANTI-MAL AU DOS (DORSALGIE ESSENTIELLE)

NOM DE MARQUE	SUBSTANCE	NOTE /20	REMB. SS	PRIX	AVIS
ATEPADENE 30 mg	Triphosadénine sodique	5	0 %	8,20 €	Inefficacité assurée.
BERBERIS COMPLEXE N° 83 solution buvable en gouttes	Homéopathie	5	0 %	7,70 €	Idem.
COMPLEXE LEHNING BERBERIS N° 83	Homéopathie	5	0 %	4,57 €	Idem.
UTEPLEX 2 mg	Acide uridine-5 triphosphorique	6	0 %	9,76 €	Idem.

DÉCONTRACTURANT

NOM DE MARQUE	SUBSTANCE	NOTE /20	REMB. SS	PRIX	AVIS
COMPLEXE LEHNING ARNICA N° 1	Homéopathie	6	0 %	4,57 €	
DECONTRACTYL 500 mg	Méphénésine	8	0 %	6,20 €	
DECONTRACTYL baume	Méphénésine	8	0 %	4,88 €	
LUMIRELAX 10 % crème	Méthocarbamol	8	0 %	3,72 €	

ANTI-DOULEUR LOCAL (RÉVULSIF)

NOM DE MARQUE	SUBSTANCE	NOTE /20	REMB. SS	PRIX	AVIS
ALGESAL BAUME	Acide salicylique, ...	10	0 %	5,95 €	
ALGESAL SURACTIVE crème	Salicylate de diéthylamine, ...	5	0 %	1,83 €	Présence d'un anesthésique local dépassé et allergisant.
BAUME ALGIPAN	Acide salicylique, ...	11	0 %	4,72 €	
BAUME AROMA	Acide salicylique, ...	11	0 %	9,69 €	
BAUME AROMA	Acide salicylique, ...	11	0 %	3,81 €	
BAUME BENGUE	Acide salicylique, ...	11	0 %	5,64 €	
BAUME SAINT-BERNARD	Lévomenthol, ...	11	0 %	5,64 €	
BAUME SAINT-BERNARD	Lévomenthol, ...	11	0 %	4,57 €	
DOLAL	Acide salicylique, ...	11	0 %	6,06 €	
GELDOLOR	Phytothérapie : Harpagophyton, ...	11	0 %	6,93 €	
IBIS crème	Camphre, ...	8	0 %	6,71 €	
INONGAN	Acide salicylique, ...	8	0 %	1,74 €	

LUMBALGINE	Acide salicylique, …	7	0 %	5,18 €	Fausse amélioration de la formule, l'essence de térébenthine est passée dans les excipients. Bravo pour la transparence !
LUMBALGINE	Acide salicylique, …	7	0 %	4,11 €	Idem.
SEDARTRYL pommade	Nicotinate de méthyle, …	11	0 %	3,81 €	Mise sur le marché en 1958, une amélioration de la formule en 2000.
SYNTHOL bain de bouche, application cutanée	Lévomenthol, …	11	0 %	5,33 €	Mise sur le marché en 1925, cette petite soupe fait toujours recette.
SYNTHOL bain de bouche, application cutanée	Lévomenthol, …	11	0 %	4,11 €	Idem.
SYNTHOL bain de bouche, application cutanée	Lévomenthol, …	11	0 %	3,06 €	Idem.
SYNTHOL bain de bouche, application cutanée	Lévomenthol, …	11	0 %	5,05 €	Idem.

ANTI-DOULEUR

NOM DE MARQUE	SUBSTANCE	NOTE /20	REMB. SS	PRIX	AVIS
ABBE CHAUPITRE N° 23	Homéopathie	5	0 %	6,80 €	Mis sur le marché en 1943. Il y avait sans doute mieux à faire en cette période.
ACTRON	Aspirine, …	5	0 %	5,05 €	Association sans intérêt. Il est inutile d'associer les risques de l'aspirine au paracétamol. De plus, la caféine est à éviter. Un non-sens thérapeutique en 2011.
ACTRON	Aspirine, …	5	0 %	6,25 €	Idem.
ADVIL 200 mg	Ibuprofène	16	65 %	3,05 €	Bon médicament mais vérifier l'absence d'ibuprofène ou d'autres AINS dans la composition d'autres médicaments.
ADVIL 200 mg	Ibuprofène	16	65 %	1,88 €	Idem.
ADVILCAPS 200 mg capsule molle	Ibuprofène	16	0 %	4,25 €	Idem.
ADVILEFF 200 mg comprimé effervescent	Ibuprofène	16	0 %	4,25 €	Idem.
ADVILTAB 400 mg comprimé enrobé	Ibuprofène	16	0 %	3,80 €	Idem.
ALGICALM comprimé 400 mg/25 mg	Paracétamol, …	18	0 %	5,90 €	

ALKA SELTZER 324 mg	Aspirine, …	13	0 %	6,65 €	Vérifier l'absence d'aspirine ou d'autres AINS dans la composition d'autres médicaments.
ALKA SELTZER 324 mg	Aspirine, …	13	0 %	4,75 €	Idem.
ANADVIL 200 mg	Ibuprofène	16	0 %	2,59 €	Bon médicament mais vérifier l'absence d'ibuprofène ou d'autres AINS dans la composition d'autres médicaments.
ANTARENE Gé 200 mg	Ibuprofène	16	65 %	1,91 €	Idem.
ANTIGRIPPINE A L'ASPIRINE 500 mg/100 mg	Aspirine, …	12	0 %	4,72 €	La vitamine C et la caféine n'augmentent pas les effets de l'aspirine (information donnée aux médecins par le ministère de la Santé).
ARTROPHYTUM comprimé enrobé	Phytothérapie : Harpagophyton, …	6	0 %	13,19 €	
ASPEGIC 500 mg sachet	Aspirine	13	65 %	2,44 €	Vérifier l'absence d'aspirine ou d'autres AINS dans la composition d'autres médicaments.
ASPEGIC 500 mg sachet	Aspirine	13	0 %	3,50 €	Idem.
ASPEGIC Adulte 1 000 mg	Aspirine	13	0 %	6,04 €	Idem.
ASPEGIC Adulte 1 000 mg	Aspirine	13	65 %	4,07 €	Idem.
ASPEGIC Adulte 1 000 mg	Aspirine	13	0 %	3,50 €	Idem.
ASPIRINE DU RHONE 500 mg	Aspirine	13	0 %	2,74 €	Idem.
ASPIRINE DU RHONE 500 mg	Aspirine	13	0 %	4,27 €	Idem.
ASPIRINE DU RHONE 500 mg	Aspirine	13	0 %	6,46 €	Idem.
ASPIRINE MERCK 500 mg	Aspirine	13	0 %	4,95 €	Idem.
ASPIRINE MERCK MEDICATION FAMILIALE 500 mg comprimé à croquer	Aspirine	13	0 %		Idem
ASPIRINE RATIOPHARM 500 mg	Aspirine	13	65 %	2,03 €	Idem.
ASPIRINE RATIOPHARM 500 mg	Aspirine	13	65 %	1,29 €	Idem.
ASPIRINE UPSA 500 mg	Aspirine	13	65 %	2,11 €	Idem.
ASPIRINE UPSA TAMPONNEE 1 000 mg	Aspirine	13	65 %	3,45 €	Idem.
ASPIRINE UPSA VITAMINE C TAMPONNEE 330 mg/200 mg	Aspirine, …	12	0 %	2,85 €	La vitamine C n'ajoute rien à l'action de l'aspirine. Cette information est donnée aux médecins par le ministère de la Santé mais ne semble pas avoir atteint encore le fabriquant.
ASPIRINE VITAMINEE B1 C DEROL 400 mg	Aspirine, …	12	0 %	2,28 €	Idem.

ASPIRINE pH8 500 mg	Aspirine	13	65 %	1,33 €	Bon médicament mais vérifier l'absence d'aspirine ou d'autres AINS dans la composition d'autres médicaments.
ASPIRINE pH8 500 mg	Aspirine	13	65 %	2,14 €	Idem.
ASPIRINE vitamine C OBERLIN 500 mg	Aspirine, …	12	0 %	4,42 €	La vitamine C n'ajoute rien à l'action de l'aspirine. Cette information est donnée aux médecins par le ministère de la Santé mais ne semble pas avoir atteint encore le consommateur.
ASPIRISUCRE 400 mg	Aspirine	13	0 %	5,34 €	Bon médicament mais vérifier l'absence d'aspirine ou d'autres AINS dans la composition d'autres médicaments.
ASPRO 320 mg comprimé	Aspirine	13	0 %	3,96 €	Idem.
ASPRO 500 mg	Aspirine	13	0 %	5,64 €	Idem.
ASPRO 500 mg	Aspirine	13	0 %	2,59 €	Idem.
ASPRO 500 mg	Aspirine	13	0 %	3,35 €	Idem.
ASPRO vitamine C 500 mg	Aspirine, …	12	0 %	4,42 €	La vitamine C n'ajoute rien à l'action de l'aspirine. Cette information est donnée aux médecins par le ministère de la Santé mais ne semble pas avoir atteint encore le consommateur.
ASPROACCEL 500 mg	Aspirine, …	12	0 %	3,05 €	La présence de caféine n'apporte rien à l'action de l'aspirine.
ASPROACCEL 500 mg/50 mg	Aspirine, …	12	0 %	3,96 €	Idem.
BRYONIA OPODELDOCH BOIRON	Homéopathie	4	35 %	1,60 €	
CEFALINE HAUTH 500 mg/50 mg	Paracétamol, …	15	0 %	2,89 €	La présence de caféine n'est pas justifiée car n'augmente pas l'effet anti-douleur et anti-fièvre et ne peut poser que des problèmes.
CEPHYL	Pseudo-homéopathie	5	0 %	5,18 €	Le seul produit actif est l'aspirine, tous les autres produits ne servent à rien et ces associations sont contraires aux règles modernes de mise au point de médicaments.
CEPHYL	Pseudo-homéopathie	5	0 %	3,05 €	Idem.
CLARADOL 500 mg comprimé effervescent	Paracétamol	18	65 %	1,81 €	Excellent médicament mais vérifier l'absence de paracétamol dans la composition d'autres médicaments afin d'éviter un risque de surdosage toxique pour votre foie.
CLARADOL 500 mg comprimé sécable	Paracétamol	18	65 %	1,60 €	Idem.

CLARADOL CAFEINE	Paracétamol, …	15	65 %	1,98 €	La présence de caféine n'est pas justifiée car n'augmente pas l'effet anti-douleur et anti-fièvre et ne peut poser que des problèmes.
CLARADOL CAFEINE	Paracétamol, …	15	65 %	1,98 €	Idem.
CLARADOL CODEINE	Paracétamol, Codéine	18	65 %	2,49 €	
CLARAGINE 500 mg	Aspirine	13	65 %	2,35 €	Bon médicament mais vérifier l'absence d'aspirine ou d'autres AINS dans la composition d'autres médicaments.
CLARAGINE 500 mg	Aspirine	13	65 %	1,68 €	Idem.
CODOLIPRANE ADULTE	Paracétamol, Codéine	18	65 %	2,59 €	
COMPLEXE LEHNING KALMIA N° 18	Homéopathie	2	0 %	4,57 €	Il est inadmissible qu'un directeur de laboratoire ose proposer de telles indications et que celles-ci soient avalisées par le ministère de la Santé.
COMPLEXE LEHNING RANUNCULUS N° 79	Homéopathie	2	0 %	4,57 €	Idem.
COMPRALGYL 400 mg/20 mg	Paracétamol, Codéine	17	0 %	4,77 €	
COQUELUSEDAL PARACETAMOL 100 mg suppositoire	Paracétamol, …	3	0 %	3,92 €	Changement de composition en 2007, disparition de l'essence de niaouli. Une composition du XIXe siècle associée au paracétamol. Évitez de présenter ces ogives au derrière de votre enfant.
COQUELUSEDAL PARACETAMOL 250 mg suppositoire	Paracétamol, …	3	0 %	3,92 €	Idem.
DAFALGAN 1 g comprimé pelliculé	Paracétamol	18	65 %	1,74 €	Excellent médicament mais vérifier l'absence de paracétamol dans la composition d'autres médicaments afin d'éviter un risque de surdosage toxique pour votre foie.
DAFALGAN 1 g comprimé pelliculé	Paracétamol	18	0 %		Idem.
DAFALGAN 500 mg gélule	Paracétamol	18	0 %		Idem.
DAFALGAN 500 mg gélule	Paracétamol	18	65 %	1,74 €	Idem.
DAFALGAN suppositoire 600 mg	Paracétamol	18	65 %	1,98 €	Idem.
DOLIACTI C 500 mg/150 mg	Paracétamol, …	15	0 %	2,81 €	La vitamine C n'ajoute rien à l'action du paracétamol. Cette information est donnée aux médecins par le ministère de la Santé mais ne semble pas avoir atteint encore le fabriquant.

DOLIDON 500 mg/50 mg	Paracétamol, …	15	0 %	3,99 €	La présence de caféine n'est pas justifiée car n'augmente pas l'effet anti-douleur et anti-fièvre et ne peut poser que des problèmes.
DOLIPRANE 1 000 mg comprimé	Paracétamol	18	65 %	1,74 €	Excellent médicament mais vérifier l'absence de paracétamol dans la composition d'autres médicaments afin d'éviter un risque de surdosage toxique pour votre foie.
DOLIPRANE 1 000 mg comprimé effervescent	Paracétamol	18	65 %	1,81 €	Idem.
DOLIPRANE 1 000 mg solution buvable	Paracétamol	18	65 %	1,81 €	Idem.
DOLIPRANE 1 000 mg suppositoire	Paracétamol	18	65 %	1,98 €	Idem.
DOLIPRANE 300 mg sachet	Paracétamol	18	65 %	1,83 €	Idem.
DOLIPRANE 300 mg suppositoire	Paracétamol	18	65 %	1,67 €	Idem.
DOLIPRANE 500 mg comprimé	Paracétamol	18	65 %	1,74 €	Idem.
DOLIPRANE 500 mg comprimé effervescent	Paracétamol	18	65 %	1,81 €	Idem.
DOLIPRANE 500 mg gélule	Paracétamol	18	65 %	1,74 €	Idem.
DOLIPRANE 500 mg poudre pour solution buvable	Paracétamol	18	65 %	1,74 €	Idem.
DOLIPRANE SANS SUCRE suspension buvable 2,4 %	Paracétamol	18	65 %	1,88 €	Idem.
DOLIPRANELIB 500 mg comprimé	Paracétamol	18	0 %	1,70 €	Idem.
DOLIPRANE VITAMINE C 500 mg/150 mg comprimé effervescent	Paracétamol, …	15	0 %	6,80 €	La vitamine C n'ajoute rien à l'action du paracétamol. Cette information est donnée aux médecins par le ministère de la Santé mais ne semble pas avoir atteint encore le fabriquant.
DOLITABS 500 mg comprimé orodispersible	Paracétamol	18	0 %	3,03 €	Excellent médicament mais vérifier l'absence de paracétamol dans la composition d'autres médicaments afin d'éviter un risque de surdosage toxique pour votre foie.
DOLKO 1 g comprimé sécable	Paracétamol	18	65 %	1,68 €	Idem.
DOLKO 500 mg comprimé	Paracétamol	18	65 %	1,74 €	Idem.
DOLKO 500 mg poudre pour solution buvable	Paracétamol	18	65 %	1,74 €	Idem.

DOLTAQUE 200 mg comprimé	Ibuprofène	16	65 %	3,06 €	Bon médicament mais vérifier l'absence d'ibuprofène ou d'autres AINS dans la composition d'autres médicaments.
EFFERALGAN 1 g comprimé effervescent	Paracétamol	18	65 %	1,81 €	Idem.
EFFERALGAN 500 mg comprimé	Paracétamol	18	65 %	1,83 €	Idem.
EFFERALGAN 500 mg comprimé effervescent	Paracétamol	18	65 %	1,81 €	Idem.
EFFERALGAN VITAMINE C 500 mg/200 mg	Paracétamol	17	0 %	2,45 €	Idem.
EFFERALGANODIS 500 mg comprimé orodispersible	Paracétamol	18	0 %	3,22 €	Idem.
ERGIX DOULEUR ET FIEVRE 200 mg	Ibuprofène	16	0 %	3,98 €	Idem.
ERGIX DOULEUR ET FIEVRE 200 mg	Ibuprofène	16	0 %	3,31 €	Idem.
EXIDOL	Paracétamol, …	15	65 %	1,98 €	La présence de caféine n'est pas justifiée car n'augmente pas l'effet anti-douleur et anti-fièvre et ne peut poser que des problèmes.
EXPANDOX 500 mg comprimé	Paracétamol	18	0 %	1,47 €	Idem.
EXPANFEN 200 mg comprimé enrobé	Ibuprofène	16	0 %	2,50 €	Bon médicament mais vérifier l'absence d'ibuprofène ou d'autres AINS dans la composition d'autres médicaments.
EXPANFEN Gé 200 mg comprimé	Ibuprofène	16	65 %	2,10 €	Idem.
GAOSEDAL CODEINE	Paracétamol, Codéine	18	0 %	6,18 €	
GELUFENE 200 mg gélule	Ibuprofène	16	0 %	3,20 €	Bon médicament mais vérifier l'absence d'ibuprofène ou d'autres AINS dans la composition d'autres médicaments.
GELUPRANE 500 mg gélule	Paracétamol	18	65 %	1,74 €	Excellent médicament mais vérifier l'absence de paracétamol dans la composition d'autres médicaments afin d'éviter un risque de surdosage toxique pour votre foie.
HEMAGENE TAILLEUR 200 mg	Ibuprofène	16	0 %	3,82 €	Bon médicament mais vérifier l'absence d'ibuprofène ou d'autres AINS dans la composition d'autres médicaments.
IBUPROFENE ALMUS 200 mg comprimé pelliculé	Ibuprofène	16	65 %	1,91 €	Idem.

IBUPROFENE ARROW 200 mg	Ibuprofène	16	0 %	2,19 €	Idem.
IBUPROFENE ARROW 200 mg	Ibuprofène	16	65 %	1,91 €	Idem.
IBUPROFENE ARROW CONSEIL 400 mg comprimé pelliculé	Ibuprofène	16	0 %	3,40 €	Idem.
IBUPROFENE BIOGARAN 200 mg comprimé	Ibuprofène	16	65 %	1,98 €	Idem.
IBUPROFENE BIOGARAN CONSEIL 200 mg comprimé pelliculé	Ibuprofène	16	0 %	2,55 €	Idem.
IBUPROFENE BIOGARAN CONSEIL 400 mg comprimé pelliculé	Ibuprofène	16	0 %	3,06 €	Idem.
IBUPROFENE CRISTERS 200 mg comprimé enrobé	Ibuprofène	16	65 %	1,91 €	Idem.
IBUPROFENE CRISTERS 200 mg comprimé pelliculé	Ibuprofène	16	0 %	2,80 €	Idem.
IBUPROFENE EG 200 mg comprimé	Ibuprofène	16	65 %	1,91 €	Idem.
IBUPROFENE G GAM 200 mg comprimé	Ibuprofène	16	65 %	1,91 €	Idem.
IBUPROFENE HEXAL SANTE 200 mg comprimé	Ibuprofène	16	65 %	2,40 €	Idem.
IBUPROFENE ISOMED 200 mg comprimé enrobé	Ibuprofène	16	0 %	2,55 €	Idem.
IBUPROFENE IVAX 200 mg	Ibuprofène	16	65 %	2,30 €	Idem.
IBUPROFENE IVAX 200 mg, comprimé enrobé	Ibuprofène	16	0 %	2,38 €	Idem.
IBUPROFENE MYLAN 200 mg	Ibuprofène	16	65 %	2,29 €	Idem.
IBUPROFENE MYLAN 200 mg	Ibuprofène	16	0 %	2,26 €	Idem.
IBUPROFENE MYLAN 400 mg comprimé effervescent	Ibuprofène	16	0 %	3,36 €	Idem.
IBUPROFENE QUALIMED 200 mg	Ibuprofène	16	65 %	2,29 €	Idem.
IBUPROFENE RATIOPHARM 200 mg	Ibuprofène	16	65 %	2,22 €	Idem.
IBUPROFENE RATIOPHARM CONSEIL 200 mg comprimé enrobé	Ibuprofène	16	0 %		Idem.
IBUPROFENE RPG 200 mg	Ibuprofène	16	65 %	2,21 €	Idem.
IBUPROFENE SANDOZ CONSEIL 200 mg comprimé enrobé	Ibuprofène	16	0 %	2,21 €	Idem.
IBUPROFENE SANDOZ CONSEIL 400 mg comprimé pelliculé	Ibuprofène	16	0 %	4,40 €	Idem.

IBUPROFENE SANDOZ comprimé enrobé 200 mg	Ibuprofène	16	65 %	1,91 €	Idem.
IBUPROFENE SANDOZ comprimé enrobé 200 mg	Ibuprofène	16	0 %	2,44 €	Idem.
IBUPROFENE TEVA 200 mg	Ibuprofène	16	65 %	1,91 €	Idem.
IBUPROFENE ZYDUS 200 mg	Ibuprofène	16	65 %	1,91 €	Idem.
INTRALGIS 200 mg	Ibuprofène	16	0 %	3,66 €	Idem.
INTRALGIS 200 mg	Ibuprofène	16	0 %	2,44 €	Idem.
ISOFEBRIL VITAMINE C comprimé effervescent	Aspirine, …	5	0 %	5,10 €	Association sans intérêt. Il est inutile d'associer les risques de l'aspirine au paracétamol. Un non-sens thérapeutique en 2011.
KLIPAL CODEINE 300 mg/25 mg	Paracétamol, Codéine	17	65 %	2,17 €	
LINDILANE comprimé	Paracétamol, Codéine	17	65 %	2,55 €	
METASPIRINE 475 mg/25 mg	Aspirine, …	12	0 %	4,57 €	La présence de caféine n'apporte rien à l'action de l'aspirine.
MIGRALGINE gélule	Paracétamol, …	18	0 %	4,57 €	La présence de caféine n'est pas justifiée car n'augmente pas l'effet anti-douleur et ne peut poser que des problèmes.
MIGRALGINE solution buvable	Paracétamol, …	18	0 %	4,42 €	Idem.
MIGRALGINE gélule	Paracétamol, …	18	0 %	5,79 €	Idem.
NUREFLEX 200 mg	Ibuprofène	16	65 %	2,28 €	Bon médicament mais vérifier l'absence d'ibuprofène ou d'autres AINS dans la composition d'autres médicaments.
NUROFEN 200 mg	Ibuprofène	16	0 %	3,80 €	Idem.
NUROFEN 200 mg	Ibuprofène	16	0 %	2,74 €	Idem.
NUROFEN 200 mg comprimé enrobé	Ibuprofène	16	0 %	5,44 €	Idem.
NUROFEN 400 mg comprimé enrobé	Ibuprofène	16	0 %	4,00 €	Idem.
NUROFENFEM 400 mg comprimé pelliculé	Ibuprofène	16	0 %	4,42 €	Idem.
NUROFENFLASH 200 mg	Ibuprofène	16	0 %	3,63 €	Idem.
NUROFENFLASH 400 mg comprimé pelliculé	Ibuprofène	16	0 %	4,40 €	Idem.
NUROFENTABS 200 mg	Ibuprofène	16	0 %	3,63 €	Idem.
PANADOL 500 mg comprimé pelliculé sécable	Paracétamol	18	0 %	4,27 €	Excellent médicament mais vérifier l'absence de paracétamol dans la composition d'autres médicaments afin d'éviter un risque de surdosage toxique pour votre foie.

PARACETAMOL ALMUS 1 g comprimé	Paracétamol	18	65 %	1,68 €	Idem.
PARACETAMOL ALMUS 500 mg comprimé	Paracétamol	18	65 %	1,68 €	Idem.
PARACETAMOL ALTER 1 g comprimé	Paracétamol	18	65 %	1,68 €	Idem.
PARACETAMOL ARROW 1 g comprimé	Paracétamol	18	65 %	1,68 €	Idem.
PARACETAMOL ARROW 1 g comprimé effervescent	Paracétamol	18	65 %	1,68 €	Idem.
PARACETAMOL ARROW 500 mg comprimé	Paracétamol	18	65 %	1,68 €	Idem.
PARACETAMOL ARROW 500 mg comprimé effervescent	Paracétamol	18	65 %	1,68 €	Idem.
PARACETAMOL ARROW GENERIQUES 1 g comprimé effervescent sécable	Paracétamol	18	0 %	1,53 €	Idem.
PARACETAMOL BIOGARAN 1 g	Paracétamol	18	65 %	1,68 €	Idem.
PARACETAMOL BIOGARAN 1 g comprimé	Paracétamol	18	65 %	1,68 €	Idem.
PARACETAMOL BIOGARAN 1 000 mg poudre pour solution buvable en sachet-dose	Paracétamol	18	0 %	1,53 €	Idem.
PARACETAMOL BIOGARAN 300 mg poudre pour solution buvable en sachet-dose	Paracétamol	18	65 %	1,68 €	Idem.
PARACETAMOL BIOGARAN 500 mg comprimé effervescent	Paracétamol	18	65 %	1,68 €	Idem.
PARACETAMOL BIOGARAN 500 mg gélule	Paracétamol	18	65 %	1,68 €	Idem.
PARACETAMOL BIOGARAN 500 mg poudre pour solution buvable en sachet-dose	Paracétamol	18	0 %	1,53 €	Idem.
PARACETAMOL BIOGARAN 500 mg comprimé	Paracétamol	18	65 %	1,68 €	Idem.
PARACETAMOL CODEINE ARROW 400 mg/20 mg	Paracétamol, Codéine	17	65 %	2,03 €	
PARACETAMOL CRISTERS 1 g comprimé sécable	Paracétamol	17	65 %	1,68 €	Excellent médicament mais vérifier l'absence de paracétamol dans la composition d'autres médicaments afin d'éviter un risque de surdosage toxique pour votre foie.
PARACETAMOL CRISTERS 500 mg comprimé	Paracétamol	18	65 %	1,68 €	Idem.
PARACETAMOL EG 1 g comprimé	Paracétamol	18	65 %	1,68 €	Idem.

PARACETAMOL EG 1 000 mg	Paracétamol	18	65 %	1,68 €	Idem.
PARACETAMOL EG 500 mg comprimé	Paracétamol	18	65 %	1,47 €	Idem.
PARACETAMOL EG 500 mg comprimé effervescent	Paracétamol	18	65 %	1,68 €	Idem.
PARACETAMOL EG 500 mg gélule	Paracétamol	18	65 %	1,68 €	Idem.
PARACETAMOL EG 500 mg comprimé	Paracétamol	18	65 %	1,68 €	Idem.
PARACETAMOL G GAM 500 mg comprimé	Paracétamol	18	65 %	1,50 €	Idem.
PARACETAMOL GRUNENTHAL 1 g comprimé	Paracétamol	18	65 %	1,68 €	Idem.
PARACETAMOL ISOMED 1 000 mg comprimé	Paracétamol	18	65 %	1,68 €	Idem.
PARACETAMOL ISOMED 1 000 mg comprimé effervescent sécable	Paracétamol	18	65 %	1,68 €	Idem.
PARACETAMOL ISOMED 500 mg comprimé effervescent	Paracétamol	18	65 %	1,68 €	Idem.
PARACETAMOL ISOMED 500 mg comprimé sécable	Paracétamol	18	65 %	1,68 €	Idem.
PARACETAMOL ISOMED 500 mg comprimé sécable	Paracétamol	18	0 %	1,36 €	Idem.
PARACETAMOL IVAX 500 mg comprimé	Paracétamol	18	65 %	1,68 €	Idem.
PARACETAMOL MERCK 1 g comprimé effervescent sécable	Paracétamol	18	65 %	1,68 €	Idem.
PARACETAMOL MERCK 1 g comprimé sécable	Paracétamol	18	65 %	1,68 €	Idem.
PARACETAMOL MERCK 500 mg comprimé	Paracétamol	18	65 %	1,68 €	Idem.
PARACETAMOL MERCK 500 mg comprimé effervescent	Paracétamol	18	65 %	1,68 €	Idem.
PARACETAMOL MERCK 500 mg gélule	Paracétamol	18	65 %	1,68 €	Idem.
PARACETAMOL QUALIMED 1 g comprimé sécable	Paracétamol	18	65 %	1,68 €	Idem.
PARACETAMOL QUALIMED 500 mg comprimé	Paracétamol	18	65 %	1,68 €	Idem.
PARACETAMOL RANBAXY 1 g comprimé	Paracétamol	18	65 %	1,68 €	Idem.
PARACETAMOL RANBAXY 500 mg gélule	Paracétamol	18	0 %	1,53 €	Idem.
PARACETAMOL RATIOPHARM 1 000 mg comprimé	Paracétamol	18	65 %	1,68 €	Idem.

PARACETAMOL RATIOPHARM 1 000 mg comprimé effervescent sécable	Paracétamol	18	65 %	1,68 €	Idem.
PARACETAMOL RATIOPHARM 500 mg comprimé sécable	Paracétamol	18	65 %	1,68 €	Idem.
PARACETAMOL RATIOPHARM 500 mg gélule	Paracétamol	18	65 %	1,68 €	Idem.
PARACETAMOL RATIOPHARM 500 mg comprimé effervescent	Paracétamol	18	65 %	1,68 €	Idem.
PARACETAMOL RPG 500 mg comprimé	Paracétamol	18	65 %	1,37 €	Idem.
PARACETAMOL RPG 500 mg comprimé effervescent	Paracétamol	18	65 %	1,68 €	Idem.
PARACETAMOL RPG 500 mg gélule	Paracétamol	18	65 %	1,68 €	Idem.
PARACETAMOL SANDOZ 1 g	Paracétamol	18	65 %	1,68 €	Idem.
PARACETAMOL SANDOZ 1 g comprimé sécable	Paracétamol	18	65 %	1,68 €	Idem.
PARACETAMOL SANDOZ 500 mg gélule	Paracétamol	18	65 %	1,68 €	Idem.
PARACETAMOL SANDOZ 500 mg comprimé	Paracétamol	18	65 %	1,50 €	Idem.
PARACETAMOL SANDOZ 500 mg comprimé effervescent	Paracétamol	18	65 %	1,68 €	Idem.
PARACETAMOL SANDOZ CONSEIL 500 mg comprimé	Paracétamol	18	0 %	1,47 €	Idem.
PARACETAMOL TEVA 1 g comprimé	Paracétamol	18	65 %	1,68 €	Idem.
PARACETAMOL TEVA 1 000 mg poudre pour solution buvable en sachet-dose	Paracétamol	18	0 %		Idem.
PARACETAMOL TEVA 1 g comprimé effervescent sécable	Paracétamol	18	65 %	1,68 €	Idem.
PARACETAMOL TEVA 300 mg poudre pour solution buvable en sachet-dose	Paracétamol	18	65 %	1,68 €	Idem.
PARACETAMOL TEVA 500 mg comprimé	Paracétamol	18	65 %	1,52 €	Idem.
PARACETAMOL TEVA 500 mg comprimé effervescent	Paracétamol	18	65 %	1,68 €	Idem.
PARACETAMOL TEVA 500 mg poudre pour solution buvable en sachet-dose	Paracétamol	18	65 %	1,68 €	Idem.

PARACETAMOL TEVA CLASSICS 500 mg comprimé	Paracétamol	18	0 %	1,36 €	Idem.
PARACETAMOL TORLAN 500 mg comprimé	Paracétamol	18	65 %	1,68 €	Idem.
PARACETAMOL WINTHROP 500 mg comprimé	Paracétamol	18	0 %	1,60 €	Idem.
PARACETAMOL WINTHROP 500 mg comprimé	Paracétamol	18	65 %	1,68 €	Idem.
PARACETAMOL ZYDUS 1 g comprimé	Paracétamol	18	65 %	1,68 €	Idem.
PARACETAMOL ZYDUS 500 mg comprimé	Paracétamol	18	65 %	1,68 €	Idem.
PARALYOC 500 mg lyophilisat	Paracétamol	18	65 %	2,60 €	Idem.
PRONTALGINE	Paracétamol, …	18	0 %	5,56 €	La présence de caféine n'est pas justifiée car n'augmente pas l'effet anti-douleur et ne peut poser que des problèmes.
PRONTALGINE	Paracétamol, …	18	0 %	4,88 €	Idem.
SEDASPIR	Aspirine, …	12	0 %	5,03 €	Vérifier l'absence d'aspirine ou d'autres AINS dans la composition d'autres médicaments.
SOLUCETYL 500 mg/200 mg	Aspirine, …	12	0 %	2,95 €	La vitamine C n'ajoute rien à l'action de l'aspirine. Cette information est donnée aux médecins par le ministère de la Santé mais ne semble pas avoir atteint encore le consommateur.
SOLUFEN Gé 200 mg	Ibuprofène	16	65 %	2,21 €	Bon médicament mais vérifier l'absence d'ibuprofène ou d'autres AINS dans la composition d'autres médicaments.
SPEDIFEN 200 mg	Ibuprofène	16	0 %	3,02 €	Idem.
SPEDIFEN 400 mg comprimé pelliculé	Ibuprofène	16	0 %	2,99 €	Idem.
THEINOL solution	Paracétamol, …	8	65 %	1,83 €	Une petite potion d'alcool à 8° remboursée par la Sécurité sociale avec, en prime, une bonne dose de caféine. À éviter.
UPFEN 200 mg	Ibuprofène	16	0 %	2,97 €	Bon médicament mais vérifier l'absence d'ibuprofène ou d'autres AINS dans la composition d'autres médicaments.
UPFEN 200 mg	Ibuprofène	16	0 %	3,43 €	Idem.

ANTI-INFLAMMATOIRE NON STÉROÏDIEN (AINS) LOCAL

NOM DE MARQUE	SUBSTANCE	NOTE /20	REMB. SS	PRIX	AVIS
ADVIL 5 % gel	Ibuprofène	12	35 %	4,18 €	
ADVIL 5 % gel	Ibuprofène	12	35 %	2,84 €	
ANTARENE 5 % gel	Ibuprofène	12	35 %	4,05 €	
ANTARENE 5 % gel	Ibuprofène	12	35 %	2,46 €	
CLIPTOL 5 % gel	Ibuprofène	12	0 %	5,88 €	
DICLOFENAC BGR 1 % gel	Diclofénac	12	35 %	2,36 €	
DICLOFENAC EG LABO 1 % gel	Diclofénac	12	35 %	2,36 €	
DICLOFENAC MYLAN 1 % gel	Diclofénac	12	35 %	2,36 €	
DICLOFENAC RATIOPHARM 1 % gel	Diclofénac	12	35 %	2,36 €	
DICLOFENAC RATIOPHARM CONSEIL 1 % gel	Diclofénac	12	0 %	4,10 €	
DICLOFENAC TEVA 1 % gel	Diclofénac	12	35 %	2,36 €	
DICLOFENAC TEVA CONSEIL 1 % gel	Diclofénac	12	0 %		
DOLGIT 5 % crème	Ibuprofène	12	35 %	3,27 €	
FLECTOR 1 % gel	Diclofénac	12	35 %	2,72 €	
FLECTORTISSUGELEP 1 % emplâtre médicamenteux	Diclofénac	12	0 %	3,90 €	
IBUPROFENE ARROW 5 % gel	Ibuprofène	12	0 %	4,80 €	
IBUPROFENE MYLAN solution pour pulvérisation cutanée 5 %	Ibuprofène	12	0 %	4,64 €	
IBUPROFENE RATIOPHARM CONSEIL 5 % gel	Ibuprofène	12	0 %	2,55 €	
IBUTOP 5 % gel	Ibuprofène	12	0 %	6,09 €	
INTRALGIS 5 %	Ibuprofène	12	0 %	5,18 €	
NIFLUGEL 2,5 % gel	Acide niflumique	11	35 %	2,81 €	
NUROFEN 5 % gel	Ibuprofène	12	0 %	5,39 €	
REPARIL gel	Aescine, …	5	0 %	6,12 €	Médicament dépassé et très allergisant.
TIBURON gel	Ibuprofène	12	0 %	4,72 €	
VOLTARENACTIGO 1 % gel en flacon pressurisé	Diclofénac	12	0 %	8,40 €	
VOLTARENACTIGO 1 %	Diclofénac	12	0 %	5,00 €	
VOLTARENE EMULGEL 1 %	Diclofénac	12	35 %	2,67 €	
VOLTARENPLAST 1 %	Diclofénac	12	0 %	15,20 €	
XENID 1 %	Diclofénac	12	35 %	2,73 €	

NOS MÉDICAMENTS FAVORIS

DOLIPRANE 500 mg Comprimé

Note : 18/20 **Prix :** 1,74 € **Remb SS :** 65 %

Classe thérapeutique : Anti-douleur ◆ Anti-douleur des règles ◆ Anti-fièvre.

Indications : Traitement de courte durée de la fièvre et des douleurs d'intensités légères à modérées.

Contre-indications générales : Allergie à l'un des constituants du produit ◆ Enfant de moins de 8 ans ◆ Hépatite virale ◆ Insuffisance hépatique.

Prudence générale : Peut modifier certains dosages sanguins ou urinaires ◆ Insuffisance rénale ◆ Alcoolisme.

Prudence en association : Anticoagulants oraux.

Posologie : Cette présentation est réservée à l'adulte et l'enfant à partir de 27 kg (soit environ à partir de 8 ans). Pour les adultes et les enfants dont le poids est supérieur à 50 kg (à partir d'environ 15 ans), la posologie usuelle est de 1 à 2 comprimés à 500 mg par prise, à renouveler en cas de besoin au bout de 4 heures minimum. Il n'est généralement pas nécessaire de dépasser 3 g de paracétamol par jour, soit 6 comprimés. Cependant, en cas de douleurs plus intenses, la posologie maximale peut être augmentée jusqu'à 4 g par jour, soit 8 comprimés par jour. Toujours respecter un intervalle de 4 heures entre les prises. Chez l'enfant, il est impératif de respecter les posologies définies en fonction du poids de l'enfant et donc de choisir une présentation adaptée. La dose quotidienne de paracétamol recommandée est d'environ 60 mg/kg/jour, à répartir en 4 ou 6 prises, soit environ 15 mg/kg toutes les 6 heures ou 10 mg/kg toutes les 4 heures. Pour les enfants ayant un poids de 27 à 40 kg (environ 8 à 13 ans), la posologie est de 1 comprimé à 500 mg par prise, à renouveler si besoin au bout de 6 heures, sans dépasser 4 comprimés par jour. Pour les enfants ayant un poids de 41 à 50 kg (environ 12 à 15 ans), la posologie est de 1 comprimé à 500 mg par prise, à renouveler si besoin au bout de 4 heures, sans dépasser 6 comprimés par jour. Les comprimés sont à avaler tels quels avec une boisson (par exemple eau, lait, jus de fruit).

Arrêt du médicament si : La fièvre persiste plus de 3 jours ◆ La douleur persiste plus de 5 jours ◆ Respiration sifflante ◆ Apparition de bleus (thrombopénie) ◆ Prise massive : conduire le malade d'urgence à l'hôpital le plus proche ◆ Angine sévère avec fièvre (agranulocytose) ◆ Gonflement du visage et du cou associé à une gêne respiratoire (œdème de Quincke) ◆ Perte de connaissance avec chute brutale de la tension artérielle (choc anaphylactique) ◆ Éruptions de la peau.

Composition : par comprimé : Paracétamol 500 mg. Excipients : Lactose ; amidon prégélatinisé et amidon de blé ; talc ; carboxyméthylamidon ; stéarate de magnésium.

Présentation : 16 comprimés **Laboratoire :** Sanofi-Aventis

ADVIL 200 mg

Note : 16/20 **Prix :** 1,88 € **Remb SS :** 65 %

Classe thérapeutique : Anti-douleur ◆ Anti-douleur des règles ◆ Anti-fièvre ◆ Anti-inflammatoire non stéroïdien (AINS).

Indications : Traitement de courte durée de la fièvre et des douleurs d'intensités légères à modérées.

Contre-indications générales : Insuffisance cardiaque ◆ Allergie à l'un des constituants du produit ◆ Antécédent d'ulcère digestif ou de gastrite ◆ Anomalies de la coagulation ◆ Douleurs digestives ◆ Grossesse à partir du début du 6e mois ◆ Allaitement ◆ Lupus érythémateux disséminé ◆ Infections virales ◆ Enfant de moins de 12 ans ◆ Insuffisance hépatique ◆ Varicelle ◆ Insuffisance rénale.

Prudence générale : Asthme ◆ Règles abondantes ◆ Grossesse durant les 5 premiers mois ◆ Sujet âgé.

Contre-indications en association : Anticoagulants ◆ Thrombolytiques ◆ Méthotrexate aux doses supérieures ou égales à 15 mg par semaine ◆ Autres anti-inflammatoires non stéroïdiens (AINS), y compris l'aspirine ◆ Sels de lithium ◆ Antiagrégants plaquettaires (ticlopidine, clopidrogel…).

Prudence en association : Alcool ◆ Antihypertenseurs ◆ Ciclosporine ◆ Diurétiques.

Posologie : Adultes : dose initiale de 200 mg à avaler avec un grand verre d'eau au cours des repas, puis si nécessaire la prise est renouvelée toutes les 4 à 6 heures, sans dépasser 1 200 mg/jour. Règles douloureuses : 200 à 400 mg, 3 fois par jour.

Incidents : Nausées ◆ Vertiges ◆ Maux de tête (céphalées).

Arrêt du médicament si : La fièvre persiste plus de 3 jours ◆ La douleur persiste plus de 5 jours ◆ Urticaire ◆ Pâleur ◆ Respiration sifflante ◆ Selles noires ◆ Gonflement du visage et du cou associé à une gêne respiratoire (œdème de Quincke) ◆ Vomissements sanglants ◆ Douleurs dans le ventre ◆ Éruptions de la peau.

Composition : par comprimé : Ibuprofène 200 mg. Excipients : Noyau : Amidon de maïs ; amidon prégélatinisé ; silice colloïdale anhydre ; acide stéarique. Enrobage : Saccharose ; macrogol 6000 ; fécule acétylée (perfectamyl gel 45) ; povidone ; polysorbate 80 ; talc ; carbonate de calcium ; oxyde de fer rouge (E 172) ; dioxyde de titane (E 171) ; cire de carnauba ; encre noire Opacode S-1-27794 (gomme laque, oxyde de fer noir [E 172], N-butylalcool, eau purifiée, propylène-glycol, alcool éthylique dénaturé, alcool isopropylique).

Présentation : 20 comprimés **Laboratoire :** Wyeth Santé Familiale

ADVIL 5 % Gel

Note : 12/20 **Prix :** 2,84 € **Remb SS :** 35 %

Classe thérapeutique : Anti-inflammatoire non stéroïdien (AINS) local.

Indications : Douleur d'intensité légère et modérée dans le cas d'entorses, foulures et tendinites superficielles.

Contre-indications générales : Allergie à l'un des constituants du produit ◆ Application sur les brûlures ◆ Application au niveau des yeux, des muqueuses, des plaies ou des lésions infectées ◆ Grossesse à partir du début du 6e mois ◆ Allaitement ◆ Enfant de moins de 15 ans ◆ Antécédent d'asthme déclenché par les anti-inflammatoires non stéroïdiens (AINS).

Prudence générale : Grossesse durant les 5 premiers mois ◆ Insuffisance rénale.

Posologie : Réservé à l'adulte de plus de 15 ans : 1 application 3 fois par jour. Durée maximum du traitement : 5 jours. Appliquer par un massage doux et prolongé, sur la région douloureuse ou inflammatoire. Bien se laver les mains après chaque utilisation.

Incidents : Rougeur de la peau ◆ Démangeaisons (urticaire).

Arrêt du médicament si : Urticaire ◆ Crise d'asthme ◆ Les douleurs persistent ◆ Éruptions de la peau.

Composition : par tube : Ibuprofène 3 g. Excipients : Hydroxyéthylcellulose ; hydroxyde de sodium ; alcool benzylique ; alcool isopropylique ; eau purifiée.

Présentation : Tube de 60 g **Laboratoire :** Wyeth Santé Familiale

BAUME AROMA

Note : 11/20 **Prix :** 3,81 € **Remb SS :** 0 %

Classe thérapeutique : Anti-douleur local (révulsif).

Indications : Douleurs des articulations ou des muscles en particulier traumatiques (foulures, torticolis, lumbagos, courbatures, crampes).

Contre-indications générales : Plaies cutanées ◆ Enfant de moins de 7 ans ◆ Allergie à l'un des constituants du produit ◆ Allaitement ◆ Antécédent de convulsion ◆ Eczéma ou infection des régions à traiter.

Prudence générale : Ne pas appliquer sur les plaies et muqueuses, les yeux, les seins en cas d'allaitement, ou une surface trop étendue du corps ◆ Dermatoses.

Posologie : Réservé à l'adulte et à l'enfant de plus de 7 ans. Appliquer en massages locaux sur la zone douloureuse 1 ou 2 fois par jour, jusqu'à pénétration complète. Se laver les mains après utilisation.

Incidents : Rougeur ◆ Picotements.

Arrêt du médicament si : Les douleurs persistent ◆ Agitation chez le sujet âgé ◆ Confusions chez le sujet âgé ◆ Éruptions de la peau.

Composition : pour 100 g : Salicylate de méthyle 10 g ; girofle (essence) 3 g ; capsicum (essence) 0,20 g. Excipients : Cire émulsionnable non ionique au macrogol 800 ; paraffine liquide légère ; carbomère (5984) ; trolamine ; lévomenthol ; eau purifiée.

Présentation : Tube de 50 g **Laboratoire :** Mayoly Spindler

F

Fatigue ou asthénie

Épuisé ? Exténué ? Faible ? Sans énergie ? Chaque jour, en France, 500 000 personnes consultent pour des problèmes de fatigue. La fatigue est le motif de 50 % des consultations médicales.

CE QU'IL FAUT SAVOIR

La fatigue est la réponse de notre organisme à une dépense excessive d'énergie, en quelque sorte un signal d'alarme que quelque chose ne tourne pas rond. Dans de nombreux cas, il suffit de modifier son mode de vie pour se retrouver en forme.

LES CAUSES

Elles sont multiples et diverses :

- Une mauvaise hygiène de vie, un excès de travail, des problèmes psychologiques qui entraînent entre autres des insomnies.
- La prise de médicaments : certains antihypertenseurs (bêtabloquants), anxiolytiques, neuroleptiques, antidépresseurs, anticonvulsivants.
- De nombreuses maladies qui vous laissent « raplapla » un certain temps (grippe, mononucléose infectieuse, hépatite) ou engendrent une fatigue importante de façon chronique (anémie et maladie du sang, diabète, arthrite, hypothyroïdie, infection, cancer, insuffisance cardiaque, etc.).

Contrairement aux idées reçues, les antibiotiques n'entraînent pas de fatigue, mais la maladie ou l'infection qu'ils ont combattue continuent à vous fatiguer même après la fin du traitement.

EN SAVOIR PLUS

Les différents types de fatigue

• La fatigue banale est généralement causée par un surmenage physique (stress de la vie quotidienne, alternance d'horaires de travail diurnes et nocturnes, tâches multiples qui s'accumulent...).
• La fatigue exclusivement matinale qui touche des sujets fragiles. Vous vous sentez « patraque ». L'organisme a du mal à se mettre en route et ce trouble s'atténue dans la journée. Vous ne manquez pas d'appétit et vous ne maigrissez pas.
Attention ! Si cette fatigue se prolonge ou s'amplifie, elle peut être le signe d'une dépression. Consultez votre médecin.
• Plus inquiétante, la fatigue qui se développe au cours de la journée et qui s'accompagne généralement d'amaigrissement ou de troubles digestifs. Consultez votre médecin rapidement.

LES INTERDITS

⚠⚠ Pas d'automédication mais consultez votre médecin rapidement si :
• Votre fatigue est associée à d'autres symptômes tels que nausées, respiration difficile dans l'effort, douleurs articulaires, amaigrissement ou gain de poids sans raison, pâleur inhabituelle, manque d'appétit, sueurs nocturnes, selles inhabituelles (rouges ou noires).
• Vous avez des insomnies fréquentes : vous broyez du noir, vous êtes triste.
• Votre fatigue se prolonge sans cause apparente depuis plus de 1 mois.

LES BONNES PRATIQUES

▶ Optez pour une meilleure hygiène de vie

• Mangez sainement, faites du sport, marchez, évitez le tabac, l'alcool, le café (et autres substances excitantes).
• Réduisez vos activités en éliminant ce qui est secondaire. Ménagez-vous !
• Essayez de traiter vos troubles du sommeil *(voir Insomnie)*.
• Pratiquez une activité qui vous calme (yoga, natation, méditation...)
Si malgré tout votre fatigue persiste, consultez votre médecin.

LES MÉDICAMENTS

Il n'y a pas de véritables médicaments contre la fatigue même si en pharmacie on trouve près de 200 produits présentés comme des remèdes contre les états de fatigue passagers. Aucun n'a effectivement démontré une réelle efficacité. En revanche, certains peuvent entraîner des effets indésirables, ce qui est le comble pour des médicaments inefficaces !
Cependant, il existe quelques spécialités qui peuvent vous « remonter ». Privilégiez un médicament ne contenant qu'un seul « principe actif » : cela limitera les effets indésirables et les contre-indications.
La vitamine C (500 mg par jour) est sans doute le produit le mieux adapté à la fatigue passagère.

En revanche, évitez les autres vitamines, en particulier A, D ou B6, qui sont inappropriées dans ce cas. Les associations de plusieurs vitamines, minéraux et oligoéléments n'ont jamais démontré la moindre efficacité et peuvent entraîner des incidents, voire des accidents.

ANTI-FATIGUE

NOM DE MARQUE	SUBSTANCE	NOTE /20	REMB. SS	PRIX	AVIS
ACTI 5	Déanol, ...	11	0 %	12,35 €	
ACTIVAROL solution buvable	Glycine, ...	10	0 %	9,76 €	
AMPHOSCA à l'ORCHITINE	Homéopathie	10	0 %	4,11 €	
AMPHOSCA à l'OVARINE	Homéopathie	10	0 %	4,11 €	
ARCALION	Sulbutiamine	10	0 %	11,89 €	
ARCALION	Sulbutiamine	10	0 %	27,65 €	
ARCALION 200 mg comprimé enrobé	Sulbutiamine	10	0 %	12,10 €	
ARGINOTRI-B	Arginine, ...	10	0 %	5,18 €	
ARKOGELULES CAMILINE 390 mg	Phytothérapie : Thé vert	6	0 %	7,80 €	
ARKOGELULES CAMILINE 390 mg	Phytothérapie : Thé vert	6	0 %	21,10 €	
ARKOGELULES CUPALINE 445 mg	Phytothérapie : Guarana	6	0 %	22,40 €	
ARKOGELULES CUPALINE 445 mg	Phytothérapie : Guarana	6	0 %	8,30 €	
ARKOGELULES ELEUTHEROCOQUE 250 mg	Phytothérapie : Eleuthérocoque	6	0 %	10,60 €	
ARKOGELULES GINSENG	Phytothérapie : Ginseng	11	0 %	12,05 €	
ARKOGELULES GINSENG	Phytothérapie : Ginseng	11	0 %	41,18 €	
ARKOGELULES KOLA 455 mg	Phytothérapie : Kola	8	0 %	10,06 €	
ARKOGELULES MATE gélule 220 mg	Phytothérapie : Maté	6	0 %	23,40 €	
ARKOGELULES MATE gélule 220 mg	Phytothérapie : Maté	6	0 %	8,65 €	
ARPHOS	Glycérophosphate calcique, ...	10	0 %	4,88 €	
ASCORBATE DE CALCIUM RICHARD	Calcium, ...	11	0 %	4,72 €	
ASCORBATE DE CALCIUM RICHARD 100 mg	Calcium, ...	11	0 %	4,60 €	

B CHABRE	Vitamine B1, ...	6	0 %	5,03 €	Aucun intérêt en automédication. De plus, association injustifiée.
BECOZYME comprimé	Vitamine B1, ...	5	0 %	1,98 €	Aucun intérêt en automédication.
BEROCCA	Vitamine C, ...	5	0 %	9,39 €	Nouvelles indications en 2007 pour ce médicament inefficace. Le pharmacien irresponsable a fait les fonds de tiroir pour concevoir cette absurdité médicale. Aucun intérêt mais de nombreux risques potentiels.
BEROCCA	Vitamine C, ...	5	0 %	12,21 €	Idem.
BEROCCA	Vitamine C, ...	5	0 %	12,21 €	Idem.
BETASELEN	Ascorbate de sodium, ...	10	0 %	9,00 €	On peut trouver une même inefficacité pour un prix plus raisonnable.
BETASELEN	Ascorbate de sodium, ...	10	0 %	27,76 €	Idem.
BIOMAG	Homéopathie	8	0 %	10,80 €	
BIOTONE	Caféine, ...	6	0 %	9,98 €	Un apéritif bien titré !
CARENCYL	Vitamine C, ...	5	0 %	7,47 €	Une association sans intérêt. À éviter du fait de la présence de fer qui peut masquer un saignement digestif.
CEREALES GERMEES BOIRON	Homéopathie	8	35 %	2,28 €	Un tonique reconstituant homéopathique remboursé à 35 % par la Sécurité sociale. On n'arrête pas le progrès !
CEREALES GERMEES BOIRON comprimé	Homéopathie	8	35 %	1,46 €	Idem.
CEREALES GERMEES BOIRON granules	Homéopathie	8	35 %	1,81 €	Idem.
CETOGLUTARAN Adulte 2 g	Di-alphacétoglutarate de calcium	10	0 %	8,39 €	
COMPLEXE LEHNING ACIDUM PHOSPHORICUM N° 5	Homéopathie	5	0 %	4,57 €	
COMPLEXE LEHNING FERRUM N° 29	Homéopathie	4	0 %	4,72 €	
COMPLEXE LEHNING GRINDELIA N° 58	Homéopathie	10	0 %	4,57 €	
COMPLEXE LEHNING KALIUM PHOSPHORICUM N° 100	Homéopathie	10	0 %	6,97 €	
COMPLEXE LEHNING SELENIUM N° 99	Homéopathie	10	0 %	6,97 €	
COMPOSE BOIRON ACIDUM PHOSPHORICUM solution buvable	Homéopathie	10	35 %	2,28 €	
COMPOSE BOIRON ACIDUM PHOSPHORICUM comprimé	Homéopathie	10	35 %	1,46 €	

COMPOSE BOIRON ACIDUM PHOSPHORICUM granules	Homéopathie	10	35 %	1,81 €	
COMPOSE BOIRON SCROFULARIA comprimé	Homéopathie	10	35 %	1,37 €	
COMPOSE BOIRON SCROFULARIA granules	Homéopathie	10	35 %	1,67 €	
COMPOSE BOIRON SCROFULARIA solution buvable	Homéopathie	10	35 %	2,28 €	
CURASTEN	Lysine chlorhydrate	10	0 %	7,01 €	
DEBRUMYL	Déanol	11	0 %	9,61 €	
DYNAMISAN poudre pour solution buvable 3 g	Arginine glutamate	10	0 %	15,86 €	
DYNAMISAN solution buvable 3 g/10 ml	Arginine glutamate	10	0 %	15,86 €	
ELUSANES GINSENG 200 mg	Phytothérapie : Ginseng	11	0 %	18,00 €	
ELUSANES MATE	Phytothérapie : Maté	6	0 %	7,01 €	
ELUSANES STARPHYT	Phytothérapie : Ginseng	10	0 %	7,70 €	
ELUSANES THE VERT 200 mg	Phytothérapie : Thé vert	6	0 %	15,10 €	
ELUSANES THE VERT 200 mg	Phytothérapie : Thé vert	6	0 %	7,01 €	
ENERGITUM 2,5 g/10 ml	L-arginine	10	0 %	9,41 €	
EUCOL	Arginine oxoglurate	10	0 %	7,01 €	
EUDYNE	Pseudo-homéopathie	10	0 %	4,27 €	
FASTENYL solution buvable	Arginine, …	10	0 %	16,40 €	
GINSENG ALPHA 500 mg	Phytothérapie : Ginseng	11	0 %	17,08 €	
GINSENG BOIRON	Phytothérapie : Ginseng	11	0 %	13,11 €	
GUARAMATE	Phytothérapie : Guarana, …	5	0 %	29,00 €	
GURONSAN	Glucuronamide, …	10	0 %	10,37 €	
HEMEDONINE	Hématoporphyrine chlorhydrate	5	0 %	14,14 €	De l'extrait de sang par la bouche contre la fatigue ! Sans doute mis sur le marché en 1949 par un vampire.
JENOVERINE	Homéopathie	4	0 %	7,77 €	Indications délirantes !
KOLA BOIRON gélule	Phytothérapie : Kola	10	0 %	8,10 €	
LAROSCORBINE comprimé effervescent 1 g	Vitamine C	10	0 %	5,34 €	

LAROSCORBINE comprimé effervescent sans sucre 1 g	Vitamine C	10	0 %	8,10 €	
LAROSCORBINE s/s 1 g	Vitamine C	10	0 %		
LAROSCORBINE sans sucre 500 mg	Vitamine C	11	0 %	6,81 €	
LEUCO-4 30 mg	Adénine	10	0 %	4,86 €	Mis sur le marché en 1960 : le directeur de ce laboratoire attend peut-être que son médicament se bonifie.
LEVOCARNITINE TURBODIET 300 mg	lévocarnitine	8	0 %	19,59 €	
LEVOCARNITINE TURBODIET 300 mg	lévocarnitine	8	0 %	14,02 €	
NOCTIUM	Homéopathie	5	0 %	6,47 €	
OLIGOCURE	Oligothérapie	10	0 %	5,03 €	
OLIGOGRANUL CUIVRE-OR-ARGENT	Oligothérapie	5	0 %	5,79 €	L'indication « Modificateur de terrain » n'a pas de base scientifique démontrée.
OLIGOSOL MANGANESE CUIVRE COBALT	Oligothérapie	5	0 %	2,92 €	Idem.
OLIGOSTIM Cuivre-Or-Argent	Oligothérapie	5	0 %	5,94 €	Idem.
OLIGOSTIM Manganèse-Cuivre-Cobalt	Oligothérapie	10	0 %	7,35 €	Idem.
PEGA Adulte 1 000 mg	Phosphocitroglutamate d'arginine, …	10	0 %	11,29 €	
PHYTEMAG	Magnésium glycérophosphate, …	10	0 %	6,10 €	
POCONEOL N° 15	Homéopathie	0	0 %	4,72 €	
POCONEOL N° 28	Homéopathie	6	0 %	4,72 €	
POCONEOL N° 4	Homéopathie	0	0 %	4,72 €	
POCONEOL N° 66	Homéopathie	0	0 %	4,72 €	
POCONEOL N° 75	Homéopathie	10	0 %	4,72 €	
PRINCI B	Vitamine B1, …	8	0 %	7,62 €	
QUIETUDE	Homéopathie	10	0 %	5,18 €	
QUINTONINE	Phytothérapie : Cannelle, …	10	0 %	5,94 €	
REVITALOSE granulé	Magnésium aspartate dihydraté, …	10	0 %	15,00 €	
REVITALOSE solution buvable	Magnésium aspartate dihydraté, …	10	0 %	11,44 €	
SARGENOR A LA VITAMINE C comprimé	L-aspartate de L-arginine, …	10	0 %	13,29 €	
SARGENOR A LA VITAMINE C comprimé effervescent	L-aspartate de L-arginine, …	10	0 %	13,28 €	

SARGENOR A LA VITAMINE C solution buvable	L-aspartate de L-arginine, …	10	0 %	14,07 €	
SARGENOR ampoule de solution buvable 1 g/5 ml	L-aspartate de L-arginine	10	0 %	8,23 €	
SARGENOR ampoule de solution buvable 1 g/5 ml	L-aspartate de L-arginine	10	0 %	14,49 €	
SARGENOR comprimé à croquer sans sucre 1 g	L-aspartate de L-arginine	10	0 %	8,23 €	
SARGENOR comprimé à croquer sans sucre 1 g	L-aspartate de L-arginine	10	0 %	14,33 €	
SARGENOR comprimé effervescent sans sucre 1 g	L-aspartate de L-arginine	10	0 %	8,23 €	
SARGENOR comprimé effervescent sans sucre 1 g	L-aspartate de L-arginine	10	0 %	14,33 €	
SARVIT A LA GLUCURONAMIDE	Glucuronamide, …	10	0 %	6,58 €	
SARVIT A LA LYSINE	Lysine chlorhydrate, …	10	0 %	7,65 €	
SATIVOL	Homéopathie	10	0 %	6,25 €	
STIMOL 1 g/10 ml	Citrulline malate	10	0 %	7,40 €	
STIMOL 1 g/10 ml	Citrulline malate	10	0 %	12,35 €	
STIMUPLEXE	Oligothérapie	10	0 %	6,10 €	
SUBOLIGO CUIVRE OR ARGENT	Oligothérapie	10	0 %	5,33 €	
SURELEN Adulte	Vitamine B6, …	6	0 %	7,01 €	
SURFORTAN	Phosphate de L-lysine, …	10	0 %	7,32 €	
THE VERT BOIRON 220 mg	Phytothérapie : Thé vert	5	0 %	8,27 €	
TONACTIL	Phytothérapie : Kola	10	0 %	5,64 €	
TONICALCIUM Adulte	Ascorbate de DL-lysine	10	0 %	5,64 €	
TONIQUE VEGETAL LEHNING	Homéopathie	10	0 %	4,88 €	
TRIPHOSPHATES 1DH poudre orale	Homéopathie	6	35 %	1,83 €	
TRIPHOSPHATES BOIRON comprimé	Homéopathie	10	35 %	1,46 €	
VITAMINE B1-B6 BAYER comprimé pelliculé	Vitamine B1, …	8	0 %	6,83 €	
VITAMINE B1-B6 BAYER comprimé pelliculé	Vitamine B1, …	8	0 %	12,95 €	
VITAMINE B1-B6 BAYER comprimé pelliculé	Vitamine B1, …	8	0 %	3,23 €	
VITAMINE C ARROW 1 000 mg	Vitamine C	10	0 %		
VITAMINE C UPSA 1 000 mg	Vitamine C	10	0 %	3,96 €	

VITAMINE C UPSA 500 mg	Vitamine C	11	0 %	4,42 €	
VITASCORBOL 1 000 mg	Vitamine C	10	0 %	5,03 €	
VITASCORBOL sans sucre 500 mg	Vitamine C	11	0 %	4,42 €	
VITASCORBOL sans sucre 500 mg	Vitamine C	11	0 %	3,29 €	
VITATHION	Vitamine C, ...	8	0 %	5,79 €	

NOS MÉDICAMENTS FAVORIS

ACTI 5

Note : 11/20 **Prix :** 12,35 € **Remb SS :** 0 %

Classe thérapeutique : Anti-fatigue.

Indications : Fatigue isolée prédominant le matin et disparaissant dans la journée, non associée à un amaigrissement.

Contre-indications générales : Intolérance au fructose ◆ Enfant de moins de 15 ans ◆ Allergie à l'un des constituants du produit ◆ Colopathie fonctionnelle ou côlon irritable ◆ Jaunisse ◆ Antécédent d'épilepsie.

Prudence générale : Grossesse ◆ Déficit en G6PD (enzyme du globule rouge déficient dans certaines familles) ◆ Cure de désintoxication alcoolique, car contient de l'alcool.

Prudence en association : KAYEXALATE® ◆ Médicaments à effet antabuse.

Posologie : Réservé à l'adulte : 2 à 3 ampoules par jour. Durée du traitement limitée à 4 semaines.

Incidents : Insomnie ◆ Douleurs dans le ventre ◆ Démangeaisons (urticaire) ◆ Diarrhée ◆ Maux de tête (céphalées).

Arrêt du médicament si : La fatigue persiste plus de 3 semaines ◆ Amaigrissement ◆ Fatigue.

Composition : par ampoule : Déanol 100 mg ; magnésium 25 mg ; acide ascorbique 200 mg. Excipient : Sodium ; sorbitol ; saccharose ; glycérol ; arôme mirabelle ; sodium cyclamate ; citrique acide (E330) monohydraté parahydroxybenzoate de méthyle ; parahydroxybenzoate de propyle ; alcool.

Présentation : 30 ampoules de 5 ml **Laboratoire :** Pierre Fabre Médicament

VITAMINE C UPSA 500 mg

Note : 11/20 **Prix :** 4,42 € **Remb SS :** 0 %

Classe thérapeutique : Anti-fatigue ◆ Vitamine C.

Indications : États de fatigue passagers.

Contre-indications générales : Allergie à l'un des constituants du produit ◆ Déficit en G6PD (enzyme du globule rouge insuffisante chez certaines familles) ◆ Calcul rénal ◆ Allaitement ◆ Enfant de moins de 15 ans ◆ Phénylcétonurie.

Prudence générale : Grossesse ◆ Ce produit peut modifier les résultats de certains examens de laboratoire (dosages sanguins ou urinaires).

Posologie : 1 à 2 comprimés par jour. Dissoudre le comprimé dans un demi-verre d'eau.

Incidents : Troubles urinaires ◆ Risques de calculs rénaux ◆ Brûlures intestinales avec diarrhées.

Arrêt du médicament si : La fatigue persiste plus de 3 semaines.

Composition : par comprimé : Vitamine C 500 mg. Excipients : Mannitol ; phosphate de riboflavine (sel de sodium) ; aspartam ; talc ; stéarate de magnésium. Arôme : Orange (gomme arabique, maltodextrine, alpha-pinène, bêta-pinène, myrcène, limonène, aldéhyde C8, aldéhyde C10, linalol, alpha-terpinéol).

Présentation : 30 comprimés **Laboratoire :** UPSA Conseil

Fièvre

La fièvre est un symptôme, et non une maladie, en réponse généralement à un agent infectieux. En dessous de 40 °C chez l'adulte, elle peut rester anodine pour l'organisme. Chez les personnes fragiles, enfants *(voir Fièvre de l'enfant)* et personnes âgées, elle demande toujours une grande vigilance.

CE QU'IL FAUT SAVOIR

Notre organisme est programmé pour maintenir une température interne constante aux alentours de 37 °C même dans un environnement très chaud ou très froid. Si votre température prise au repos est égale ou supérieure à 38 °C, vous avez de la fièvre.

LES CAUSES

La fièvre est le plus souvent une réaction naturelle et saine de l'organisme qui se défend contre une infection virale, bactérienne ou parasitaire. Elle peut s'accompagner de frissons, de sueurs, de maux de tête et de fatigue. Pouls et respiration s'accélèrent.

La fièvre peut aussi être due à un coup de chaleur, une insolation, des troubles hormonaux ou des troubles du système immunitaire, un traumatisme ou une brûlure grave, des inflammations aiguës (arthrite) ou chroniques, une réaction à une vaccination, etc.

LES INTERDITS

⚠⚠⚠ Pas d'automédication mais consultez de toute urgence votre médecin ou appelez le SAMU (15 ou 112) si la fièvre est associée à :

- des maux de tête violents, une raideur de la nuque, des vomissements ou une intolérance à la lumière (signes de méningite) ;
- des taches de couleur rouge foncé sur la peau ne s'effaçant pas à la pression (purpura) ;
- des sensations de malaise, de fortes douleurs au ventre ou à la poitrine ;
- des troubles du comportement, de l'abattement, des frissons violents ;
- une gêne respiratoire importante ;
- ou si vous revenez d'une région où sévit le paludisme ou si vous y séjournez ;
- ou si vous êtes enceinte.

⚠⚠ Ne poursuivez pas un traitement en automédication mais consultez rapidement votre médecin si :

- La fièvre persiste au-delà de 3 jours ou s'aggrave.

• D'autres signes apparaissent : contracture de l'abdomen, douleurs lombaires, sang dans les urines ou dans les selles.

LES BONNES PRATIQUES

▶ **Si vous supportez bien la fièvre** et qu'elle reste en dessous de 40 °C, il est inutile de chercher à la faire baisser sauf s'il s'agit d'un enfant ou d'une personne âgée. Dans ces cas, surtout si la fièvre s'accompagne d'une grande fatigue, consultez votre médecin rapidement.

▶ **Pour éviter une élévation de température** et des risques de déshydratation :
• Mouillez la peau avec un linge humide d'eau fraîche.
• Ne vous couvrez pas excessivement. Un drap et une couverture légère suffisent.
• Maintenez une ambiance fraîche dans la pièce.
• Buvez abondement et fréquemment (boissons sucrées et salées).
• Mangez si cela vous fait envie.

EN SAVOIR PLUS

Savoir prendre sa température !
La France est un des seuls pays où l'on continue de prendre sa température par voie rectale, ce qui peut provoquer à la longue une ulcération de l'anus.
Mieux vaut prendre sa température par la bouche avec un thermomètre électronique que l'on garde sous la langue plus de 2 minutes, en rajoutant 0,5 °C à la température indiquée. On peut à la rigueur utiliser un indicateur frontal de température.

LES MÉDICAMENTS

Si votre fièvre est supérieure à 39 °C et que vous ne la supportez pas bien, ces médicaments peuvent vous soulager :
▶ **Le paracétamol** est le médicament de choix contre la fièvre. Il ne provoque ni gastrite ni ulcère. Il peut convenir à la femme enceinte. Mais ne l'utilisez pas en cas de maladie grave du foie ou d'allergie connue au paracétamol. Ne dépassez JAMAIS 4 g/24 heures, sachant qu'à des doses supérieures le produit n'est pas plus efficace mais que l'on frôle les doses toxiques.
Attention ! 230 spécialités pharmaceutiques contiennent elles aussi du paracétamol. Tenez-en compte si vous prenez plusieurs médicaments en même temps !

▶ **Les anti-inflammatoires non stéroïdiens (AINS)** comme l'aspirine et l'ibuprofène sont aussi des produits efficaces. Mais ne les utilisez qu'en cas de contre-indication au paracétamol car ils présentent un grand nombre de contre-indications, d'interactions médicamenteuses et d'effets indésirables.

• L'aspirine ou acide acétylsalicylique est contre-indiquée en cas d'allergie à l'aspirine ou aux autres AINS, de risques hémorragiques, d'ulcères du tube digestif, d'une maladie grave du foie, des reins ou du cœur. Elle est également contre-indiquée si vous prenez des anticoagulants ou des anti-agrégants plaquettaires ou un médicament à base de méthotrexate ou si vous êtes enceinte de plus de 5 mois ou en cas de règles douloureuses (risques de saignements importants).
Attention ! Plus de 50 médicaments contiennent de l'aspirine. Lisez attentivement les notices !
• L'ibuprofène présente moins de contre-indications que l'aspirine et est mieux toléré. On peut en prendre en cas de règles douloureuses.
Attention ! près de 90 médicaments contiennent de l'ibuprofène.

► Évitez :
• Les associations aspirine-paracétamol : elles amplifient les effets indésirables et les contre-indications des deux médicaments.
• Les associations avec de la codéine. Elles ne doivent en aucun cas être utilisées contre la fièvre mais seulement contre des douleurs importantes que le paracétamol ne calme pas.
• Les associations avec de la caféine. Elles n'améliorent pas l'effet du médicament mais augmentent les risques d'effets indésirables et les interactions médicamenteuses.
• L'association avec de la vitamine C ou d'autres vitamines. Elle ne présente aucun intérêt.
• L'homéopathie et la phytothérapie, même si elles se présentent comme des anti-fièvre : elles n'ont aucun intérêt dans ce domaine.

ANTI-FIÈVRE

NOM DE MARQUE	SUBSTANCE	NOTE /20	REMB. SS	PRIX	AVIS
ACTRON	Aspirine, ...	5	0 %	6,25 €	Association sans intérêt. Il est inutile d'associer les risques de l'aspirine au paracétamol. De plus, la caféine est à éviter. Un non-sens thérapeutique en 2011.
ACTRON	Aspirine, ...	5	0 %	5,05 €	Idem.
ADVIL 200 mg	Ibuprofène	16	65 %	1,88 €	Bon médicament mais vérifier l'absence d'ibuprofène ou d'autres AINS dans la composition d'autres médicaments.
ADVIL 200 mg	Ibuprofène	16	65 %	3,05 €	Idem.
ADVILCAPS 200 mg capsule molle	Ibuprofène	16	0 %	4,25 €	Idem.
ADVILEFF 200 mg comprimé effervescent	Ibuprofène	16	0 %	4,25 €	Idem.

ADVILTAB 400 mg comprimé enrobé	Ibuprofène	16	0 %	3,80 €	Idem.
ALKA SELTZER 324 mg	Aspirine, ...	13	0 %	6,65 €	Vérifier l'absence d'aspirine ou d'autres AINS dans la composition d'autres médicaments.
ALKA SELTZER 324 mg	Aspirine, ...	13	0 %	4,75 €	Idem.
ANADVIL 200 mg	Ibuprofène	16	0 %	2,59 €	Bon médicament mais vérifier l'absence d'ibuprofène ou d'autres AINS dans la composition d'autres médicaments.
ANTARENE Gé 200 mg	Ibuprofène	16	65 %	1,91 €	Idem.
ANTIGRIPPINE A L'ASPIRINE 500 mg/100 mg	Aspirine, ...	12	0 %	4,72 €	La vitamine C et la caféine n'augmentent pas les effets de l'aspirine (information donnée aux médecins par le ministère de la Santé).
ASPEGIC 500 mg sachet	Aspirine	13	0 %	3,50 €	Bon médicament mais vérifier l'absence d'aspirine ou d'autres AINS dans la composition d'autres médicaments.
ASPEGIC 500 mg sachet	Aspirine	13	65 %	2,44 €	Idem.
ASPEGIC Adulte 1 000 mg	Aspirine	13	65 %	4,07 €	Idem.
ASPEGIC Adulte 1 000 mg	Aspirine	13	0 %	6,04 €	Idem.
ASPEGIC Adulte 1 000 mg	Aspirine	13	0 %	3,50 €	Idem.
ASPIRINE DU RHONE 500 mg	Aspirine	13	0 %	4,27 €	Idem.
ASPIRINE DU RHONE 500 mg	Aspirine	13	0 %	2,74 €	Idem.
ASPIRINE DU RHONE 500 mg	Aspirine	13	0 %	6,46 €	Idem.
ASPIRINE MERCK 500 mg	Aspirine	13	0 %	4,95 €	Idem.
ASPIRINE MERCK MEDICATION FAMILIALE 500 mg comprimé à croquer	Aspirine	13	0 %		Idem.
ASPIRINE RATIOPHARM 500 mg	Aspirine	13	65 %	2,03 €	Idem.
ASPIRINE RATIOPHARM 500 mg	Aspirine	13	65 %	1,29 €	Idem.
ASPIRINE UPSA 500 mg	Aspirine	13	65 %	2,11 €	Idem.
ASPIRINE UPSA TAMPONNEE 1 000 mg	Aspirine	13	65 %	3,45 €	Idem.
ASPIRINE UPSA VITAMINE C TAMPONNEE 330 mg/200 mg	Aspirine, ...	12	0 %	2,85 €	La vitamine C n'ajoute rien à l'action de l'aspirine
ASPIRINE VITAMINEE B1 C DEROL 400 mg	Aspirine, ...	12	0 %	2,28 €	Les vitamines C et B1 n'ajoutent rien à l'action de l'aspirine.

ASPIRINE pH8 500 mg	Aspirine	13	65 %	1,33 €	Bon médicament mais vérifier l'absence d'aspirine ou d'autres AINS dans la composition d'autres médicaments.
ASPIRINE pH8 500 mg	Aspirine	13	65 %	2,14 €	Idem.
ASPIRINE vitamine C OBERLIN 500 mg	Aspirine, …	12	0 %	4,42 €	La vitamine C n'ajoute rien à l'action de l'aspirine. Cette information est donnée aux médecins par le ministère de la Santé mais ne semble pas avoir atteint encore le consommateur.
ASPIRISUCRE 400 mg	Aspirine	13	0 %	5,34 €	Vérifier l'absence d'aspirine ou d'autres AINS dans la composition d'autres médicaments.
ASPRO 320 mg	Aspirine	13	0 %	3,96 €	Idem.
ASPRO 320 mg comprimé	Aspirine	13	0 %	3,57 €	Idem.
ASPRO 500 mg	Aspirine	13	0 %	2,59 €	Idem.
ASPRO 500 mg	Aspirine	13	0 %	5,64 €	Idem.
ASPRO 500 mg	Aspirine	13	0 %	3,35 €	Idem.
ASPRO vitamine C 500 mg	Aspirine, …	12	0 %	4,42 €	La vitamine C n'ajoute rien à l'action de l'aspirine. Cette information est donnée aux médecins par le ministère de la Santé mais ne semble pas avoir atteint encore le consommateur.
ASPROACCEL 500 mg	Aspirine, …	12	0 %	3,05 €	La présence de caféine n'apporte rien à l'action de l'aspirine.
ASPROACCEL 500 mg/50 mg	Aspirine, …	12	0 %	3,96 €	Idem.
CEFALINE HAUTH 500 mg/50 mg	Paracétamol, …	15	0 %	2,89 €	La présence de caféine n'est pas justifiée car n'augmente pas l'effet anti-douleur et anti-fièvre et ne peut poser que des problèmes.
CEPHYL	Pseudo-homéopathie	5	0 %	5,18 €	Le seul produit actif est l'aspirine, tous les autres produits ne servent à rien et ces associations sont contraires aux règles modernes de mise au point de médicaments.
CEPHYL	Pseudo-homéopathie	5	0 %	3,05 €	Idem.
CLARADOL 500 mg comprimé effervescent	Paracétamol	18	65 %	1,81 €	Idem.
CLARADOL 500 mg comprimé sécable	Paracétamol	18	65 %	1,60 €	Idem.

CLARADOL CAFEINE	Paracétamol, …	15	65 %	1,98 €	La présence de caféine n'est pas justifiée car n'augmente pas l'effet anti-douleur et anti-fièvre et ne peut poser que des problèmes.
CLARADOL CAFEINE	Paracétamol, …	15	65 %	1,98 €	Idem.
CLARAGINE 500 mg	Aspirine	13	65 %	1,68 €	Vérifier l'absence d'aspirine ou d'autres AINS dans la composition d'autres médicaments.
CLARAGINE 500 mg	Aspirine	13	65 %	2,35 €	Idem.
COQUELUSEDAL PARACETAMOL 100 mg suppositoire	Paracétamol, …	3	0 %	3,92 €	Changement de composition en 2007, disparition de l'essence de niaouli. Une composition du XIXe siècle associée au paracétamol. Évitez de présenter ces ogives au derrière de votre enfant.
COQUELUSEDAL PARACETAMOL 250 mg suppositoire	Paracétamol, …	3	0 %	3,92 €	Idem.
COQUELUSEDAL PARACETAMOL 500 mg suppositoire	Paracétamol, …	3	0 %	3,92 €	Une composition du XIXe siècle associée au paracétamol. Évitez de présenter ces ogives à votre fondement.
DAFALGAN 1 g comprimé pelliculé	Paracétamol	18	65 %	1,74 €	Excellent médicament mais vérifier l'absence de paracétamol dans la composition d'autres médicaments afin d'éviter un risque de surdosage toxique pour votre foie.
DAFALGAN 1 g comprimé pelliculé	Paracétamol	18	0 %		Idem.
DAFALGAN 500 mg gélule	Paracétamol	18	0 %		Idem.
DAFALGAN 500 mg gélule	Paracétamol	18	65 %	1,74 €	Idem.
DAFALGAN suppositoire 600 mg	Paracétamol	18	65 %	1,98 €	Idem.
DOLIACTI C 500 mg/150 mg	Paracétamol, …	15	0 %	2,81 €	La vitamine C n'ajoute rien à l'action du paracétamol. Cette information est donnée aux médecins par le ministère de la Santé mais ne semble pas avoir atteint encore le fabriquant.
DOLIDON 500 mg/50 mg	Paracétamol, …	15	0 %	3,99 €	La présence de caféine n'est pas justifiée car n'augmente pas l'effet anti-douleur et anti-fièvre et ne peut poser que des problèmes.

DOLIPRANE 1 000 mg comprimé	Paracétamol	18	65 %	1,74 €	Excellent médicament mais vérifier l'absence de paracétamol dans la composition d'autres médicaments afin d'éviter un risque de surdosage toxique pour votre foie. Service médical rendu important.
DOLIPRANE 1 000 mg comprimé effervescent	Paracétamol	18	65 %	1,81 €	Idem.
DOLIPRANE 1 000 mg solution buvable	Paracétamol	18	65 %	1,81 €	Idem.
DOLIPRANE 1 000 mg suppositoire	Paracétamol	18	65 %	1,98 €	Idem.
DOLIPRANE 300 mg sachet	Paracétamol	18	65 %	1,83 €	Idem.
DOLIPRANE 300 mg suppositoire	Paracétamol	18	65 %	1,67 €	Idem.
DOLIPRANE 500 mg comprimé	Paracétamol	18	65 %	1,74 €	Idem.
DOLIPRANE 500 mg comprimé effervescent	Paracétamol	18	65 %	1,81 €	Idem.
DOLIPRANE 500 mg gélule	Paracétamol	18	65 %	1,74 €	Idem.
DOLIPRANE 500 mg poudre pour solution buvable	Paracétamol	18	65 %	1,74 €	Idem.
DOLIPRANE sans sucre suspension buvable 2,4 %	Paracétamol	18	65 %	1,88 €	Idem.
DOLIPRANELIB 500 mg comprimé	Paracétamol	18	0 %	1,70 €	Idem.
DOLIPRANE VITAMINE C 500 mg/150 mg comprimé effervescent	Paracétamol, …	15	0 %	6,80 €	La vitamine C n'ajoute rien à l'action du paracetamol. Cette information est donnée aux médecins par le ministère de la Santé mais ne semble pas avoir atteint encore le fabriquant.
DOLITABS 500 mg comprimé orodispersible	Paracétamol	18	0 %	3,03 €	Idem.
DOLKO 1 g comprimé sécable	Paracétamol	18	65 %	1,68 €	Idem.
DOLKO 500 mg comprimé	Paracétamol	18	65 %	1,74 €	Idem.
DOLKO 500 mg poudre pour solution buvable	Paracétamol	18	65 %	1,74 €	Idem.
DOLTAQUE 200 mg comprimé	Ibuprofène	16	65 %	3,06 €	Bon médicament mais vérifier l'absence d'ibuprofène ou d'autres AINS dans la composition d'autres médicaments.
EFFERALGAN 1 g comprimé effervescent	Paracétamol	18	65 %	1,81 €	Excellent médicament mais vérifier l'absence de paracétamol dans la composition d'autres médicaments afin d'éviter un risque de surdosage toxique pour votre foie.

EFFERALGAN 500 mg comprimé	Paracétamol	18	65 %	1,83 €	Idem.
EFFERALGAN 500 mg comprimé effervescent	Paracétamol	18	65 %	1,81 €	Idem.
EFFERALGAN VITAMINE C 500 mg/200 mg	Paracétamol	17	0 %	2,45 €	Excellent médicament mais vérifier l'absence de paracétamol dans la composition d'autres médicaments afin d'éviter un risque de surdosage toxique pour votre foie.
EFFERALGANODIS 500 mg comprimé orodispersible	Paracétamol	18	0 %	3,22 €	Idem.
ERGIX DOULEUR ET FIEVRE 200 mg	Ibuprofène	16	0 %	3,31 €	Bon médicament mais vérifier l'absence d'ibuprofène ou d'autres AINS dans la composition d'autres médicaments.
ERGIX DOULEUR ET FIEVRE 200 mg	Ibuprofène	16	0 %	3,98 €	Idem.
EXIDOL	Paracétamol, …	15	65 %	1,98 €	La présence de caféine n'est pas justifiée car n'augmente pas l'effet anti-douleur et anti-fièvre et ne peut poser que des problèmes.
EXPANDOX 500 mg comprimé	Paracétamol	18	0 %	1,47 €	Idem.
EXPANFEN 200 mg comprimé enrobé	Ibuprofène	16	0 %	2,50 €	Bon médicament mais vérifier l'absence d'ibuprofène ou d'autres AINS dans la composition d'autres médicaments.
EXPANFEN Gé 200 mg comprimé	Ibuprofène	16	65 %	2,10 €	Idem.
FEBRECTOL suppositoire Adulte	Paracétamol, …	5	35 %	1,88 €	Médicament déconseillé car cette association n'amène que des inconvénients, en particulier chez les enfants et les personnes âgées.
GELUFENE 200 mg gélule	Ibuprofène	16	0 %	3,20 €	Bon médicament mais vérifier l'absence d'ibuprofène ou d'autres AINS dans la composition d'autres médicaments.
GELUPRANE 500 mg gélule	Paracétamol	18	65 %	1,74 €	Excellent médicament mais vérifier l'absence de paracétamol dans la composition d'autres médicaments afin d'éviter un risque de surdosage toxique pour votre foie.
HEMAGENE TAILLEUR 200 mg	Ibuprofène	16	0 %	3,82 €	Bon médicament mais vérifier l'absence d'ibuprofène ou d'autres AINS dans la composition d'autres médicaments.

IBUPROFENE ALMUS 200 mg comprimé pelliculé	Ibuprofène	16	65 %	1,91 €	Idem.
IBUPROFENE ARROW 200 mg	Ibuprofène	16	0 %	2,19 €	Idem.
IBUPROFENE ARROW 200 mg	Ibuprofène	16	65 %	1,91 €	Idem.
IBUPROFENE ARROW CONSEIL 400 mg comprimé pelliculé	Ibuprofène	16	0 %	3,40 €	Idem.
IBUPROFENE BIOGARAN 200 mg comprimé	Ibuprofène	16	65 %	1,98 €	Idem.
IBUPROFENE BIOGARAN CONSEIL 200 mg comprimé pelliculé	Ibuprofène	16	0 %	2,55 €	Idem.
IBUPROFENE BIOGARAN CONSEIL 400 mg comprimé pelliculé	Ibuprofène	16	0 %	3,06 €	Idem.
IBUPROFENE CRISTERS 200 mg comprimé enrobé	Ibuprofène	16	65 %	1,91 €	Idem.
IBUPROFENE CRISTERS 200 mg comprimé pelliculé	Ibuprofène	16	0 %	2,80 €	Idem.
IBUPROFENE EG 200 mg comprimé	Ibuprofène	16	65 %	1,91 €	Idem.
IBUPROFENE G GAM 200 mg comprimé	Ibuprofène	16	65 %	1,91 €	Idem.
IBUPROFENE HEXAL SANTE 200 mg comprimé	Ibuprofène	16	65 %	2,40 €	Idem.
IBUPROFENE ISOMED 200 mg comprimé enrobé	Ibuprofène	16	0 %	2,55 €	Idem.
IBUPROFENE IVAX 200 mg	Ibuprofène	16	65 %	2,30 €	Idem.
IBUPROFENE IVAX 200 mg comprimé enrobé	Ibuprofène	16	0 %	2,38 €	Idem.
IBUPROFENE MYLAN 200 mg	Ibuprofène	16	65 %	2,29 €	Idem.
IBUPROFENE MYLAN 200 mg	Ibuprofène	16	0 %	2,26 €	Idem.
IBUPROFENE MYLAN 400 mg comprimé effervescent	Ibuprofène	16	0 %	3,36 €	Idem.
IBUPROFENE QUALIMED 200 mg	Ibuprofène	16	65 %	2,29 €	Idem.
IBUPROFENE RATIOPHARM 200 mg	Ibuprofène	16	65 %	2,22 €	Idem.
IBUPROFENE RATIOPHARM CONSEIL 200 mg comprimé enrobé	Ibuprofène	16	0 %		Idem.
IBUPROFENE RPG 200 mg	Ibuprofène	16	65 %	2,21 €	Idem.
IBUPROFENE SANDOZ CONSEIL 200 mg comprimé enrobé	Ibuprofène	16	0 %	2,21 €	Idem.

IBUPROFENE SANDOZ CONSEIL 400 mg comprimé pelliculé	Ibuprofène	16	0 %	4,40 €	Idem.
IBUPROFENE SANDOZ comprimé enrobé 200 mg	Ibuprofène	16	0 %	2,44 €	Idem.
IBUPROFENE SANDOZ comprimé enrobé 200 mg	Ibuprofène	16	65 %	1,91 €	Idem.
IBUPROFENE TEVA 200 mg	Ibuprofène	16	65 %	1,91 €	Idem.
IBUPROFENE ZYDUS 200 mg	Ibuprofène	16	65 %	1,91 €	Idem.
INTRALGIS 200 mg	Ibuprofène	16	0 %	2,44 €	Idem.
INTRALGIS 200 mg	Ibuprofène	16	0 %	3,66 €	Idem.
METASPIRINE 475 mg/25 mg	Aspirine, …	12	0 %	4,57 €	La présence de caféine n'apporte rien à l'action de l'aspirine.
NUREFLEX 200 mg	Ibuprofène	16	65 %	2,28 €	Bon médicament mais vérifier l'absence d'ibuprofène ou d'autres AINS dans la composition d'autres médicaments.
NUROFEN 200 mg	Ibuprofène	16	0 %	2,74 €	Idem.
NUROFEN 200 mg	Ibuprofène	16	0 %	3,80 €	Idem.
NUROFEN 200 mg comprimé enrobé	Ibuprofène	16	0 %	5,44 €	Idem.
NUROFEN 400 mg comprimé enrobé	Ibuprofène	16	0 %	4,00 €	Idem.
NUROFENFEM 400 mg comprimé pelliculé	Ibuprofène	16	0 %	4,42 €	Idem.
NUROFENFLASH 200 mg	Ibuprofène	16	0 %	3,63 €	Idem.
NUROFENFLASH 400 mg comprimé pelliculé	Ibuprofène	16	0 %	4,40 €	Idem.
NUROFENTABS 200 mg	Ibuprofène	16	0 %	3,63 €	Idem.
PANADOL 500 mg comprimé pelliculé sécable	Paracétamol	18	0 %	4,27 €	Excellent médicament mais vérifier l'absence de paracétamol dans la composition d'autres médicaments afin d'éviter un risque de surdosage toxique pour votre foie.
PARACETAMOL ALMUS 1 g comprimé	Paracétamol	18	65 %	1,68 €	Idem.
PARACETAMOL ALMUS 500 mg comprimé	Paracétamol	18	65 %	1,68 €	Idem.
PARACETAMOL ALTER 1 g comprimé	Paracétamol	18	65 %	1,68 €	Idem.
PARACETAMOL ARROW 1 g comprimé	Paracétamol	18	65 %	1,68 €	Idem.

PARACETAMOL ARROW 1 g comprimé effervescent	Paracétamol	18	65 %	1,68 €	Idem.
PARACETAMOL ARROW 500 mg comprimé	Paracétamol	18	65 %	1,68 €	Idem.
PARACETAMOL ARROW 500 mg comprimé effervescent	Paracétamol	18	65 %	1,68 €	Idem.
PARACETAMOL ARROW GENERIQUES 1 g comprimé effervescent sécable	Paracétamol	18	0 %	1,53 €	Excellent médicament mais vérifier l'absence de paracétamol dans la composition d'autres médicaments afin d'éviter un risque de surdosage toxique pour votre foie.
PARACETAMOL BIOGARAN 1 g	Paracétamol	18	65 %	1,68 €	Idem.
PARACETAMOL BIOGARAN 1 g comprimé	Paracétamol	18	65 %	1,68 €	Idem.
PARACETAMOL BIOGARAN 1 000 mg poudre pour solution buvable en sachet-dose	Paracétamol	18	0 %	1,53 €	Idem.
PARACETAMOL BIOGARAN 300 mg poudre pour solution buvable en sachet-dose	Paracétamol	18	65 %	1,68 €	Idem.
PARACETAMOL BIOGARAN 500 mg comprimé effervescent	Paracétamol	18	65 %	1,68 €	Idem.
PARACETAMOL BIOGARAN 500 mg gélule	Paracétamol	18	65 %	1,68 €	Idem.
PARACETAMOL BIOGARAN 500 mg poudre pour solution buvable en sachet-dose	Paracétamol	18	0 %	1,53 €	Idem.
PARACETAMOL BIOGARAN 500 mg comprimé	Paracétamol	18	65 %	1,68 €	Idem.
PARACETAMOL CRISTERS 1 g comprimé sécable	Paracétamol	18	65 %	1,68 €	Idem.
PARACETAMOL CRISTERS 500 mg comprimé	Paracétamol	18	65 %	1,68 €	Idem.
PARACETAMOL EG 1 g comprimé	Paracétamol	18	65 %	1,68 €	Idem.
PARACETAMOL EG 1 000 mg	Paracétamol	18	65 %	1,68 €	Idem.
PARACETAMOL EG 500 mg comprimé	Paracétamol	18	65 %	1,47 €	Idem.
PARACETAMOL EG 500 mg comprimé effervescent	Paracétamol	18	65 %	1,68 €	Idem.
PARACETAMOL EG 500 mg gélule	Paracétamol	18	65 %	1,68 €	Idem.
PARACETAMOL EG 500 mg comprimé	Paracétamol	18	65 %	1,68 €	Idem.
PARACETAMOL G GAM 500 mg comprimé	Paracétamol	18	65 %	1,50 €	Idem.

PARACETAMOL GRUNENTHAL 1 g comprimé	Paracétamol	18	65 %	1,68 €	Idem.
PARACETAMOL ISOMED 1 000 mg comprimé	Paracétamol	18	65 %	1,68 €	Idem.
PARACETAMOL ISOMED 1 000 mg comprimé effervescent sécable	Paracétamol	18	65 %	1,68 €	Idem.
PARACETAMOL ISOMED 500 mg comprimé effervescent	Paracétamol	18	65 %	1,68 €	Idem.
PARACETAMOL ISOMED 500 mg comprimé sécable	Paracétamol	18	65 %	1,68 €	Idem.
PARACETAMOL ISOMED 500 mg comprimé sécable	Paracétamol	18	0 %	1,36 €	Idem.
PARACETAMOL IVAX 500 mg comprimé	Paracétamol	18	65 %	1,68 €	Idem.
PARACETAMOL MERCK 1 g comprimé effervescent sécable	Paracétamol	18	65 %	1,68 €	Idem.
PARACETAMOL MERCK 1 g, comprimé sécable	Paracétamol	18	65 %	1,68 €	Idem.
PARACETAMOL MERCK 500 mg comprimé	Paracétamol	18	65 %	1,68 €	Idem.
PARACETAMOL MERCK 500 mg comprimé effervescent	Paracétamol	18	65 %	1,68 €	Idem.
PARACETAMOL MERCK 500 mg gélule	Paracétamol	18	65 %	1,68 €	Idem.
PARACETAMOL QUALIMED 1 g, comprimé sécable	Paracétamol	18	65 %	1,68 €	Idem.
PARACETAMOL QUALIMED 500 mg comprimé	Paracétamol	18	65 %	1,68 €	Idem.
PARACETAMOL RANBAXY 1 g comprimé	Paracétamol	18	65 %	1,68 €	Idem.
PARACETAMOL RANBAXY 500 mg gélule	Paracétamol	18	0 %		Idem.
PARACETAMOL RATIOPHARM 1 000 mg comprimé	Paracétamol	18	65 %	1,68 €	Idem.
PARACETAMOL RATIOPHARM 1 000 mg comprimé effervescent sécable	Paracétamol	18	65 %	1,68 €	Idem.
PARACETAMOL RATIOPHARM 500 mg comprimé sécable	Paracétamol	18	65 %	1,68 €	Idem.
PARACETAMOL RATIOPHARM 500 mg gélule	Paracétamol	18	65 %	1,68 €	Idem.
PARACETAMOL RATIOPHARM 500 mg comprimé effervescent	Paracétamol	18	65 %	1,68 €	Idem.

PARACETAMOL RPG 500 mg comprimé	Paracétamol	18	65 %	1,37 €	Idem.
PARACETAMOL RPG 500 mg comprimé effervescent	Paracétamol	18	65 %	1,68 €	Idem.
PARACETAMOL RPG 500 mg gélule	Paracétamol	18	65 %	1,68 €	Idem.
PARACETAMOL SANDOZ 1 g	Paracétamol	18	65 %	1,68 €	Idem.
PARACETAMOL SANDOZ 1 g comprimé sécable	Paracétamol	18	65 %	1,68 €	Idem.
PARACETAMOL SANDOZ 500 mg gélule	Paracétamol	18	65 %	1,68 €	Idem.
PARACETAMOL SANDOZ 500 mg comprimé	Paracétamol	18	65 %	1,50 €	Idem.
PARACETAMOL SANDOZ 500 mg comprimé effervescent	Paracétamol	18	65 %	1,68 €	Idem.
PARACETAMOL SANDOZ CONSEIL 500 mg comprimé	Paracétamol	18	0 %	1,47 €	Idem.
PARACETAMOL TEVA 1 g comprimé	Paracétamol	18	65 %	1,68 €	Idem.
PARACETAMOL TEVA 1000 mg poudre pour solution buvable en sachet-dose	Paracétamol	18	0 %		Idem.
PARACETAMOL TEVA 1 g comprimé effervescent sécable	Paracétamol	18	65 %	1,68 €	Idem.
PARACETAMOL TEVA 300 mg poudre pour solution buvable en sachet-dose	Paracétamol	18	65 %	1,68 €	Idem.
PARACETAMOL TEVA 500 mg comprimé	Paracétamol	18	65 %	1,52 €	Idem.
PARACETAMOL TEVA 500 mg comprimés effervescent	Paracétamol	18	65 %	1,68 €	Idem.
PARACETAMOL TEVA 500 mg poudre pour solution buvable en sachet-dose	Paracétamol	18	65 %	1,68 €	Idem.
PARACETAMOL TEVA CLASSICS 500 mg comprimé	Paracétamol	18	0 %	1,53 €	Excellent médicament mais vérifier l'absence de paracétamol dans la composition d'autres médicaments afin d'éviter un risque de surdosage toxique pour votre foie.
PARACETAMOL TORLAN 500 mg comprimé	Paracétamol	18	65 %	1,68 €	Idem.
PARACETAMOL WINTHROP 500 mg comprimé	Paracétamol	18	0 %	1,60 €	Idem.

PARACETAMOL WINTHROP 500 mg comprimé	Paracétamol	18	65 %	1,68 €	Idem.
PARACETAMOL ZYDUS 1 g comprimé	Paracétamol	18	65 %	1,68 €	Idem.
PARACETAMOL ZYDUS 500 mg comprimé	Paracétamol	18	65 %	1,68 €	Idem.
PARALYOC 500 mg lyophilisat	Paracétamol	18	65 %	2,60 €	Idem.
POCONEOL N° 22	Homéopathie	2	0 %	4,72 €	On se moque de nous.
POCONEOL N° 44	Homéopathie	3	0 %	4,72 €	
SOLUCETYL 500 mg/200 mg	Aspirine, …	12	0 %	2,95 €	La vitamine C n'ajoute rien à l'action de l'aspirine. Cette information est donnée aux médecins par le ministère de la Santé mais ne semble pas avoir atteint encore le consommateur.
SOLUFEN Gé 200 mg	Ibuprofène	16	65 %	2,21 €	Bon médicament mais vérifier l'absence d'ibuprofène ou d'autres AINS dans la composition d'autres médicaments.
SPEDIFEN 200 mg	Ibuprofène	16	0 %	3,02 €	Idem.
SPEDIFEN 400 mg comprimé pelliculé	Ibuprofène	16	0 %	2,99 €	Idem.
THEINOL solution	Paracétamol, …	8	65 %	1,83 €	Une petite potion d'alcool à 8° remboursée par la Sécurité sociale avec, en prime, une bonne dose de caféine. À éviter.
TROPHIRES COMPOSE Adulte suppositoire	Paracétamol, …	5	0 %	3,96 €	Associations inutiles, voire dangereuses, validées en 1996 !
UPFEN 200 mg	Ibuprofène	16	0 %	3,43 €	Bon médicament mais vérifier l'absence d'ibuprofène ou d'autres AINS dans la composition d'autres médicaments.
UPFEN 200 mg	Ibuprofène	16	0 %	2,97 €	Idem

NOS MÉDICAMENTS FAVORIS

DOLIPRANE 500 mg Comprimé

Note : 18/20 **Prix :** 1,74 € **Remb SS :** 65 %

Classe thérapeutique : Anti-fièvre ◆ Anti-douleur ◆ Anti-douleur des règles.

Indications : Traitement de courte durée de la fièvre et des douleurs d'intensités légères à modérées.

Contre-indications générales : Allergie à l'un des constituants du produit ◆ Enfant de moins de 8 ans ◆ Hépatite virale ◆ Insuffisance hépatique.

Prudence générale : Peut modifier certains dosages sanguins ou urinaires ◆ Insuffisance rénale ◆ Alcoolisme.

Prudence en association : Anticoagulants oraux.

Posologie : Cette présentation est réservée à l'adulte et l'enfant à partir de 27 kg (soit environ à partir de 8 ans). Pour les adultes et les enfants dont le poids est supérieur à 50 kg (à partir d'environ 15 ans), la posologie usuelle est de 1 à 2 comprimés à 500 mg par prise, à renouveler en cas de besoin au bout de 4 heures minimum. Il n'est généralement pas nécessaire de dépasser 3 g de paracétamol par jour, soit 6 comprimés. Cependant, en cas de douleurs plus intenses, la posologie maximale peut être augmentée jusqu'à 4 g par jour, soit 8 comprimés par jour. Toujours respecter un intervalle de 4 heures entre les prises. Chez l'enfant, il est impératif de respecter les posologies définies en fonction du poids de l'enfant et donc de choisir une présentation adaptée. La dose quotidienne de paracétamol recommandée est d'environ 60 mg/kg/jour, à répartir en 4 ou 6 prises, soit environ 15 mg/kg toutes les 6 heures ou 10 mg/kg toutes les 4 heures. Pour les enfants ayant un poids de 27 à 40 kg (environ 8 à 13 ans), la posologie est de 1 comprimé à 500 mg par prise, à renouveler si besoin au bout de 6 heures, sans dépasser 4 comprimés par jour. Pour les enfants ayant un poids de 41 à 50 kg (environ 12 à 15 ans), la posologie est de 1 comprimé à 500 mg par prise, à renouveler si besoin au bout de 4 heures, sans dépasser 6 comprimés par jour. Les comprimés sont à avaler tels quels avec une boisson (par exemple eau, lait, jus de fruit).

Arrêt du médicament si : La fièvre persiste plus de 3 jours ◆ La douleur persiste plus de 5 jours ◆ Respiration sifflante ◆ Apparition de bleus (thrombopénie) ◆ Prise massive : conduire le malade d'urgence à l'hôpital le plus proche ◆ Angine sévère avec fièvre (agranulocytose) ◆ Gonflement du visage et du cou associé à une gêne respiratoire (œdème de Quincke) ◆ Perte de connaissance avec chute brutale de la tension artérielle (choc anaphylactique) ◆ Éruptions de la peau.

Composition : par comprimé : Paracétamol 500 mg. Excipients : Lactose ; amidon prégélatinisé et amidon de blé ; talc ; carboxyméthylamidon ; stéarate de magnésium.

Présentation : 16 comprimés **Laboratoire :** Sanofi-Aventis

ADVIL 200 mg

Note : 16/20 **Prix :** 1,88 € **Remb SS :** 65 %

Classe thérapeutique : Anti-fièvre ◆ Anti-douleur ◆ Anti-douleur des règles ◆ Anti-inflammatoire non stéroïdien (AINS).

Indications : Traitement de courte durée de la fièvre et des douleurs d'intensités légères à modérées.

Contre-indications générales : Insuffisance cardiaque ◆ Allergie à l'un des constituants du produit ◆ Antécédent d'ulcère digestif ou de gastrite ◆ Anomalies de la coagulation ◆ Douleurs digestives ◆ Grossesse à partir du début du 6e mois ◆ Allaitement ◆ Lupus érythémateux disséminé ◆ Infections virales ◆ Enfant de moins de 12 ans ◆ Insuffisance hépatique ◆ Varicelle ◆ Insuffisance rénale.

Prudence générale : Asthme ◆ Règles abondantes ◆ Grossesse durant les 5 premiers mois ◆ Sujet âgé.

Contre-indications en association : Anticoagulants ◆ Thrombolytiques ◆ Méthotrexate aux doses supérieures ou égales à 15 mg par semaine ◆ Autres anti-inflammatoires non stéroïdiens (AINS), y compris l'aspirine ◆ Sels de lithium ◆ Antiagrégants plaquettaires (ticlopidine, clopidrogel...).

Prudence en association : Alcool ◆ Antihypertenseurs ◆ Ciclosporine ◆ Diurétiques.

Posologie : Adultes : dose initiale de 200 mg à avaler avec un grand verre d'eau au cours des repas, puis si nécessaire la prise est renouvelée toutes les 4 à 6 heures, sans dépasser 1 200 mg/jour. Règles douloureuses : 200 à 400 mg, 3 fois par jour.

Incidents : Nausées ◆ Vertiges ◆ Maux de tête (céphalées).

Arrêt du médicament si : La fièvre persiste plus de 3 jours ◆ La douleur persiste plus de 5 jours ◆ Urticaire ◆ Pâleur ◆ Respiration sifflante ◆ Selles noires ◆ Gonflement du visage et du cou associé à une gêne respiratoire (œdème de Quincke) ◆ Vomissements sanglants ◆ Douleurs dans le ventre ◆ Éruptions de la peau.

Composition : par comprimé : Ibuprofène 200 mg. Excipients : Noyau : Amidon de maïs ; amidon prégélatinisé ; silice colloïdale anhydre ; acide stéarique. Enrobage : Saccharose ; macrogol 6000 ; fécule acétylée (perfectamyl gel 45) ; povidone ; polysorbate 80 ; talc ; carbonate de calcium ; oxyde de fer rouge (E 172) ; dioxyde de titane (E 171) ; cire de carnauba ; encre noire Opacode S-1-27794 (gomme laque, oxyde de fer noir [E172], N-butylalcool, eau purifiée, propylèneglycol, alcool éthylique dénaturé, alcool isopropylique).

Présentation : 20 comprimés **Laboratoire :** Wyeth Santé Familiale

Folliculites, furoncles et anthrax (adultes/enfants)

Les folliculites et les furoncles sont des infections de la peau qui touchent particulièrement les jeunes enfants. En cas d'agglomération de plusieurs furoncles, on parle d'anthrax. En cas de furoncles multiples avec récidive, on parle de furonculose : celle-ci s'accompagne d'un ganglion douloureux.

CE QU'IL FAUT SAVOIR

- Les folliculites – petites pustules nettement centrées autour d'un poil – sont des infections superficielles des follicules pileux (là où poussent les poils). Elles peuvent se guérir avec un simple antiseptique (chlorhexidine).
- Les furoncles sont des folliculites profondes qui débutent comme ces dernières : un point rouge autour d'un poil, surmonté d'une pustule. La pustule évolue en grossissant, provoquant une tension de la peau très douloureuse pour finir généralement par éclater.

LES CAUSES

Les folliculites, les furoncles et anthrax sont dus à la présence de staphylocoques et se développent surtout sur les zones de frottement – cuisses, fesses, nuque – en cas d'irritation et de manque d'hygiène.

Chez les cyclistes et cavaliers, l'irritation occasionnée par la selle peut, à la longue, engendrer ce genre d'infections.

LES INTERDITS

⚠⚠⚠ Pas d'automédication mais consultez en urgence votre médecin si : Le furoncle est situé sur l'aile du nez ou sur la lèvre supérieure (risque de staphylococcie maligne de la face, très grave).

⚠⚠ Pas d'automédication mais consultez rapidement votre médecin si :

- Vous avez de la fièvre, des douleurs intenses et/ou des ganglions douloureux.
- Les furoncles couvrent une large surface de la peau, sont nombreux ou reviennent fréquemment.

- Vous êtes diabétique ou vous souffrez d'un déficit immunitaire.
- Vous prenez des médicaments à base de cortisone.

Ne pressez pas un furoncle et ne l'incisez pas, vous risquez d'aggraver le problème. Votre médecin le fera s'il le juge nécessaire.

LES BONNES PRATIQUES

▸ En prévention
Si vous êtes sujet à ce type de trouble, passez une lotion antiseptique sur les parties susceptibles d'être irritées : les fesses, notamment en cas de ballade à vélo ou à cheval, la nuque (à cause du frottement du col)...

▸ En cas de furoncle, badigeonnez-le avec une lotion antiseptique après vous être lavé les mains à l'eau et au savon. Protégez-le avec une gaze ou un pansement. Renouvelez le traitement en veillant à respecter de bonnes conditions d'hygiène. Celui-ci va, en principe, éradiquer les staphylocoques et le furoncle va disparaître.
Si ces soins locaux sont sans résultat au bout de 72 heures, consultez votre médecin.

LES MÉDICAMENTS

Les seules substances actives utilisables en automédication sont les antiseptiques de la peau à base de chlorhexidine, de polyvidone iodée (BÉTADINE®) ou d'hexamidine (HEXOMÉDINE TRANSCUTANÉ®...).

ANTISEPTIQUE DE LA PEAU

NOM DE MARQUE	SUBSTANCE	NOTE /20	REMB. SS	PRIX	AVIS
ALCOOL MODIFIE COOPER	Ethanol	5	0 %	3,05 €	La tartrazine est un produit allergisant. Le camphre est sans intérêt dans cette indication. Demandez plutôt à votre pharmacien un petit flacon d'alcool à 70° ou un autre antiseptique.
ALCOOL MODIFIE COOPER	Ethanol	5	0 %	2,75 €	Idem.
ALCOOL MODIFIE COOPER	Ethanol	5	0 %	4,05 €	Idem.
ALCOOL MODIFIE EVOLUPHARM solution pour application cutanée	Ethanol	5	0 %	3,94 €	Idem.
ALCOOL MODIFIE EVOLUPHARM solution pour application cutanée	Ethanol	5	0 %	1,91 €	Idem.
ALCOOL MODIFIE EVOLUPHARM solution pour application cutanée	Ethanol	5	0 %	2,58 €	Idem.
ALCOOL MODIFIE GIFRER	Ethanol	5	0 %	2,28 €	Idem.

ALCOOL MODIFIE GIFRER	Ethanol	5	0 %	2,89 €	Idem.
AMUKINE 0,06 %	Sodium hypochlorite	12	0 %	2,22 €	
AMUKINE 0,06 %	Sodium hypochlorite	12	0 %	4,02 €	
AMUKINE 0,06 %	Sodium hypochlorite	12	0 %	5,49 €	
AMUKINE 0,06 %	Sodium hypochlorite	12	0 %	7,78 €	
BASEAL 5 mg/g gel	Chlorhexidine	12	15 %	2,51 €	
BASEAL 5 mg/ml solution pour application cutanée	Chlorhexidine	15	15 %	3,33 €	
BETADINE 10 % gel	Polyvidone iodée	15	0 %	5,87 €	
BETADINE 350 mg compresse	Polyvidone iodée	15	0 %	5,85 €	
BETADINE DERMIQUE 10 %	Polyvidone iodée	15	35 %	2,44 €	
BETADINE DERMIQUE 10 %	Polyvidone iodée	15	35 %	2,42 €	
BETADINE DERMIQUE 10 % unidose	Polyvidone iodée	15	0 %	6,32 €	
BETADINE DERMIQUE 10 % unidose	Polyvidone iodée	15	0 %		
BETADINE SCRUB 4 % 125 ml	Polyvidone iodée	15	35 %	2,23 €	
BETADINE TULLE 10 %	Polyvidone iodée	15	0 %		
BETADINE TULLE 10 %	Polyvidone iodée	15	0 %	4,27 €	
BETASEPTIC DERMIQUE	Polyvidone iodée	15	35 %	2,00 €	
BIORGASEPT 0,5 %	Chlorhexidine	15	15 %	3,35 €	
BISEPTINE	Chlorhexidine, ...	12	0 %		Association discutable.
BISEPTINE	Chlorhexidine, ...	12	35 %	3,74 €	Idem.
BISEPTINE	Chlorhexidine, ...	12	35 %	3,99 €	Idem.
BISEPTINE	Chlorhexidine, ...	12	0 %	5,93 €	Idem.
BOROSTYROL	Acide borique	4	0 %	3,96 €	L'acide borique est un antiseptique faible associé à des produits allergisants et dépassés.
CETAVLEX	Chlorhexidine	12	0 %	7,05 €	
CETAVLON crème	Cétrimide	11	0 %	7,06 €	
CETRIMIDE CONCENTRE PIERRE FABRE 20 % solution à diluer pour application cutanée	Cétrimide	11	0 %		
CETRIMIDE CONCENTRE PIERRE FABRE 20 % solution à diluer pour application cutanée	Cétrimide	11	0 %		
CHLORHEXIDINE ALCOOL GILBERT 0,5 %	Chlorhexidine	12	0 %	3,51 €	
CHLORHEXIDINE ALCOOL GILBERT 0,5 %	Chlorhexidine	12	0 %	4,58 €	

CHLORHEXIDINE ALCOOLIQUE GILBERT 0,5 % solution pour application cutanée	Chlorhexidine	12	0 %		
CHLORHEXIDINE AQUEUSE GILBERT 0,05 %	Chlorhexidine	15	0 %	4,29 €	
CHLORHEXIDINE AQUEUSE STERILE GILBERT 0,2 % solution pour application cutanée en récipient unidose	Chlorhexidine	15	0 %	6,00 €	
CHROMARGON	Acriflavine, ...	4	0 %	1,67 €	Produit dépassé.
CYTEAL	Chlorhexidine, ...	12	0 %	8,00 €	Idem.
CYTEAL	Chlorhexidine, ...	12	15 %	3,77 €	Idem.
DAKIN COOPER STABILISE	Sodium hypochlorite	12	35 %	2,67 €	
DAKIN COOPER STABILISE	Sodium hypochlorite	12	0 %	1,52 €	
DAKIN COOPER STABILISE	Sodium hypochlorite	12	35 %	3,19 €	
DERMACIDE	Oxyquinoline	6	0 %	10,43 €	Antiseptique dépassé.
DERMACIDE	Oxyquinoline	6	0 %	4,40 €	Idem.
DERMACIDE solution moussante	Oxyquinoline	6	0 %	5,95 €	Idem.
DERMOBACTER	Chlorhexidine, ...	12	15 %	4,11 €	
DIASEPTYL 0,5 %	Chlorhexidine	15	0 %	6,15 €	
DIASEPTYL 0,5 %	Chlorhexidine	15	15 %	3,65 €	
DOSISEPTINE 0,05 %	Chlorhexidine	15	0 %	4,61 €	
DOSISEPTINE 0,05 %	Chlorhexidine	15	0 %	5,81 €	
DOSISEPTINE 0,05 %	Chlorhexidine	15	0 %	11,37 €	
DOSISEPTINE COLOREE 0,05 % solution pour application cutanée en récipient unidose	Chlorhexidine	13	0 %		
DOSISEPTINE solution pour application cutanée en unidose de 5 ml	Chlorhexidine	15	15 %	2,59 €	
EOSINE AQUEUSE COOPER 2 %	Éosine	6	0 %	3,20 €	L'éosine est un antiseptique faible. Les colorants sont à éviter en automédication car rendent plus difficile le diagnostic du médecin.
EOSINE AQUEUSE GIFRER 2 %	Éosine	6	0 %	10,20 €	Idem.
EOSINE AQUEUSE GIFRER 2 %	Éosine	6	0 %	3,20 €	Idem.
EOSINE AQUEUSE GIFRER 2 %	Éosine	6	0 %	3,50 €	Idem.
EOSINE AQUEUSE GIFRER 2 %	Éosine	6	0 %	3,50 €	Idem.
EOSINE AQUEUSE GIFRER 2 %	Éosine	6	0 %	4,25 €	Idem.
EOSINE AQUEUSE GIFRER 2 %	Éosine	6	0 %	3,87 €	Idem.
EOSINE AQUEUSE GIFRER 2 %	Éosine	6	0 %	3,65 €	Idem.

EOSINE AQUEUSE GIFRER 2 %	Éosine	6	0 %	4,31 €	Idem.
EURAXSEPTI 0,05 %	Chlorhexidine	15	0 %	5,24 €	
EXOSEPTOPLIX solution pour application locale	Chlorhexidine	15	0 %	4,50 €	
EXOSEPTOPLIX solution pour application locale	Chlorhexidine	15	0 %	6,00 €	
FLAMMAZINE 1 %	Sulfadiazine argentique	12	35 %	3,85 €	Doit être réservé au traitement des plaies infectées chez les brûlés sur avis du médecin.
GLUCONATE DE CHLORHEXIDINE GIFRER 0,05 % solution pour application locale en flacon	Chlorhexidine	12	0 %		
GLUCONATE DE CHLORHEXIDINE GIFRER 0,05 % solution pour application locale en flacon	Chlorhexidine	12	0 %		
GLUCONATE DE CHLORHEXIDINE GIFRER 0,05 % solution pour application locale en flacon	Chlorhexidine	12	0 %		
HEXAMIDINE GILBERT 0,1 %	Hexamidine	15	0 %	3,35 €	
HEXAMIDINE MYLAN à 1 POUR MILLE solution pour application locale	Hexamidine	15	15 %	2,97 €	
HEXAMIDINE MYLAN à 1 POUR MILLE solution pour application locale	Hexamidine	15	15 %	1,86 €	
HEXAMIDINE RATIOPHARM 1 POUR MILLE solution pour application locale	Hexamidine	15	15 %	1,91 €	
HEXAMIDINE RATIOPHARM 1 POUR MILLE solution pour application locale	Hexamidine	15	15 %	3,07 €	
HEXASEPTINE 0,1 %	Hexamidine	15	0 %	3,01 €	
HEXOMEDINE gel 0,1 %	Hexamidine	15	15 %	2,62 €	
HEXOMEDINE solution pour application locale 0,1 %	Hexamidine	15	15 %	2,98 €	
HEXOMEDINE solution pour application locale 0,1 %	Hexamidine	15	15 %	3,88 €	
HEXOMEDINE solution pour application locale 0,1 %	Hexamidine	15	15 %	2,35 €	
HEXOMEDINE TRANSCUTANEE 0,15 %	Hexamidine	15	15 %	3,05 €	
HIBIDIL 0,05 %	Chlorhexidine	15	0 %	13,11 €	
HIBISCRUB 4 %	Chlorhexidine	15	0 %	3,50 €	
HIBISCRUB 4 %	Chlorhexidine	15	0 %	12,02 €	
HIBISPRINT 0,5 %	Chlorhexidine	15	0 %	4,97 €	

HIBISPRINT 0,5 %	Chlorhexidine	15	0 %	5,60 €	
HIBITANE 5 %	Chlorhexidine	15	0 %	4,29 €	
HIBITANE 5 %	Chlorhexidine	15	0 %	23,52 €	
MERCRYL	Benzalkonium, …	12	0 %	5,10 €	
MERCRYL solution moussante	Benzalkonium, …	12	0 %	7,15 €	
MERCRYL solution moussante	Benzalkonium, …	12	0 %	9,61 €	
MERCRYLSPRAY	Benzalkonium, …	12	0 %	5,38 €	
MERCURESCEINE AQUEUSE GIFRER 2 %	Merbromine	4	0 %	4,42 €	La merbromine sodique est un antiseptique faible. Produit dépassé depuis 40 ans. Mauvais rapport efficacité/tolérance.
MERFENE 0,05 % solution unidose	Chlorhexidine	15	0 %	4,84 €	
NISASOL 1,5 %	Sulfate de cuivre	3	0 %	4,13 €	Mis sur le marché en 1985. Vous pouvez heureusement trouver mieux en pharmacie.
ONGUENT KLC	Homéopathie	4	0 %	4,88 €	Médicament inefficace, à éviter car très allergisant.
PHARMADOSE ALCOOL	Éthanol	5	0 %	3,05 €	Mauvaise composition : présence de tartrazine, produit allergisant, et de camphre, parfaitement inutile.
PHARMADOSE ALCOOL 0,5 ml compresse imprégnée	Éthanol	7	%		
PLUREXID 1,5 %	Chlorhexidine	15	15 %	3,74 €	
PLUREXID 1,5 %	Chlorhexidine	15	0 %	7,30 €	
POCONEOL N° 76	Homéopathie	2	0 %	4,72 €	
POVIDONE IODEE MERCK 10 %	Polyvidone iodée	15	35 %	1,88 €	
POVIDONE IODEE MERCK MOUSSANTE 4 %	Polyvidone iodée	15	35 %	1,71 €	
RAMET DALIBOUR ACIDE solution 250 ml	Sulfate de cuivre, …	11	0 %	7,90 €	
RAMET DALIBOUR ACIDE solution 250 ml	Sulfate de cuivre, …	6	0 %	4,61 €	
SEDAPLAIE	Dodéclonium bromure, …	4	0 %	4,57 €	Produit dépassé.
SEPTEAL 0,5 %	Chlorhexidine	15	15 %	3,66 €	
SEPTIAPAISYL 0,05 %	Chlorhexidine	15	0 %	5,45 €	
SEPTIVON solution pour application cutanée 1,5	Chlorhexidine	15	15 %	2,77 €	
SEPTIVONSPRAY 0,05 %	Chlorhexidine	15	0 %	4,77 €	
SOLUBACTER 1 %	Triclocarban	8	0 %	2,00 €	Médicament dépassé.
SOLUBACTER 1 %	Triclocarban	8	0 %	3,21 €	Idem.

SOLUCHROM 1,5 %	Merbromine	4	0 %	3,20 €	La merbromine sodique est un antiseptique faible. Produit dépassé depuis 40 ans. Mauvais rapport efficacité /tolérance.
STERILENE solution pour application locale 0,5 %	Cétrimide	15	0 %	4,26 €	Antiseptique très allergisant.
STERLANE	Lopobutan	6	0 %	1,98 €	Association de trois substances peu efficaces et donc dépassées. Le nouveau propriétaire de Sterlane n'a pas fait une bonne affaire.
STERLANE	Lopobutan	6	0 %	3,05 €	Idem.

NOS MÉDICAMENTS FAVORIS

BÉTADINE DERMIQUE 10 %

Note : 15/20 **Prix :** 2,44 € **Remb SS :** 35 %

Classe thérapeutique : Antiseptique de la peau.

Indications : Petites lésions cutanées.

Contre-indications générales : Grossesse ◆ Allaitement ◆ Enfant de moins de 5 ans ◆ Maladie de la thyroïde ◆ Intolérance à l'iode ◆ Ne pas associer à des savons, solutions ou pommades contenant du mercure ◆ Allergie à l'un des constituants du produit.

Prudence générale : Ne pas employer dans les lésions cutanées de l'oreille ◆ Ne pas avaler ◆ Toute lésion cutanée accompagnée de fièvre nécessite un traitement antibiotique associé par voie orale.

Contre-indications en association : Autres antiseptiques ou savons.

Posologie : À utiliser pure ou diluée. Utilisation pure : en badigeonnage sur la peau. Utilisation diluée : diluer la solution au 1/10 avec de l'eau ou du sérum physiologique stérile pour le lavage des plaies et à 2 % dans du sérum physiologique stérile pour les irrigations des plaies.

Incidents : Risque de problèmes thyroïdiens en cas d'utilisation prolongée ou répétée.

Arrêt du médicament si : Les troubles persistent ◆ Réactions allergiques ◆ Éruptions de la peau avec démangeaisons.

Composition : pour 100 ml : Polyvidone iodée à 10 %. Excipients : Nonoxynol 9 ; glycérol ; phosphate disodique dihydraté ; acide citrique monohydraté ; hydroxyde de sodium qsp pH 5-6 ; eau purifiée.

Présentation : Flacon de 125 ml **Laboratoire :** Meda pharma

DIASEPTYL 0,5 %

Note : 15/20 **Prix :** 3,65 € **Remb SS :** 15 %

Classe thérapeutique : Antiseptique de la peau.

Indications : Antisepsie des plaies superficielles et faiblement étendues.

Contre-indications générales : Allergie à l'un des constituants du produit ◆ Usage prolongé ou répété ◆ Ne pas appliquer sur les yeux ◆ Ne pas appliquer sur les muqueuses ◆ Ne pas appliquer dans les oreilles ◆ Association à d'autres antiseptiques ou au savon.

Prudence générale : Ne pas avaler ◆ Ne pas utiliser sur une grande surface surtout si peau lésée ou nourrisson.

Contre-indications en association : Autres antiseptiques ou savons.

Posologie : 2 applications cutanées par jour. Pulvériser la solution directement sur les plaies.

Arrêt du médicament si : Les lésions persistent ◆ Éruptions de la peau avec démangeaisons.

Composition : pour 100 g : Chlorhexidine digluconate solution 0,5 g. Excipients : Décyl glucoside (Oramix NS 150) ; glycérol ; trolamine ; eau purifiée.

Présentation : Flacon pulvérisateur de 125 ml **Laboratoire :** Ducray

HEXOMÉDINE TRANSCUTANÉE 0,15 %

Note : 15/20 **Prix :** 3,05 € **Remb SS :** 15 %

Classe thérapeutique : Antiseptique de la peau ◆ Anti-panaris.

Indications : Petites lésions de la peau ◆ Panaris.

Contre-indications générales : Allergie à l'un des constituants du produit ◆ Ne pas appliquer sur les muqueuses.

Prudence générale : Ne pas employer dans les lésions de la peau de l'oreille et les parties sexuelles.

Contre-indications en association : Association à d'autres substances antiseptiques locales.

Posologie : Utiliser pure 2 fois par jour en badigeonnages ou bains locaux. Dans les infections au niveau de l'ongle, l'HEXOMÉDINE TRANSCUTANÉE peut être utilisée soit en pansement humide de courte durée (30 à 45 minutes), soit en bain de 1 à 3 minutes (le flacon à large goulot est prévu pour cet emploi. Dans ce cas, il ne faut ni utiliser la solution pour un autre usage antiseptique, ni conserver le flacon après usage). Le rinçage après application est inutile.

Incidents : Sensation de brûlure ◆ Sensation de picotement ◆ Démangeaisons (urticaire).

Arrêt du médicament si : Les lésions persistent ◆ Éruptions de la peau.

Composition : pour 100 ml : Hexamidine diiséthionate 150 mg. Excipients : Propylène-glycol ; méthylal ; alcool éthylique à 96,5° ; nonoxynol ; eau purifiée.

Présentation : Flacon de 45 ml **Laboratoire :** Sanofi-Aventis

AMUKINE 0,06 %

Note : 12/20 **Prix :** 2,22 € **Remb SS :** 0 %

Classe thérapeutique : Antiseptique de la peau.

Indications : Petites plaies.

Contre-indications générales : Association à d'autres antiseptiques ou au savon ◆ Allergie à l'un des constituants du produit.

Posologie : Les applications d'AMUKINE se font sans dilution : soit en lavages, soit en compresses imbibées ou en pansements humides. Renouveler le traitement selon les besoins.

Arrêt du médicament si : La plaie ne guérit pas rapidement ou si elle s'aggrave ◆ Douleurs ◆ Fièvre.

Composition : pour 100 ml : Hypochlorite de sodium 5 ml. Excipient : Eau purifiée.

Présentation : Flacon de 1 litre **Laboratoire :** Gifrer Barbezat

Gale (adultes/enfants)

La gale est une maladie contagieuse qui se développe suite à des contacts intimes et prolongés, mais se propage parfois par contact indirect (par exemple une literie contaminée). Ne la laissez pas s'installer !

CE QU'IL FAUT SAVOIR

Contrairement aux idées reçues, la gale est une maladie de la peau assez fréquente, due à un parasite, le *Sarcoptes scabiei*. Ce parasite creuse des petits tunnels sous la peau, formant des petits sillons terminés par de minuscules cloques, visibles à l'œil nu.

Le parasite provoque des démangeaisons sur tout le corps et notamment entre les doigts, sur les poignets, sous les aisselles, dans les plis du coude, sur et autour les organes génitaux. Elles sont particulièrement intenses la nuit (prurit nocturne), car le parasite étant très sensible à la chaleur, il se manifeste de façon virulente une fois bien au chaud dans votre lit ! Du coup, vous vous grattez, entraînant des lésions de la peau qui peuvent s'infecter.

LES INTERDITS

⚠ Pas d'automédication mais consultez votre médecin si :

- Il n'y a aucune raison connue pour vous gratter.
- Les démangeaisons sont intenses, particulièrement la nuit à la chaleur.
- Vous avez comme des petites cloques sur la peau.

Plusieurs traitements sont parfois nécessaires pour éradiquer la gale. En cas d'échec du premier traitement, il est préférable de consulter son médecin.

LES BONNES PRATIQUES

Si vous êtes infecté par la gale :

- Lavez à 60 °C minimum les draps, les oreillers, les vêtements de toute la famille après les avoir saupoudrés d'un insecticide et les avoir laissés dans un sac fermé pendant 48 heures. Faites de même pour les tissus qui ne se lavent pas : insecticide (48 heures de pose) puis pressing.
- Veillez à ce que votre partenaire et votre entourage se désinfectent très soigneusement sinon la gale peut récidiver.
- Suivez attentivement les prescriptions des traitements proposés.

LES MÉDICAMENTS

Attention ! Ne vous traitez que si vous êtes sûr qu'il s'agit de la gale (récidive par exemple). Dans le doute, consultez votre médecin.

En cas de gale avérée, vous pouvez utiliser un des médicaments suivants en traitant également votre entourage :

- Le benzoate de benzyle (ASCABIOL®), efficace et bien toléré s'il est correctement appliqué. Ne l'appliquez ni sur le cou, ni sur la tête, ni sur les yeux, ni sur les muqueuses génitales. Attention tout particulièrement aux organes génitaux car le produit peut créer une sensation d'échauffement. Le produit peut provoquer parfois un eczéma de contact avec des démangeaisons. Dans ce cas, consultez votre médecin.
- Le SPRÉGAL® (association d'esdépalléthrine et de butoxyde de pipéronyle) peut être également utilisé.

ANTI-GALE

NOM DE MARQUE	SUBSTANCE	NOTE /20	REMB. SS	PRIX	AVIS
ASCABIOL	Benzoate de benzyle, …	14	0 %	7,32 €	
SPREGAL lotion	Esdépalléthrine, …	13	0 %	13,42 €	

NOS MÉDICAMENTS FAVORIS

ASCABIOL

Note : 14/20 **Prix :** 7,32 € ◆ **Remb SS :** 0 %

Classe thérapeutique : Anti-gale.

Indications : Traitement local de la gale.

Contre-indications générales : Enfant de moins de 2 ans ◆ Allergie à l'un des constituants du produit.

Prudence générale : Éviter le contact avec les yeux ◆ Ne pas appliquer sur les muqueuses ◆ Ne pas avaler ◆ Ne pas laisser à la portée des enfants ◆ En cas d'une gale infectée une consultation médicale s'impose avant tout traitement de la gale.

Posologie : Traitement de la gale. Adulte : le soir, de préférence, pour éviter toute toilette ultérieure (y compris celle des mains) pendant la durée de l'application. Après un bain, se sécher, puis appliquer ASCABIOL à l'aide d'un pinceau plat en 1 ou 2 couches sur la totalité de la surface corporelle, y compris les organes génitaux, en insistant particulièrement sur les plis, les mains, en évitant seulement le visage et le cuir chevelu. Au bout de 24 heures, se laver pour éliminer le produit. Le prurit peut persister pendant plusieurs jours (10 à 15 jours), parfois après une sédation initiale momentanée. Désinfecter les vêtements et la literie avec une poudre insecticide. Enfant de moins de 2 ans : même conduite à tenir que chez l'adulte sous réserve des conditions suivantes : il est impératif de se limiter à une seule application d'une durée inférieure à 12 heures ; il est conseillé de bander les mains pour éviter une ingestion accidentelle. Femme enceinte : 1 seule application d'une durée inférieure à 12 heures. En cas d'une gale infectée, une consultation médicale s'impose avant tout traitement de la gale.

Incidents : Irritation de la peau ◆ Eczéma en cas d'utilisation prolongée ou répétée.

Arrêt du médicament si : Les troubles persistent ◆ Convulsions.

Composition : pour 100 ml : Benzoate de benzyle 10 g ; sulfiram 2 g. Excipients : Alcool éthylique (12,5 g/fl) ; polysorbate ; eau purifiée.

Présentation : Flacon de 125 ml **Laboratoire :** Zambon France

SPRÉGAL Lotion

Note : 13/20 **Prix :** 13,42 € **Remb SS :** 0 %

Classe thérapeutique : Anti-gale.

Indications : Traitement local de la gale.

Contre-indications générales : Allergie à l'un des constituants du produit ◆ Asthme.

Prudence générale : Grossesse ◆ Protéger bouche, nez, yeux des jeunes enfants ◆ Ne pas pulvériser sur le visage et le cuir chevelu.

Posologie : Faire le traitement de préférence le soir vers 18/19 heures pour garder le produit toute la nuit en évitant toute toilette (y compris celle des mains). Tous les membres de la famille doivent être traités le même jour à la même heure. Traiter d'abord le ou les sujets atteints, puis les membres de l'entourage immédiat. Pour chaque sujet, pulvériser sur tout le corps, sauf le visage et le cuir chevelu, en tenant le flacon éloigné de 20 à 30 cm. Au terme des 12 heures et seulement après 12 heures, se savonner et se rincer abondamment. En général, un seul traitement suffit.

Incidents : Irritation de la peau ◆ Picotements.

Arrêt du médicament si : Les troubles persistent ◆ Démangeaisons ◆ Éruptions de la peau.

Composition : pour 100 g : Esdépalléthrine 0,63 g ; butoxyde de pipéronyle 5,04 g. Excipients : Éthanol à 96 % ; éther monoéthylique du diéthylène glycol ; glycérides polyoxyéthylénés glycolysés. Gaz propulseur : 1,1,1,2 tétrafluoroéthane (HFA 134a).

Présentation : Flacon de 200 ml **Laboratoire :** Omega Pharma

Grippe

Courbatures ? Impression que l'on vous a battu ? Maux de tête ? Toux ? Crachats ? Mal de gorge ? Fièvre ? Grande fatigue ? Troubles gastro-intestinaux ?... Apparemment, il s'agit d'une grippe dont la saison s'étend des mois de novembre à avril.

Attention, ne confondez pas grippe et rhume. Le rhume ne donne pas de fièvre mais fait abondamment couler le nez. La grippe peut vous mettre « à plat » pendant 8 jours et plus !

CE QU'IL FAUT SAVOIR

La grippe est une maladie très contagieuse, qui peut se révéler très grave. Chaque année, en France la grippe saisonnière tue environ 5 000 personnes parmi les plus fragiles : personnes âgées, en situation précaire, avec un système immunitaire déficient, jeunes enfants.

LES CAUSES

La grippe (ou influenza) est une infection du système respiratoire provoquée par un virus particulier de type A (le plus virulent) B ou C. Ce sont des virus mutants.

Le froid peut favoriser la grippe en diminuant les défenses de l'organisme, d'où l'expression « coup de froid ».

LES INTERDITS

⚠⚠⚠ Pas d'automédication mais consultez votre médecin en urgence si les symptômes de la grippe s'accompagnent d'une forte fièvre (+ de 40 °C), d'une raideur de la nuque, de vomissements, d'une fatigue extrême, de malaise général.

⚠⚠ Ne prolongez pas un traitement en automédication mais consultez rapidement votre médecin si :

- La fièvre (+ de 39 °C) persiste.
- Le malade est une « personne à risques » : personne âgée (plus de 75 ans), enfant en bas âge, femme enceinte, personne ayant des difficultés respiratoires, des problèmes cardiaques, des problèmes d'immunité, souffrant d'une maladie chronique (SIDA, diabète, anémie) ou en traitement lourd (chimiothérapie).
- Si vous avez des douleurs dans la poitrine.
- Si vous crachez du sang.

LES BONNES PRATIQUES

▶ En prévention

- Si vous êtes une personne à risques, faites-vous vacciner chaque année (en raison de la mutation des virus) après avoir demandé conseil à votre médecin.

• Si vous avez plus de 65 ans, faites-vous vacciner à l'automne, c'est plus prudent...

▶ **En cas de grippe peu agressive**, restez si possible chez vous pendant 48 heures. Vous éviterez ainsi de contaminer votre entourage (vous êtes contagieux pendant 5 jours) et cela vous permettra de vous « retaper » plus vite.
• Restez au chaud, buvez beaucoup d'eau pour éviter la déshydratation et mangez si vous avez de l'appétit.
• Lavez-vous les mains plusieurs fois par jour avec de l'eau et du savon. Mouchez-vous dans des mouchoirs en papier à usage unique. Oubliez les embrassades et autres contacts trop rapprochés.

LES MÉDICAMENTS

▶ En prévention

En dehors des vaccins qui protègent de la maladie dans 70 à 80 % des cas, il n'existe pas de médicaments contre la grippe, une fois celle-ci déclarée. Quant aux spécialités homéopathiques, type OSCILLOCOCCINUM®, qui avaient obtenu il y a plus de 50 ans une indication dans la prévention de la grippe, elles devraient être retirées par l'Agence française de sécurité sanitaire des produits de santé (AFSSAPS) en raison de leur inefficacité et surtout des risques qu'elles peuvent faire courir à des personnes fragiles (insuffisants respiratoires, personnes âgées, etc.) qui se croient ainsi protégées.

▶ En cas de grippe déclarée

• Si vous avez de la fièvre et que vous ne la supportez pas, prenez un anti-fièvre (*voir Fièvre*) : de préférence du paracétamol ou un anti-inflammatoire non stéroïdien ou AINS (aspirine, ibuprofène).
• Si vous toussez (toux sèche) et que c'est pénible, prenez un antitussif opiacé à base de dextrométhorphane ou de pholcodine.
• Si vous toussez (toux grasse), inutile de prendre un fluidifiant bronchique (sans intérêt mais non sans effets indésirables, *voir Toux*).
• Si vous avez des symptômes comme le nez bouché ou au contraire de forts écoulements, *voir Rhume de cerveau ou coryza.*
L'homéopathie, la phytothérapie et les oligoéléments sont parfaitement inefficaces en cas de fièvre déclarée.
Les antiseptiques, « décongestionnants » respiratoires et autres traitements délivrés sans ordonnance n'ont aucun intérêt.

EN SAVOIR PLUS

Les virus

Les types de virus changeant de forme constamment, les vaccins doivent être modifiés chaque année pour s'adapter aux nouveaux virus. Il existe trois types de virus :
• Le type A. C'est le plus dangereux. Il est à l'origine de plusieurs pandémies meurtrières comme la célèbre grippe espagnole de 1918 qui a fait plus de 20 millions de victimes. Le type A se modifie rapidement et est donc difficile à combattre. Le virus H1N1 est du type A.

- Le type B. Ses manifestations sont moins graves que le type A. S'il y a épidémies, elles sont localisées.
- Le type C. Les symptômes sont ceux d'un rhume banal.

Les types B et C mutent beaucoup moins rapidement que le type A.

ANTI-GRIPPE (VACCIN)

NOM DE MARQUE	SUBSTANCE	NOTE /20	REMB. SS	PRIX	AVIS
AGRIPPAL	Grippe, virus entier inactivé	16	65 %	6,26 €	
FLUARIX	Grippe, virus entier inactivé	16	65 %	6,26 €	
GRIPGUARD	Grippe, virus entier inactivé	14	65 %	6,79 €	
IMMUGRIP	Grippe, virus entier inactivé	15	65 %	6,26 €	
INFLUVAC	Grippe, virus entier inactivé	15	65 %	6,26 €	
MUTAGRIP	Grippe, virus entier inactivé	15	65 %	6,26 €	
PREVIGRIP	Grippe, virus entier inactivé	16	65 %	6,26 €	
VAXIGRIP	Grippe, virus entier inactivé	16	65 %	6,25 €	
VAXIGRIP	Grippe, virus entier inactivé	16	65 %	6,26 €	

ANTI-GRIPPE (AUTRES)

NOM DE MARQUE	SUBSTANCE	NOTE /20	REMB. SS	PRIX	AVIS
ABBE CHAUPITRE Hivernum N° 5	Homéopathie	4	0 %	5,94 €	Produit inefficace. À n'utiliser que si vous êtes jeune et en bonne santé.
BORIPHARM granules N° 1	Homéopathie	5	0 %	4,88 €	Idem.
COMPOSE BOIRON ACONITUM comprimé	Homéopathie	4	35 %	1,46 €	Idem.
COMPOSE BOIRON ACONITUM granules	Homéopathie	4	35 %	1,81 €	Idem.
COMPOSE BOIRON ACONITUM solution buvable	Homéopathie	4	35 %	2,28 €	Idem.
GRANIONS D'ARGENT	Oligothérapie	4	0 %	3,50 €	Inefficacité indiscutable. De l'argent mal placé.

GRANIONS D'ARGENT 0,64 mg/2 ml solution buvable	Oligothérapie	4	0 %		Idem.
GRANIONS DE BISMUTH	Oligothérapie	4	0 %	4,20 €	Sans intérêt. Comme le précise l'indication proposée par le laboratoire, ce médicament ne dispense pas d'un traitement efficace.
GRANIONS DE CUIVRE	Oligothérapie	5	0 %	7,94 €	Un médicament à tout faire !
GRIPPONYL	Phytothérapie : Quinquina, …	3	0 %	5,47 €	Inefficacité redoutable.
HOMEOGRIPPE	Homéopathie	5	0 %	4,88 €	Produit inefficace.
HOMEOMUNIL	Homéopathie	2	0 %		Idem.
INFLUDO	Homéopathie	5	0 %	5,18 €	Idem.
LEHNING L52 solution buvable	Homéopathie	5	0 %	6,35 €	Idem.
OLIGO-ESSENTIELS CUIVRE 0,05 %	Oligothérapie	3	0 %	8,62 €	Idem.
OLIGOGRANUL CUIVRE	Oligothérapie	5	0 %	5,79 €	L'indication « Modificateur de terrain » n'a pas de base scientifique démontrée. Réservé au patient jeune et bien portant.
OLIGOGRANUL CUIVRE	Oligothérapie	5	0 %		Idem.
OLIGOSOL BISMUTH	Oligothérapie	5	0 %	1,83 €	Idem.
OLIGOSOL CUIVRE	Oligothérapie	5	0 %	1,83 €	Idem.
OLIGOSOL CUIVRE solution buvable en ampoule	Oligothérapie	5	0 %	7,20 €	Idem.
OLIGOSTIM CUIVRE	Oligothérapie	5	0 %	5,33 €	Idem.
OSCILLOCOCCINUM	Homéopathie	5	0 %	7,78 €	Il n'existe hélas pas de médicaments contre la grippe en dehors de la vaccination. Nous vous conseillons donc de remplacer ce produit par un bon confit de canard, aussi efficace dans le traitement de la grippe, et nous prions le concepteur de ne plus ennuyer le canard.
OSCILLOCOCCINUM	Homéopathie	5	0 %	1,83 €	Idem.
PARAGRIPPE	Homéopathie	5	0 %	10,22 €	Aussi efficace que 3 cuillerées à soupe d'air. Réservé au patient jeune et bien portant.
PARAGRIPPE	Homéopathie	5	0 %	5,03 €	Il n'existe hélas pas de médicaments contre la grippe en dehors de la vaccination.
PARAGRIPPE	Homéopathie	5	0 %	5,49 €	Idem.
POCONEOL N° 48	Homéopathie	5	0 %	4,72 €	Produit inefficace.

« Gueule de bois »

Bouche pâteuse, soif, maux de tête, nausées, vomissements, vertiges, fatigue, ralentissement des réflexes, troubles de mémoire (amnésie partielle), maux d'estomac, sommeil perturbé et l'impression d'avoir un casque qui vous serre la tête ? Telles sont les séquelles désagréables d'une soirée trop arrosée.
Pour les éviter, buvez modérément !

CE QU'IL FAUT SAVOIR

La « gueule de bois » – une expression qui viendrait de la sensation de bouche sèche due à la déshydratation ressentie les lendemains de fête – est simplement la conséquence d'un abus de boissons alcoolisées.

LES CAUSES

Une fois absorbé, l'alcool se dégrade en acétaldéhyde, une substance trente fois plus toxique pour notre organisme que l'alcool. Son accumulation serait en partie responsable des maux de tête et des vomissements. De plus, l'alcool a un effet déshydratant, trouble l'équilibre en sels minéraux, fait chuter le taux de sucre sanguin, et provoque des irritations importantes au niveau de l'estomac.
Nous ne sommes pas tous égaux face à l'alcool. La tolérance à l'alcool est variable selon l'accoutumance, la corpulence du sujet et le sexe : la femme est deux à trois fois plus sensible à l'alcool que l'homme.

LES INTERDITS

⚠⚠⚠ Pas d'automédication mais consultez d'urgence votre médecin si vous tremblez, délirez, et a fortiori si vous vomissez du sang et/ou si vous avez des troubles du rythme cardiaque.

⚠⚠ Consultez le médecin si, au bout de 36 heures, les effets de la gueule de bois persistent.

Attention ! Ne prenez pas de médicaments à base d'aspirine comme l'ALKA SELTZER® (qui n'est jamais qu'une simple aspirine soluble). Contrairement à ce que l'on a dit pendant très longtemps, ces médicaments sont nocifs en cas de gueule de bois : ces spécialités augmentent l'irritation de l'appareil digestif, déjà malmené par l'alcool.

LES BONNES PRATIQUES

▶ En prévention

- Ne buvez pas comme un trou lors de la soirée mais mangez (protéines, féculents), bougez et surtout buvez beaucoup d'eau, de préférence salée (alcaline, type Vichy Célestins®). Et bien sûr, si vous avez bu, ne conduisez pas pour rentrer chez vous.

- Ne buvez pas d'alcool si vous prenez des anxiolytiques, des hypnotiques, des neuroleptiques, des antidépresseurs, des antihistaminiques. Vérifiez toujours que les médicaments que vous prenez sont compatibles avec des boissons alcoolisées.
- L'alcool peut augmenter ou diminuer les effets de ces médicaments. De plus, ils peuvent provoquer des troubles graves : baisse de la vigilance, dépression respiratoire, chute de la pression artérielle.

▶ En cas de « gueule de bois »

- Buvez beaucoup d'eau avant de vous coucher après une soirée arrosée et au réveil pour vous réhydrater. Buvez du bouillon (ou du Viandox®) pour récupérer les sels minéraux perdus.
- Évitez les boissons ou mets acides (pas de jus d'orange ni de cornichons !).
- Évitez le café, bien trop irritant et diurétique.
- Bannissez le jus de tomate, la bière et bien sûr les autres boissons alcoolisées.
- Si vous avez mal à la tête, prenez du paracétamol, un produit non agressif pour votre estomac en ne dépassant pas les 4 g/24 heures. Bannissez l'aspirine, trop agressive pour la muqueuse de l'estomac.
- Si vous avez des nausées, essayez les infusions de gingembre, un cola, ou prenez un anti-nausée prescrit par votre médecin *(voir Nausées et vomissements)*.
- Prenez éventuellement un anti-acide pour atténuer les maux d'estomac et buvez de l'eau minérale alcaline, type Vichy Célestins®.
- Reposez-vous si vous le pouvez car vous n'avez probablement pas toutes vos capacités normales de réactions.
- Si vous avez un métier qui demande de l'attention (conducteur d'engin, chauffeur, pilote), évaluez sérieusement votre état avant de prendre les commandes.

Évidemment, le lendemain d'une « cuite », mangez léger et restez à l'eau !

Les médicaments et l'alcool : un cocktail explosif !

Certains antibiotiques (chloramphénicol, quelques céphalosporines), certains médicaments contre le diabète pris par la bouche, certains médicaments pris par la bouche contre les champignons, certains antiparasitaires, certains anti-cancéreux peuvent stopper la dégradation complète de l'alcool au stade acétaldéhyde (ce qu'on appelle l'effet antabuse) et entraîner des sensations de malaise avec rougeurs du visage, sueurs froides, nausées, voire vomissements, maux de tête, vision double, confusion, palpitation et chute importante de la pression artérielle. Si vous êtes sous traitement, lisez attentivement la notice avant de partir faire la fête ! *(voir Médicaments et alcool)*

EN SAVOIR PLUS

L'alcool s'élimine à la vitesse de 0,1 à 0,15 g/l par heure. Si on se couche à 3 heures du matin avec un taux d'alcoolémie de 2 g/l, le taux résiduel à midi se situera entre 0,6 et 1 g/l. Faites attention si vous devez prendre le volant : vous ne serez pas à jeun !

- 1 l de vin à 12° = 120 ml d'alcool pur.
- 1 l de whisky à 40° = 400 ml d'alcool pur.
- 1 l de rhum à 55° = 550 ml d'alcool pur.
- 1 l de bière (de 5 à 7°) = 50 à 70 ml d'alcool.

Hémorroïdes (crises hémorroïdaires)

Des sensations de brûlure ou de chaleur au niveau de l'anus, et tout particulièrement après les selles ? Ce sont sans doute des hémorroïdes, des troubles très fréquents chez les plus de 50 ans – principalement chez les hommes –, qui peuvent être très douloureux.
Avec quelques mesures, vous pourrez peut-être en limiter les crises. Sinon, consultez votre médecin.

CE QU'IL FAUT SAVOIR

Les crises hémorroïdaires sont la conséquence d'une dilatation progressive et d'une inflammation des veines dans la région du canal anal. Selon leur localisation, les hémorroïdes sont soit internes, soit externes (le bourrelet d'hémorroïde est extériorisé à l'orifice de l'anus). Ces dernières sont très douloureuses en raison de l'extrême sensibilité de la peau à cet endroit.

LES CAUSES

Les crises d'hémorroïdes sont favorisées par :
- une constipation chronique (à cause des efforts de poussée pour évacuer les selles) ;
- des selles trop dures dues à une alimentation trop pauvre en fibres et en liquides ;
- l'abus de laxatifs irritants ;
- la sédentarité, la position assise prolongée ;
- le surpoids ;

- les plats épicés, l'alcool, le café, le thé et autres substances qui contiennent de la caféine ;
- la grossesse ;
- certains sports (équitation, vélo, moto).

LES INTERDITS

⚠⚠ Pas d'automédication mais consultez rapidement votre médecin si :
- Vous saignez en allant à la selle.
- Vous avez des démangeaisons à l'anus de façon chronique.
- Des symptômes du type douleur, brûlure, chaleur, suintement, gêne sont permanents : ils peuvent en effet résulter d'autres maladies que les hémorroïdes (inflammations de l'anus ou anites dues à de l'eczéma ou à une mycose, fissures anales, fistules anales, ulcérations de l'anus, diabète, parasites intestinaux...).

⚠⚠ Ne poursuivez pas un traitement en automédication plus de 48 heures si la douleur perdure, mais consultez votre médecin.

LES BONNES PRATIQUES

▶ En prévention
- Faites de l'exercice physique car cela active la circulation et la digestion. Évitez cependant le vélo et l'équitation si vous êtes sujet aux hémorroïdes.
- Optez pour une nourriture riche en fibres alimentaires (fruits, légumes, céréales complètes) et buvez de l'eau en abondance (1,5 litre).
- Évitez de rester assis toute la journée. C'est mauvais pour la circulation.
- Identifiez les aliments qui vous donnent des crises d'hémorroïdes.

▶ En cas de crise
- Ne vous obstinez pas et ne faites pas d'efforts soutenus à la selle. Attendez d'avoir vraiment envie.
- Utilisez du papier toilette doux, non parfumé. Si le papier vous fait mal, optez pour des lingettes humides.

LES MÉDICAMENTS

Les très nombreux médicaments proposés en pharmacie ont une efficacité faible. Ils sont de deux types :
- Les antihémorroïdaires pris par la bouche. La plupart sont des extraits de plantes médicinales (hamamélis, marron d'Inde, vigne rouge, mélilot, fragon, rutine et dérivés flavonoïdes). Leur efficacité n'a jamais été prouvée. Leur intérêt est donc très limité.
- Les antihémorroïdaires locaux. Ils sont censés agir sur la douleur au moment des crises. Ceux contenant certains anesthésiques locaux peuvent momentanément vous soulager.

En réalité, seuls les médicaments prescrits sur ordonnance ont une efficacité notable. Consultez votre médecin.

ANTI-HÉMORROÏDAIRE

NOM DE MARQUE	SUBSTANCE	NOTE /20	REMB. SS	PRIX	AVIS
ADENYL	Adénosine	6	0 %	5,55 €	Médicament inefficace.
AESCULUS BOIRON 4 %	Homéopathie	5	35 %	1,87 €	Idem.
AMPECYCLAL 300 mg	Acéfylline Heptaminol	8	0 %	3,19 €	Idem.
ANTHYLLINE	Phytothérapie : Hamamélis, …	5	0 %	5,61 €	Idem.
ANUSOL pommade rectale	Oxyde de zinc, …	4	0 %	6,98 €	Médicament inefficace et allergisant.
ANUSOL suppositoire	Oxyde de zinc, …	4	0 %	8,38 €	Idem.
APHLOINE P	Phytothérapie : Aphloïa, …	8	0 %	4,10 €	Médicament inefficace.
ARKOGELULES CYPRES	Phytothérapie : Cyprès	6	0 %	5,94 €	Idem.
ARKOGELULES FRAGON	Phytothérapie : Fragon	7	0 %	5,94 €	Idem.
ARKOGELULES HAMAMELIS	Phytothérapie : Hamamélis	7	0 %	7,16 €	Idem.
ARKOGELULES HAMAMELIS	Phytothérapie : Hamamélis	7	0 %	22,88 €	Idem.
ARKOGELULES MARRONNIER D'INDE	Phytothérapie : Marronnier d'Inde	7	0 %	7,16 €	Idem.
ARKOGELULES MARRONNIER D'INDE	Phytothérapie : Marronnier d'Inde	7	0 %	22,88 €	Idem.
ARKOGELULES MELILOT	Phytothérapie : Mélilot	7	0 %	6,40 €	Idem.
ARKOGELULES VIGNE ROUGE	Phytothérapie : Vigne rouge	7	0 %	5,94 €	Idem.
ARKOGELULES VIGNE ROUGE	Phytothérapie : Vigne rouge	7	0 %	20,28 €	Idem.
AVENOC pommade	Pseudo homéopathie	5	0 %	5,49 €	Idem.
AVENOC suppositoire	Pseudo-homéopathie	5	0 %	4,88 €	Idem.
BICIRKAN comprimé pelliculé	Hespéridine éthylchalcone, …	8	0 %	8,67 €	Idem.
CEMAFLAVONE	Citroflavonoïdes, …	7	0 %	3,76 €	Idem.
COMPLEXE LEHNING AESCULUS N° 103	Homéopathie	5	0 %	6,47 €	Idem.
COMPLEXE LEHNING PAEONIA N° 104	Homéopathie	3	0 %	4,57 €	Idem.
COMPOSE BOIRON AESCULUS pommade	Homéopathie	6	35 %	1,88 €	Médicament inefficace mais remboursé par la Sécurité sociale. Bravo !

COMPOSE BOIRON AESCULUS solution buvable	Homéopathie	6	35 %	2,28 €	Idem.
COMPOSE BOIRON AESCULUS suppositoire	Homéopathie	6	35 %	3,16 €	Idem.
COMPOSE BOIRON AESCULUS comprimé	Homéopathie	6	35 %	1,46 €	Idem.
COMPOSE BOIRON AESCULUS granules	Homéopathie	6	35 %	1,81 €	Idem.
CYCLO 3 FORT ampoule buvable	Hétérosides stéroliques, …	6	0 %	5,79 €	Médicament inefficace.
CYCLO 3 FORT gélule	Hétérosides stéroliques, …	6	0 %	5,79 €	Idem.
CYCLO 3 FORT gélule	Hétérosides stéroliques, …	6	0 %	12,82 €	Idem.
DAFLON 375 mg comprimé	Diosmine, …	8	0 %	3,19 €	Idem.
DAFLON 500 mg comprimé	Diosmine	8	0 %	5,51 €	Idem.
DAFLON 500 mg comprimé pelliculé	Diosmine	8	0 %	14,00 €	Idem.
DIO 600 mg	Diosmine	8	0 %	7,43 €	Idem.
DIO Gé 300 mg	Diosmine	8	0 %	4,33 €	Idem.
DIO Gé 300 mg	Diosmine	8	0 %	7,49 €	Idem.
DIOSMIL Gé 300 mg	Diosmine	8	0 %	4,71 €	Idem.
DIOSMINE ARROW 300 mg	Diosmine	8	0 %	3,93 €	Idem.
DIOSMINE ARROW 300 mg	Diosmine	8	0 %	6,49 €	Idem.
DIOSMINE ARROW 600 mg	Diosmine	8	0 %	8,30 €	Idem.
DIOSMINE BIOGARAN 300 mg	Diosmine	8	0 %	4,04 €	Idem.
DIOSMINE BIOGARAN 600 mg	Diosmine	8	0 %	9,05 €	Idem.
DIOSMINE CRISTERS 600 mg	Diosmine	8	0 %	9,05 €	Idem.
DIOSMINE EG 300 mg	Diosmine	8	0 %	3,87 €	Idem.
DIOSMINE EG 600 mg	Diosmine	8	0 %	7,70 €	Idem.
DIOSMINE EG 600 mg comprimé	Diosmine	8	0 %	8,54 €	Idem.
DIOSMINE HEXAL SANTE 300 mg	Diosmine	8	0 %	7,66 €	Idem.
DIOSMINE HEXAL SANTE 600 mg	Diosmine	8	0 %	9,05 €	Idem.
DIOSMINE MYLAN 300 mg	Diosmine	8	0 %	3,93 €	Idem.
DIOSMINE MYLAN 600 mg	Diosmine	8	0 %	9,05 €	Idem.
DIOSMINE MYLAN 600 mg solution buvable	Diosmine	8	0 %	7,10 €	Idem.
DIOSMINE QUALIMED 600 mg	Diosmine	8	0 %	8,30 €	Idem.

DIOSMINE RATIOPHARM 600 mg	Diosmine	8	0 %	7,49 €	Idem.
DIOSMINE RPG 300 mg	Diosmine	8	0 %	4,31 €	Idem.
DIOSMINE RPG 600 mg	Diosmine	8	0 %	8,63 €	Idem.
DIOSMINE SANDOZ CONSEIL 300 mg	Diosmine	8	0 %	4,39 €	Idem.
DIOSMINE SANDOZ CONSEIL 600 mg	Diosmine	8	0 %	9,05 €	Idem.
DIOSMINE SANDOZ CONSEIL 600 mg comprimé pelliculé	Diosmine	8	0 %		Idem.
DIOSMINE TEVA 300 mg	Diosmine	8	0 %	5,08 €	Idem.
DIOSMINE TEVA 300 mg	Diosmine	8	0 %	8,69 €	Idem.
DIOSMINE TEVA 600 mg	Diosmine	8	0 %	9,05 €	Idem.
DIOSMINE ZYDUS 600 mg	Diosmine	8	0 %	9,05 €	Idem.
DIOVENOR 300 mg	Diosmine	8	0 %	5,64 €	Idem.
DIOVENOR 600 mg	Diosmine	8	0 %	10,05 €	Idem.
DIOVENOR 600 mg solution buvable	Diosmine	8	0 %	11,18 €	Idem.
ELUSANES CASSIS 200 mg	Phytothérapie : Cassis	6	0 %	7,01 €	Idem.
ELUSANES FRAGON 200 mg	Phytothérapie : Fragon	7	0 %	7,70 €	Idem.
ELUSANES HAMAMELIS 200 mg	Phytothérapie : Hamamélis	7	0 %	7,16 €	Idem.
ELUSANES MARRONNIER D'INDE 200 mg	Phytothérapie : Marronnier d'Inde	7	0 %	15,10 €	Idem.
ELUSANES MARRONNIER D'INDE 200 mg	Phytothérapie : Marronnier d'Inde	7	0 %	7,01 €	Idem.
ELUSANES MELILOT 200 mg	Phytothérapie : Mélilot	7	0 %	7,01 €	Idem.
ELUSANES VIGNE ROUGE	Phytothérapie : Vigne rouge	7	0 %	16,10 €	Idem.
ENDIUM Gé 300 mg	Diosmine	8	0 %	4,99 €	Idem.
ENDIUM Gé 600 mg	Diosmine	8	0 %	8,81 €	Idem.
ESBERIVEN FORT comprimé	Rutoside, …	8	0 %	4,93 €	Idem.
ESBERIVEN FORT solution buvable	Rutoside, …	8	0 %	3,56 €	Idem.
ESBERIVEN FORT comprimé enrobé	Rutoside, …	8	0 %	14,31 €	Idem.
FLAVAN	Leucocianidol	6	0 %	4,09 €	Idem.
FLEBOSMIL Gé 300 mg poudre pour suspension buvable	Diosmine	8	0 %	4,83 €	Idem.
FLEBOSMIL Gé 600 mg	Diosmine	8	0 %	8,81 €	Idem.

FLUON	Phytothérapie : Hamamélis, …	6	0 %	8,23 €	Idem.
GINKOR FORT gélule	Troxérutine, …	6	0 %	6,11 €	Idem.
GINKOR FORT gélule	Troxérutine, …	6	0 %	15,20 €	Idem.
HEC pommade rectal	Tanin, …	2	0 %	6,65 €	Idem.
HIRUCREME	Extrait de sangsue, …	6	0 %	1,70 €	Idem.
HIRUCREME	Extrait de sangsue, …	6	0 %	3,67 €	Idem.
HISTO-FLUINE P	Phytothérapie : Marron d'Inde, …	6	0 %	1,85 €	Idem.
INTERCYTON	Acide flavodique disodique	8	0 %	4,41 €	Idem.
INTRAIT DE MARRON D'INDE P	Phytothérapie : Marron d'Inde, …	4	0 %	5,95 €	Idem.
MARRON D'INDE BOIRON 25 mg	Phytothérapie : Marronnier d'Inde	6	0 %	8,10 €	Idem.
MEDIFLOR N° 12 Jambes lourdes	Phytothérapie : Vigne rouge, …	6	0 %	5,94 €	Idem.
MEDIVEINE Gé 300 mg	Diosmine	8	0 %	3,61 €	Idem.
MEDIVEINE Gé 300 mg	Diosmine	8	0 %	6,29 €	Idem.
MEDIVEINE Gé 600 mg	Diosmine	8	0 %	7,43 €	Idem.
MEDIVEINE Gé 600 mg solution buvable	Diosmine	8	0 %	7,70 €	Idem.
OPO-VEINOGENE	Phytothérapie : Vigne rouge, …	7	0 %	3,87 €	Idem.
PETIT HOUX BOIRON gélule	Phytothérapie : Fragon	6	0 %	8,10 €	Idem.
PHLEBOCREME	Benzocaïne, …	4	0 %	6,35 €	Idem.
PHLEBOSEDOL tisane	Phytothérapie : Alchemille vulgaire, …	7	0 %	4,42 €	Idem.
PHLEBOSUP suppositoire	Benzocaïne, …	5	0 %	6,48 €	Idem.
PHYTOMELIS	Phytothérapie : Hamamélis	7	0 %	5,64 €	Idem.
POCONEOL N° 71	Homéopathie	6	0 %	4,72 €	Idem.
PREPARATION H VEINOTONIC 300 mg	Diosmine	8	0 %	7,47 €	Idem.
RATANHIA BOIRON 4 %	Homéopathie	4	35 %	1,83 €	Idem.
RECTOQUOTANE	Quinisocaïne, …	11	0 %	2,28 €	
RHEOFLUX 3500 mg	Troxérutine	7	0 %	5,16 €	Idem.
RHEOFLUX 3500 mg	Troxérutine	7	0 %	5,16 €	Idem.
SANTANE V3 sachet	Phytothérapie : Hamamélis, …	6	0 %	4,72 €	Idem.

SEDORRHOIDE CRISE HEMORROIDAIRE crème rectale	Benzocaïne, …	6	0 %	5,44 €	Idem.
SEDORRHOIDE CRISE HEMORROIDAIRE suppositoire	Benzocaïne, …	6	0 %	5,30 €	Idem.
SEDORRHOIDE VEINOTONIQUE, comprimé pelliculé	Diosmine	8	0 %	8,50 €	Idem.
TISANE PROVENCALE N° 3	Phytothérapie : Vigne rouge, …	6	0 %	6,80 €	Idem.
TITANORAL 600 mg	Diosmine	8	0 %	10,20 €	Idem.
TITANOREINE crème	Carraghénates, …	11	15 %	4,62 €	
TITANOREINE LIDOCAINE 2 %	Carraghénates, …	12	0 %	4,61 €	
TITANOREINE suppositoire	Carraghénates, …	11	15 %	2,92 €	
TRONOTHANE gel	Pramocaïne	11	0 %	8,67 €	
TROXERUTINE ALMUS 3,5 g	Troxérutine	7	0 %	5,10 €	Médicament inefficace.
TROXERUTINE ALTER 3,5 g	Troxérutine	7	0 %	5,04 €	Idem.
TROXERUTINE ARROW 3,5 g	Troxérutine	7	0 %	5,32 €	Idem.
TROXERUTINE BIOGARAN 3,5 g	Troxérutine	7	0 %	5,32 €	Idem.
TROXERUTINE BIOGARAN 3,5 g poudre pour solution buvable en sachet-dose	Troxérutine	7	0 %	7,65 €	Idem.
TROXERUTINE EG 3,5 g	Troxérutine	7	0 %	5,34 €	Idem.
TROXERUTINE GNR 3,5 g	Troxérutine	7	0 %	5,00 €	Idem.
TROXERUTINE MAZAL 3500 mg/7 ml	Troxérutine	7	0 %	5,00 €	Idem.
TROXERUTINE MAZAL poudre 3,5 g	Troxérutine	7	0 %	5,00 €	Idem.
TROXERUTINE MYLAN 3,5 g	Troxérutine	7	0 %	5,33 €	Idem.
TROXERUTINE QUALIMED 3,5 g	Troxérutine	7	0 %	5,33 €	Idem.
TROXERUTINE RPG 3,5 g	Troxérutine	7	0 %	5,32 €	Idem.
TROXERUTINE SANDOZ	Troxérutine	7	0 %	5,00 €	Idem.
TROXERUTINE TEVA 3,5 g	Troxérutine	7	0 %	5,06 €	Idem.
VASCODRAN granules	Homéopathie	3	0 %	9,95 €	Idem.
VEINAMITOL 3500 mg solution buvable en sachet-dose	Troxérutine	7	0 %	7,48 €	Idem.
VEINAMITOL poudre	Troxérutine	7	0 %	5,16 €	Idem.
VEINAMITOL solution	Troxérutine	7	0 %	5,16 €	Idem.
VEINO-DRAINOL solution buvable	Homéopathie	4	0 %	7,30 €	Idem.
VEINOBIASE	Rutoside, …	6	0 %	3,42 €	Idem.
VEINOPHYTUM	Phytothérapie : Marronnier d'Inde	6	0 %	7,32 €	Idem.

VEINOSIUM comprimé sublingual	Homéopathie	5	0 %	7,82 €	Idem.
VEINOSTASE	Phytothérapie : Marron d'Inde, …	6	0 %	2,89 €	Idem.
VELITEN	Rutoside, …	6	0 %	3,74 €	Idem.
VELITEN comprimé pelliculé	Rutoside, …	6	0 %	16,05 €	Idem.
VENIRENE Gé 300 mg	Diosmine	8	0 %	4,04 €	Idem.
VENIRENE Gé 300 mg	Diosmine	8	0 %	7,02 €	Idem.
VENIRENE Gé 600 mg	Diosmine	8	0 %	9,05 €	Idem.
VIGNE ROUGE BOIRON	Phytothérapie : Vigne rouge	6	0 %	8,10 €	Idem.

NOTRE MÉDICAMENT FAVORI

TITANORÉINE LIDOCAÏNE 2 %

Note : 12/20 **Prix :** 4,61 € **Remb SS :** 0 %

Classe thérapeutique : Antihémorroïdaire.

Indications : Douleurs de l'anus dues aux hémorroïdes.

Contre-indications générales : Allergie aux anesthésiques locaux ◆ Allergie à l'un des constituants du produit ◆ Sang dans les selles qui impose toujours une consultation médicale.

Posologie : 1 à plusieurs (4 maximum) applications de pommade par jour après les selles.

Incidents : Éruptions de la peau ◆ Démangeaisons (urticaire).

Arrêt du médicament si : Les troubles persistent plus d'une semaine ◆ Accentuation des douleurs ◆ Sang dans les selles.

Composition : pour 100 g de crème : Carraghénates 4 g ; dioxyde de titane 2 g ; oxyde de zinc 2 g ; lidocaïne 2 g. Excipients : Palmitostéarate de macrogol ; glycérides polyglycolysés saturés ; diméticone ; cellulose microcristalline ; propylène-glycol ; eau purifiée. Conservateurs : Parahydroxybenzoates de méthyle (E 219) et de propyle (E 217) ; sorbate de potassium.

Présentation : Tube de 20 g **Laboratoire :** Mc Neil

Hypertrophie bénigne de la prostate (difficulté à uriner)

Messieurs, vous vous réveillez souvent la nuit pour uriner ? Vous urinez par à-coups ? Pas « franchement » ? Vous avez la sensation que votre vessie ne se vide pas complètement ? Vous êtes sans doute atteint d'hypertrophie bénigne de la prostate (HBP) : une affection courante chez les hommes de plus de 50 ans (50 % chez les + de 60 ans, 90 % chez les + de 80 ans). Toute difficulté à uriner nécessite TOUJOURS une consultation médicale.

CE QU'IL FAUT SAVOIR

La prostate est une glande de forme arrondie, située sous la vessie. Elle enveloppe l'urètre, le canal qui évacue l'urine et le sperme. À l'âge adulte, elle pèse de 15 à 20 g, mais avec les années elle grossit et peut atteindre jusqu'à sept fois son poids initial dans le cas d'hypertrophie : cela gène la vidange de la vessie et irrite la paroi de l'urètre et de la vessie.

LES CAUSES

Elles sont encore méconnues. On avance des causes d'ordre génétique, un lien avec une baisse naturelle de testostérone due à l'âge.
Certains facteurs pourraient favoriser une difficulté à uriner : l'obésité, le diabète, mais aussi l'abus de tabac, l'hypertension, le cholestérol. Il en est de même pour certaines classes de médicaments : antiallergiques, anti-mal des transports, certains antispasmodiques, antidépresseurs et neuroleptiques.

LES INTERDITS

⚠⚠ Pas d'automédication mais consultez votre médecin si :

- Vous ressentez des douleurs ou des brûlures en urinant.
- Vous vous levez souvent pour uriner la nuit.
- Vous avez des douleurs aux reins.
- Vos urines sont de moins en moins abondantes.

LES BONNES PRATIQUES

L'automédication n'est pas adaptée pour traiter une hypertrophie bénigne de la prostate. Cependant, certains médicaments en vente libre peuvent soulager les premiers symptômes… en attendant la visite chez le médecin.

Pour ne pas aggraver les manifestations d'une hypertrophie bénigne de la prostate, suivez ces quelques règles :

- Prenez soin de bien vider votre vessie (c'est plus facile en urinant assis que debout).
- N'attendez pas trop pour uriner en cas de besoin pressant sous peine de distendre la vessie.
- Buvez régulièrement mais réduisez vos apports en liquides 1 ou 2 heures avant un long voyage en voiture, une situation stressante et avant de vous coucher.
- Réduisez l'alcool (il augmente la diurèse) et les boissons à base de caféine.
- Bougez : l'activité physique diminue la rétention d'urine dans la vessie.

LES MÉDICAMENTS

Il existe des médicaments à base de plantes présentant une légère efficacité. Les produits homéopathiques n'ont aucun intérêt dans cette indication.

ANTI-TROUBLES DE LA PROSTATE

NOM DE MARQUE	SUBSTANCE	NOTE /20	REMB. SS	PRIX	AVIS
COMPOSE BOIRON SABAL SERRULATA comprimé	Homéopathie	2	35 %	1,46 €	Une indication inadmissible. À fuir mais remboursé par la Sécurité sociale.
COMPOSE BOIRON SABAL SERRULATA granules	Homéopathie	2	35 %	1,80 €	Idem.
COMPOSE BOIRON SABAL SERRULATA solution buvable	Homéopathie	2	35 %	2,28 €	Idem.
PERMIXON 160 mg gélule	Phytothérapie : Serenoa repens	11	35 %	30,31 €	Faible efficacité.
PERMIXON 160 mg gélule	Phytothérapie : Serenoa repens	11	35 %	28,82 €	Idem.
PERMIXON 160 mg gélule	Phytothérapie : Serenoa repens	11	35 %	28,82 €	Idem.
PERMIXON 160 mg gélule	Phytothérapie : Serenoa repens	11	35 %	28,82 €	Idem.
PERMIXON 160 mg gélule	Phytothérapie : Serenoa repens	11	35 %	77,58 €	Idem.
PERMIXON 160 mg gélule	Phytothérapie : Serenoa repens	11	35 %	28,82 €	Idem.
PERMIXON 160 mg gélule	Phytothérapie : Serenoa repens	11	35 %	81,39 €	Idem.
POCONEOL N° 35	Homéopathie	2	0 %	4,72 €	Indications inacceptables.
PRUNIER D'AFRIQUE MYLAN 50 mg capsule molle	Phytothérapie : Prunier d'Afrique	11	35 %	11,32 €	Faible efficacité.

PRUNIER D'AFRIQUE MYLAN 50 mg capsule molle	Phytothérapie : Prunier d'Afrique	11	35 %	22,07 €	Idem.
PRUNIER D'AFRIQUE QUALIMED 50 mg capsule molle	Phytothérapie : Prunier d'Afrique	11	35 %	22,07 €	Idem.
PRUNIER D'AFRIQUE QUALIMED 50 mg capsule molle	Phytothérapie : Prunier d'Afrique	11	35 %	11,32 €	Idem.
TADENAN 50 mg capsule	Phytothérapie : Prunier d'Afrique	11	35 %	14,44 €	Idem.
TADENAN 50 mg capsule	Phytothérapie : Prunier d'Afrique	11	35 %	28,32 €	Idem.

Insomnie (petit trouble du sommeil)

Vous avez des difficultés à vous endormir ? Ou au contraire vous vous réveillez en pleine nuit sans pouvoir vous rendormir ? Ou bien votre sommeil s'interrompt facilement et vous laisse le matin avec l'impression de ne pas avoir « récupéré » ?
Vous souffrez d'insomnie, un trouble du sommeil très courant : 15 % des Français en souffrent au moins une fois par semaine.
Cependant, il suffit parfois de modifier son hygiène de vie pour s'en débarrasser.

CE QU'IL FAUT SAVOIR

Le sommeil étant vital, un mauvais sommeil peut altérer notre vie quotidienne et notre personnalité, provoquant somnolence (source de danger), manque de concentration, irritabilité et fatigue.

LES CAUSES

▸ **L'insomnie est très souvent chronique** (plus de 6 mois) et peut être déclenchée par de multiples facteurs :
- mauvaise hygiène de vie (abus de café, tabac, drogue) ;
- problèmes de santé physique (infection, fièvre, douleurs de dos, ulcère ou migraine) ;
- troubles psychologiques (dépression, anxiété) ;
- difficultés personnelles (familiales, professionnelles) ;
- conséquences de certaines pathologies (apnée du sommeil, angor nocturne, hyperthyroïdie, asthme, allergie) ou de certains médicaments ;

- événements stressants (deuil, naissance, harcèlement…) ;
- activité professionnelle nocturne ;
- vieillissement. Avec l'âge, le sommeil tend à diminuer et à se fragmenter.

▸ **Les insomnies occasionnelles** ou transitoires durent moins de 1 mois. Elles sont liées généralement à une mauvaise hygiène de vie (activités sportives tardives, dîners lourds et arrosés), un environnement bruyant, un séjour en altitude à plus de 2 000 mètres, le décalage horaire, une situation stressante ponctuelle… ou même une mauvaise literie !

LES INTERDITS

⚠ Ne prolongez pas un traitement en automédication plus de 15 jours mais consultez votre médecin si :
- Vos insomnies empirent (elles sont de plus en plus fréquentes, de plus en plus longues).
- Vous avez l'impression d'avoir des insomnies depuis que vous prenez un nouveau médicament.
- Vous somnolez la journée.
- Vous ressassez des idées de plus en plus noires.

Si vous prenez des somnifères prescrits par votre médecin qui n'ont pas d'effet sur votre insomnie, n'augmentez surtout pas les doses mais consultez à nouveau votre médecin.

Si vous êtes sujet à des insomnies

- Ne faites pas de sieste trop longue (plus de 20 minutes) ou trop tardive dans l'après-midi : vous compromettez votre nuit !
- N'abusez pas d'excitants (alcool à haute dose, café, cola, certains dérivés de la cortisone), surtout après 16 heures !
- Ne dînez pas tard, ne faites pas de repas lourds et arrosés.
- Ne faites pas d'activité physique intense (natation, jogging, tennis, etc.) juste avant de vous coucher.
- Ne regardez pas la télévision trop tard (cela stimule l'éveil… même si certains programmes font dormir), évitez de surfer sur Internet jusqu'à minuit.
- Ne prolongez pas tard le soir une tâche intellectuelle.
- Ne prenez pas de bain chaud avant de dormir.
- Ne dormez pas dans une chambre surchauffée.
- Ne sautez pas le dîner.

LES BONNES PRATIQUES

▸ En prévention

- Arrêtez toutes vos activités 1 heure avant de vous coucher (en dehors de la lecture).
- Attendez d'être fatigué avant de vous mettre au lit.
- Ne luttez pas contre le sommeil. Vous avez sommeil ? Dormez.
- Apprenez à vous détendre avant de vous coucher (yoga, techniques de respiration profonde…).

• Buvez une tisane calmante (valériane, tilleul) ou un verre de lait chaud.
• Aérez votre chambre pour la rafraîchir si nécessaire.
• Faites le calme dans votre chambre (bannissez la télévision au lit sauf si cela vous endort...).

▶ En cas d'insomnie

• Relevez-vous si vous ne dormez toujours pas 20 minutes après avoir éteint. Lisez, détendez-vous et attendez les premiers signes du sommeil.
• Si vous vous réveillez au milieu de la nuit, levez-vous, buvez un verre de lait chaud légèrement sucré ou une tisane calmante (valériane, aubépine), lisez ou, mieux, écoutez de la musique douce et revenez-vous coucher. Le plus souvent, vous allez vous rendormir.
• Levez-vous toujours à la même heure quelle que soit l'heure du coucher.

LES MÉDICAMENTS

Si votre insomnie persiste malgré une bonne hygiène de vie, vous pouvez essayer un de ces médicaments sans ordonnance qui peuvent vous aider à mieux dormir :
• Les antihistaminiques H_1, à base de doxylamine, prométhazine, alimémazine, dont les effets sédatifs peuvent traiter les insomnies occasionnelles. Ils sont contre-indiqués en cas de glaucome, de difficultés à uriner chez les hommes ou d'allergies connues aux antihistaminiques. De plus, la prométhazine et l'alimémazine sont interdites en cas de baisse importante de globules blancs et ne doivent pas être utilisées si vous vous exposez au soleil (risques de phototoxicité, *voir Médicaments et soleil*).
• Les sels de brome sont déconseillés en raison de leur mauvais rapport efficacité/tolérance, car ils peuvent entraîner divers types d'éruption de la peau et des troubles neuropsychiatriques (risques de désorientation, confusion, hallucination).
• Les médicaments à base de plantes (valériane, aubépine, passiflore, tilleul) peuvent se révéler suffisants pour traiter certains problèmes d'insomnie.
• Les médicaments homéopathiques ainsi que certains oligoéléments peuvent s'avérer utiles.

EN SAVOIR PLUS

Les différents types d'insomnie

• Difficultés à s'endormir. C'est l'insomnie la plus fréquente. On éteint, et 2 heures après, on est toujours éveillé.
• Réveil nocturne vers 3-4 heures du matin avec difficultés à se rendormir. On ressasse des idées noires, on ne s'endort qu'au petit matin et on se réveille épuisé.
• Réveil à l'aube, vers 5 heures. Impossible de se rendormir.
• Insomnie totale. Cas rare. On reste éveillé toute la nuit.

ANTI-TROUBLE DU SOMMEIL

NOM DE MARQUE	SUBSTANCE	NOTE /20	REMB. SS	PRIX	AVIS
ARKOGELULES AUBELINE 350 mg	Phytothérapie : Aubépine	11	0 %	5,94 €	
ARKOGELULES AUBELINE 350 mg	Phytothérapie : Aubépine	11	0 %	20,28 €	
ARKOGELULES COQUELICOT	Phytothérapie : Coquelicot	10	0 %	4,27 €	
ARKOGELULES ESCHSCHOLTZIA 300 mg	Phytothérapie : Eschscholtzia	10	0 %	6,40 €	
ARKOGELULES ESCHSCHOLTZIA gélule	Phytothérapie : Eschscholtzia	10	0 %	22,27 €	
ARKOGELULES LAVANDE 300 mg	Phytothérapie : Lavande	8	0 %	7,16 €	
ARKOGELULES PASSIFLORE 300 mg	Phytothérapie : Passiflore	11	0 %	6,55 €	
ARKOGELULES VALERIANE	Phytothérapie : Valériane	11	0 %	20,28 €	
ARKOGELULES VALERIANE	Phytothérapie : Valériane	11	0 %	5,94 €	
BIOCARDE solution	Phytothérapie : Aubépine, …	6	0 %	3,00 €	
BORIBEL TISANE N° 8 sédative	Phytothérapie : Valériane	10	0 %	7,40 €	
BORIBEL TISANE N° 8 sédative	Phytothérapie : Valériane	10	0 %	11,13 €	
CALCIBRONAT 2 g	Bromures	4	0 %	3,20 €	Les dérivés bromés sont des produits dépassés depuis plus de 60 ans.
CALCIBRONAT 2 g	Bromures	4	0 %	7,32 €	Idem.
CALMODREN granules	Homéopathie	10	0 %	14,30 €	
CALMOTISAN	Phytothérapie : Valériane	10	0 %	4,42 €	
CIMIPAX	Phytothérapie : Cimifuga	10	0 %	3,60 €	
COMPOSE BOIRON PASSIFLORA granules	Homéopathie	10	35 %	1,67 €	
COMPOSE BOIRON PASSIFLORA solution buvable	Homéopathie	10	35 %	2,28 €	
DOLISEDAL	Homéopathie	10	0 %	5,92 €	
DONORMYL pelliculé 15 mg	Doxylamine	12	0 %	2,48 €	
DONORMYL 15 mg effervescent	Doxylamine	12	0 %	3,05 €	

ELUSANES AUBEPINE 200 mg	Phytothérapie : Aubépine	10	0 %	7,01 €	
ELUSANES ESCHSCHOLTZIA 200 mg	Phytothérapie : Eschscholtzia	10	0 %	7,01 €	
ELUSANES NATUDOR	Phytothérapie : Aubépine, …	11	0 %	7,01 €	
ELUSANES PASSIFLORE 200 mg	Phytothérapie : Passiflore	11	0 %	15,10 €	
ELUSANES PASSIFLORE 200 mg	Phytothérapie : Passiflore	11	0 %	7,01 €	
ELUSANES VALERIANE 200 mg	Phytothérapie : Valériane	11	0 %	6,43 €	
ELUSANES VALERIANE 200 mg	Phytothérapie : Valériane	11	0 %	11,34 €	
EUPHYTOSE	Phytothérapie : Valériane	11	0 %	4,69 €	Amélioration de la formule avec la disparition de paullinia et de kola.
EUPHYTOSE	Phytothérapie : Valériane	11	0 %	2,20 €	Idem.
GALIRENE	Bromures	4	0 %	4,88 €	Le bromure a eu son heure de gloire à la belle époque mais a très mal vieilli.
GRANIONS DE LITHIUM	Oligothérapie	5	0 %	10,95 €	Sans intérêt. Comme le précise l'indication proposée par le laboratoire, ce médicament ne dispense pas d'un traitement efficace.
GRANIONS DE LITHIUM	Oligothérapie	5	0 %	1,83 €	Idem.
LIDENE comprimé pelliculé sécable 15 mg	Doxylamine	12	0 %	2,57 €	
MEDIFLOR N° 14 Troubles du sommeil	Phytothérapie : Valériane	11	0 %	5,94 €	
MICROSOL LITHIUM 40 µg/ml	Oligothérapie	6	0 %	5,18 €	
NEUROFLORINE	Phytothérapie : Valériane	11	0 %	4,42 €	
NEUROPAX	Phytothérapie : Aubépine, …	11	0 %	6,55 €	Amélioration de la formule par disparition du phénobarbital.
NOCTYL 15 mg	Doxylamine	12	0 %	2,84 €	
NOCVALENE Adulte	Phytothérapie : Aubépine, …	11	0 %	6,55 €	
OLIGO-ESSENTIELS LITHIUM 0,5 mg/ml	Oligothérapie	10	0 %	8,03 €	
OLIGOSOL ALUMINIUM	Oligothérapie	5	0 %	1,83 €	L'indication « Modificateur de terrain » n'a pas de base scientifique démontrée.
OLIGOSOL LITHIUM solution buvable en ampoule : Amp/14	Oligothérapie	10	0 %	1,83 €	Idem.

OLIGOSOL LITHIUM solution buvable en ampoule : Amp/28	Oligothérapie	10	0 %	4,75 €	
OLIGOSTIM Aluminium 0,013 mg	Oligothérapie	10	0 %	5,33 €	L'indication « Modificateur de terrain » n'a pas de base scientifique démontrée.
OLIGOSTIM Lithium	Oligothérapie	10	0 %	5,33 €	Idem.
PANXEOL	Phytothérapie : Eschscholtzia	11	0 %	9,50 €	
PASSIFLORA GHL solution	Homéopathie	8	0 %	4,42 €	Pseudo-homéopathie fortement alcoolisée.
PASSIFLORE BOIRON	Phytothérapie : Passiflore	10	0 %	8,28 €	
PASSIFLORINE	Phytothérapie : Passiflore, …	11	0 %		
PASSIFLORINE solution	Phytothérapie : Passiflore, …	11	0 %	1,67 €	
PASSINEVRYL	Phytothérapie : Valériane	11	0 %	5,49 €	
PHENERGAN comprimé	Prométhazine	12	15 %	1,28 €	
PHENERGAN sirop	Prométhazine	12	0 %	1,67 €	
PHENERGAN solution injectable	Prométhazine	12	0 %	2,59 €	
PLENESIA comprimé enrobé	Phytothérapie : Passiflore, …	11	0 %	6,00 €	
PLENESIA comprimé enrobé	Phytothérapie : Passiflore, …	11	0 %	12,62 €	
POCONEOL N° 2	Homéopathie	4	0 %	4,72 €	
POCONEOL N° 43	Homéopathie	5	0 %	4,72 €	
POCONEOL N° 73	Homéopathie	4	0 %	4,72 €	
SANTANE H7 tisane en sachet	Phytothérapie : Aubépine, …	10	0 %	5,37 €	
SANTANE H7 tisane en vrac	Phytothérapie : Aubépine, …	10	0 %	8,32 €	
SEDALOZIA	Phytothérapie : Valériane	11	0 %	9,30 €	
SEDATIF TIBER	Bromures	5	0 %	7,90 €	Le bromure a eu son heure de gloire à la belle époque mais a très mal vieilli.
SEDOPAL gélule	Phytothérapie : Aubépine, …	10	0 %	7,32 €	
SOMNIDORON solution buvable en gouttes	Homéopathie	10	0 %	7,47 €	
SPASMINE comprimé	Phytothérapie : Valériane	11	0 %	5,90 €	
SPASMINE comprimé	Phytothérapie : Valériane	11	0 %	2,74 €	

THERALENE sirop	Alimémazine	12	0 %	1,22 €	À éviter en automédication.
TISANE PROVENCALE N° 4	Phytothérapie : Aubépine, …	10	0 %	7,16 €	
TRANQUITAL	Phytothérapie : Valériane, …	11	0 %	5,90 €	
TRANQUITAL	Phytothérapie : Valériane, …	11	0 %	2,53 €	
VAGOSTABYL comprimé	Phytothérapie : Aubépine, …	11	0 %	8,63 €	
VAGOSTABYL comprimé	Phytothérapie : Aubépine, …	11	0 %	2,74 €	
VALERIANE BOIRON	Phytothérapie : Valériane	11	0 %	6,95 €	

TRANQUILLISANT

NOM DE MARQUE	SUBSTANCE	NOTE /20	REMB. SS	PRIX	AVIS
ABBE CHAUPITRE N° 7	Homéopathie	10	0 %	5,18 €	
ANTINERVEUX LESOURD	Phytothérapie : Lotier corniculé	10	0 %	5,20 €	Mis sur le marché en 1944. On espère que du moins l'alcool a bien vieilli depuis cette date.
ANXIETUM	Homéopathie	10	0 %	6,59 €	
ARKOGELULES AUBELINE 350 mg	Phytothérapie : Aubépine	11	0 %	5,94 €	
ARKOGELULES AUBELINE 350 mg	Phytothérapie : Aubépine	11	0 %	20,28 €	
ARKOGELULES COQUELICOT	Phytothérapie : Coquelicot	10	0 %	4,27 €	
ARKOGELULES ESCHSCHOLTZIA 300 mg	Phytothérapie : Eschscholtzia	10	0 %	6,40 €	
ARKOGELULES ESCHSCHOLTZIA gélule	Phytothérapie : Eschscholtzia	10	0 %		
ARKOGELULES HOUBLON 195 mg	Phytothérapie : Houblon	10	0 %	7,62 €	
ARKOGELULES LAVANDE 300 mg	Phytothérapie : Lavande	8	0 %	7,16 €	
ARKOGELULES PASSIFLORE 300 mg	Phytothérapie : Passiflore	11	0 %	19,67 €	
ARKOGELULES PASSIFLORE 300 mg	Phytothérapie : Passiflore	11	0 %	6,55 €	
ARKOGELULES VALERIANE	Phytothérapie : Valériane	11	0 %	5,94 €	
ARKOGELULES VALERIANE	Phytothérapie : Valériane	11	0 %	20,28 €	
BIOCARDE solution	Phytothérapie : Aubépine, …	6	0 %	3,00 €	

BIOMAG	Homéopathie	8	0 %	10,80 €	
BORIBEL TISANE N° 8 sédative	Phytothérapie : Valériane	10	0 %	11,13 €	
BORIBEL TISANE N° 8 sédative	Phytothérapie : Valériane	10	0 %	7,40 €	
BORIPHARM granules N° 3	Homéopathie	10	0 %	4,88 €	
BORIPHARM granules N° 41	Homéopathie	7	0 %	4,88 €	Même nom mais formule différente. Bravo !
BORIPHARM N° 3 granules	Homéopathie	10	0 %		
BORIPHARM N° 41 granules	Homéopathie	10	0 %		Même nom mais formule différente. Bravo !
CALMODREN granules	Homéopathie	10	0 %	14,30 €	
CALMOTISAN	Phytothérapie : Valériane	10	0 %	4,42 €	
CARDIOCALM	Phytothérapie : Aubépine	11	0 %	6,09 €	Disparition de la composition de 20 mg de barbiturique. Une grande amélioration de la formule, mais toujours le même nom de marque. Bravo pour la transparence !
CARDIOCALM	Phytothérapie : Aubépine	11	0 %	3,05 €	Idem.
COMPLEXE LEHNING GELSEMIUM N° 70	Homéopathie	10	0 %	4,57 €	
COMPLEXE LEHNING OENANTHE N° 78	Homéopathie	6	0 %	4,57 €	Ce laboratoire semble bénéficier de médecins qui atteignent des summums d'incompétence !
COMPLEXE LEHNING TARENTULA N° 71	Homéopathie	5	0 %	4,57 €	
COMPLEXE LEHNING ZINCUM N° 101	Homéopathie	5	0 %	6,59 €	
COMPOSE BOIRON PASSIFLORA comprimés	Homéopathie	10	35 %	1,37 €	
COMPOSE BOIRON PASSIFLORA granules	Homéopathie	10	35 %	1,67 €	
COMPOSE BOIRON PASSIFLORA solution buvable	Homéopathie	10	35 %	2,28 €	
DOLIRELAX	Homéopathie	4	0 %	6,32 €	
ELUSANES AUBEPINE 200 mg	Phytothérapie : Aubépine	10	0 %	7,01 €	
ELUSANES ESCHSCHOLTZIA 200 mg	Phytothérapie : Eschscholtzia	10	0 %	7,01 €	
ELUSANES NATUDOR	Phytothérapie : Aubépine, ...	11	0 %	7,01 €	
ELUSANES PASSIFLORE 200 mg	Phytothérapie : Passiflore	11	0 %	7,01 €	

ELUSANES VALERIANE 200 mg	Phytothérapie : Valériane	11	0 %	11,34 €	
ELUSANES VALERIANE 200 mg	Phytothérapie : Valériane	11	0 %	6,43 €	
EUPHYTOSE	Phytothérapie : Valériane	11	0 %	2,20 €	Amélioration de la formule avec la disparition de paullinia et kola.
EUPHYTOSE	Phytothérapie : Valériane	11	0 %	4,69 €	Idem.
GRANIONS DE LITHIUM 30 ampoules	Oligothérapie	10	0 %	10,95 €	
HOMEOGENE 46	Homéopathie	10	0 %	4,72 €	
LEHNING L72 solution buvable	Homéopathie	10	0 %	6,35 €	
LENICALM	Phytothérapie : Aspérule, ...	10	0 %	6,40 €	
MEDIFLOR N° 14 Troubles du sommeil	Phytothérapie : Valériane	11	0 %	5,94 €	
NEUROFLORINE	Phytothérapie : Valériane	11	0 %	4,42 €	
NEUROPAX	Phytothérapie : Aubépine, ...	11	0 %	6,55 €	Amélioration de la formule par disparition du phénobarbital.
NOCVALENE Adulte	Phytothérapie : Aubépine, ...	11	0 %	6,55 €	
OLIGO-ESSENTIELS LITHIUM 0,5 mg/ml	Oligothérapie	10	0 %	8,03 €	
OLIGOSOL ALUMINIUM	Oligothérapie	10	0 %	1,83 €	
OLIGOSOL LITHIUM sol buvable en ampoule : Amp/14	Oligothérapie	10	0 %	1,83 €	
OLIGOSTIM Lithium	Oligothérapie	10	0 %	5,33 €	Idem.
PANXEOL	Phytothérapie : Eschscholtzia	11	0 %		
PASSIFLORA GHL solution	Homéopathie	8	0 %	4,42 €	Pseudo-homéopathie fortement alcoolisée.
PASSIFLORE BOIRON	Phytothérapie : Passiflore	10	0 %	8,28 €	
PASSIFLORINE	Phytothérapie : Passiflore, ...	11	0 %		
PASSIFLORINE solution	Phytothérapie : Passiflore, ...	11	0 %	1,67 €	
PASSINEVRYL	Phytothérapie : Valériane	11	0 %	5,49 €	
POCONEOL N° 2	Homéopathie	10	0 %	4,72 €	
POCONEOL N° 43	Homéopathie	10	0 %	4,72 €	
POCONEOL N° 69	Homéopathie	10	0 %	4,72 €	
POCONEOL N° 73	Homéopathie	10	0 %	4,72 €	

SANTANE H7 tisane en sachet	Phytothérapie : Aubépine, …	10	0 %	5,37 €	
SANTANE H7 tisane en vrac	Phytothérapie : Aubépine, …	10	0 %	8,32 €	
SANTANE N9 tisane en sachet-dose	Phytothérapie : Fleurs de tilleul, …	10	0 %	6,01 €	
SANTANE N9 tisane en vrac	Phytothérapie : Tilleul, …	10	0 %	7,78 €	
SEDALOZIA	Phytothérapie : Valériane	11	0 %	9,30 €	
SEDATIF PC comprimé	Homéopathie	10	0 %	5,33 €	
SEDATIF PC granulés	Homéopathie	10	0 %	5,18 €	
SEDATIF PC suppositoire	Homéopathie	10	0 %	5,33 €	
SEDOPAL gélule	Phytothérapie : Aubépine, …	10	0 %	7,32 €	
SLIPEOL solution buvable	Pseudo-homéopathie	8	0 %	4,27 €	Pseudo-homéopathie alcoolisée.
SOLUDOR solution buvable	Pseudo-homéopathie	2	0 %	4,42 €	L'indication tonicardiaque est inacceptable. On se moque de vous !
SPASMINE comprimé	Phytothérapie : Valériane	11	0 %	5,90 €	
SPASMINE comprimé	Phytothérapie : Valériane	11	0 %	2,74 €	
STRESSDORON solution buvable en gouttes	Homéopathie	10	0 %	6,25 €	
SYMPATHYL	Phytothérapie : Eschscholtzia	11	0 %	1,83 €	Mis sur le marché en 1928, nouvelle composition en 1999. On ne peut que se féliciter de la disparition du phénobarbital de la formule. Les professionnels de santé et les consommateurs auraient été heureux d'être avertis.
SYMPAVAGOL	Phytothérapie : Passiflore, …	11	0 %	1,98 €	
SYMPAVAGOL solution buvable	Phytothérapie : Passiflore, …	11	0 %	3,05 €	
TISANE PROVENCALE N° 4	Phytothérapie : Aubépine, …	10	0 %	7,16 €	
TRANQUITAL	Phytothérapie : Valériane, …	11	0 %	2,53 €	
TRANQUITAL	Phytothérapie : Valériane, …	11	0 %	5,90 €	
VALERIANE BOIRON	Phytothérapie : Valériane	11	0 %	6,95 €	

NOS MÉDICAMENTS FAVORIS

DONORMYL 15 mg Effervescent

Note : 12/20 **Prix :** 3,05 € **Remb SS :** 0 %

Classe thérapeutique : Anti-trouble du sommeil.

Indications : Troubles occasionnels du sommeil chez l'adulte.

Contre-indications générales : Enfant de moins de 15 ans ◆ Allergie à l'un des constituants du produit ◆ Problèmes prostatiques ◆ Glaucome par fermeture de l'angle ◆ Obstruction digestive ou urinaire ◆ Allaitement ◆ 1er trimestre de la grossesse.

Prudence générale : Alcool ◆ Chez les asthmatiques : en cas d'associations à d'autres médicaments sédatifs ◆ Médicaments avec effet atropinique ◆ Médicaments avec effet sédatif ◆ Sujet âgé ◆ Insuffisance hépatique ou rénale.

Posologie : À partir de 15 ans : la posologie recommandée est de 1/2 à 1 comprimé par jour. Elle peut être portée à 2 comprimés en cas d'inefficacité du traitement. La durée du traitement est de 2 à 5 jours.

Incidents : Sécheresse de la bouche ◆ Somnolence ◆ Palpitations ◆ Excitation ◆ Fatigue ◆ Constipation ◆ Vertiges.

Arrêt du médicament si : Douleurs dans les yeux (hypertonie oculaire) ◆ Difficultés à uriner.

Composition : par comprimé : Doxylamine succinate 15 mg. Excipients : Bicarbonate de sodium ; acide citrique anhydre ; hydrogénophosphate de sodium anhydre ; sulfate de sodium anhydre ; benzoate de sodium ; macrogol 6000.

Présentation : 10 comprimés effervescents **Laboratoire :** UPSA Conseil

ÉLUSANES PASSIFLORE 200 mg

Note : 11/20 **Prix :** 15,10 € **Remb SS :** 0 %

Classe thérapeutique : Anti-trouble du sommeil.

Indications : Nervosité des adultes et des enfants.

Contre-indications générales : Allergie à l'un des constituants du produit ◆ Enfant de moins de 6 ans ◆ Grossesse.

Posologie : Réservé à l'adulte et à l'enfant de plus de 6 ans. Adulte : 1 gélule le soir, à prendre avec un grand verre d'eau. Enfant de 6 à 15 ans : 1 gélule le soir, à prendre avec un grand verre d'eau.

Incidents : Nausée.

Composition : par gélule : Passiflore extrait sec hydroalcoolique 200 mg. Excipients : Gélatine ; titane dioxyde.

Présentation : 60 gélules **Laboratoire :** Plantes et Médecines

EUPHYTOSE

Note : 11/20 **Prix :** 2,20 € **Remb SS :** 0 %

Classe thérapeutique : Anti-trouble du sommeil ◆ Tranquillisant.

Indications : Nervosité ◆ Troubles légers du sommeil.

Contre-indications générales : Allergie à l'un des constituants du produit ◆ Enfant de moins de 6 ans.

Posologie : Adulte : Traitement symptomatique des états neurotoniques : 1 à 2 comprimés par prise, 3 fois par jour. Traitement symptomatique des troubles mineurs du sommeil : 1 comprimé au repas du soir et 1 comprimé au coucher. Enfant de plus de 6 ans : Traitement symptomatique des états neurotoniques : 1 comprimé par prise, 3 fois par jour. Traitement symptomatique des troubles mineurs du sommeil : 1 comprimé au repas du soir.

Arrêt du médicament si : Les troubles persistent ◆ Troubles digestifs ◆ Éruptions de la peau avec démangeaisons.

Composition : par comprimé : Extrait sec d'aubépine 0,010 g ; extrait sec de passiflore 0,040 g ; extrait sec de valériane officinale stabilisée 0,050 g ; extrait sec de ballote 0,010 g. Excipients : Oxyde de magnésium lourd ; amidon de maïs ; cellulose microcristalline ; stéarate de magnésium.

Présentation : 40 comprimés **Laboratoire :** Bayer Santé Familiale

Jambes lourdes

Vous avez la sensation que vos jambes vous pèsent, que vos chevilles enflent ? C'est encore pire quand vous voyagez en avion ou quand vous piétinez toute la journée ?
Comme de nombreuses femmes (mais aussi d'hommes !) vous souffrez probablement d'une insuffisance veineuse.

CE QU'IL FAUT SAVOIR

Les jambes lourdes sont dues à un dysfonctionnement de la circulation sanguine. Les veines des membres inférieurs peinent à faire remonter correctement le sang.

LES CAUSES

Ce problème est dû aux multiples dilatations des veines provoquées par une perte de la tonicité de la paroi veineuse.
Même si ce trouble est généralement bénin, il peut entraîner dans certains cas des complications dues à la formation d'un caillot de sang qui peut obstruer la veine et provoquer une phlébite.

LES INTERDITS

⚠⚠⚠ Pas d'automédication mais consultez en urgence votre médecin en cas de :
- douleur à la jambe d'un seul côté ;
- mollet plus chaud, gonflé, douloureux à la pression ;
- apparition de la fièvre.

Il s'agit vraisemblablement d'une phlébite.

Attention ! En cas de phlébite, il existe un risque de migration du caillot de sang vers les poumons en l'absence d'un traitement anticoagulant efficace (embolie pulmonaire).

LES BONNES PRATIQUES

▶ **En prévention**, suivez quelques règles d'hygiène
• Faites régulièrement de la marche à pied, de la natation, de la gymnastique. Cela améliore la circulation en tonifiant la paroi veineuse.
• Évitez de rester longtemps debout ou de piétiner.
• Évitez le chauffage par le sol, les bas ou socquettes à élastique trop serré.
• Terminez votre douche par un jet d'eau fraîche en remontant des pieds vers le buste.

▶ **En cas de troubles importants**
• Lors de longs voyages (voiture, train, avion) bougez, marchez (si vous le pouvez) ou faites des mouvements sur place en montant vos genoux l'un après l'autre, pieds sur la pointe.
• En position assise, décroisez les jambes et allongez-les.
• Si vous voyagez régulièrement en avion, consultez votre médecin qui vous prescrira des bas de contention en fonction du degré de votre insuffisance veineuse.

LES MÉDICAMENTS

Le seul traitement réellement efficace est le bas, le collant ou les chaussettes de contention (SIGVARIS®, RADIANTE®, SEGRETA®, IBICI®...) dont les degrés de contention sont variables. Ils peuvent être remboursés s'ils sont prescrits par votre médecin.
Il existe plus de 140 spécialités dites « vasculo-protectrices » ou « veinotoniques », une quasi-exclusivité des laboratoires français, dont l'efficacité n'a jamais été démontrée. Cela explique qu'ils ont été déremboursés suite à une expertise de la Haute Autorité de Santé (HAS). De plus, ils contiennent des composés susceptibles d'entraîner des effets indésirables plus ou moins graves. Un mauvais rapport efficacité/tolérance.

VEINOTONIQUE

NOM DE MARQUE	SUBSTANCE	NOTE /20	REMB. SS	PRIX	AVIS
ADENYL	Adénosine	6	0 %	5,55 €	Médicament inefficace.
AESCULUS BOIRON 4 %	Homéopathie	5	35 %	1,87 €	Idem.
AMPECYCLAL 300 mg	Acéfylline, Heptaminol	8	0 %	3,19 €	Idem.
ANTHYLLINE	Phytothérapie : Hamamélis, ...	5	0 %	5,61 €	Idem.

APHLOINE P	Phytothérapie : Aphloïa, …	8	0 %	4,10 €	Idem.
ARKOGELULES CYPRES	Phytothérapie : Cyprès	6	0 %	5,94 €	Idem.
ARKOGELULES FRAGON	Phytothérapie : Fragon	7	0 %	5,94 €	Idem.
ARKOGELULES HAMAMELIS	Phytothérapie : Hamamélis	7	0 %	7,16 €	Idem.
ARKOGELULES HAMAMELIS	Phytothérapie : Hamamélis	7	0 %	22,88 €	Idem.
ARKOGELULES MARRONNIER D'INDE	Phytothérapie : Marronnier d'Inde	7	0 %	7,16 €	Idem.
ARKOGELULES MARRONNIER D'INDE	Phytothérapie : Marronnier d'Inde	7	0 %	22,88 €	Idem.
ARKOGELULES MELILOT	Phytothérapie : Mélilot	7	0 %	6,40 €	Idem.
ARKOGELULES MYRTILLE feuille	Phytothérapie : Myrtille	7	0 %	7,16 €	Idem.
ARKOGELULES VIGNE ROUGE	Phytothérapie : Vigne rouge	7	0 %	20,28 €	Idem.
ARKOGELULES VIGNE ROUGE	Phytothérapie : Vigne rouge	7	0 %	5,94 €	Idem.
ARTERASE	Phytothérapie : Prêle, …	7	0 %	9,63 €	Idem.
BICIRKAN comprimé pelliculé	Hespéridine éthylchalcone, …	8	0 %	8,67 €	Idem.
CEMAFLAVONE	Citroflavonoïdes, …	7	0 %	3,76 €	Idem.
CLIMAXOL	Phytothérapie : Fragon, …	7	0 %	1,61 €	Idem.
COMPLEXE LEHNING BADIAGA N° 47	Homéopathie	2	0 %	6,15 €	Il est inadmissible qu'un directeur de laboratoire ose proposer de telles indications et que celles-ci soient avalisées par le ministère de la Santé.
COMPOSE BOIRON AESCULUS solution buvable	Homéopathie	6	35 %	2,28 €	Médicament inefficace mais remboursé par la Sécurité sociale. Bravo !
COMPOSE BOIRON AESCULUS suppositoire	Homéopathie	6	35 %	3,16 €	Idem.
COMPOSE BOIRON AESCULUS comprimé	Homéopathie	6	35 %	1,46 €	Idem.
COMPOSE BOIRON AESCULUS granules	Homéopathie	6	35 %	1,81 €	Idem.
COMPOSE BOIRON HAMAMELIS	Homéopathie	6	35 %	2,28 €	Idem.
COMPOSE BOIRON HAMAMELIS	Homéopathie	6	35 %	1,67 €	Idem.

COMPOSE BOIRON HAMAMELIS	Homéopathie	6	35 %	1,37 €	Idem.
CYCLO 3 crème	Hétérosides stéroliques, ...	6	0 %	4,13 €	Médicament inefficace.
CYCLO 3 crème	Hétérosides stéroliques, ...	6	0 %	2,17 €	Idem.
CYCLO 3 FORT ampoule buvable	Hétérosides stéroliques, ...	6	0 %	5,79 €	Idem.
CYCLO 3 FORT gélule	Hétérosides stéroliques, ...	6	0 %	5,79 €	Idem.
CYCLO 3 FORT gélule	Hétérosides stéroliques, ...	6	0 %	12,82 €	Idem.
DAFLON 375 mg comprimé	Diosmine, ...	8	0 %	3,19 €	Idem.
DAFLON 500 mg comprimé	Diosmine	8	0 %	5,51 €	Idem.
DAFLON 500 mg comprimé pelliculé	Diosmine	8	0 %	14,00 €	Idem.
DICYNONE comprimé 500 mg	Etamsylate	5	0 %	12,71 €	Idem.
DICYNONE solution injectable	Etamsylate	4	0 %	9,68 €	Idem.
DIFRAREL 100	Phytothérapie : Myrtille, ...	7	0 %	3,21 €	Idem.
DIFRAREL 100 mg comprimé enrobé	Phytothérapie : Myrtille, ...	7	0 %	23,94 €	Idem.
DIO 600 mg	Diosmine	8	0 %	7,43 €	Idem.
DIO Gé 300 mg	Diosmine	8	0 %	4,33 €	Idem.
DIO Gé 300 mg	Diosmine	8	0 %	7,49 €	Idem.
DIOSMIL Gé 300 mg	Diosmine	8	0 %	4,71 €	Idem.
DIOSMINE ARROW 300 mg	Diosmine	8	0 %	6,49 €	Idem.
DIOSMINE ARROW 300 mg	Diosmine	8	0 %	3,93 €	Idem.
DIOSMINE ARROW 600 mg	Diosmine	8	0 %	8,30 €	Idem.
DIOSMINE BIOGARAN 300 mg	Diosmine	8	0 %	4,04 €	Idem.
DIOSMINE BIOGARAN 600 mg	Diosmine	8	0 %	9,05 €	Idem.
DIOSMINE CRISTERS 600 mg	Diosmine	8	0 %	9,05 €	Idem.
DIOSMINE EG 300 mg	Diosmine	8	0 %	3,87 €	Idem.
DIOSMINE EG 600 mg	Diosmine	8	0 %	7,70 €	Idem.
DIOSMINE EG 600 mg comprimé	Diosmine	8	0 %	8,54 €	Idem.
DIOSMINE HEXAL SANTE 300 mg	Diosmine	8	0 %	7,66 €	Idem.
DIOSMINE HEXAL SANTE 600 mg	Diosmine	8	0 %	9,05 €	Idem.
DIOSMINE MYLAN 300 mg	Diosmine	8	0 %	3,93 €	Idem.
DIOSMINE MYLAN 600 mg	Diosmine	8	0 %	9,05 €	Idem.

DIOSMINE MYLAN 600 mg solution buvable	Diosmine	8	0 %	7,10 €	Idem.
DIOSMINE QUALIMED 600 mg	Diosmine	8	0 %	8,30 €	Idem.
DIOSMINE RATIOPHARM 600 mg	Diosmine	8	0 %	7,49 €	Idem.
DIOSMINE RPG 300 mg	Diosmine	8	0 %	4,31 €	Idem.
DIOSMINE RPG 600 mg	Diosmine	8	0 %	8,63 €	Idem.
DIOSMINE SANDOZ CONSEIL 300 mg	Diosmine	8	0 %	4,39 €	Idem.
DIOSMINE SANDOZ CONSEIL 600 mg	Diosmine	8	0 %	9,05 €	Idem.
DIOSMINE SANDOZ CONSEIL 600 mg comprimé pelliculé	Diosmine	8	0 %		Idem.
DIOSMINE TEVA 300 mg	Diosmine	8	0 %	8,69 €	Idem.
DIOSMINE TEVA 300 mg	Diosmine	8	0 %	5,08 €	Idem.
DIOSMINE TEVA 600 mg	Diosmine	8	0 %	9,05 €	Idem.
DIOSMINE ZYDUS 600 mg	Diosmine	8	0 %	9,05 €	Idem.
DIOVENOR 300 mg	Diosmine	8	0 %	5,64 €	Idem.
DIOVENOR 600 mg	Diosmine	8	0 %	10,05 €	Idem.
DIOVENOR 600 mg solution buvable	Diosmine	8	0 %	11,18 €	Idem.
DOXIUM 250 mg	Calcium dobésilate	8	0 %	3,69 €	Idem.
ELUSANES AIL	Phytothérapie : Ail	7	0 %	7,70 €	Idem.
ELUSANES CASSIS 200 mg	Phytothérapie : Cassis	6	0 %	7,01 €	Idem.
ELUSANES FRAGON 200 mg	Phytothérapie : Fragon	7	0 %	7,70 €	Idem.
ELUSANES HAMAMELIS 200 mg	Phytothérapie : Hamamélis	7	0 %	7,16 €	Idem.
ELUSANES MARRONNIER D'INDE 200 mg	Phytothérapie : Marronnier d'Inde	7	0 %	15,10 €	Idem.
ELUSANES MARRONNIER D'INDE 200 mg	Phytothérapie : Marronnier d'Inde	7	0 %	7,01 €	Idem.
ELUSANES MELILOT 200 mg	Phytothérapie : Mélilot	7	0 %	7,01 €	Idem.
ELUSANES VIGNE ROUGE	Phytothérapie : Vigne rouge	7	0 %	15,10 €	Idem.
ELUSANES VIGNE ROUGE 200 mg	Phytothérapie : Vigne rouge	7	0 %	7,01 €	Idem.
ENDIUM Gé 300 mg	Diosmine	8	0 %	4,99 €	Idem.
ENDIUM Gé 600 mg	Diosmine	8	0 %	8,81 €	Idem.
ENDOTELON 150 mg	Oligomères procyanidoliques	8	0 %	2,62 €	Idem.

ENDOTELON 150 mg	Oligomères procyanidoliques	8	0 %	4,08 €	Idem.
ENDOTELON 150 mg	Oligomères procyanidoliques	8	0 %	11,56 €	Idem.
ESBERIVEN crème	Héparine, …	6	0 %	6,62 €	Idem.
ESBERIVEN FORT comprimé	Rutoside, …	8	0 %	4,93 €	Idem.
ESBERIVEN FORT solution buvable	Rutoside, …	8	0 %	3,56 €	Idem.
ESBERIVEN FORT comprimé enrobé	Rutoside, …	8	0 %	14,31 €	Idem.
ETIOVEN comprimé	Naftazone	6	0 %	6,40 €	Idem.
FLAVAN	Leucocianidol	6	0 %	4,09 €	Idem.
FLEBOSMIL Gé 300 mg poudre pour suspension buvable	Diosmine	8	0 %	4,83 €	Idem.
FLEBOSMIL Gé 600 mg	Diosmine	8	0 %	8,81 €	Idem.
FLUON	Phytothérapie : Hamamélis, …	6	0 %	8,23 €	Idem.
GINKOR FORT gélule	Troxérutine, …	6	0 %	6,11 €	Idem.
GINKOR FORT gélule	Troxérutine, …	6	0 %	15,20 €	Idem.
GINKORGEL	Troxérutine, …	6	0 %	9,04 €	Idem.
HIRUCREME	Extrait de sangsue, …	6	0 %	1,70 €	Idem.
HIRUCREME	Extrait de sangsue, …	6	0 %	3,67 €	Idem.
HISTO-FLUINE P	Phytothérapie : Marron d'Inde, …	6	0 %	1,85 €	Idem.
HOMEODOSE 20	Homéopathie	6	0 %	6,30 €	Idem.
INOD'AIL	Phytothérapie : Ail, …	6	0 %		Idem.
INTERCYTON	Acide flavodique disodique	8	0 %	4,41 €	Idem.
JOUVENCE DE L'ABBE SOURY gel	Phytothérapie : Hamamélis, …	6	0 %	7,47 €	Idem.
JOUVENCE DE L'ABBE SOURY solution buvable	Phytothérapie : Hamamélis, …	6	0 %	7,93 €	Idem.
JOUVENCE DE L'ABBE SOURY comprimé pelliculé	Phytothérapie : Hamamélis, …	6	0 %	18,10 €	Idem.
MARRON D'INDE BOIRON 25 mg	Phytothérapie : Marronnier d'Inde	6	0 %	8,10 €	Idem.
MEDIFLOR N° 12 Jambes lourdes	Phytothérapie : Vigne rouge, …	6	0 %	5,94 €	Idem.
MEDIVEINE Gé 300 mg	Diosmine	8	0 %	3,61 €	Idem.

MEDIVEINE Gé 300 mg	Diosmine	8	0 %	6,29 €	Idem.
MEDIVEINE Gé 600 mg	Diosmine	8	0 %	7,43 €	Idem.
MEDIVEINE Gé 600 mg solution buvable	Diosmine	8	0 %	7,70 €	Idem.
MENOCYNESINE	Homéopathie	8	0 %	6,81 €	Idem.
OPO-VEINOGENE	Phytothérapie : Vigne rouge, ...	7	0 %	3,87 €	Idem.
PETIT HOUX BOIRON gélule	Phytothérapie : Fragon	6	0 %	8,10 €	Idem.
PHLEBOGEL gel	Escine, ...	6	0 %	5,78 €	Idem.
PHLEBOGENINE pommade	Homéopathie	6	0 %	6,18 €	Idem.
PHLEBOSEDOL tisane	Phytothérapie : Alchemille vulgaire, ...	7	0 %	4,42 €	Idem.
PHYTOMELIS	Phytothérapie : Hamamélis	7	0 %	5,64 €	Idem.
POCONEOL N° 51	Homéopathie	6	0 %	4,72 €	Idem.
PREPARATION H VEINOTONIC 300 mg	Diosmine	8	0 %	7,47 €	Idem.
REPARIL	Aescine, ...	6	0 %		Idem.
RHEOFLUX 3500 mg	Troxérutine	7	0 %	5,16 €	Idem.
RHEOFLUX 3500 mg	Troxérutine	7	0 %	5,16 €	Idem.
SANTANE V3 sachet	Phytothérapie : Hamamélis, ...	6	0 %	4,72 €	Idem.
SEDORRHOIDE VEINOTONIQUE comprimé pelliculé	Diosmine	8	0 %	8,50 €	Idem.
THLASCOSE	Phytothérapie : Hamamélis, ...	6	0 %	4,24 €	Idem.
TISANE PROVENCALE N° 3	Phytothérapie : Vigne rouge, ...	6	0 %	6,80 €	Idem.
TITANORAL 600 mg	Diosmine	8	0 %	10,20 €	Idem.
TROXERUTINE ALMUS 3,5 g	Troxérutine	7	0 %	5,10 €	Idem.
TROXERUTINE ALTER 3,5 g	Troxérutine	7	0 %	5,04 €	Idem.
TROXERUTINE ARROW 3,5 g	Troxérutine	7	0 %	5,32 €	Idem.
TROXERUTINE BIOGARAN 3,5 g	Troxérutine	7	0 %	5,32 €	Idem.
TROXERUTINE BIOGARAN 3,5 g poudre pour solution buvable en sachet-dose	Troxérutine	7	0 %	7,65 €	Idem.
TROXERUTINE EG 3,5 g	Troxérutine	7	0 %	5,34 €	Idem.
TROXERUTINE GNR 3,5 g	Troxérutine	7	0 %	5,00 €	Idem.

TROXERUTINE MAZAL 3500 mg/7 ml	Troxérutine	7	0 %	5,00 €	Idem.
TROXERUTINE MAZAL poudre 3,5 g	Troxérutine	7	0 %	5,00 €	Idem.
TROXERUTINE MYLAN 3,5 g	Troxérutine	7	0 %	5,33 €	Idem.
TROXERUTINE QUALIMED 3,5 g	Troxérutine	7	0 %	5,33 €	Idem.
TROXERUTINE RPG 3,5 g	Troxérutine	7	0 %	5,32 €	Idem.
TROXERUTINE SANDOZ	Troxérutine	7	0 %	5,00 €	Idem.
TROXERUTINE TEVA 3,5 g	Troxérutine	7	0 %	5,06 €	Idem.
VASCOCITROL	Citroflavonoïdes hydrosolubles, …	7	0 %	3,77 €	Idem.
VEINAMITOL 3500 mg solution buvable en sachet-dose	Troxérutine	7	0 %	7,48 €	Idem.
VEINAMITOL poudre	Troxérutine	7	0 %	5,16 €	Idem.
VEINAMITOL solution	Troxérutine	7	0 %	5,16 €	Idem.
VEINO-DRAINOL solution buvable	Homéopathie	4	0 %	7,30 €	Idem.
VEINOBIASE	Rutoside, …	6	0 %	3,42 €	Idem.
VEINOPHYTUM	Phytothérapie : Marronnier d'Inde	6	0 %	7,32 €	Idem.
VEINOSIUM comprimé sublingual	Homéopathie	5	0 %	7,82 €	Idem.
VEINOSTASE	Phytothérapie : Marron d'Inde, …	6	0 %	2,89 €	Idem.
VEINOTONYL	Phytothérapie : Marron d'Inde, …	6	0 %	5,22 €	Idem.
VELITEN	Rutoside, …	6	0 %	3,74 €	Idem.
VELITEN comprimé pelliculé	Rutoside, …	6	0 %	6,30 €	Idem.
VENIRENE Gé 300 mg	Diosmine	8	0 %	4,04 €	Idem.
VENIRENE Gé 300 mg	Diosmine	8	0 %	7,02 €	Idem.
VENIRENE Gé 600 mg	Diosmine	8	0 %	9,05 €	Idem.
VIGNE ROUGE BOIRON	Phytothérapie : Vigne rouge	6	0 %	8,10 €	Idem.

M

Mal de gorge

Vous avez mal à la gorge mais vous n'avez ni fièvre ni ganglions. Ces irritations en général bénignes peuvent être soulagées facilement.
Si elles persistent, consultez votre médecin.

CE QU'IL FAUT SAVOIR

Des facteurs très divers peuvent être à l'origine d'irritations de la gorge. Ce peut être le tabac, une atmosphère polluée ou trop sèche. Ou le fait d'avoir parlé trop longtemps ou forcé sa voix dans un environnement bruyant.
Un mal de gorge peut aussi être lié à des reflux gastro-œsophagiens en raison de leur acidité *(voir Reflux gastro-œsophagien)*.
Plus rarement, l'irritation peut être provoquée par des médicaments *(voir En savoir plus)* ou certains traitements contre le cancer (cas de la chimiothérapie).
Si vous avez la gorge irritée et que vous êtes sous traitement, prenez l'avis de votre médecin.

LES INTERDITS

⚠ Pas d'automédication mais consultez votre médecin si :
- Le mal de gorge est chronique et persiste depuis plus de 1 mois.
- Votre voix s'est modifiée (dysphonie), vous avez perdu du poids sans raison.
- Vous fumez ou vous buvez fréquemment de l'alcool.

LES BONNES PRATIQUES

- Évitez de forcer votre voix, parlez bas, ou ne parlez pas du tout.
- Faites un gargarisme avec de l'eau salée (une cuillerée à café de sel dans une tasse d'eau chaude, mais pas bouillante !), cela atténue l'irritation.
- Sucez des bonbons, de préférence sans sucre, à la menthe ou au menthol. Cela fait saliver donc humidifie votre gorge et la rafraîchit.
- Buvez des tisanes sucrées au miel, un adoucissant.

LES MÉDICAMENTS

Il est inutile de prendre des pastilles, comprimés à sucer, gommes et autres confiseries vendus sans ordonnance. Leur efficacité est quasi nulle et ce n'est pas bon marché.
Quant aux antiseptiques locaux, ils sont sans intérêt puisque ce mal de gorge n'est provoqué ni par un virus ni par une bactérie.
En revanche, vous pouvez calmer la douleur avec du paracétamol ou un AINS (anti-inflammatoire non stéroïdien type ibuprofène) ou avec un collutoire (en pulvérisation ou en badigeon) contenant un anesthésique local.

EN SAVOIR PLUS

Le mal de gorge et les médicaments à effet dit atropinique

(voir Médicaments et sécheresse de la bouche)

Certains médicaments entraînent, entre autres, une sécheresse de la bouche et de la gorge et peuvent donc être à l'origine de maux de gorge : les antidépresseurs tricycliques (type imipramine, TOFRANIL®) ; les anti-mal de transports (type scopolamine, SCOPODERM TTS®) ; certains antiparkinsoniens (type trihexyphénidyle, ARTANE®) ; certains antispasmodiques (type atropine, GÉNATROPINE®) ; des neuroleptiques phénothiaziniques (type chlorpromazine, LARGACTIL®) ; les antihistaminiques H_1 (type dexchlorphéniramine, POLARAMINE®) ; un antiarythmique (type disopyramide, RYTHMODAN®).

ANTI-MAL DE GORGE

NOM DE MARQUE	SUBSTANCE	NOTE /20	REMB. SS	PRIX	AVIS
ACTIVOX MENTHE EUCALYPTUS sans sucre	Phytothérapie : Erysimum, …	10	0 %	5,03 €	
ACTIVOX MIEL CITRON sans sucre	Phytothérapie : Erysimum, …	10	0 %	5,03 €	
ACTIVOX solution	Phytothérapie : Erysimum, …	10	0 %	5,06 €	Attention, ce médicament peut entraîner des convulsions (présence de terpènes).
ALFA-AMYLASE BIOGARAN 200U. CEIP/ml	Alpha-amylase	6	0 %	3,99 €	Produit inefficace, allergisant et dépassé depuis 50 ans.

ALFA-AMYLASE BIOGARAN 200U. CEIP/ml	Alpha-amylase	6	0 %	3,04 €	Idem.
ALFA-AMYLASE BIOGARAN 3000U. CEIP	Alpha-amylase	6	0 %	4,29 €	Idem.
ANGIPAX comprimé orodispersible	Homéopathie	5	0 %	6,30 €	Inefficacité assurée.
ANGISPRAY	Hexétidine, …	8	0 %	6,54 €	
APHTORAL	Chlorhexidine, …	11	0 %	4,70 €	
BIQUINOL Adulte suppositoire	Eucalyptol, …	1	0 %	6,14 €	Inefficace. Ne présentez que la notice à votre derrière.
BLACKOIDS DU DOCTEUR MEUR	Lévomenthol, …	7	0 %	3,50 €	Allez plutôt chez votre confiseur. La confiserie pharmaceutique n'est pas la meilleure !
BLACKOIDS DU DOCTEUR MEUR	Lévomenthol, …	7	0 %	3,81 €	Idem.
CANTALENE	Lysozyme chlorhydrate, …	10	0 %	4,57 €	
CODOTUSSYL MAUX DE GORGE	Lidocaïne	11	0 %	6,08 €	
CODOTUSSYL MAUX GORGE sans sucre	Lidocaïne, …	11	0 %	5,04 €	
COLLU BLACHE	Chlorhexidine gluconate, …	10	0 %	5,03 €	
COLLUDOL	Hexamidine, …	11	0 %	6,44 €	
COLLUNOVAR collutoire	Chlorhexidine	11	0 %	3,16 €	
COLLUNOVAR collutoire	Chlorhexidine	11	0 %	3,29 €	
COLLUVOXYL	Phytothérapie : Guimauve	8	0 %	10,00 €	
COMPLEXE LEHNING MERCURIUS CYANATUS N° 43	Homéopathie	4	0 %	4,57 €	Il est inadmissible qu'un directeur de laboratoire ose proposer de telles indications et que celles-ci soient avalisées par le ministère de la Santé.
DRILL pastille	Chlorhexidine, …	11	0 %	5,89 €	
DRILL CITRON MENTHE pastille	Chlorhexidine, …	11	0 %	5,89 €	
DRILL ENROUEMENT 15 mg pastille à sucer	Phytothérapie : Erysimum	10	0 %	6,15 €	
DRILL ENROUEMENT 15 mg pastille à sucer sans sucre	Phytothérapie : Erysimum	10	0 %		
DRILL MIEL ROSAT pastille	Chlorhexidine, …	11	0 %	5,89 €	
DRILL Maux de gorge	Chlorhexidine, …	11	0 %	5,89 €	
DRILL SANS SUCRE	Chlorhexidine, …	11	0 %	5,89 €	
DRILL SANS SUCRE ANIS MENTHE	Chlorhexidine, …	11	0 %	6,38 €	
DRILL SANS SUCRE PAMPLEMOUSSE pastille	Chlorhexidine, …	11	0 %	6,68 €	

ELUDRIL collutoire	Chlorhexidine digluconate, …	11	0 %	4,81 €	
ERGIX MAL DE GORGE collutoire	Hexamidine diisétionate, …	11	0 %	5,39 €	
EUPHON MENTHOL pastille	Phytothérapie : Erysimum	10	0 %	5,00 €	
EUPHON pastille	Phytothérapie : Erysimum	10	0 %	5,00 €	
EUPHON sans sucre	Phytothérapie : Erysimum	10	0 %	5,00 €	
GIVALEX collutoire	Hexétidine, …	5	0 %	5,90 €	Association de produits dépassés et inefficaces.
GLUCONATE DE CHLORHEXIDINE CRISTERS 0,11 % collutoire en flacon pressurisé	Chlorhexidine	11	0 %	4,80 €	
HEXALYSE	Biclotymol, …	7	0 %	3,70 €	Association de produits dépassés depuis la mise sur le marché en 1971.
HEXASPRAY collutoire	Biclotymol	4	0 %	3,54 €	Médicament inefficace, la Sécurité sociale a fini par ne plus le rembourser.
HOMEOGENE 9	Homéopathie	5	0 %	4,27 €	
HOMEOVOX	Homéopathie	6	0 %	4,27 €	Tout enrouement, toute modification de la voix persistant plus de 15 jours nécessitent absolument de consulter un oto-rhino-laryngologiste.
HUMEX GORGE IRRITEE LIDOCAINE gomme orale	Phytothérapie : Enoxolone, …	10	0 %	7,65 €	
HUMEX MAL DE GORGE FRUITS ROUGES SANS SUCRE	Biclotymol	5	0 %	5,19 €	Produit inefficace. Ce laboratoire devrait ouvrir une confiserie.
HUMEX MAL DE GORGE MENTHE SANS SUCRE	Biclotymol	5	0 %	5,17 €	Idem.
HUMEX MAL DE GORGE MENTHE pastille	Biclotymol	5	0 %	5,64 €	Idem.
HUMEX MAL DE GORGE MIEL CITRON	Biclotymol	5	0 %	5,17 €	Idem.
HUMEX MAL DE GORGE ORANGE 20 mg	Biclotymol	5	0 %	5,64 €	Idem.
LOCABIOTAL solution pour pulvérisation buccale et nasale 0,25	Phytothérapie : Menthe, …	6	0 %	9,93 €	Modification de la formule et de l'indication sans changement de nom de produit. Bravo pour la transparence !
LYSO 6	Lysozyme, …	6	0 %	5,33 €	Mis sur le marché en 1967, on se demande bien pourquoi.
LYSOCALMSPRAY	Cétirimide, …	11	0 %	5,21 €	
LYSOPADOL Menthe	Ambroxol	7	0 %	5,65 €	Médicament inefficace.
LYSOPAINE comprimé à sucer	Lysozyme chlorhydrate, …	5	0 %	5,31 €	Idem.

LYSOPAINE SANS SUCRE comprimé à sucer édulcoré au sorbitol et à la saccharine	Lysozyme chlorhydrate, …	5	0 %	6,89 €	Un mauvais placement.
LYSOPAINE SANS SUCRE comprimé à sucer édulcoré au sorbitol et à la saccharine	Lysozyme chlorhydrate, …	5	0 %	4,74 €	Idem.
MAXILASE 3000 U. CEIP	Alpha-amylase	6	0 %	5,70 €	Produit inefficace très allergisant et dépassé depuis 50 ans.
MEGAMYLASE comprimé	Alpha-amylase	6	0 %	[illegible],20 €	Idem.
OLIGOSTIM Manganèse-Cuivre	Oligothérapie	5	0 %	7,50 €	L'indicateur « Modificateur de terrain » n'a pas de base scientifique démontrée.
OROMEDINE Maux de gorge	Hexamidine diisétionate, …	11	0 %	5,45 €	
OROMYLASE	Alpha-amylase	6	0 %	4,53 €	
PASTILLES MONLEON	Méthylthionium chlorure, …	5	0 %	4,50 €	Produit inefficace et dépassé. Allez plutôt chez votre confiseur !
PATE SUISSE	Benzoate de sodium, …	5	0 %	3,81 €	Des pâtes suisses : une mauvaise confiserie.
PHOLCONES BISMUTH Adulte suppositoire	Guaïfénésine, …	3	0 %	4,57 €	Association de produits dépassés.
PRIMADRILL	Phytothérapie : Guimauve	8	0 %	5,44 €	
PULMOLL	Terpine, …	6	0 %	5,64 €	Association de produits dépassés et inefficaces.
PULMOLL	Terpine, …	6	0 %	3,20 €	Vous trouverez mieux chez votre confiseur.
PULMOLL Menthol Eucalyptus	Menthol, …	4	0 %	3,20 €	Ce grand laboratoire pharmaceutique devrait ouvrir un département confiserie.
RIBAMYLASE 200 U. CEIP/ml	Alpha-amylase	6	0 %	4,90 €	Produit inefficace et dépassé depuis 50 ans.
SOLACY Adulte	L-cystine, …	2	0 %	7,07 €	Mis sur le marché en 1973. Médicament dépassé et inefficace.
SOLUTRICINE MAL DE GORGE TETRACAINE 0,2 mg	Tétracaïne	11	0 %	5,15 €	
SOLUTRICINE MAUX DE GORGE BICLOTYMOL MENTHE 20 mg	Biclotymol	4	0 %	5,00 €	Produit dépassé et inefficace.
SOLUTRICINE MAUX DE GORGE BICLOTYMOL ORANGE 20 mg	Biclotymol	4	0 %	5,06 €	Idem.
SOLUTRICINE Maux de gorge	Hexamidine diisétionate, …	11	0 %	5,42 €	
STREFEN	Flurbiprofène	8	0 %	5,80 €	Beaucoup d'inconvénients pour une efficacité très faible.

STREPSILS LIDOCAINE	Dichlorobenzique alcool, ...	11	0 %	5,46 €	Un bon anesthésique local, hélas associé à des antiseptiques dépassés et inefficaces.
STREPSILSPRAY	Dichlorobenzylique alcool, ...	10	0 %	5,49 €	Idem.
VALDA Irritations de la gorge	Menthol, ...	7	0 %	6,86 €	Un grand laboratoire pharmaceutique qui se positionne dans la confiserie.
VALDA Irritations de la gorge	Menthol, ...	7	0 %	3,50 €	Idem.
VALDA Irritations de la gorge sans sucre	Menthol, ...	7	0 %	4,11 €	Idem.
VALDA Irritations de la gorge sans sucre	Menthol, ...	7	0 %	7,47 €	Idem.
VICKS Menthol Eucalyptus	Camphre, ...	4	0 %	5,03 €	Médicament sans intérêt thérapeutique, qui pourrait être avantageusement remplacé par une confiserie.
VICKS Menthol Eucalyptus pastille	Camphre, ...	4	0 %	3,05 €	Idem.
VOCADYS	Lidocaïne, ...	11	0 %	5,86 €	
VOXYL pastille 15 mg	Phytothérapie : Erysimum	8	0 %	5,38 €	

Mal des transports

Cela démarre généralement par une sensation de malaise, accompagnée de sueurs froides, de somnolence, de nausées et parfois de vertiges pouvant aller jusqu'au vomissement chez les enfants *(voir Mal des transports chez l'enfant)* mais aussi chez les adultes les plus sensibles. C'est le mal des transports !

CE QU'IL FAUT SAVOIR

Le mal des transports – ou naupathie – est un trouble fréquent mais bénin même s'il peut vous gâcher une après-midi en mer (le « mal de mer »), un trajet en voiture, en avion ou en train, vous laissant « flagada », voire épuisé. Cependant, l'organisme finit par s'adapter et les malaises s'arrêtent généralement une fois revenu sur la terre ferme !

LES CAUSES

Elles sont complexes. En bref, le système nerveux (l'oreille interne responsable de l'équilibre) aurait du mal à analyser les informations diverses et contradictoires du fait des mouvements du véhicule emprunté. Ainsi, plus les mouvements du véhicule sont fréquents et importants et dans des directions diverses (route sinueuse de montagne, accélérations, mer démontée, roulis, turbulences), plus forts sont les symptômes.

LES INTERDITS

⚠ Pas de médicaments en automédication sans avis médical si vous êtes enceinte, si vous allaitez ou si les symptômes sont accompagnés de fièvre ou de douleurs.

⚠ Ne prolongez pas un traitement en automédication si les symptômes persistent une fois revenu sur la terre ferme mais consultez votre médecin.
- Si vous êtes sujet au mal des transports, évitez de vous pencher la tête en avant et ne fermez pas les yeux, cela ne fera qu'empirer les malaises.

LES BONNES PRATIQUES

▸ En prévention

- Avant de partir, surtout en mer, prenez une collation légère et sans alcool. Emportez un vêtement chaud pour vous couvrir en cas de malaise.
- Choisissez-vous une place adéquate. En bateau, mettez-vous au centre, plus stable. Fuyez les endroits à odeurs fortes (moteur, poisson) et ne restez pas en cabine. Prenez l'air frais dès les premiers malaises. En voiture, préférez l'avant, fenêtre entrouverte si vous êtes mal. En train, privilégiez une place dans le sens du train et en avion, évitez les places sur les ailes, plus sensibles aux turbulences.
- Regardez au dehors. En bateau, fixez un point d'horizon ou même prenez la barre ! En voiture ou en train, regardez au loin le paysage.
- Évitez la lecture, les mots croisés, les jeux vidéo. Écoutez de la musique pour vous occuper la tête. Concentrez votre attention sur le paysage.

▸ En cas de vomissements

Buvez ou faites boire des boissons salées ou sucrées pour compenser les pertes de liquides et de sels minéraux, notamment chez les personnes âgées et les jeunes enfants *(voir Mal des transports chez l'enfant)*.

EN SAVOIR PLUS

Mal des transports et autres véhicules

Si monter à cheval ne donne pas le mal des transports, en revanche, une ballade à dos de chameau ou d'éléphant peut engendrer ce type de troubles, tout comme des sports nautiques : planche à voile, voile ou plongée.

Le mal de l'espace touche une grande majorité d'astronautes. Ceux-ci doivent donc s'habituer aux accélérations/décélérations brutales avant leur mission.

Le cheval, la vache, le chien et le chat peuvent être aussi sujets au mal des transports. Si vous envisagez un voyage avec votre animal de compagnie, prenez vos précautions !

LES MÉDICAMENTS

• Les antihistaminiques H_1 sont à prendre 1 heure avant le départ. Si les troubles persistent, vous pouvez renouveler la prise au bout de 6 heures. Ils sont contre-indiqués en cas de glaucome à angle étroit ou de rétention urinaire due à un adénome de la prostate.
Attention ! Ils sont sédatifs et provoquent de la somnolence. Prudence si vous devez conduire un véhicule !
• Les médicaments homéopathiques peuvent être utilisés mais leur efficacité est aléatoire.

ANTI-MAL DES TRANSPORTS

NOM DE MARQUE	SUBSTANCE	NOTE /20	REMB. SS	PRIX	AVIS
AGYRAX 25 mg	Méclozine	14	35 %	2,54 €	
COMPLEXE LEHNING COCCULUS N° 73	Homéopathie	10	0 %	4,57 €	
COMPOSE BOIRON TABACUM comprimé	Homéopathie	10	35 %	1,37 €	
COMPOSE BOIRON TABACUM granules	Homéopathie	10	35 %	1,67 €	
COMPOSE BOIRON TABACUM solution buvable	Homéopathie	10	35 %	2,28 €	
HOMEOGENE 21	Homéopathie	10	0 %	4,88 €	
NAUSETUM	Homéopathie	10	0 %	6,15 €	
NAUSICALM gélules	Dimenhydrinate	14	0 %	4,88 €	

NOS MÉDICAMENTS FAVORIS

AGYRAX 25 mg

Note : 14/20 **Prix :** 2,54 € **Remb SS :** 35 %

Classe thérapeutique : Anti-mal des transports • Anti-vertigineux.

Indications : Mal des transports • Certains types de vertiges.

Contre-indications générales : Allergie à l'un des constituants du produit • 1er trimestre de la grossesse • Problèmes prostatiques • Glaucome par fermeture de l'angle • Rétention urinaire • Syndrôme de malabsorption du glucose et du galactose ou déficit en sucrase-isomaltace.

Prudence générale : Conducteur de véhicules ou de machines (risques de somnolence ou de baisse de la vigilance).

Prudence en association : Alcool • Médicament avec effet atropinique • Médicament avec effet sédatif.

Posologie : Mal des transports : la première prise doit s'effectuer 1 heure avant le voyage : 1 à 4 comprimés par jour. Vertiges : 1 à 3 comprimés par jour à prendre avant les repas.

Incidents : Sécheresse de la bouche • Somnolence • Palpitations • Constipation.

Arrêt du médicament si : Les troubles persistent • Agitation chez le sujet âgé • Douleurs dans les yeux (hypertonie oculaire) • Difficultés à uriner • Troubles de la vue • Confusions chez le sujet âgé.

Composition : par comprimé : Méclozine dichlorhydrate 25 mg. Excipients : Lactose ; amidon de maïs ; talc ; povidone K 30 ; stéarate de calcium ; silice colloïdale anhydre.

Présentation : 15 comprimés **Laboratoire :** UCB Pharma

NAUSICALM

Note : 14/20 **Prix :** 4,88 € **Remb SS :** 0 %

Classe thérapeutique : Anti-mal des transports ◆ Anti-nausées ◆ Anti-vomissements.

Indications : Prévention et traitement du mal des transports ◆ Traitement de courte durée des nausées et vomissements sans fièvre.

Contre-indications générales : Allergie à l'un des constituants du produit ◆ Glaucome par fermeture de l'angle ◆ Asthme ◆ Enfant de moins de 15 ans.

Prudence générale : Constipation ◆ Grossesse ◆ Insuffisance hépatique ◆ Sujet âgé ◆ Insuffisance rénale ◆ Conducteur de véhicules ou de machines (risques de somnolence ou de baisse de la vigilance) ◆ Diabète ◆ Allaitement.

Prudence en association : Alcool ◆ Autres médicaments avec effets sédatifs ou atropiniques.

Posologie : Adultes : 1 à 2 gélules toutes les 6 à 8 heures. Dans le traitement des nausées et des vomissements : La durée du traitement sans avis médical ne doit pas dépasser 2 jours. Dans le traitement du mal des transports : La première prise doit être absorbée une demi-heure avant le départ. La prise peut éventuellement être renouvelée au cours du voyage.

Incidents : Sécheresse de la bouche ◆ Somnolence ◆ Palpitations ◆ Éruptions de la peau ◆ Fatigue ◆ Gonflement du visage ◆ Diminution des réflexes ◆ Constipation ◆ Vertiges.

Arrêt du médicament si : Troubles urinaires ◆ Confusion ◆ Les vomissements ne disparaissent pas en 12 heures ◆ Excitation ◆ Douleurs dans les yeux (hypertonie oculaire).

Composition : par gélule : Dimenhydrinate 50 mg ; Excipients : Granules neutres taille 30 (saccharose 75 %, amidon 25 %) , gomme laque ; povidone ; talc.

Présentation : 14 gélules **Laboratoire :** Brothier

Mauvaise haleine ou halitose

Si vos interlocuteurs vous donnent l'impression de s'éloigner de vous quand vous parlez, c'est que vous avez peut-être une mauvaise haleine. Demandez à votre proche entourage de vous le confirmer avant de vous en inquiéter.

CE QU'IL FAUT SAVOIR

La mauvaise haleine n'est pas une maladie mais le signe d'un dysfonctionnement ou d'une hygiène insuffisante.

LES CAUSES

La mauvaise haleine peut être due à :

- une mauvaise hygiène des dents ou des gencives ;
- une inflammation des gencives, des aphtes ;
- une infection de la bouche par des champignons ;
- des caries dentaires ;
- une angine, un rhume de cerveau ;
- une obstruction nasale ;
- une sinusite, une bronchite ;
- une maladie de l'appareil digestif ;
- l'excès de tabac ou d'alcool ;
- un régime hyperprotéiné favorisant la production d'acétone ;
- un diabète mal soigné ;
- certains aliments (ail, oignon, chou...).

LES INTERDITS

⚠ Pas d'automédication mais consultez votre médecin si votre mauvaise haleine est associée à une difficulté à avaler.

⚠ Ne prolongez pas un traitement en automédication si votre mauvaise haleine persiste au-delà de 15 jours malgré de sérieuses mesures d'hygiène, mais consultez votre médecin qui pourra en déterminer la cause.

LES BONNES PRATIQUES

▶ En prévention

- Ayez une bonne hygiène dentaire en vous brossant soigneusement les dents et les gencives après les repas et en utilisant du fil dentaire ou une brossette interdentaire pour nettoyer les interstices.
- Consultez au moins une fois par an votre dentiste pour, entre autres, une séance de détartrage.
- Évitez les aliments difficiles à digérer (ail, oignon, chou).

▸ En cas de mauvaise haleine

- Mastiquez (chewing-gum, bonbons à la menthe), cela fait saliver.
- Buvez abondamment (plus de 1,5 litre : eau, tisane).
- Brossez-vous la langue avec votre brosse à dents.
- Faites-vous des bains de bouche antiseptiques pendant 48 heures.

Attention ! Des bains de bouche trop fréquents *(voir Dents et gencives)* peuvent détruire la flore de la cavité buccale et entraîner l'apparition de champignons.

- Si vous avez mangé un plat généreux en ail ou oignons crus, croquez un grain de café ou mâchez un clou de girofle.

LES MÉDICAMENTS

Il n'existe pas de médicaments pour traiter la mauvaise haleine.
Mais certains désodorisants de l'haleine (SMELLER®, CHLOROPHYLLINE®) peuvent masquer momentanément une mauvaise odeur.

ANTISEPTIQUE DE LA BOUCHE

NOM DE MARQUE	SUBSTANCE	NOTE /20	REMB. SS	PRIX	AVIS
ALODONT	Cétylpyridinium	6	35 %	2,28 €	Médicament dépassé.
ALODONT	Cétylpyridinium	6	0 %	5,79 €	Idem.
BETADINE 10 % bain de bouche	Povidone iodée	11	0 %	2,74 €	
BETADINE 10 % bain de bouche unidose	Povidone iodée	11	0 %		
CHLORHEXIDINE IVAX 0,15 % solution	Chlorhexidine	11	0 %	3,95 €	
CHLORHEXIDINE Teva conseil	Chlorhexidine	12	0 %		
CHLORHEXIDINE/ CHLOROBUTANOL ARROW 0,5 ml/0,5 g pour 100 ml solution pour bain de bouche en flacon	Chlorhexidine digluconate, …	11	0 %	2,28 €	
CHLORHEXIDINE/ CHLOROBUTANOL ARROW 0,5 ml/0,5 g pour 100 ml solution pour bain de bouche en flacon	Chlorhexidine digluconate, …	11	0 %	4,00 €	
CHLORHEXIDINE/ CHLOROBUTANOL BIOGARAN 0,5 ml/0,5 g pour 100 ml solution pour bain de bouche en flacon	Chlorhexidine digluconate, …	11	0 %	6,60 €	
CHLORHEXIDINE/ CHLOROBUTANOL BIOGARAN 0,5 ml/0,5 g pour 100 ml solution pour bain de bouche en flacon	Chlorhexidine digluconate, …	11	0 %	2,35 €	

CHLORHEXIDINE/ CHLOROBUTANOL BIOGARAN 0,5 ml/0,5 g pour 100 ml solution pour bain de bouche en flacon	Chlorhexidine digluconate, …	11		0 %	5,71 €	
CHLORHEXIDINE/ CHLOROBUTANOL EG 0,5 ml/0,5 g pour 100 ml solution pour bain de bouche en flacon	Chlorhexidine digluconate, …	11		0 %	8,02 €	
CHLORHEXIDINE/ CHLOROBUTANOL EG 0,5 ml/0,5 g pour 100 ml solution pour bain de bouche en flacon	Chlorhexidine digluconate, …	11		0 %	14,14 €	
CHLORHEXIDINE/ CHLOROBUTANOL EG 0,5 ml/0,5 g pour 100 ml solution pour bain de bouche en flacon	Chlorhexidine digluconate, …	11		0 %	2,35 €	
CHLORHEXIDINE/ CHLOROBUTANOL PHR LAB 0,5 ml/0,5 g pour 100 ml solution pour bain de bouche en flacon	Chlorhexidine digluconate, …	11		0 %	2,28 €	
CHLORHEXIDINE/ CHLOROBUTANOL PHR LAB 0,5 ml/0,5 g pour 100 ml solution pour bain de bouche en flacon	Chlorhexidine digluconate, …	11		0 %	4,58 €	
CHLORHEXIDINE/ CHLOROBUTANOL RATIOPHARM 0,5 ml/0,5 g pour 100 ml solution pour bain de bouche en flacon	Chlorhexidine digluconate, …	11		0 %	2,35 €	
CHLORHEXIDINE/ CHLOROBUTANOL RATIOPHARM 0,5 ml/0,5 g pour 100 ml solution pour bain de bouche en flacon	Chlorhexidine digluconate, …	11		0 %	4,93 €	
CHLORHEXIDINE/ CHLOROBUTANOL TEVA 0,5 ml/0,5 g pour 100 ml solution pour bain de bouche en flacon	Chlorhexidine digluconate, …	11		0 %	8,50 €	
CHLORHEXIDINE/ CHLOROBUTANOL TEVA 0,5 ml/0,5 g pour 100 ml solution pour bain de bouche en flacon	Chlorhexidine digluconate, …	11		0 %	2,35 €	
CHLORHEXIDINE/ CHLOROBUTANOL WINTHROP 0,5 ml/0,5 g pour 100 ml solution pour bain de bouche en flacon	Chlorhexidine digluconate, …	11		0 %	2,28 €	

COLLU-HEXTRIL 0,2 % collutoire	Hexétidine	11	0 %	2,89 €	
COLLUNOVAR bain de bouche	Chlorhexidine	11	0 %	6,10 €	
CORSODYL 0,2 % bain de bouche	Chlorhexidine	11	0 %	6,94 €	
DENTEX solution pour bain de bouche	Hydrogène peroxyde	11	0 %	6,80 €	
DRILL SANS SUCRE	Chlorhexidine, …	11	0 %	5,89 €	
DRILL SANS SUCRE ANIS MENTHE	Chlorhexidine, …	11	0 %	6,38 €	
DRILL SANS SUCRE PAMPLEMOUSSE pastille	Chlorhexidine, …	11	0 %	6,68 €	
ELUDRIL bain de bouche	Chlorhexidine digluconate, …	11	0 %	6,10 €	
ELUDRIL bain de bouche	Chlorhexidine digluconate, …	11	15 %	2,81 €	
ELUDRIL bain de bouche	Chlorhexidine digluconate, …	11	0 %	9,91 €	
GIVALEX	Hexétidine	11	15 %	2,16 €	
GLOSSITHIASE comprimé	Thénoate d'éthanolamine	6	0 %	4,09 €	Association de produits dépassés.
GLYCO-THYMOLINE 55	Benzoate de sodium, …	3	15 %	2,59 €	Produit dépassé, mis sur le marché en 1949. On sent la fatigue.
HEXALYSE	Biclotymol, …	7	0 %	3,70 €	Association de produits dépassés depuis la mise sur le marché en 1971.
HEXTRIL 0,1 % bain de bouche	Hexétidine	11	0 %	7,79 €	
HEXTRIL 0,1 % bain de bouche, flacon	Hexétidine	11	0 %	2,06 €	
HEXTRIL 0,1 % bain de bouche	Hexétidine	11	0 %	4,27 €	
HEXTRIL MENTHE 0,1 %	Hexétidine	11	0 %	7,67 €	Excipients allergisants.
HEXTRIL MENTHE 0,1 %	Hexétidine	11	0 %	4,88 €	Idem.
HEXTRIL gel gingival	Hexétidine	11	0 %	5,49 €	
HUMEX FOURNIER collutoire	Benzalkonium chlorure, …	6	0 %	5,33 €	Antiseptique dépassé.
LYSO 6	Lysozyme, …	6	0 %	5,33 €	Mis sur le marché en 1967, on se demande bien pourquoi.
PAROEX 0,12 % solution pour bain de bouche	Chlorhexidine	11	15 %	3,99 €	
PAROEX bain de bouche	Chlorhexidine	11	15 %	3,99 €	

PAROEX bain de bouche	Chlorhexidine	11	15 %	6,86 €	
PASTILLES MONLEON	Méthylthionium chlorure, ...	5	0 %	4,50 €	Produit inefficace et dépassé. Allez plutôt chez votre confiseur !
PREXIDINE bain de bouche	Chlorhexidine	11	15 %	2,89 €	
PREXIDINE solution pour bain de bouche 0,12	Chlorhexidine	11	0 %	2,98 €	
PREXIDINE solution pour bain de bouche 0,12	Chlorhexidine	11	0 %	13,92 €	
PYOREX	Éthacridine, ...	4	0 %	3,20 €	Association de deux antiseptiques dépassés mis sur le marché en 1939.
PYRALVEX solution buccale et gingivale	Acétylsalicylique acide	10	0 %	5,18 €	
SOLUDRIL 0,5 ml/0,5 g pour 100 ml solution pour bain de bouche	Chlorhexidine	11	0 %	2,28 €	
STREPSILS CITRON sans sucre	Dichlorobenzylique alcool, ...	8	0 %	5,37 €	Vu l'efficacité de ces antiseptiques, un conseil : allez plutôt directement chez votre confiseur.
STREPSILS FRAISE sans sucre	Dichlorobenzylique alcool, ...	8	0 %	5,30 €	Idem.
STREPSILS MENTHE GLACIALE	Dichlorobenzylique alcool, ...	8	0 %	5,89 €	Idem.
STREPSILS MIEL CITRON	Dichlorobenzylique alcool, ...	8	0 %	5,89 €	Idem.
STREPSILS MIEL CITRON pastille à sucer	Dichlorobenzylique alcool, ...	8	0 %	8,81 €	Idem.
STREPSILS ORANGE VITAMINE C	Dichlorobenzylique alcool, ...	8	0 %	5,33 €	Idem.
SYNTHOL bain de bouche, application cutanée	Lévomenthol, ...	11	0 %	5,33 €	Mise sur le marché en 1925, cette petite soupe fait toujours recette.
SYNTHOL bain de bouche, application cutanée	Lévomenthol, ...	11	0 %	5,05 €	Idem.
SYNTHOL bain de bouche, application cutanée	Lévomenthol, ...	11	0 %	4,11 €	Idem.
SYNTHOL bain de bouche, application cutanée	Lévomenthol, ...	11	0 %	3,06 €	Idem.

NOTRE MÉDICAMENT FAVORI

PAROEX Bain de bouche

Note : 11/20 **Prix :** 3,99 € **Remb SS :** 15 %

Classe thérapeutique : Antiseptique de la bouche.

Indications : Affections de la bouche (gingivites) ou de la gorge.

Contre-indications générales : Allergie à l'un des constituants du produit ◆ Enfant de moins de 6 ans ◆ Usage prolongé ou répété.

Prudence générale : Ne pas avaler ◆ Ne pas mettre le produit en contact des yeux, du nez ou des oreilles.

Posologie : Adulte et enfant de plus de 6 ans : 1 bain de bouche pendant 1 minute : 1 godet doseur ou 1 cuillerée à soupe de solution 1 à 3 fois par jour.

Incidents : Trouble du goût ◆ Sensation de brûlure ◆ Coloration brune de la langue et des dents, réversible à l'arrêt du traitement.

Arrêt du médicament si : Les troubles persistent ◆ Réaction allergique.

Composition : par flacon : Chlorhexidine digluconate 360 mg. Excipients : Glycérol ; acésulfam potassique ; huile de ricin polyoxyéthylénée ; propylène-glycol ; azorubine ; arôme menthe ; eau purifiée.

Présentation : Flacon de 300 ml **Laboratoire :** Centre Spécialités Pharmaceutiques

Maux de tête et migraines

Comme 50 % des Français, il vous arrive sans doute d'avoir mal à la tête. Mais de quel type de mal de tête souffrez-vous ?
Les maux de tête (ou céphalées) les plus courants sont des troubles généralement mineurs même s'ils peuvent vous « empoisonner » la vie quotidienne.
En revanche, les migraines, plus rares, nécessitent toujours une consultation médicale.

CE QU'IL FAUT SAVOIR

De très nombreuses causes peuvent déclencher un mal de tête.

• **Les maux de tête** peuvent être d'origine musculaire (céphalée de tension, sensation de pression sur les tempes), cervicale (mauvaise posture) ou :

▶ **provoquées par :**
• un traumatisme crânien (suite à une chute par exemple) ;
• des intolérances alimentaires (chocolat, vin blanc, noix, fromages...) ;
• une intoxication par le monoxyde de carbone (chauffage au gaz) ;
• certains stimulants en cas d'abus ou de sevrage (café, tabac, diverses drogues) ou d'alcool (« gueule de bois ») ;
• certaines substances chimiques volatiles utilisées en usage professionnel ou domestique (peintures, colles, produits d'entretien, produits détachants...).

▶ **survenir au cours de certaines maladies :**
• sinusite, otite : le mal de tête est alors associé à des douleurs des sinus ou de l'oreille ;
• grippe ou autre infection virale ;

- troubles de la vue ;
- troubles psychologiques : stress, forte anxiété ;
- méningite : les maux de tête sont associés à une raideur de la nuque, des vomissements, une gêne à la lumière, de la fièvre et demandent une **consultation DE TOUTE URGENCE !**
- troubles vasculaires : hypertension artérielle, anévrisme ou hémorragie cérébrale...

▶ **liées à la prise de certains médicaments**, notamment ceux entraînant une vasodilatation, comme les dérivés nitrés utilisés dans les crises d'angine de poitrine (trinitrine), et les médicaments pour traiter les troubles d'érection, ou dues à l'abus de médicaments anti-douleur.

• **La migraine,** plus rare, est une céphalée singulière : il y a des familles de migraineux. Elle apparaît chez des personnes jeunes (au moment de la puberté) et touche plus fortement les femmes que les hommes.
Elle affecte un seul côté du crâne (une demi-graine), et survient par crise d'une durée de 6 à 72 heures. Elle est parfois précédée de troubles visuels (images de lignes brisées souvent scintillantes, diminution de l'acuité visuelle) auditifs ou sensoriels (picotements, baisse de la sensibilité de la peau).
Elle s'accompagne généralement de nausées, de vomissements, d'intolérance à la lumière et au bruit.
Elle est souvent déclenchée par des excès alimentaires, l'alcool, une baisse de pression atmosphérique, l'arrivée des règles, des séances de télévision ou d'ordinateur prolongées.
Très handicapante, elle peut disparaître avec l'âge.

LES INTERDITS

⚠⚠⚠ Pas d'automédication mais consultez votre médecin de toute urgence ou appelez le SAMU (15 ou 112) si le mal de tête est intense, inhabituel, brutal, sans cause apparente et accompagné ou non d'un ou plusieurs de ces symptômes :
- nausées, vomissements, raideur de la nuque ;
- malaise, grande fatigue ;
- confusion, troubles de la marche ;
- convulsions ;
- forte fièvre.

⚠⚠ Ne poursuivez pas un traitement en automédication mais consultez votre médecin rapidement si le mal de tête résiste aux anti-douleur habituels (paracétamol, ibuprofène) accompagné ou non d'un ou plusieurs de ces symptômes :
- troubles de la vision ;
- tremblements ;
- fièvre.

LES BONNES PRATIQUES

▶ En prévention

- Si vous connaissez les causes de vos maux de tête, évitez-les (notamment dans le cas d'allergies ou d'intolérances alimentaires). Évitez de boire de l'alcool et de fumer.
- Faites vérifier vos lunettes : vos maux de tête sont peut-être liés à des troubles de la vue.
- Si vous avez des problèmes de cervicales, ménagez-les. Évitez de travailler avec la nuque en tension permanente.

▶ En cas de migraine ou de maux de tête

- Allongez-vous au calme dans une pièce sombre et essayez de vous relaxer.
- Appliquez une poche froide (gardez-en toujours au frigidaire si vous avez des migraines) sur la nuque et une autre sur le front ou les tempes.
- Prenez un anti-douleur mais gare aux abus !

LES MÉDICAMENTS

Rappelons-le, l'automédication ne traite que les maux de tête, car les migraines demandent TOUJOURS une consultation médicale.
En cas de maux de tête vous pouvez utiliser un anti-douleur, de préférence le paracétamol, par prise de 500 mg à 1000 mg toutes les 6 heures sans JAMAIS dépasser 4000 mg/24 heures.
Si le paracétamol est sans effet, vous pouvez prendre de l'ibuprofène à raison de 200 à 400 mg toutes les 6 à 8 heures, **sans dépasser 1200 mg/24 heures**.

Contrairement à ce qui est souvent écrit, les spécialités à base d'oligoéléments, de complexes homéopathiques ou de plantes (phytothérapie) n'ont jamais démontré la moindre efficacité comme anti-douleur. Il est donc inutile de dépenser votre argent pour ce type de produits.

EN SAVOIR PLUS

Les abus d'anti-douleur

Dans certains cas, la prise trop régulière d'antalgiques peut entraîner des migraines encore plus fortes. Respectez les posologies indiquées ou prenez l'avis de votre médecin.
Il existe depuis quelques années des centres spécifiques pour traiter les migraines.
N'hésitez pas à vous rendre dans un de ces centres pour consulter. La liste est disponible sur le site www.sosmigraine.com

ANTI-DOULEUR

NOM DE MARQUE	SUBSTANCE	NOTE /20	REMB. SS	PRIX	AVIS
ABBE CHAUPITRE N° 23	Homéopathie	5	0 %	6,80 €	Mis sur le marché en 1943. Il y avait sans doute mieux à faire en cette période.
ACTRON	Aspirine, ...	5	0 %	5,05 €	Association sans intérêt. Il est inutile d'associer les risques de l'aspirine au paracétamol. De plus, la caféine est à éviter. Un non-sens thérapeutique en 2011.
ACTRON	Aspirine, ...	5	0 %	6,25 €	Idem.
ADVIL 200 mg	Ibuprofène	16	65 %	3,05 €	Bon médicament mais vérifier l'absence d'ibuprofène ou d'autres AINS dans la composition d'autres médicaments.
ADVIL 200 mg	Ibuprofène	16	65 %	1,88 €	Idem.
ADVILCAPS 200 mg capsule molle	Ibuprofène	16	0 %	4,25 €	Idem.
ADVILEFF 200 mg comprimé effervescent	Ibuprofène	16	0 %	4,25 €	Idem.
ADVILTAB 400 mg comprimé enrobé	Ibuprofène	16	0 %	4,38 €	Idem.
ALGICALM comprimé 400 mg/25 mg	Paracétamol, Codéine	18	0 %	5,90 €	
ALKA SELTZER 324 mg	Aspirine, ...	12	0 %	6,65 €	Vérifier l'absence d'aspirine ou d'autres AINS dans la composition d'autres médicaments.
ALKA SELTZER 324 mg	Aspirine, ...	12	0 %	4,75 €	Idem.
ANADVIL 200 mg	Ibuprofène	16	0 %	2,59 €	Bon médicament mais vérifier l'absence d'ibuprofène ou d'autres AINS dans la composition d'autres médicaments.
ANTARENE Ge 200 mg	Ibuprofène	16	65 %	1,91 €	Idem.
ANTIGRIPPINE A L'ASPIRINE 500 mg/100 mg	Aspirine, ...	12	0 %	4,72 €	La vitamine C et la caféine n'augmentent pas les effets de l'aspirine.
ARTROPHYTUM comprimé enrobé	Phytothérapie : Harpagophyton, ...	6	0 %	13,19 €	
ASPEGIC 500 mg sachet	Aspirine	13	65 %	2,44 €	Bon médicament mais vérifier l'absence d'aspirine ou d'autres AINS dans la composition d'autres médicaments.
ASPEGIC 500 mg sachet	Aspirine	13	0 %	3,50 €	Idem.
ASPEGIC Adulte 1000 mg	Aspirine	13	0 %	6,04 €	Idem.

ASPEGIC Adulte 1000 mg	Aspirine	13	65 %	4,07 €	Idem.
ASPEGIC Adulte 1000 mg	Aspirine	13	0 %	3,50 €	Idem.
ASPIRINE DU RHONE 500 mg	Aspirine	13	0 %	2,74 €	Idem.
ASPIRINE DU RHONE 500 mg	Aspirine	13	0 %	4,27 €	Idem.
ASPIRINE DU RHONE 500 mg	Aspirine	13	0 %	6,46 €	Idem.
ASPIRINE MERCK 500 mg	Aspirine	13	0 %	4,95 €	Idem.
ASPIRINE MERCK MEDICATION FAMILIALE 500 mg comprimé à croquer	Aspirine	13	0 %		Idem.
ASPIRINE PROTECT BAYER 300 mg	Aspirine	13	65 %	2,46 €	Idem.
ASPIRINE RATIOPHARM 500 mg	Aspirine	13	65 %	2,03 €	Idem.
ASPIRINE RATIOPHARM 500 mg	Aspirine	13	65 %	1,29 €	Idem.
ASPIRINE UPSA 325 mg	Aspirine	13	65 %	2,60 €	Idem.
ASPIRINE UPSA 500 mg	Aspirine	13	65 %	2,11 €	Idem.
ASPIRINE UPSA TAMPONNEE 1000 mg	Aspirine	13	65 %	3,45 €	Idem.
ASPIRINE UPSA VITAMINE C TAMPONNEE 330 mg/200 mg	Aspirine, …	12	0 %	2,85 €	La vitamine C n'ajoute rien à l'action de l'aspirine
ASPIRINE VITAMINEE B1 C DEROL 400 mg	Aspirine, …	12	0 %	2,28 €	Les vitamines C et B1 n'ajoutent rien à l'action de l'aspirine.
ASPIRINE pH8 500 mg	Aspirine	13	65 %	1,33 €	Vérifier l'absence d'aspirine ou d'autres AINS dans la composition d'autres médicaments.
ASPIRINE pH8 500 mg	Aspirine	13	65 %	2,14 €	Idem.
ASPIRINE VITAMINE C OBERLIN 500 mg	Aspirine, …	12	0 %	4,42 €	La vitamine C n'ajoute rien à l'action de l'aspirine.
ASPIRISUCRE 400 mg	Aspirine	13	0 %	5,34 €	Vérifier l'absence d'aspirine ou d'autres AINS dans la composition d'autres médicaments.
ASPRO 320 mg	Aspirine	13	0 %	3,96 €	Idem.
ASPRO 320 mg comprimé	Aspirine	13	0 %	3,55 €	Idem.
ASPRO 500 mg	Aspirine	13	0 %	5,64 €	Idem.
ASPRO 500 mg	Aspirine	13	0 %	2,59 €	Idem.
ASPRO 500 mg	Aspirine	13	0 %	3,35 €	Idem.

ASPRO VITAMINE C 500 mg	Aspirine, …	12	0 %	4,42 €	La vitamine C n'ajoute rien à l'action de l'aspirine.
ASPROACCEL 500 mg	Aspirine, …	12	0 %	3,05 €	La présence de caféine n'apporte rien à l'action de l'aspirine.
ASPROACCEL 500 mg	Aspirine, …	12	0 %	3,96 €	Idem.
BRYONIA OPODELDOCH BOIRON	Homéopathie	4	35 %	1,60 €	Association dangereusement inefficace.
CEFALINE HAUTH 500 mg/50 mg	Paracétamol, …	15	0 %	2,89 €	La présence de caféine n'est pas justifiée car n'augmente pas l'effet anti-douleur et anti-fièvre et ne peut poser que des problèmes.
CEPHYL	Pseudo-homéopathie	5	0 %	5,18 €	Le seul produit actif est l'aspirine, tous les autres produits ne servent à rien et ces associations sont contraires aux règles modernes de mise au point de médicaments.
CEPHYL	Pseudo-homéopathie	5	0 %	3,05 €	Idem.
CLARADOL 500 mg comprimé effervescent	Paracétamol	18	65 %	1,81 €	Excellent médicament mais vérifier l'absence de paracétamol dans la composition d'autres médicaments afin d'éviter un risque de surdosage toxique pour votre foie.
CLARADOL 500 mg comprimé sécable	Paracétamol	18	65 %	1,60 €	Idem.
CLARADOL CAFEINE	Paracétamol, …	15	65 %	1,98 €	La présence de caféine n'est pas justifiée car n'augmente pas l'effet anti-douleur et anti-fièvre et ne peut poser que des problèmes.
CLARADOL CAFEINE	Paracétamol, …	15	65 %	1,98 €	Idem.
CLARADOL CODEINE	Paracétamol, Codéine	18	65 %	2,49 €	
CLARAGINE 500 mg	Aspirine	13	65 %	2,35 €	Bon médicament mais vérifier l'absence d'aspirine ou d'autres AINS dans la composition d'autres médicaments.
CLARAGINE 500 mg	Aspirine	13	65 %	1,68 €	Idem.
CODOLIPRANE ADULTE	Paracétamol, Codéine	18	65 %	2,59 €	
COMPLEXE LEHNING KALMIA N° 18	Homéopathie	2	0 %	4,57 €	Il est inadmissible qu'un directeur de laboratoire ose proposer de telles indications et que celles-ci soient avalisées par le ministère de la Santé.

COMPLEXE LEHNING RANUNCULUS N° 79	Homéopathie	2	0 %	4,57 €	Idem.
COMPRALGYL 400 mg/20 mg	Paracétamol, Codéine	18	0 %	4,77 €	
COQUELUSEDAL PARACETAMOL 100 mg suppositoire	Paracétamol, …	3	0 %	3,92 €	Changement de composition en 2007, disparition de l'essence de niaouli. Une composition du XIXe siècle associée au paracétamol. Évitez de présenter ces ogives à votre derrière.
COQUELUSEDAL PARACETAMOL 250 mg suppositoire	Paracétamol, …	3	0 %	3,92 €	Idem.
DAFALGAN 1 g comprimé pelliculé	Paracétamol	18	65 %	1,74 €	Excellent médicament mais vérifier l'absence de paracétamol dans la composition d'autres médicaments afin d'éviter un risque de surdosage toxique pour votre foie.
DAFALGAN 500 mg gélule	Paracétamol	18	65 %	1,74 €	Idem.
DAFALGAN suppositoire 600 mg	Paracétamol	18	65 %	1,98 €	Idem.
DOLIACTI C 500 mg/150 mg	Paracétamol, …	15	0 %	2,81 €	La vitamine C n'ajoute rien à l'action du paracétamol.
DOLIDON 500 mg/50 mg	Paracétamol, …	15	0 %	3,99 €	La présence de caféine n'est pas justifiée car n'augmente pas l'effet anti-douleur et anti-fièvre et ne peut poser que des problèmes.
DOLIPRANE 1000 mg comprimé	Paracétamol	18	65 %	1,74 €	Excellent médicament mais vérifier l'absence de paracétamol dans la composition d'autres médicaments afin d'éviter un risque de surdosage toxique pour votre foie.
DOLIPRANE 1000 mg comprimé effervescent	Paracétamol	18	65 %	1,81 €	Idem.
DOLIPRANE 1000 mg solution buvable	Paracétamol	18	65 %	1,81 €	Idem.
DOLIPRANE 1000 mg suppositoire	Paracétamol	18	65 %	1,98 €	Idem.
DOLIPRANE 300 mg sachet	Paracétamol	18	65 %	1,83 €	Idem.
DOLIPRANE 300 mg suppositoire	Paracétamol	18	65 %	1,67 €	Idem.
DOLIPRANE 500 mg comprimé	Paracétamol	18	65 %	1,74 €	Idem.
DOLIPRANE 500 mg comprimé effervescent	Paracétamol	18	65 %	1,81 €	Idem.
DOLIPRANE 500 mg gélule	Paracétamol	18	65 %	1,74 €	Idem.

DOLIPRANE 500 mg poudre pour solution buvable	Paracétamol	18	65 %	1,74 €	Idem.
DOLIPRANE sans sucre suspension buvable 2,4 %	Paracétamol	18	65 %	1,88 €	Idem.
DOLIPRANELIB 500 mg comprimé	Paracétamol	18	0 %	1,70 €	Idem.
DOLIPRANE VITAMINE C 500 mg/150 mg comprimé effervescent	Paracétamol, …	15	0 %	6,82 €	La vitamine C n'ajoute rien à l'action du paracétamol.
DOLITABS 500 mg comprimé orodispersible	Paracétamol	18	0 %	3,03 €	Excellent médicament mais vérifier l'absence de paracétamol dans la composition d'autres médicaments afin d'éviter un risque de surdosage toxique pour votre foie.
DOLKO 1 g comprimé sécable	Paracétamol	18	65 %	1,68 €	Idem.
DOLKO 500 mg comprimé	Paracétamol	18	65 %	1,74 €	Idem.
DOLKO 500 mg poudre pour solution buvable	Paracétamol	18	65 %	1,74 €	Idem.
DOLTAQUE 200 mg comprimé	Ibuprofène	16	65 %	3,06 €	Bon médicament mais vérifier l'absence d'ibuprofène ou d'autres AINS dans la composition d'autres médicaments.
EFFERALGAN 1 g comprimé effervescent	Paracétamol	18	65 %	1,81 €	Excellent médicament mais vérifier l'absence de paracétamol dans la composition d'autres médicaments afin d'éviter un risque de surdosage toxique pour votre foie.
EFFERALGAN 500 mg comprimé	Paracétamol	18	65 %	1,83 €	Idem.
EFFERALGAN 500 mg comprimé effervescent	Paracétamol	18	65 %	1,81 €	Idem.
EFFERALGAN VITAMINE C 500 mg/200 mg	Paracétamol	17	0 %	2,45 €	Idem.
EFFERALGANODIS 500 mg comprimé orodispersible	Paracétamol	18	0 %	3,22 €	Idem.
ERGIX DOULEUR ET FIEVRE 200 mg	Ibuprofène	16	0 %	3,98 €	Bon médicament mais vérifier l'absence d'ibuprofène ou d'autres AINS dans la composition d'autres médicaments.
ERGIX DOULEUR ET FIEVRE 200 mg	Ibuprofène	16	0 %	3,31 €	Idem.
EXIDOL	Paracétamol, …	15	65 %	1,98 €	La présence de caféine n'est pas justifiée car n'augmente pas l'effet anti-douleur et anti-fièvre et ne peut poser que des problèmes.

EXPANDOX 500 mg comprimé	Paracétamol	18	0 %	1,47 €	Excellent médicament mais vérifier l'absence de paracétamol dans la composition d'autres médicaments afin d'éviter un risque de surdosage toxique pour votre foie.
EXPANFEN 200 mg comprimé enrobé	Ibuprofène	16	0 %	2,50 €	Bon médicament mais vérifier l'absence d'ibuprofène ou d'autres AINS dans la composition d'autres médicaments.
EXPANFEN Gé 200 mg comprimé	Ibuprofène	16	65 %	2,10 €	Idem.
GAOSEDAL CODEINE	Paracétamol, Codéine	18	0 %	6,18 €	
GELUFENE 200 mg gélule	Ibuprofène	16	0 %	3,20 €	Bon médicament mais vérifier l'absence d'ibuprofène ou d'autres AINS dans la composition d'autres médicaments.
GELUPRANE 500 mg gélule	Paracétamol	18	65 %	1,74 €	Excellent médicament mais vérifier l'absence de paracétamol dans la composition d'autres médicaments afin d'éviter un risque de surdosage toxique pour votre foie.
HEMAGENE TAILLEUR 200 mg	Ibuprofène	16	0 %	3,82 €	Bon médicament mais vérifier l'absence d'ibuprofène ou d'autres AINS dans la composition d'autres médicaments.
IBUPROFENE ALMUS 200 mg comprimé pelliculé	Ibuprofène	16	65 %	1,91 €	Idem.
IBUPROFENE ARROW 200 mg	Ibuprofène	16	0 %	2,19 €	Idem.
IBUPROFENE ARROW 200 mg	Ibuprofène	16	65 %	1,91 €	Idem.
IBUPROFENE ARROW CONSEIL 400 mg comprimé pelliculé	Ibuprofène	16	0 %	4,25 €	Idem.
IBUPROFENE BIOGARAN 200 mg comprimé	Ibuprofène	16	65 %	1,98 €	Idem.
IBUPROFENE BIOGARAN CONSEIL 200 mg comprimé pelliculé	Ibuprofène	16	0 %	2,53 €	Idem.
IBUPROFENE BIOGARAN CONSEIL 400 mg comprimé pelliculé	Ibuprofène	16	0 %	3,04 €	Idem.
IBUPROFENE CRISTERS 200 mg comprimé enrobé	Ibuprofène	16	65 %	1,91 €	Idem.
IBUPROFENE CRISTERS 200 mg comprimé pelliculé	Ibuprofène	16	0 %	2,80 €	Idem.
IBUPROFENE EG 200 mg comprimé	Ibuprofène	16	65 %	1,91 €	Idem.

IBUPROFENE G GAM 200 mg comprimé	Ibuprofène	16	65 %	1,91 €	Idem.
IBUPROFENE ISOMED 200 mg comprimé enrobé	Ibuprofène	16	0 %		Idem.
IBUPROFENE IVAX 200 mg	Ibuprofène	16	65 %	2,30 €	Idem.
IBUPROFENE IVAX 200 mg comprimé enrobé	Ibuprofène	16	0 %		Idem.
IBUPROFENE MYLAN 200 mg	Ibuprofène	16	65 %	2,29 €	Idem.
IBUPROFENE MYLAN 200 mg	Ibuprofène	16	0 %	2,26 €	Idem.
IBUPROFENE MYLAN 400 mg comprimé effervescent	Ibuprofène	16	0 %		Idem.
IBUPROFENE QUALIMED 200 mg	Ibuprofène	16	65 %	2,29 €	Idem.
IBUPROFENE RATIOPHARM 200 mg	Ibuprofène	16	65 %	2,22 €	Idem.
IBUPROFENE RATIOPHARM CONSEIL 200 mg comprimé enrobé	Ibuprofène	16	0 %	1,60 €	Idem.
IBUPROFENE RPG 200 mg	Ibuprofène	16	65 %	2,21 €	Idem.
IBUPROFENE SANDOZ CONSEIL 200 mg comprimé enrobé	Ibuprofène	16	0 %	2,21 €	Idem.
IBUPROFENE SANDOZ CONSEIL 400 mg comprimé pelliculé	Ibuprofène	16	0 %	4,40 €	Idem.
IBUPROFENE SANDOZ comprimé enrobé 200 mg	Ibuprofène	16	65 %	1,91 €	Idem.
IBUPROFENE SANDOZ comprimé enrobé 200 mg	Ibuprofène	16	0 %	2,44 €	Idem.
IBUPROFENE TEVA 200 mg	Ibuprofène	16	65 %	1,91 €	Idem.
IBUPROFENE ZYDUS 200 mg	Ibuprofène	16	65 %	1,91 €	Idem.
INTRALGIS 200 mg	Ibuprofène	16	0 %	3,66 €	Idem.
INTRALGIS 200 mg	Ibuprofène	16	0 %	2,44 €	Idem.
ISOFEBRIL VITAMINE C comprimé effervescent	Aspirine, …	5	0 %	5,02 €	Association sans intérêt. Il est inutile d'associer les risques de l'aspirine au paracétamol. Un non-sens thérapeutique en 2011.
KLIPAL CODEINE 300 mg/25 mg	Paracétamol, Codéine	18	65 %	2,17 €	
LINDILANE comprimé	Paracétamol, Codéine	18	65 %	2,55 €	
METASPIRINE 475 mg/25 mg	Aspirine, …	12	0 %	4,57 €	La présence de caféine n'apporte rien à l'action de l'aspirine.
MIGRALGINE gélule	Paracétamol, Codéine	18	0 %	4,57 €	

MIGRALGINE gélule	Paracétamol, Codéine	18	0 %	5,79 €	
NUREFLEX 200 mg	Ibuprofène	16	65 %	2,28 €	Bon médicament mais vérifier l'absence d'ibuprofène ou d'autres AINS dans la composition d'autres médicaments.
NUROFEN 200 mg	Ibuprofène	16	0 %		Idem.
NUROFEN 200 mg	Ibuprofène	16	0 %	2,74 €	Idem.
NUROFEN 200 mg, comprimé enrobé	Ibuprofène	16	0 %	5,46 €	Idem.
NUROFEN 400 mg comprimé enrobé	Ibuprofène	16	0 %	4,00 €	Idem.
NUROFENFEM 400 mg comprimé pelliculé	Ibuprofène	16	0 %	4,48 €	Idem.
NUROFENFLASH 200 mg	Ibuprofène	16	0 %	3,63 €	Idem.
NUROFENFLASH 400 mg comprimé pelliculé	Ibuprofène	16	0 %	4,44 €	Idem.
NUROFENTABS 200 mg	Ibuprofène	16	0 %	3,63 €	Idem.
PANADOL 500 mg comprimé pelliculé sécable	Paracétamol	18	0 %	4,27 €	Excellent médicament mais vérifier l'absence de paracétamol dans la composition d'autres médicaments afin d'éviter un risque de surdosage toxique pour votre foie.
PARACETAMOL ALMUS 1 g comprimé	Paracétamol	18	65 %	1,68 €	Idem.
PARACETAMOL ALMUS 500 mg comprimé	Paracétamol	18	65 %	1,68 €	Idem.
PARACETAMOL ALTER 1 g comprimé	Paracétamol	18	65 %	1,68 €	Idem.
PARACETAMOL ARROW 1 g comprimé	Paracétamol	18	65 %	1,68 €	Idem.
PARACETAMOL ARROW 1 g comprimé effervescent	Paracétamol	18	65 %	1,68 €	Idem.
PARACETAMOL ARROW 500 mg comprimé	Paracétamol	18	65 %	1,68 €	Idem.
PARACETAMOL ARROW 500 mg comprimé effervescent	Paracétamol	18	65 %	1,68 €	Idem.
PARACETAMOL ARROW GENERIQUES 1 g comprimé effervescent sécable	Paracétamol	18	0 %	1,53 €	Idem.
PARACETAMOL BIOGARAN 1 g	Paracétamol	18	65 %	1,68 €	Idem.
PARACETAMOL BIOGARAN 1 g comprimé	Paracétamol	18	65 %	1,68 €	Idem.

PARACETAMOL BIOGARAN 1000 mg poudre pour solution buvable en sachet-dose	Paracétamol	18	0 %	1,53 €	Idem.
PARACETAMOL BIOGARAN 300 mg poudre pour solution buvable en sachet-dose	Paracétamol	18	65 %	1,68 €	Idem.
PARACETAMOL BIOGARAN 500 mg comprimé effervescent	Paracétamol	18	65 %	1,68 €	Idem.
PARACETAMOL BIOGARAN 500 mg gélule	Paracétamol	18	65 %	1,68 €	Idem.
PARACETAMOL BIOGARAN 500 mg poudre pour solution buvable en sachet-dose	Paracétamol	18	0 %	1,53 €	Idem.
PARACETAMOL BIOGARAN 500 mg comprimé	Paracétamol	18	65 %	1,68 €	Idem.
PARACETAMOL CODEINE ARROW 400 mg/20 mg	Paracétamol, Codéine	18	65 %	2,03 €	
PARACETAMOL CRISTERS 1 g comprimé sécable	Paracétamol	18	65 %	1,68 €	Idem.
PARACETAMOL CRISTERS 500 mg comprimé	Paracétamol	18	65 %	1,68 €	Idem.
PARACETAMOL EG 1 g comprimé	Paracétamol	18	65 %	1,68 €	Idem.
PARACETAMOL EG 1000 mg	Paracétamol	18	65 %	1,68 €	Idem.
PARACETAMOL EG 500 mg comprimé	Paracétamol	18	65 %	1,47 €	Idem.
PARACETAMOL EG 500 mg comprimé effervescent	Paracétamol	18	65 %	1,68 €	Idem.
PARACETAMOL EG 500 mg gélule	Paracétamol	18	65 %	1,68 €	Idem.
PARACETAMOL EG 500 mg comprimé	Paracétamol	18	65 %	1,68 €	Idem.
PARACETAMOL G GAM 500 mg comprimé	Paracétamol	18	65 %	1,50 €	Idem.
PARACETAMOL GRUNENTHAL 1 g comprimé	Paracétamol	18	65 %	1,68 €	Idem.
PARACETAMOL ISOMED 1000 mg comprimé	Paracétamol	18	65 %	1,68 €	Idem.
PARACETAMOL ISOMED 1000 mg comprimé effervescent sécable	Paracétamol	18	65 %	1,68 €	Idem.
PARACETAMOL ISOMED 500 mg comprimé effervescent	Paracétamol	18	65 %	1,68 €	Idem.
PARACETAMOL ISOMED 500 mg comprimé sécable	Paracétamol	18	65 %	1,68 €	Idem.
PARACETAMOL ISOMED 500 mg comprimé sécable	Paracétamol	18	0 %	1,36 €	Idem.

PARACETAMOL IVAX 500 mg comprimé	Paracétamol	18	65 %	1,68 €	Idem.
PARACETAMOL MERCK 1 g comprimé effervescent sécable	Paracétamol	18	65 %	1,68 €	Idem.
PARACETAMOL MERCK 1 g comprimé sécable	Paracétamol	18	65 %	1,68 €	Idem.
PARACETAMOL MERCK 500 mg comprimé	Paracétamol	18	65 %	1,68 €	Idem.
PARACETAMOL MERCK 500 mg comprimé effervescent	Paracétamol	18	65 %	1,68 €	Idem.
PARACETAMOL MERCK 500 mg gélule	Paracétamol	18	65 %	1,68 €	Idem.
PARACETAMOL QUALIMED 1 g comprimé sécable	Paracétamol	18	65 %	1,68 €	Idem.
PARACETAMOL QUALIMED 500 mg comprimé	Paracétamol	18	65 %	1,68 €	Idem.
PARACETAMOL RANBAXY 1 g comprimé	Paracétamol	18	65 %	1,68 €	Idem.
PARACETAMOL RANBAXY 500 mg gélule	Paracétamol	18	0 %		Idem.
PARACETAMOL RATIOPHARM 1000 mg comprimé	Paracétamol	18	65 %	1,68 €	Idem.
PARACETAMOL RATIOPHARM 1000 mg comprimé effervescent sécable	Paracétamol	18	65 %	1,68 €	Idem.
PARACETAMOL RATIOPHARM 500 mg comprimé sécable	Paracétamol	18	65 %	1,68 €	Idem.
PARACETAMOL RATIOPHARM 500 mg gélule	Paracétamol	18	65 %	1,68 €	Idem.
PARACETAMOL RATIOPHARM 500 mg comprimé effervescent	Paracétamol	18	65 %	1,68 €	Idem.
PARACETAMOL RPG 500 mg comprimé	Paracétamol	18	65 %	1,37 €	Idem.
PARACETAMOL RPG 500 mg comprimé effervescent	Paracétamol	18	65 %	1,68 €	Idem.
PARACETAMOL RPG 500 mg gélule	Paracétamol	18	65 %	1,68 €	Idem.
PARACETAMOL SANDOZ 1 g	Paracétamol	18	65 %	1,68 €	Idem.
PARACETAMOL SANDOZ 1 g comprimé sécable	Paracétamol	18	65 %	1,68 €	Idem.
PARACETAMOL SANDOZ 500 mg gélule	Paracétamol	18	65 %	1,68 €	Idem.
PARACETAMOL SANDOZ 500 mg comprimé	Paracétamol	18	65 %	1,50 €	Idem.

PARACETAMOL SANDOZ 500 mg comprimé effervescent	Paracétamol	18	65 %	1,68 €	Idem.
PARACETAMOL SANDOZ CONSEIL 500 mg comprimé	Paracétamol	18	0 %	1,47 €	Idem.
PARACETAMOL TEVA 1 g comprimé	Paracétamol	18	65 %	1,68 €	Idem.
PARACETAMOL TEVA 1000 mg poudre pour solution buvable en sachet-dose	Paracétamol	18	0 %	1,53 €	Idem.
PARACETAMOL TEVA 1 g comprimé effervescent sécable	Paracétamol	18	65 %	1,68 €	Idem.
PARACETAMOL TEVA 300 mg poudre pour solution buvable en sachet-dose	Paracétamol	18	65 %	1,68 €	Idem.
PARACETAMOL TEVA 500 mg comprimé	Paracétamol	18	65 %	1,52 €	Idem.
PARACETAMOL TEVA 500 mg comprimé effervescent	Paracétamol	18	65 %	1,68 €	Idem.
PARACETAMOL TEVA 500 mg poudre pour solution buvable en sachet-dose	Paracétamol	18	65 %	1,68 €	Idem.
PARACETAMOL TEVA CLASSICS 500 mg comprimé	Paracétamol	18	0 %	1,36 €	Idem.
PARACETAMOL TORLAN 500 mg comprimé	Paracétamol	18	65 %	1,68 €	Idem.
PARACETAMOL WINTHROP 500 mg comprimé	Paracétamol	18	65 %	1,68 €	Idem.
PARACETAMOL ZYDUS 1 g comprimé	Paracétamol	18	65 %	1,68 €	Idem.
PARACETAMOL ZYDUS 500 mg comprimé	Paracétamol	18	65 %	1,68 €	Idem.
PARALYOC 500 mg lyophilisat	Paracétamol	18	65 %	2,60 €	Idem.
PRONTALGINE	Paracétamol, …	16	0 %	5,56 €	La présence de caféine n'est pas justifiée car n'augmente pas l'effet anti-douleur et ne peut poser que des problèmes.
PRONTALGINE	Paracétamol, …	16	0 %	4,88 €	Idem.
SEDASPIR	Aspirine, …	12	0 %	5,03 €	Vérifier l'absence d'aspirine ou d'autres AINS dans la composition d'autres médicaments.
SOLUCETYL 500 mg/200 mg	Aspirine, …	12	0 %	2,95 €	La vitamine C n'ajoute rien à l'action de l'aspirine.
SOLUFEN Gé 200 mg	Ibuprofène	16	65 %	2,21 €	Bon médicament mais vérifier l'absence d'ibuprofène ou d'autres AINS dans la composition d'autres médicaments.

SPEDIFEN 200 mg	Ibuprofène	16	0 %	3,02 €	Idem.
SPEDIFEN 400 mg comprimé pelliculé	Ibuprofène	16	0 %	2,99 €	Idem.
THEINOL solution	Paracétamol, ...	8	65 %	1,83 €	Une petite potion d'alcool à 8° remboursée par la Sécurité sociale avec en prime une bonne dose de caféine. À éviter.
UPFEN 200 mg	Ibuprofène	16	0 %	2,97 €	Bon médicament mais vérifier l'absence d'ibuprofène ou d'autres AINS dans la composition d'autres médicaments.
UPFEN 200 mg	Ibuprofène	16	0 %	3,43 €	Idem.

NOS MÉDICAMENTS FAVORIS

DOLIPRANE 500 mg Comprimé

Note : 18/20 **Prix :** 1,74 € **Remb SS :** 65 %

Classe thérapeutique : Anti-fièvre ◆ Anti-douleur ◆ Anti-douleur des règles.

Indications : Traitement de courte durée de la fièvre et des douleurs d'intensités légères à modérées.

Contre-indications générales : Allergie à l'un des constituants du produit ◆ Enfant de moins de 8 ans ◆ Hépatite virale ◆ Insuffisance hépatique.

Prudence générale : Peut modifier certains dosages sanguins ou urinaires ◆ Insuffisance rénale ◆ Alcoolisme.

Prudence en association : Anticoagulants oraux.

Posologie : Cette présentation est réservée à l'adulte et l'enfant. Pour les adultes et les enfants dont le poids est supérieur à 50 kg (à partir d'environ 15 ans), la posologie usuelle est de 1 à 2 comprimés à 500 mg par prise, à renouveler en cas de besoin au bout de 4 heures minimum. Il n'est généralement pas nécessaire de dépasser 3 g de paracétamol par jour, soit 6 comprimés. Cependant, en cas de douleurs plus intenses, la posologie maximale peut être augmentée jusqu'à 4 g par jour, soit 8 comprimés par jour. Toujours respecter un intervalle de 4 heures entre les prises.

Arrêt du médicament si : La fièvre persiste plus de 3 jours ◆ La douleur persiste plus de 5 jours ◆ Respiration sifflante ◆ Apparition de bleus (thrombopénie) ◆ Prise massive : conduire le malade d'urgence à l'hôpital le plus proche ◆ Angine sévère avec fièvre (agranulocytose) ◆ Gonflement du visage et du cou associé à une gêne respiratoire (œdème de Quincke) ◆ Perte de connaissance avec chute brutale de la tension artérielle (choc anaphylactique). ◆ Éruptions de la peau.

Composition : par comprimé : Paracétamol 500 mg. Excipients : Lactose ; amidon prégélatinisé et amidon de blé ; talc ; carboxyméthylamidon ; stéarate de magnésium.

Présentation : 16 comprimés **Laboratoire :** Sanofi-Aventis

ADVIL 200 mg

Note : 16/20 **Prix :** 1,88 € **Remb SS :** 65 %

Classe thérapeutique : Anti-douleur ◆ Anti-fièvre ◆ Anti-inflammatoire non stéroïdien (AINS) ◆ Anti-douleur des règles.

Indications : Traitement de courte durée de la fièvre et des douleurs d'intensités légères à modérées.

Contre-indications générales : Insuffisance cardiaque ◆ Allergie à l'un des constituants du produit ◆ Antécédent d'ulcère digestif ou de gastrite ◆ Anomalies de la coagulation ◆ Douleurs digestives ◆ Grossesse à partir du début du 6e mois ◆ Allaitement ◆ Lupus érythémateux disséminé ◆ Infections virales ◆ Enfant de moins de 12 ans ◆ Insuffisance hépatique ◆ Varicelle ◆ Insuffisance rénale.

Prudence générale : Asthme ◆ Règles abondantes ◆ Grossesse durant les 5 premiers mois ◆ Sujet âgé.

Contre-indications en association : Anticoagulants ◆ Thrombolytiques ◆ Méthotrexate aux doses supérieures ou égales à 15 mg par semaine ◆ Autres anti-inflammatoires non stéroïdiens (AINS), y compris l'aspirine ◆ Sels de lithium ◆ Antiagrégants plaquettaires (ticlopidine, clopidrogel).

Prudence en association : Alcool ◆ Antihypertenseurs ◆ Ciclosporine ◆ Diurétiques.

Posologie : Adultes : dose initiale de 200 mg à avaler avec un grand verre d'eau au cours des repas, puis si nécessaire la prise est renouvelée toutes les 4 à 6 heures, sans dépasser 1 200 mg/jour. Règles douloureuses : 200 à 400 mg, 3 fois par jour.

Incidents : Nausées ◆ Vertiges ◆ Maux de tête (céphalées).

Arrêt du médicament si : La fièvre persiste plus de 3 jours ◆ La douleur persiste plus de 5 jours ◆ Urticaire ◆ Pâleur ◆ Respiration sifflante ◆ Selles noires ◆ Gonflement du visage et du cou associé à une gêne respiratoire (œdème de Quincke) ◆ Vomissements sanglants ◆ Douleurs dans le ventre ◆ Éruptions de la peau.

Composition : par comprimé : Ibuprofène 200 mg. Excipients : Noyau : Amidon de maïs ; amidon prégélatinisé ; silice colloïdale anhydre ; acide stéarique. Enrobage : Saccharose ; macrogol 6000 ; fécule acétylée (perfectamyl gel 45) ; povidone, polysorbate 80 ; talc ; carbonate de calcium ; oxyde de fer rouge (E 172) ; dioxyde de titane (E 171) ; cire de carnauba ; encre noire Opacode S-1-27794 (gomme laque, oxyde de fer noir [E172], N-butylalcool, eau purifiée, propylène-glycol, alcool éthylique dénaturé, alcool isopropylique).

Présentation : 20 comprimés **Laboratoire :** Wyeth Santé Familiale

Mycose des pieds ou pied d'athlète

Cela débute par des démangeaisons, des rougeurs, une fissure, puis apparaissent des petites peaux blanches qui pèlent, voire des bulles remplies de liquide. Parfois, la peau ressemble à une couenne blanchâtre, macérée, fendue et douloureuse, dégageant une odeur désagréable. C'est probablement une mycose des pieds (ou pied d'athlète).

CE QU'IL FAUT SAVOIR

Cette infection de la peau hautement contagieuse est très répandue : plus de 20 % de la population française en serait atteinte et particulièrement les sportifs. Elle se niche le plus souvent entre les orteils, profitant d'un milieu humide et confiné.

Sans traitement, l'infection au niveau du pied a tendance à se développer entre les orteils ou peut atteindre le dessus et le dessous des pieds, formant une zone rouge qui démange fortement.

Ce type de mycose peut infecter les ongles (onychomycose) et notamment celui du gros orteil : l'ongle atteint devient gris-jaune, cassant et s'épaissit.

Mais la mycose peut aussi se glisser dans les plis cutanés, sous l'aine ou sous les seins et atteindre les muqueuses comme celles des organes génitaux.

LES CAUSES

Les mycoses sont provoquées par des champignons minuscules, des micro-organismes, qui se trouvent partout et parfois sur la couche superficielle de la peau. La chaleur et l'humidité accélèrent leur prolifération : transpiration excessive, chaussures fermées et mal aérées, marche pieds nus dans des lieux humides (piscine, salle de douche...).
La contagion se fait naturellement au contact des surfaces ou des objets contaminés (sol, douches de salles de sport, pourtour des piscines, moquette des hôtels...).

Attention ! Les personnes souffrant de troubles circulatoires ou prenant des médicaments affaiblissant le système immunitaire seraient plus vulnérables aux mycoses des pieds.

LES INTERDITS

⚠ Pas de traitement en automédication mais consultez votre médecin si :
- Vous avez des doutes quant à la nature de l'infection.
- Les lésions sont anciennes ou très étendues.
- La plante des pieds ou les ongles sont atteints.
- La peau des pieds est humide et sent mauvais.
- Les symptômes persistent ou s'aggravent malgré les traitements, même s'il y a eu une amélioration temporaire.
- Vous êtes diabétique.

⚠ Ne poursuivez pas un traitement local en automédication mais consultez votre médecin si des lésions nouvelles apparaissent. Un prélèvement par un laboratoire peut s'avérer utile pour s'assurer qu'il s'agit bien d'une mycose.

⚠ Ne prolongez pas un traitement en automédication au-delà de la durée préconisée, même si votre mycose n'a pas l'air totalement guérie. Consultez votre médecin.

Ne grattez pas les lésions sous peine de propagation aux autres zones du corps.
N'arrêtez pas le traitement local avant la durée préconisée, même en cas de très nette amélioration. Cela peut provoquer une récidive.

LES BONNES PRATIQUES

▸ **En prévention** ou pour éviter le retour des mycoses sur vos pieds
- Ne gardez pas les pieds humides. Séchez-vous très soigneusement les pieds en sortant d'une douche, en essuyant chaque interespace entre les orteils, si nécessaire avec un sèche-cheveux. Talquez-les si vous transpirez facilement.

- Portez des sandales de plage ou des tongs dans les endroits publics humides (piscines, douches de salles de sport, hammams, saunas).
- Mettez des chaussettes en fibre naturelle (coton, fibre de lin, fibre de bambou). Ne portez pas de chaussures fermées pieds nus, surtout s'il fait chaud.
- Abandonnez les chaussures serrées et mal aérées. Évitez les semelles en caoutchouc et les chaussures type baskets ou tennis.
- Aérez vos pieds en vous déchaussant le plus possible.
- Évitez de porter 2 jours de suite les mêmes chaussures et changez de chaussettes tous les jours.

► Pour réduire les risques de contagion
- Ne partagez pas les serviettes de toilette, les chaussons.
- Retirez les tapis des salles de bains.
- Lavez les carrelages, la douche, la baignoire à l'eau de Javel.

LES MÉDICAMENTS

En cas de mycose certaine (rechute d'une mycose diagnostiquée par le médecin) vous pouvez essayer un des médicaments vendus sans ordonnance. En cas d'échec, consultez votre médecin.

De nombreux médicaments utilisés autrefois ont perdu de leur intérêt en raison de l'apparition de nouveaux produits plus efficaces et présentant moins d'effets indésirables. Ces antifongiques locaux sont disponibles sous forme de poudre, crème, émulsion liquide ou gel.
Ce sont :
- Les dérivés imidazolés dont les noms se terminent en **nazole** (écon**azole**, fenticon**azole**, isocon**azole**, micon**azole**). En application. Guérison entre 1 à 4 semaines.
- La ciclopiroxolamine.
- Le tolnaftate.
- La terbinafine, à utiliser en une fois ou pendant une semaine selon la formule. Elle peut cependant provoquer une irritation de la peau en raison de la présence d'alcool parmi les excipients.

Le recours aux traitements par voie orale (sur prescription médicale) peut se révéler nécessaire. N'hésitez pas à consulter votre médecin en cas de doutes (si la mycose semble persister par exemple) car une mycose mal traitée peut se réactiver et contaminer l'entourage familial.

EN SAVOIR PLUS

D'où vient le nom « pied d'athlète » ?

C'est parce que les sportifs ont très souvent des mycoses aux pieds que l'on parle de « pied d'athlète ». En cause ? Les chaussures de sport fabriquées le plus souvent en caoutchouc ou en d'autres matières qui ne laissent pas respirer la peau.
Avec l'effort, le sportif transpire. Ses pieds restent humides dans des chaussures mal aérées. Les champignons ne demandent qu'à se propager !

Sportifs et amateurs de chaussures de sport, faites sécher vos chaussures (et vos baskets) à l'air et pas dans votre sac de sport ou dans un placard.

ANTI-CHAMPIGNON DE LA PEAU

NOM DE MARQUE	SUBSTANCE	NOTE /20	REMB. SS	PRIX	AVIS
CUTISAN 1 %	Triclocarban	6	0 %	5,18 €	Médicament dépassé depuis 30 ans.
DAKTARIN 2 % poudre	Miconazole	18	35 %	2,92 €	
DERMAZOL Gé 1 % crème	Éconazole	18	35 %	2,84 €	
DERMAZOL Gé 1 % poudre	Éconazole	18	35 %	4,66 €	
DERMAZOL Gé 1 % solution	Éconazole	18	35 %	3,63 €	
DERMAZOL Gé 1 % émulsion	Éconazole	18	35 %	3,12 €	
ECONAZOLE ARROW 1 % crème	Éconazole	18	35 %	2,49 €	
ECONAZOLE ARROW 1 % poudre pour application cutanée	Éconazole	18	35 %	4,04 €	
ECONAZOLE ARROW 1 % solution pour application cutanée	Éconazole	18	35 %	3,17 €	
ECONAZOLE ARROW 1 % émulsion pour application cutanée	Éconazole	18	35 %	2,72 €	
ECONAZOLE EG 1 % crème	Éconazole	18	35 %	2,84 €	
ECONAZOLE EG 1 % poudre	Éconazole	18	35 %	4,66 €	
ECONAZOLE EG 1 % solution	Éconazole	18	35 %	3,81 €	
ECONAZOLE EG 1 % émulsion	Éconazole	18	35 %	3,12 €	
ECONAZOLE G GAM 1 % crème	Éconazole	18	35 %	2,84 €	
ECONAZOLE G GAM 1 % poudre	Éconazole	18	35 %	4,05 €	
ECONAZOLE G GAM 1 % émulsion	Éconazole	18	35 %	2,73 €	
ECONAZOLE IVAX 1 % crème	Éconazole	18	35 %	2,84 €	
ECONAZOLE IVAX 1 % poudre	Éconazole	18	35 %	4,05 €	
ECONAZOLE IVAX 1 % émulsion	Éconazole	18	35 %	3,12 €	

ECONAZOLE MYLAN 1 % poudre pour application cutanée	Éconazole	18	35 %	4,04 €	
ECONAZOLE MYLAN 1 % crème	Éconazole	18	35 %	2,49 €	
ECONAZOLE MYLAN 1 % solution pour application cutanée	Éconazole	18	35 %	3,17 €	
ECONAZOLE MYLAN 1 %, émulsion pour application cutanée	Éconazole	18	35 %	2,72 €	
ECONAZOLE RATIOPHARM 1 % crème	Éconazole	18	35 %	2,84 €	
ECONAZOLE RATIOPHARM 1 % poudre	Éconazole	18	35 %	4,05 €	
ECONAZOLE RATIOPHARM 1 % solution	Éconazole	18	35 %	3,17 €	
ECONAZOLE RATIOPHARM 1 % émulsion	Éconazole	18	35 %	2,73 €	
ECONAZOLE RPG 1 % crème	Éconazole	18	35 %	2,84 €	
ECONAZOLE RPG 1 % poudre	Éconazole	18	35 %	4,66 €	
ECONAZOLE RPG 1 % solution	Éconazole	18	35 %	3,63 €	
ECONAZOLE RPG 1 % émulsion	Éconazole	18	35 %	2,73 €	
ECONAZOLE SANDOZ 1 % crème	Éconazole	18	35 %	2,49 €	
ECONAZOLE SANDOZ 1 % poudre	Éconazole	18	35 %	4,66 €	
ECONAZOLE SANDOZ 1 % solution	Éconazole	18	35 %	3,63 €	
ECONAZOLE SANDOZ 1 % émulsion	Éconazole	18	35 %	3,12 €	
ECONAZOLE TEVA 1 % crème	Éconazole	18	35 %	2,84 €	
ECONAZOLE TEVA 1 % poudre	Éconazole	18	35 %	4,66 €	
ECONAZOLE TEVA 1 % solution	Éconazole	18	35 %	3,63 €	
ECONAZOLE TEVA 1 % émulsion	Éconazole	18	35 %	3,12 €	
FAZOL 2 % crème	Isoconazole	15	35 %	4,58 €	
FAZOL 2 % poudre	Isoconazole, …	15	35 %	4,77 €	
FAZOL 2 % émulsion	Isoconazole	15	35 %	4,37 €	
FONGERYL 1 %	Éconazole	18	0 %	5,94 €	
FONGILEINE 1 % crème	Éconazole	18	0 %	4,92 €	

FONGILEINE 1 % poudre pour application cutanée	Éconazole	18	0 %	5,33 €	
LAMISILATE 1 % crème	Terbinafine	16	0 %	5,40 €	
LAMISILATE MONODOSE solution	Terbinafine	16	0 %	11,00 €	
LOMEXIN 2 % crème	Fenticonazole	15	35 %	3,69 €	
LOMEXIN 2 % crème	Fenticonazole	15	0 %		
MONAZOL 2 % crème	Sertaconazole nitrate	15	35 %	3,82 €	
MYCOAPAISYL crème 1 %	Éconazole	18	0 %	5,61 €	
MYCOAPAISYL émulsion pour application locale 1 %	Éconazole	18	0 %	5,86 €	
MYCOAPAISYL poudre pour application locale 1 %	Éconazole	18	0 %	6,18 €	
MYCOAPAISYL solution pour application locale 1 %	Éconazole	18	0 %	6,45 €	
MYCODECYL 10 % solution pour application locale	Acide undécylénique	7	0 %	3,50 €	Mis sur le marché en 1948, on a fait beaucoup mieux depuis. Le nouveau propriétaire de Mycodécyl n'a pas fait une affaire en achetant cette spécialité dépassée.
MYCODECYL crème	Acide undécylénique	7	0 %	3,50 €	Idem.
MYCODECYL poudre	Acide undécylénique	7	0 %	3,52 €	Idem.
MYCOSTER 1 % poudre	Ciclopiroxolamine	12	35 %	4,57 €	
MYCOSTER 1 % solution pour application locale	Ciclopiroxolamine	12	35 %	4,88 €	
PEVARYL crème 1 %	Éconazole	18	35 %	4,79 €	
PEVARYL poudre 1 %	Éconazole	18	35 %	6,68 €	
PEVARYL solution 1 %	Éconazole	18	35 %	5,58 €	
PEVARYL émulsion 1 %	Éconazole	18	35 %	4,98 €	
SPORILINE 1 % lotion	Tolnaftate	12	0 %	1,83 €	

NOS MÉDICAMENTS FAVORIS

DERMAZOL Gé 1 % Crème

Note : 18/20 **Prix :** 2,84 € **Remb SS :** 35 %

Classe thérapeutique : Anti-champignon de la peau.

Indications : Rechute de champignons de la peau diagnostiqués antérieurement par votre médecin.

Contre-indications générales : Peau lésée ◆ Application sur une grande surface, surtout chez le nourrisson ◆ Automédication bien que ce médicament soit de prescription facultative ◆ Vous n'êtes pas sûr qu'il s'agisse de champignons ◆ Allergie à l'un des constituants du produit.

Prudence générale : Ne pas utiliser sans diagnostic médical antérieur ◆ Le traitement doit être prolongé au moins 15 jours bien que l'amélioration apparaisse rapidement ◆ En l'absence d'une amélioration rapide, consultez votre médecin, il peut ne pas s'agir d'un champignon.

Posologie : Application biquotidienne régulière pendant 15 à 21 jours.

Incidents : Rougeur au point d'application ◆ Irritation de la peau ◆ Brûlures au point d'application.

Arrêt du médicament si : Les lésions persistent ◆ Éruptions de la peau avec démangeaisons.

Composition : Éconazole nitrate à 1 %.

Présentation : Tube de 30 g **Laboratoire :** Bailleul

MYCOAPAISYL Crème 1 %

Note : 18/20 **Prix :** 5,61 € **Remb SS :** 0 %

Classe thérapeutique : Anti-champignon de la peau.

Indications : Rechute de champignons de la peau diagnostiqués antérieurement par votre médecin.

Contre-indications générales : Peau lésée ◆ Application sur une grande surface, surtout chez le nourrisson ◆ Automédication bien que ce médicament soit de prescription facultative ◆ Vous n'êtes pas sûr qu'il s'agisse de champignons ◆ Allergie à l'un des constituants du produit.

Prudence générale : Ne pas utiliser sans diagnostic médical antérieur ◆ Le traitement doit être prolongé au moins 15 jours bien que l'amélioration apparaisse rapidement ◆ En l'absence d'une amélioration rapide, consultez votre médecin, il peut ne pas s'agir d'un champignon.

Posologie : Application biquotidienne régulière jusqu'à disparition complète des lésions.

Incidents : Rougeur au point d'application ◆ Irritation de la peau ◆ Brûlures au point d'application.

Arrêt du médicament si : Les lésions persistent ◆ Éruptions de la peau avec démangeaisons.

Composition : Éconazole nitrate à 1 %.

Présentation : Flacon de 20 g **Laboratoire :** Merck Médication Familiale

LAMISILATE MONODOSE Solution

Note : 16/20 **Prix :**11 € **Remb SS :** 0 %

Classe thérapeutique : Anti-champignon de la peau.

Indications : Pied d'athlète : Rechutes de champignons de la peau, diagnostiqués antérieurement par votre médecin.

Contre-indications générales : Ne pas appliquer sur le visage ◆ Allergie à l'un des constituants du produit ◆ Enfant de moins de 18 ans.

Prudence générale : Grossesse ◆ Allaitement ◆ Éviter le contact avec les yeux, l'utilisation concomitante d'un savon à pH acide, l'application sur une peau lésée ou sur une grande surface surtout chez le nourrisson.

Posologie : 1 application.

Incidents : Sensation de brûlure ◆ Rougeurs ◆ Démangeaisons (urticaire).

Arrêt du médicament si : Les lésions persistent.

Composition : pour 100 g : Terbinafine chlorhydrate 1 g. Excipients : Copolymère d'acrylates et d'octylacrylamide ; hyprolose ; triglycérides à chaîne moyenne ; éthanol à 96 %.

Présentation : Tube de 4 g **Laboratoire :** Novartis Santé Familiale

Mycose vaginale ou candidose vaginale

Des pertes blanches d'aspect lait caillé ? Des démangeaisons, voire des brûlures de la vulve ? Des rapports sexuels douloureux ? Parfois des sensations de brûlure en urinant ? Ce sont les symptômes d'une mycose vaginale, une affection qui touche la majorité des femmes à un moment ou à un autre de leur vie.

CE QU'IL FAUT SAVOIR

La mycose vaginale est une affection bénigne mais gênante et contagieuse. C'est une maladie sexuellement transmissible qu'il faut traiter sans attendre, en avertissant votre partenaire.

LES CAUSES

La mycose vaginale est provoquée par la prolifération inhabituelle d'un champignon microscopique de type *Candida albicans*, d'où son nom de candidose.

Plusieurs facteurs peuvent en être à l'origine :

- Des rapports sexuels fréquents sans préservatif.
- La grossesse (le 3e trimestre et après l'accouchement).
- Le port d'un stérilet et certaines pilules contraceptives.
- Certaines maladies : diabète, hypothyroïdie, baisse des défenses immunitaires, infection par le VIH (SIDA),
- Un traitement récent par certains antibiotiques (à large spectre) qui, en détruisant les bactéries vaginales, favorisent la multiplication du champignon.
- Un manque d'hygiène (attention aux jacuzzis ou aux piscines mal désinfectées) ou un excès d'hygiène (prudence avec les savons trop décapants et acides).
- Des sous-vêtements en tissu synthétique.

LES INTERDITS

⚠ Pas d'automédication si c'est la première fois que ce type de problème vous arrive ou si vous n'êtes pas sûre qu'il s'agit d'une mycose vaginale, mais consultez votre médecin.

⚠ Ne prolongez pas un traitement en automédication si les symptômes persistent au-delà de 5 jours, mais consultez votre médecin.

LES BONNES PRATIQUES

▸ En prévention

- Évitez les piscines, hammams et jacuzzis, qui peuvent être des « bouillons de culture ».

- Prenez des douches plutôt que des bains et séchez-vous toujours avec soin. Éventuellement, tamponnez doucement la zone de la vulve avec un talc sans parfum.
- Choisissez pour vous laver des savons doux à pH neutre, hypoallergéniques, sans parfum. Évitez les gels douche.
- Privilégiez les culottes en coton.
- Lavez votre linge intime à plus de 70° C avec du savon de Marseille.

▶ En cas d'infection

- Si vous êtes sûre du type d'infection (si diagnostiquée récemment par votre médecin) vous pouvez reprendre le même traitement en vente libre. En cas de doute, demandez l'avis de votre médecin.
- Demandez à votre partenaire de consulter son médecin : en effet ces mycoses ne peuvent guérir que si les deux partenaires sont traités.
- Si vous souffrez de récidives fréquentes (plus de deux au cours des 3 derniers mois), consultez votre médecin qui pourra en déterminer les causes et vous prescrire un traitement plus adapté.

Attention ! Si vous consultez un médecin pour une affection générale et qu'il vous prescrit un antibiotique à large spectre, informez-le de votre mycose vaginale. Il vous prescrira éventuellement en plus de l'antibiotique un ovule ou une capsule pour éviter la prolifération de champignons.

LES MÉDICAMENTS

Les médicaments efficaces sont des médicaments de la famille des imidazoles : écon**azole** (GYNO-PEVARYL®), fenticon**azole**, (LOMEXIN®), isocon**azole** (FAZOL®), sertacon**azole** (MONAZOL®).
Ils se présentent sous forme d'ovule ou de capsule vaginale (et existent en crème pour traiter les hommes). Généralement bien tolérés, ils sont cependant contre-indiqués en cas d'allergie à l'imidazole ou si vous utilisez des diaphragmes ou des préservatifs en latex (ceux-ci peuvent être détériorés par le médicament).
Rappelons que vous devez être sûre qu'il s'agit bien d'une mycose vaginale avant de prendre ces médicaments.

EN SAVOIR PLUS

Les autres infections vaginales

Certaines vaginites ne sont pas liées à la prolifération de champignons de type *Candida*, mais sont provoquées par des bactéries, des virus ou des parasites. Ce sont des vaginites infectieuses.
Certaines vaginites non infectieuses peuvent être dues à une allergie, une irritation ou un dessèchement des parois du vagin, en particulier au moment de la ménopause. Parlez-en à votre médecin.

ANTI-CHAMPIGNON VAGINAL

NOM DE MARQUE	SUBSTANCE	NOTE /20	REMB. SS	PRIX	AVIS
ECONAZOLE ADS PHARMA LP 150 mg ovule à libération prolongée	Éconazole	18	35 %	3,33 €	
ECONAZOLE ARROW LP 150 mg ovule	Éconazole	18	35 %	3,57 €	
ECONAZOLE EG LP 150 mg ovule	Éconazole	18	35 %	3,33 €	
ECONAZOLE MYLAN LP 150 mg ovule	Éconazole	18	35 %	3,33 €	
ECONAZOLE QUALIMED LP 150 mg ovule	Éconazole	18	35 %	3,57 €	
ECONAZOLE RANBAXY LP 150 mg ovule	Éconazole	18	35 %	3,33 €	
ECONAZOLE RATIOPHARM LP 150 mg	Éconazole	18	35 %	3,34 €	
ECONAZOLE SANDOZ LP 150 mg ovule	Éconazole	18	35 %	3,57 €	
ECONAZOLE TEVA LP 150 mg	Éconazole	18	35 %	3,57 €	
ECONAZOLE WINTHROP LP 150 mg ovule à libération prolongée	Éconazole	18	35 %	3,33 €	
ECONAZOLE ZYDUS LP 150 mg ovule à libération prolongée	Éconazole	18	35 %	3,33 €	
FAZOL G ovule	Isoconazole	15	35 %	4,96 €	
GYN HYDRALIN	Glycine	4	0 %	7,01 €	Commercialisé en 1987. L'efficacité de ce médicament ne peut se trouver que dans l'excipient car la glycine, qui est l'acide aminé le plus simple qui existe, est à notre connaissance dépourvue de tout effet anti-démangeaison.
GYN HYDRALIN	Glycine	4	0 %	10,52 €	Idem.
GYNO PEVARYL LP ovule	Éconazole	18	35 %	5,25 €	
GYNO PEVARYL ovule	Éconazole	18	35 %	4,65 €	
LOMEXIN 600 mg	Fenticonazole	15	35 %	4,74 €	
LOMEXIN 600 mg capsule molle vaginale	Fenticonazole	15	0 %		
MONAZOL 2 % crème	Sertaconazole nitrate	15	35 %	3,82 €	
MONAZOL ovule	Sertaconazole nitrate	15	35 %	4,30 €	
MYLEUGYN LP	Éconazole	18	0 %	4,25 €	
TERLOMEXIN 200 mg	Fenticonazole	15	35 %	4,52 €	

NOTRE MÉDICAMENT FAVORI

ÉCONAZOLE SANDOZ LP 150 mg Ovule

Note : 18/20 **Prix :** 3,57 € **Remb SS :** 35 %

Classe thérapeutique : Anti-champignon vaginal.

Indications : Traitement local d'une mycose du vagin et de la vulve (candidose) antérieurement diagnostiquée par votre médecin.

Contre-indications générales : Allergie à l'un des constituants du produit.

Prudence générale : Grossesse ◆ Ne pas utiliser sans diagnostic médical antérieur.

Contre-indications en association : Préservatif et diaphragme en latex, risque de rupture du latex.

Prudence en association : Anticoagulants oraux ◆ Spermicide.

Posologie : Dans la majorité des cas : 1 ovule le soir au coucher en administration unique, à introduire profondément dans le vagin, de préférence en position allongée.

Incidents : Rougeur ◆ Démangeaisons (urticaire) ◆ Brûlures.

Arrêt du médicament si : L'infection ne disparaît pas après ce traitement.

Composition : par ovule : Éconazole nitrate 150 mg. Excipients : Galactomannane ; silice colloïdale anhydre ; glycérides hémisynthétiques solides ; énantate de stéaryle.

Présentation : Boîte de 1 ovule **Laboratoire :** Sandoz

N

Nausées et vomissements

Vous vous sentez « barbouillé », écœuré et vous somnolez. Vous n'avez bien sûr pas faim et vous pouvez vous sentir abattu et fatigué. Vous avez la nausée, une sensation d'inconfort et de malaise au niveau de l'estomac. Autrement dit vous avez « mal au cœur ».

CE QU'IL FAUT SAVOIR

Nausées et vomissements sont des troubles désagréables mais généralement mineurs. Mais s'ils sont associés à d'autres symptômes ou s'ils concernent une personne fragile, personne âgée ou enfant, prudence !
Le vomissement est un mode complexe de défense de l'organisme, commandé par le cerveau, pour expulser le contenu de l'estomac et évacuer les substances toxiques qui sont mal tolérées. Il est souvent précédé de nausées, de sueurs, de salivation abondante.
Même si vomir n'est pas agréable, vous vous sentez tout de suite mieux après et vos nausées généralement disparaissent.

LES CAUSES

Les vomissements sont des réactions non spécifiques à toutes sortes d'agressions.
Quant aux nausées, elles peuvent être liées à des troubles digestifs (gastroentérite, excès alimentaire, abus d'alcool, intoxication alimentaire), mais aussi à la migraine, au mal des transports, à la prise de certains médicaments, à l'air vicié ou aux mauvaises odeurs.

Si les nausées et vomissements sont accompagnés de douleurs, fièvre, migraine, il peut s'agir d'une hépatite, d'une méningite, d'une hémorragie méningée, d'une maladie du tube digestif (occlusion intestinale, appendicite, péritonite) ou plus insidieusement d'**une intoxication au monoxyde de carbone, un gaz inodore mais mortel**.

⚠⚠⚠ Dans tous ces cas, **consultez DE TOUTE URGENCE** votre médecin ou **appelez le SAMU (15 ou 112)**.

LES INTERDITS

⚠⚠⚠ Pas d'automédication mais consultez votre médecin de toute urgence dans les cas suivants :
- fièvre et douleurs violentes ;
- maux de tête ;
- présence de sang dans les vomissements ;
- confusion, divagation, perte de connaissance, vertiges, malaise, soif intense ;
- déclenchement des vomissements suite à un choc au niveau de la tête (traumatisme crânien) ;
- douleurs dans la poitrine.

⚠ Pas d'automédication sans prendre l'avis de votre médecin si :
- Vous êtes enceinte ou vous allaitez.
- La personne victime de nausées est un enfant de moins de 6 ans.
- Les symptômes font suite à la prise d'un médicament.

⚠⚠ Ne prolongez pas un traitement en automédication mais consultez rapidement votre médecin si :
- Les vomissements persistent ou s'aggravent au-delà de 2 jours de traitement.
- Les autres symptômes persistent ou d'autres surviennent : maux de tête, fièvre, vertiges.

LES BONNES PRATIQUES

► **En cas de nausées**, suivez ces quelques mesures qui peuvent suffire à vous soulager :
- Détendez-vous (respiration profonde, promenade, repos).
- Essayez d'évacuer les nausées en respirant à fond et rapidement une dizaine de fois.
- Installez-vous au calme dans un endroit aéré.
- Vous pouvez manger légèrement mais vous risquez de ne pas le supporter.
- Buvez régulièrement, à petites gorgées (tisanes, infusions au gingembre, boissons au cola, eau citronnée).
- Évitez les odeurs fortes (parfums, bâtons d'encens...).
- Si vous avez vomi, respectez une diète de quelques heures tout en vous réhydratant en buvant à petites gorgées de l'eau sucrée ou des boissons salées (bouillons).

Attention ! Si les nausées et vomissements concernent des personnes alitées, des personnes âgées et des jeunes enfants :
- Veillez à ce qu'ils vomissent la tête penchée en avant, pour éviter que cela ne pénètre dans les voies respiratoires (inondation) et ne provoque asphyxie ou infection.

- En cas de vomissements répétés, veillez soigneusement à leur réhydratation : beaucoup de boissons (sucrées et salées) à boire à petites gorgées.
- S'il s'agit d'un nourrisson, *voir Régurgitations et vomissements du nourrisson*.

LES MÉDICAMENTS

La majorité des médicaments destinés à traiter les nausées et vomissements ne sont délivrés que sur ordonnance, à l'exception de deux médicaments que l'on peut prendre sur une courte durée lors de nausées et vomissements sans fièvre : la métopimazine (VOGALIB®) et le diménhydrinate (NAUSICALM®). Mais ils sont contre-indiqués en cas de glaucome à angle étroit et de difficultés à uriner d'origine prostatique.

EN SAVOIR PLUS

Pourquoi les femmes enceintes ont des nausées ?

La majorité des femmes enceintes souffrent de nausées et vomissements, généralement entre la 4e et la 15e semaine de grossesse. Ce trouble bénin résulte du bouleversement hormonal que subit la femme enceinte dans les 3 premiers mois de grossesse.

ANTI-NAUSÉES - ANTI-VOMISSEMENTS

NOM DE MARQUE	SUBSTANCE	NOTE /20	REMB. SS	PRIX	AVIS
COMPLEXE LEHNING APOMORPHINUM N° 97	Homéopathie	10	0 %	7,00 €	
COMPLEXE LEHNING COCCULUS N° 73	Homéopathie	10	0 %	4,57 €	
COMPOSE BOIRON TABACUM comprimé	Homéopathie	10	35 %	1,37 €	
COMPOSE BOIRON TABACUM granules	Homéopathie	10	35 %	1,67 €	
COMPOSE BOIRON TABACUM solution buvable	Homéopathie	10	35 %	2,28 €	
HOMEOGENE 21	Homéopathie	10	0 %	4,88 €	
NAUSETUM	Homéopathie	10	0 %	6,15 €	
NAUSICALM gélule	Dimenhydrinate	14	0 %	4,88 €	
VOGALIB 7,5 mg	Métopimazine	13	0 %	6,04 €	

NOTRE MÉDICAMENT FAVORI

NAUSICALM

Note : 14/20 **Prix :** 4,88 € **Remb SS :** 0 %

Classe thérapeutique : Anti-mal des transports ◆ Anti-nausées ◆ Anti-vomissements.

Indications : Prévention et traitement du mal des transports ◆ Traitement de courte durée des nausées et vomissements sans fièvre.

Contre-indications générales : Allergie à l'un des constituants du produit ◆ Problèmes prostatiques ◆ Vomissements sanglants et/ou associés à de la fièvre et/ou à un ballonnement important avec absence de selles et surtout de gaz depuis 24 heures ◆ Glaucome par fermeture de l'angle ◆ Asthme ◆ Enfant de moins de 15 ans.

Prudence générale : Constipation ◆ Grossesse ◆ Insuffisance hépatique ◆ Sujet âgé ◆ Insuffisance rénale ◆ Conducteur de véhicules ou de machines (risques de somnolence ou de baisse de la vigilance) ◆ Diabète ◆ Allaitement.

Prudence en association : Alcool ◆ Autres médicaments avec effets sédatifs ou atropiniques.

Posologie : Adultes : 1 à 2 gélules toutes les 6 à 8 heures. Dans le traitement des nausées et des vomissements : la durée du traitement sans avis médical ne doit pas dépasser 2 jours. Dans le traitement du mal des transports : la première prise doit être absorbée une demi-heure avant le départ. La prise peut éventuellement être renouvelée au cours du voyage.

Incidents : Sécheresse de la bouche ◆ Somnolence ◆ Palpitations ◆ Éruptions de la peau ◆ Fatigue ◆ Gonflement du visage ◆ Diminution des réflexes ◆ Constipation ◆ Vertiges.

Arrêt du médicament si : Les vomissements ne disparaissent pas en 12 heures ◆ Troubles urinaires ◆ Confusion ◆ Excitation ◆ Douleurs dans les yeux (hypertonie oculaire).

Composition : par gélule : Diménhydrinate 50 mg ; Excipients : Granules neutres taille 30 (saccharose 75 %, amidon 25 %) ; gomme laque ; povidone ; talc.

Présentation : 14 gélules **Laboratoire :** Brothier

P

Panaris

Cela commence avec une petite douleur au toucher, par exemple au bout de l'index, tout près de l'ongle. La peau est rouge, chaude, enflée. C'est un panaris.

CE QU'IL FAUT SAVOIR

Le panaris est une inflammation aiguë d'un doigt, généralement à son extrémité. Il peut affecter la peau, la pulpe, les gaines des tendons, les os et même les articulations.
Un panaris ne doit jamais être pris à la légère, car mal soigné il peut entraîner de graves complications.

LES CAUSES

À l'origine, une petite plaie, même minuscule (piqûre d'épingle), entraînant la multiplication de bactéries. La partie du doigt infectée devient douloureuse, avec des élancements, surtout la nuit, associés parfois à de la fièvre et même à un ganglion.

Attention ! Un panaris mal traité peut s'étendre avec un risque de septicémie. Consultez votre médecin dès les premiers signes d'alerte.
Quant aux panaris à répétition, ils peuvent être liés à un problème de santé grave (diabète, cancer, alcoolisme, toxicomanie), à un traitement prolongé par des dérivés de la cortisone ou à un traitement immunosuppresseur. Ils demandent toujours une consultation médicale.

LES INTERDITS

⚠⚠⚠ Pas d'automédication mais consultez votre médecin en urgence si :
- Votre doigt vous élance vraiment beaucoup, la nuit et au rythme de votre pouls.
- Vous sentez qu'il y a du pus dans le doigt.
- Vous avez des ganglions au coude et vous avez de la fièvre (+ 38 °C).

⚠⚠ Ne prolongez pas un traitement en automédication si celui-ci ne donne pas de résultat au bout de 24 heures mais consultez votre médecin sans attendre : un geste chirurgical pour éliminer le panaris, suivi d'un traitement antibiotique adapté au germe, est souvent nécessaire.
- Ne « triturez » JAMAIS un début de panaris, vous risquez d'amplifier gravement l'infection.
- Veillez particulièrement à l'évolution du panaris si la personne infectée est un enfant ou une personne âgée.

LES BONNES PRATIQUES

▸ En prévention
- Évitez de vous ronger les ongles ou de repousser les petites peaux autour de l'ongle.
- Désinfectez toujours vos instruments de manucure, portez des gants pour le jardinage.
- Nettoyez soigneusement toute plaie, même superficielle, avec de l'eau et du savon.
- Vérifiez que votre vaccination anti-tétanos est bien à jour.

▸ En cas de début d'infection
- Laissez tremper le doigt quatre à cinq fois par jour dans une solution antiseptique. Puis protégez-le avec un pansement.
- Et pour éviter de contaminer votre entourage, arrêtez momentanément de faire la cuisine.

LES MÉDICAMENTS

Ce sont des antiseptiques de la peau mais ils s'avèrent parfois insuffisants : HEXOMÉDINE TRANSCUTANÉ®, BÉTADINE® *(voir Plaies et coupures superficielles)*.

ANTI-PANARIS

NOM DE MARQUE	SUBSTANCE	NOTE /20	REMB. SS	PRIX	AVIS
HEXOMEDINE TRANSCUTANEE 0,15 %	Hexamidine	15	15 %	3,05 €	

NOS MÉDICAMENTS FAVORIS

HEXOMÉDINE TRANSCUTANÉE 0,15 %

Note : 15/20 **Prix :** 3,05 € **Remb SS :** 15 %

Classe thérapeutique : Antiseptique de la peau ◆ Anti-panaris.

Indications : Petites lésions de la peau ◆ Panaris.

Contre-indications générales : Allergie à l'un des constituants du produit ◆ Ne pas appliquer sur les muqueuses.

Prudence générale : Ne pas appliquer sur les lésions de la peau de l'oreille et sur les parties sexuelles.

Contre-indications en association : Association à d'autres substances antiseptiques locales.

Posologie : Utiliser pure 2 fois par jour en badigeonnages ou bains locaux. Dans les infections au niveau de l'ongle, l'HEXOMÉDINE TRANSCUTANÉE peut être utilisée soit en pansement humide de courte durée (30 à 45 minutes), soit en bain de 1 à 3 minutes (le flacon à large goulot est prévu pour cet emploi).

Incidents : Sensation de brûlure ◆ Sensation de picotement ◆ Démangeaisons (urticaire).

Arrêt du médicament si : Les lésions persistent ◆ Éruptions de la peau.

Composition : pour 100 ml : Hexamidine diiséthionate 150 mg. Excipients : Propylène-glycol ; méthylal ; alcool éthylique à 96,5°, nonoxynol ; eau purifiée.

Présentation : Flacon de 45 ml **Laboratoire :** Sanofi-Aventis

Pilule du lendemain

Vous avez oublié votre pilule hier soir ? Le préservatif s'est déchiré ? Vous ne voulez pas vous retrouver enceinte. La pilule du lendemain a été conçue pour résoudre ce type d'« accident ».

CE QU'IL FAUT SAVOIR

La pilule du lendemain se présente sous forme d'un comprimé renfermant uniquement un progestatif, à prendre en une seule prise.

Attention ! La pilule du lendemain ne remplace en aucun cas la contraception. Elle doit rester EXCEPTIONNELLE.

LES INTERDITS

Attendre et vous ronger les ongles !
Même si elle peut stopper une grossesse jusqu'à 72 heures (3 jours) après un rapport sexuel mal protégé, la pilule du lendemain est d'autant plus efficace qu'elle est prise très rapidement : environ 80 % d'efficacité si elle est prise dans les 24 heures suivant le rapport sexuel, mais moins de 60 % au bout de 72 heures. Dépêchez-vous !

LES BONNES PRATIQUES

• Allez chez un pharmacien, à l'infirmerie de votre établissement scolaire ou dans un centre de planification familiale et demandez une pilule du lendemain. Ce médicament est vendu sans ordonnance, et on ne peut pas vous le refuser. Si vous avez une ordonnance, il est pris en charge à 65 % par la Sécurité sociale. Si vous êtes mineure, vous pouvez obtenir ce produit de façon anonyme et sans payer.
• La pilule du lendemain ne remplace pas votre traitement contraceptif. Si vous avez pris la pilule du lendemain après avoir oublié votre pilule, prenez le dernier comprimé oublié dès que vous vous rendez compte de l'oubli et reprenez votre pilule quotidienne à l'heure habituelle.
• **Attention ! Vous devez utiliser parallèlement à la reprise de votre traitement (pilule contraceptive) un moyen de contraception local (préservatif) au cours des 7 jours qui suivent l'oubli.**
• Après la prise du médicament, vous pouvez souffrir de petits troubles (nausées, maux de tête ou de ventre, petits saignements...). Ces troubles, sans gravité, disparaissent en général rapidement. S'ils se prolongent plus de 8 jours après la prise de la pilule, consultez votre médecin.
• Vous saurez que la pilule du lendemain a été efficace à l'arrivée de vos règles. Pas de panique si la date est un peu modifiée. C'est normal et dû à la prise du contraceptif du lendemain. En revanche, si vous avez un retard de plus de 5 jours, vous pouvez faire un test de grossesse *(voir Tests de grossesse)* et dans tous les cas, consultez votre médecin.

LES MÉDICAMENTS

Vous trouverez en pharmacie deux produits sans ordonnance, de composition identique, à base de lévonorgestrel : NORLEVO® ou LÉVONORGESTREL BIOGARAN®.
Toutefois, votre médecin pourra vous prescrire l'ulipristal, un modulateur des récepteurs de progestérone, commercialisé sous le nom de ELLAONE® des laboratoires HRA Pharma (mais non remboursé et en cours d'agrément) ou 2 comprimés de STÉDIRIL®, une pilule œstroprogestative fortement dosée, à prendre dès l'oubli reconnu, puis de nouveau 2 comprimés 12 heures plus tard.

PILULE DU LENDEMAIN

NOM DE MARQUE	SUBSTANCE	NOTE /20	REMB. SS	PRIX	AVIS
LEVONORGESTREL BIOGARAN 1500 microgrammes comprimé	Lévonorgestrel	16	65 %	6,18 €	Ce médicament ne doit en aucun cas se substituer à une contraception régulière. Il n'est pas efficace à tous les « coups ». En cas de retard de règles, il est impératif de vérifier l'absence de grossesse par un test de grossesse.
NORLEVO 1,5 mg	Lévonorgestrel	16	65 %	7,60 €	Idem.

NOTRE MÉDICAMENT FAVORI

LÉVONORGESTREL BIOGARAN 1500 microgrammes Comprimé

Note : 16/20 **Prix :** 6,18 € **Remb SS :** 65 %

Classe thérapeutique : Pilule du lendemain.

Indications : Contraception d'urgence dans un délai de 72 heures après le rapport sexuel non ou mal protégé.

Contre-indications générales : Allergie à l'un des constituants du produit.

Contre-indications en association : Millepertuis.

Prudence en association : ANSATIPINE® ◆ Anticonvulsivants ◆ Barbituriques ◆ FULCINE® ◆ GRISÉFULINE® ◆ RIFADINE® ◆ RIFATER® ◆ RIFINAH® ◆ RIMACTAN®.

Posologie : L'efficacité du traitement est d'autant plus grande qu'il est mis en route rapidement après le rapport non protégé. C'est pourquoi le comprimé doit être pris le plus tôt possible, si possible dans les 12 heures après le rapport sexuel non protégé, et dans les 72 heures (3 jours) au plus tard après le rapport. Il peut être pris à n'importe quelle période du cycle.

Incidents : Vomissements ◆ Nausées ◆ Diarrhée ◆ Tension douloureuse des seins ◆ Vertiges ◆ Maux de tête (céphalées).

Arrêt du médicament si : Absence de règles à la date prévue ◆ Douleurs dans le bas-ventre.

Composition : par comprimé : Lévonorgestrel 1,5 mg. Excipients : Amidon de pomme de terre ; amidon de maïs ; silice colloïdale anhydre ; magnésium stéarate ; talc ; lactose monohydrate.

Présentation : 1 comprimé **Laboratoire :** Biogaran

Piqûres d'insectes (adultes/enfants)

Un insecte vous pique ? Pas de panique s'il s'agit d'un moustique, d'un taon ou d'une fourmi ! Mais, prudence s'il s'agit d'une guêpe, d'une abeille ou d'un frelon : leurs piqûres tuent chaque année en France, deux fois plus que les piqûres de vipère.

CE QU'IL FAUT SAVOIR

Dans le cas des piqûres de moustique, de taon ou de fourmi, les réactions sont généralement modérées, même si elles peuvent être désagréables : rougeur et boursouflement de la peau à l'endroit piqué, accompagnés de démangeaisons.
S'il s'agit d'une abeille, d'une guêpe ou d'un frelon, la piqûre est en revanche souvent douloureuse. Votre peau va légèrement gonfler à cet endroit et vous faire mal (ça brûle !) durant quelques heures, voire quelques jours.
Si dans la majorité des cas l'épisode est bénin, il peut s'avérer très grave

en cas de réaction allergique sévère ou si le gonflement provoqué par la piqûre entraîne des difficultés respiratoires, voire une asphyxie (piqûre au cou, à la gorge, sur la langue).

Attention ! Redoublez de vigilance si :
• Vous (ou la personne piquée) avez déjà fait des réactions allergiques importantes.
• Les piqûres sont multiples.
• Les piqûres se situent au visage.
Au moindre signe d'alerte (malaise, fièvre, gonflement anormal…) consultez votre médecin ou appelez le SAMU (15 ou 112).

La réaction allergique : la reconnaître et y faire face

Les symptômes caractéristiques d'une réaction allergique sont :
• une réaction cutanée importante : plaques rouges sur le corps (urticaire), démangeaisons généralisées ;
• des difficultés à respirer, respiration sifflante de type asthmatique ;
• un gonflement de la peau, visible surtout au niveau du visage ou de la langue (œdème de Quincke, *voir Allergies*) ;
• des nausées et douleurs abdominales ;
• de la fièvre.
Au stade le plus grave – choc anaphylactique (*voir Allergies*) – le malaise s'accompagne d'une chute brutale de la tension artérielle, d'une augmentation de la fréquence cardiaque et de troubles digestifs avec des conséquences qui **peuvent devenir GRAVISSIMES. Appelez les pompiers (18) ou le SAMU (15 ou 112) !**

Attention ! Les personnes ayant déjà fait des réactions allergiques graves aux piqûres de guêpe ou d'abeille doivent porter EN PERMANENCE avec elles une petite trousse contenant de l'adrénaline et un dérivé de cortisone prescrit par leur médecin.

LES INTERDITS

⚠⚠⚠ Pas d'automédication mais consultez votre médecin en urgence si :
• Il y a dégradation de l'état général (*voir ci-dessus*).
• La peau réagit fortement (très rouge, démangeaisons importantes).
• La personne piquée est un nourrisson, un enfant ou une personne âgée.

⚠⚠ Ne prolongez pas un traitement en automédication plus de 24 heures mais consultez votre médecin rapidement si les symptômes s'aggravent ou si la démangeaison persiste.

• En cas de piqûre d'abeille, si le dard est resté dans la peau, n'appuyez pas sur la poche à venin sous peine de diffuser celui-ci.
• Ne vous grattez pas, la peau risque de s'infecter.

LES BONNES PRATIQUES

▸ Piqûres de moustique, taon, fourmi

- Calmez la peau en appliquant un glaçon enveloppé dans un linge pendant un petit quart d'heure.
- Désinfectez la plaie avec de l'eau et du savon ou une solution hydro-alcoolique.

▸ Piqûres de guêpe, abeille, frelon

- Appliquez un glaçon ou un linge d'eau froide pour calmer la peau ou approchez immédiatement le bout d'une cigarette ou d'un allume-cigare à 1 ou 2 millimètres de la piqûre, pendant 1 minute, pour détruire le venin par la chaleur (attention à ne pas vous brûler !) ou tamponnez la plaie avec une solution de DAKIN®.
- En cas de piqûres d'abeille, retirez le dard (s'il est visible) avec une pince à épiler désinfectée puis nettoyez la plaie avec une solution de DAKIN®.
- Si les démangeaisons sont intenses, appliquez un traitement local.

EN SAVOIR PLUS

Comment se protéger ?

La prévention est la meilleure défense contre les piqûres de moustique et de taon :

- Installez des moustiquaires si vous êtes dans une région à moustiques, un pays chaud.
- Portez des vêtements longs, de couleur claire, des chaussettes, surtout à la tombée de la nuit et imprégnez-les avec des insecticides (perméthrine).
- Éloignez les moustiques avec des produits dits « repellants » à base de diéthyltoluamide (DEET), d'icaridine, d'IR 35/35 (en vente en pharmacie ou dans les rayons droguerie). Appliquez un « repellant » sur votre peau et renouvelez-en l'application car ces produits sont sensibles à la chaleur, la pluie, la sueur...

Respectez les intervalles de pose, particulièrement pour les enfants !

- Utilisez des insecticides en aérosol ou des diffuseurs électriques dans la maison.
- Évitez ce qui attire les insectes : produits cosmétiques parfumés, parfums ou produits sucrés (fruits, desserts, confitures...).
- Plantez sur votre balcon des géraniums, de la citronnelle ou mettez-en dans votre intérieur. Cela éloigne les insectes.

Il n'y a pas de moyens de prévention contre les abeilles, guêpes ou frelons mais :

- Ne faites surtout pas de gestes brusques ni de gesticulations face à eux. Éloignez-vous d'eux doucement ou tuez-les avec précaution.
- Si vous repérez un nid de frelons ou de guêpes, appelez les pompiers ou un spécialiste.

LES MÉDICAMENTS

Attention ! Si vous êtes sujet aux réactions allergiques, ayez toujours à votre portée les médicaments prescrits par votre médecin et prévenez votre entourage.

Les médicaments sans ordonnance sont tous des produits à appliquer localement.
En cas de démangeaison localisée, intense et si votre peau est saine (pas de plaie, de lésions infectées ou suintantes ni de peau irritée), vous pouvez utiliser une crème, une pommade ou un gel en respectant strictement les limites fixées par le laboratoire (âge, fréquence d'application).
Ne recouvrez pas la plaie avec un pansement. Et lavez-vous les mains après application.

Le seul traitement véritablement efficace est l'hydrocortisone (0, 5 %) en crème qui agit sur l'inflammation et la démangeaison. Ne l'utilisez pas sans avis médical chez l'enfant de moins de 6 ans. Respectez strictement la posologie. En cas de persistance ou d'aggravation de la démangeaison (signe d'une possible allergie), stoppez le traitement et consultez votre médecin.

Éventuellement, vous pouvez utiliser des anesthésiques locaux à base de propanocaïne, lidocaïne, quinisocaïne. Toutefois ils sont moins efficaces et sont allergisants.

Attention !
- Évitez les antihistaminiques par voie locale, en gel ou en crème, à base des substances suivantes : isothipendyl, prométhazine, diphénhydramine et méfénidramium.
- Évitez les autres médicaments antiprurigineux à base de crotamiton, énoxolone ou lévomenthol (associé au formaldéhyde).

En cas de douleur (adulte ou enfant), seul le paracétamol (dose adaptée à l'adulte ou à l'enfant) est indiqué.

ANTI-PIQÛRES D'INSECTES (CURATIF)

NOM DE MARQUE	SUBSTANCE	NOTE /20	REMB. SS	PRIX	AVIS
APHILAN DEMANGEAISON 0,5 %	Hydrocortisone	14	0 %	4,93 €	
BOROSTYROL	Acide borique	4	0 %	3,96 €	L'acide borique est un antiseptique faible associé à des produits allergisants et dépassés.
BUTIX 2 % gel	Diphénhydramine	4	0 %	5,49 €	Les antihistaminiques locaux sont eux-mêmes allergisants. Préférez les antiallergiques pris par la bouche.

CALMICORT 0,5 %	Hydrocortisone	14	0 %	5,93 €	
CORTAPAISYL 0,5 %	Hydrocortisone	14	0 %	6,05 €	
CORTISEDERMYL 5 %	Hydrocortisone	14	0 %	4,73 €	
DERMASPRAID DEMANGEAISON 0,5 %	Hydrocortisone	14	0 %	4,57 €	
DERMOFENAC DEMANGEAISONS 0,5 %	Hydrocortisone	14	0 %	5,24 €	
EURAX 10 %	Crotamiton	10	0 %	6,10 €	
MITOCORTYL DEMANGEAISONS 0,5 %	Hydrocortisone	14	0 %	5,50 €	
NESTOSYL pommade	Benzocaïne, …	6	0 %	5,63 €	Mis sur le marché en 1928. À éviter : risque important de réactions allergiques du fait de la présence de butoforme, et de convulsions du fait de la présence de résorcine.
ONCTOSE	Diphénhydramine méthylsulfate, …	4	0 %	5,79 €	Produit dépassé. Éviter les antihistaminiques locaux, eux-mêmes allergisants.
ONCTOSE HYDROCORTISONE	Hydrocortisone, …	5	0 %	5,49 €	Association inutile et très allergisante.
PHENERGAN 2 % crème	Prométhazine	4	0 %	1,52 €	Produit dépassé à éviter car très allergisant.
QUOTANE 0,5 crème	Quinisocaïne	11	0 %	6,75 €	
SEDERMYL crème 0,75 %	Isothipendyl	5	0 %	4,88 €	Préférez les antiallergiques pris par la bouche. Les antiallergiques locaux sont très allergisants.
SEDERMYL crème 0,75 %	Isothipendyl	5	0 %	4,11 €	Idem.
SYNTHOL bain de bouche, application cutanée	Lévomenthol, …	11	0 %	5,33 €	Mise sur le marché en 1925, cette petite soupe fait toujours recette.
SYNTHOL bain de bouche, application cutanée	Lévomenthol, …	11	0 %	5,05 €	Idem.
SYNTHOL bain de bouche, application cutanée	Lévomenthol, …	11	0 %	3,06 €	Idem.
SYNTHOL bain de bouche, application cutanée	Lévomenthol, …	11	0 %	4,11 €	Idem.

ANTI-PIQÛRES D'INSECTES (RÉPULSIF)

NOM DE MARQUE	SUBSTANCE	NOTE /20	REMB. SS	PRIX	AVIS
INSECT ECRAN Zones infestées Enfant	Icaridine	14	0 %	9,50 €	
INSECT ECRAN Tissus	Perméthrine	14	0 %	14,00 €	
INSECT ECRAN Vêtements	Perméthrine	14	0 %		
INSECT ECRAN Zones infestées Adulte	Diéthyltoluamide	16	0 %	8,90 €	

NOS MÉDICAMENTS FAVORIS

INSECT ECRAN Zones infestées Adulte

Note : 16/20 Prix : 8,90 € Remb SS : 0 %

Classe thérapeutique : Anti-piqûres d'insectes (répulsif).

Indications : Pour éloigner certains insectes et surtout les moustiques.

Contre-indications générales : Allergie à l'un des constituants du produit ◆ Enfant de moins de 12 ans ◆ Grossesse ◆ Allaitement ◆ Ne pas appliquer sur les muqueuses ◆ Ne pas appliquer sur les yeux.

Posologie : Appliquer sur la peau découverte (mains et visage). Porter des vêtements couvrants (chemise à manches longues, pantalon long, chaussettes, chapeau).

Composition : Diéthyltoluamide (DEET) 50 %

Présentation : Spray 100 ml Laboratoire : Cooper

INSECT ECRAN Zones infestées Enfant

Note : 14/20 Prix : 9,50 € Remb SS : 0 %

Classe thérapeutique : Anti-piqûres d'insectes (répulsif).

Indications : Pour éloigner certains insectes et en particulier les moustiques, jusqu'à 8 heures d'efficacité.

Contre-indications générales : Allergie à l'un des constituants du produit ◆ Enfant de moins de 30 mois

Posologie : Appliquer sur la peau découverte (mains et visage).

Composition : Icaridine (KBR 3023) 20 %.

Présentation : Spray 75 ml Laboratoire : Cooper

DERMASPRAID DÉMANGEAISON 0,5 %

Note : 14/20 Prix : 4,57 € Remb SS : 0 %

Classe thérapeutique : Anti-démangeaison local ◆ Anti-piqûres d'insectes (curatif).

Indications : Piqûres d'insectes ◆ Coups de soleil localisés ◆ Piqûres d'ortie.

Contre-indications générales : Lésions infectées ◆ Acné ◆ Rosacée ◆ Enfant de moins de 6 ans ◆ Lésions ulcérées ◆ Allergie à l'un des constituants du produit ◆ Plaies ◆ Infections virales.

Prudence générale : Ne pas appliquer sur de grandes surfaces ◆ Ne pas appliquer sur la poitrine en cas d'allaitement ◆ Éviter d'appliquer sur le visage, en particulier les paupières, ainsi que sur les muqueuses.

Posologie : 2 applications par jour. Une augmentation du nombre d'applications quotidiennes risquerait d'aggraver les effets indésirables sans améliorer les effets thérapeutiques. Pour une utilisation rationnelle, il est conseillé d'appliquer le produit en touches espacées, puis de l'étaler avec un gant en plastique, jusqu'à ce qu'il soit entièrement absorbé. Durée du traitement limitée à 3 jours.

Incidents : Vergetures ◆ Dilatation des petits vaisseaux sous la peau ◆ Augmentation de la densité des poils ◆ Apparition de bleus (thrombopénie) ◆ Blanchissement de la peau (dépigmentation).

Arrêt du médicament si : Éruptions de la peau, en particulier rougeur localisée ◆ Démangeaison.

Composition : par tube : Hydrocortisone 0,5 % ; lévomenthol.

Présentation : Tube de 15 g **Laboratoire :** Bayer Santé Familiale

Plaies et coupures superficielles (adultes/enfants)

Une écorchure à la main ? Une éraflure au mollet ? Une entaille à l'index ? A priori, rien de grave mais ces petites plaies et blessures légères demandent tout de même quelques soins.

CE QU'IL FAUT SAVOIR

Une éraflure ou une écorchure non profonde affectent la couche superficielle de la peau (épiderme) et cicatrisent plus ou moins rapidement selon l'âge, le niveau d'hygiène, l'état de la peau et la prise de certains médicaments.

LES INTERDITS

⚠⚠⚠ Pas de traitement en automédication mais consultez votre médecin en urgence si :

- La plaie nécessite des points de suture parce qu'elle est trop ouverte ou trop importante.

⚠⚠ Pas de traitement en automédication mais consultez votre médecin dans les 24 heures si :

- La blessure a été produite par un outil rouillé ou souillé de terre et vous n'êtes pas certain d'être à jour dans la vaccination anti-tétanos.
- La peau autour de la plaie est rouge et douloureuse.
- La plaie est située au visage, à la tête ou à la main.
- La plaie suppure ou n'arrête pas de saigner même faiblement.
- Vous avez mal sur le même membre que la plaie mais bien au-delà.

- Il y a un corps étranger dans la plaie difficile à éliminer.
- La plaie fait suite à une morsure ou une griffure d'animal.
- Vous souffrez de diabète ou d'immunodépression (cancer, SIDA, personnes très âgées).

⚠⚠ Ne prolongez pas un traitement en automédication plus de 48 heures mais consultez votre médecin si :

- La plaie empire : elle devient plus rouge, plus douloureuse et il y a du pus.
- La plaie s'accompagne de fièvre, de gonflement et de douleur aux ganglions.

LES BONNES PRATIQUES

▶ En prévention

- Soyez à jour dans votre vaccination anti-tétanos et vérifiez celle de votre entourage : le vaccin ou son rappel doit dater de moins de 10 ans *(voir Vaccinations).*
- Mettez des gants épais pour tous les travaux de jardin ou si vous utilisez des outils pointus.

▶ En cas de coupure, écorchure, entaille

- Nettoyez soigneusement la plaie avec beaucoup d'eau et du savon puis séchez-la : c'est indispensable. Vous pouvez alors désinfecter la plaie avec un antiseptique de préférence à base de chlorhexidine aqueuse et laisser sécher. Évitez l'alcool à 70° (ou à 90° !), douloureux et moins efficace.
- Protégez la plaie avec un pansement stérile.
- Si la plaie saigne abondamment, comprimez-la pendant 5 à 10 minutes avec une compresse. Ne posez surtout pas de garrot.

LES MÉDICAMENTS

Attention ! Un grand nombre d'antiseptiques sont déconseillés en automédication car leur pouvoir antiseptique (élimination des bactéries, champignons, certains virus) est faible. Ils ne font que réduire temporairement le nombre de microbes. En revanche, ils peuvent provoquer des complications plus ou moins graves. Dans la liste ci-dessous nous avons sélectionné ceux dont le rapport efficacité/tolérance est le meilleur, c'est-à-dire les mieux adaptés à l'automédication.

Les antiseptiques à base d'iode (dont la povidone iodée), qui sont d'excellents antiseptiques, sont néanmoins contre-indiqués chez les femmes enceintes, pendant l'allaitement et chez les nourrissons.

L'eau oxygénée à 10 volumes n'est pas un bon antiseptique. Utilisez-la seulement pour son action coagulante.

Évitez les solutions antiseptiques colorantes à base d'éosine, merbromine sodique (SOLUCHROM®). Leur pouvoir antiseptique est faible et la coloration de la peau risque de gêner le diagnostic du médecin si vous le consultez.

Les autres antiseptiques, à base d'acide borique, résorcinol, crésol, thymol, salicylanilides... sont peu efficaces et donc sans intérêt.

ANTISEPTIQUE DE LA PEAU

NOM DE MARQUE	SUBSTANCE	NOTE /20	REMB. SS	PRIX	AVIS
ALCOOL MODIFIE COOPER	Éthanol	5	0 %	2,75 €	La tartrazine est un produit allergisant. Le camphre est sans intérêt dans cette indication. Demandez plutôt à votre pharmacien un petit flacon d'alcool à 70° ou un autre antiseptique.
ALCOOL MODIFIE COOPER	Éthanol	5	0 %	4,05 €	Idem.
ALCOOL MODIFIE COOPER	Éthanol	5	0 %	3,05 €	Idem.
ALCOOL MODIFIE EVOLUPHARM solution pour application cutanée	Éthanol	5	0 %	3,94 €	Idem.
ALCOOL MODIFIE EVOLUPHARM solution pour application cutanée	Éthanol	5	0 %	1,91 €	Idem.
ALCOOL MODIFIE EVOLUPHARM solution pour application cutanée	Éthanol	5	0 %	2,58 €	Idem.
ALCOOL MODIFIE GIFRER	Éthanol	5	0 %	2,28 €	Idem.
ALCOOL MODIFIE GIFRER	Éthanol	5	0 %	2,89 €	Idem.
AMUKINE 0,06 %	Sodium hypochlorite	12	0 %	7,78 €	
AMUKINE 0,06 %	Sodium hypochlorite	12	0 %	4,02 €	
AMUKINE 0,06 %	Sodium hypochlorite	12	0 %	5,49 €	
AMUKINE 0,06 %	Sodium hypochlorite	12	0 %	2,22 €	
BASEAL 5 mg/g gel	Chlorhexidine	12	15 %	2,51 €	
BASEAL 5 mg/ml solution pour application cutanée	Chlorhexidine	15	15 %	3,33 €	
BETADINE 10 % gel	Polyvidone iodée	15	0 %	5,87 €	
BETADINE 350 mg compresse	Polyvidone iodée	15	0 %	5,85 €	
BETADINE DERMIQUE 10 %	Polyvidone iodée	15	35 %	2,44 €	
BETADINE DERMIQUE 10 %	Polyvidone iodée	15	35 %	2,42 €	
BETADINE DERMIQUE 10 % unidose	Polyvidone iodée	15	0 %	6,32 €	
BETADINE DERMIQUE 10 % unidose	Polyvidone iodée	15	0 %		
BETADINE SCRUB 4 % 125 ml	Polyvidone iodée	15	35 %	2,23 €	
BETADINE TULLE 10 %	Polyvidone iodée	15	0 %	4,27 €	
BETADINE TULLE 10 %	Polyvidone iodée	15	0 %		

BETASEPTIC DERMIQUE	Polyvidone iodée	15	35 %	2,00 €	
BIORGASEPT 0,5 %	Chlorhexidine	15	15 %	3,35 €	
BISEPTINE	Chlorhexidine, …	12	0 %	5,93 €	Association discutable.
BISEPTINE	Chlorhexidine, …	12	35 %	3,99 €	Idem.
BISEPTINE	Chlorhexidine, …	12	35 %	3,74 €	Idem.
BOROSTYROL	Acide borique	4	0 %	3,96 €	L'acide borique est un antiseptique faible associé à des produits allergisants et dépassés.
CETAVLEX	Chlorhexidine	15	0 %	7,06 €	
CETAVLON crème	Cétrimide	11	0 %	7,06 €	
CETRIMIDE CONCENTRE PIERRE FABRE 20 % solution à diluer pour application cutanée	Cétrimide	11	0 %		
CHLORHEXIDINE ALCOOL GILBERT 0,5 %	Chlorhexidine	12	0 %	3,51 €	
CHLORHEXIDINE ALCOOL GILBERT 0,5 %	Chlorhexidine	12	0 %	4,58 €	
CHLORHEXIDINE ALCOOLIQUE GILBERT 0,5 % solution pour application cutanée	Chlorhexidine	12	0 %		
CHLORHEXIDINE AQUEUSE GILBERT 0,05 %	Chlorhexidine	15	0 %	4,29 €	
CHLORHEXIDINE AQUEUSE STERILE GILBERT 0,2 % solution pour application cutanée en récipient unidose	Chlorhexidine	15	0 %	5,68 €	
CHROMARGON	Acriflavine, …	4	0 %	1,67 €	Produit dépassé.
CYTEAL	Chlorhexidine, …	8	0 %	8,00 €	Association inutile et dépassée.
CYTEAL	Chlorhexidine, …	8	15 %	3,77 €	Idem.
DAKIN COOPER STABILISE	Sodium hypochlorite	12	35 %	2,67 €	
DAKIN COOPER STABILISE	Sodium hypochlorite	12	0 %	1,52 €	
DAKIN COOPER STABILISE	Sodium hypochlorite	12	35 %	3,19 €	
DERMACIDE	Oxyquinol	6	0 %	4,40 €	Antiseptique dépassé.
DERMACIDE	Oxyquinol	6	0 %	10,43 €	Idem.
DERMACIDE solution moussante	Oxyquinol	6	0 %	5,95 €	Idem.
DERMOBACTER	Chlorhexidine, …	12	15 %	4,11 €	
DIASEPTYL 0,5 %	Chlorhexidine	15	0 %	6,15 €	
DIASEPTYL 0,5 %	Chlorhexidine	15	15 %	3,65 €	
DOSISEPTINE 0,05 %	Chlorhexidine	15	0 %	4,61 €	
DOSISEPTINE 0,05 %	Chlorhexidine	15	0 %	5,81 €	

DOSISEPTINE 0,05 %	Chlorhexidine	15	0 %	11,37 €	
DOSISEPTINE COLOREE 0,05 % solution pour application cutanée en récipient unidose	Chlorhexidine	13	0 %		
DOSISEPTINE solution pour application cutanée en unidose de 5 ml	Chlorhexidine	15	15 %	2,59 €	
EOSINE AQUEUSE COOPER 2 %	Éosine	6	0 %	3,20 €	L'éosine est un antiseptique faible. Les colorants sont à éviter en automédication car ils rendent plus difficile le diagnostic du médecin.
EOSINE AQUEUSE GIFRER 2 %	Éosine	6	0 %		Idem.
EOSINE AQUEUSE GIFRER 2 %	Éosine	6	0 %	3,50 €	Idem.
EOSINE AQUEUSE GIFRER 2 %	Éosine	6	0 %	3,20 €	Idem.
EOSINE AQUEUSE GIFRER 2 %	Éosine	6	0 %	3,50 €	Idem.
EOSINE AQUEUSE GILBERT 2 %	Éosine	6	0 %	10,22 €	Idem.
EOSINE AQUEUSE GILBERT 2 %	Éosine	6	0 %	3,88 €	Idem.
EOSINE AQUEUSE GILBERT 2 %	Éosine	6	0 %	3,84 €	Idem.
EOSINE AQUEUSE GILBERT 2 %	Éosine	6	0 %	4,32 €	Idem.
EURAXSEPTI 0,05 %	Chlorhexidine	15	0 %	5,24 €	
EXOSEPTOPLIX solution pour application locale	Chlorhexidine	15	0 %	6,00 €	
EXOSEPTOPLIX solution pour application locale	Chlorhexidine	15	0 %	4,50 €	
GLUCONATE DE CHLORHEXIDINE GIFRER 0,05 % solution pour application locale en flacon	Chlorhexidine	12	0 %		
GLUCONATE DE CHLORHEXIDINE GIFRER 0,05 % solution pour application locale en flacon	Chlorhexidine	12	0 %		
GLUCONATE DE CHLORHEXIDINE GIFRER 0,05 % solution pour application locale en flacon	Chlorhexidine	12	0 %		
HEXAMIDINE GILBERT 0,1 %	Hexamidine	15	0 %	3,35 €	
HEXAMIDINE MYLAN à 1 POUR MILLE solution pour application locale	Hexamidine	15	15 %	2,97 €	

HEXAMIDINE MYLAN à 1 POUR MILLE solution pour application locale	Hexamidine	15	15 %	1,86 €	
HEXAMIDINE RATIOPHARM 1 POUR MILLE solution pour application locale	Hexamidine	15	15 %	1,91 €	
HEXAMIDINE RATIOPHARM 1 POUR MILLE solution pour application locale	Hexamidine	15	15 %	3,07 €	
HEXASEPTINE 0,1 %	Hexamidine	15	0 %	3,81 €	
HEXOMEDINE solution pour application locale 0,1 %	Hexamidine	15	15 %	2,98 €	
HEXOMEDINE solution pour application locale 0,1 %	Hexamidine	15	15 %	2,35 €	
HEXOMEDINE solution pour application locale 0,1 %	Hexamidine	15	15 %	3,88 €	
HEXOMEDINE TRANSCUTANEE 0,15 %	Hexamidine	15	15 %	3,05 €	
HIBIDIL 0,05 %	Chlorhexidine	15	0 %	13,11 €	
HIBISCRUB 4 %	Chlorhexidine	15	0 %	12,02 €	
HIBISCRUB 4 %	Chlorhexidine	15	0 %	3,50 €	
HIBISPRINT 0,5 %	Chlorhexidine	15	0 %	4,97 €	
HIBISPRINT 0,5 %	Chlorhexidine	15	0 %	5,60 €	
HIBITANE 5 %	Chlorhexidine	15	0 %	4,29 €	
HIBITANE 5 %	Chlorhexidine	15	0 %	23,52 €	
MERCRYL	Benzalkonium, …	12	0 %	5,10 €	
MERCRYL solution moussante	Benzalkonium, …	12	0 %	7,15 €	
MERCRYL solution moussante	Benzalkonium, …	12	0 %	9,61 €	
MERCRYLSPRAY	Benzalkonium, …	12	0 %	5,38 €	
MERCURESCEINE AQUEUSE GIFRER 2 %	Merbromine	4	0 %	4,42 €	La merbromine sodique est un antiseptique faible. Produit dépassé depuis 40 ans. Mauvais rapport efficacité/tolérance.
MERFENE 0,05 % solution unidose	Chlorhexidine	15	0 %	4,84 €	
PHARMADOSE ALCOOL	Éthanol	5	0 %	3,05 €	Mauvaise composition : présence de tartrazine, produit allergisant et de camphre, parfaitement inutile.
PHARMADOSE ALCOOL 0,5 ml compresse imprégnée	Éthanol	7	0 %		
PLUREXID 1,5 %	Chlorhexidine	15	0 %	7,30 €	
PLUREXID 1,5 %	Chlorhexidine	15	15 %	3,74 €	
POCONEOL N° 76	Homéopathie	2	0 %	4,72 €	

POVIDONE IODEE MERCK 10 %	Polyvidone iodée	15	35 %	1,88 €	
POVIDONE IODEE MERCK MOUSSANTE 4 %	Polyvidone iodée	15	35 %	1,71 €	
RAMET DALIBOUR ACIDE solution	Sulfate de cuivre, …	6	0 %	7,90 €	
RAMET DALIBOUR ACIDE solution	Sulfate de cuivre, …	6	0 %		
SEDAPLAIE	Dodéclonium bromure, …	4	0 %	4,57 €	Produit dépassé.
SEPTEAL 0,5 %	Chlorhexidine	15	15 %	3,66 €	
SEPTIAPAISYL 0,05 %	Chlorhexidine	15	0 %	5,45 €	
SEPTIVON solution pour application cutanée 1,5 %	Chlorhexidine	12	15 %	2,77 €	
SEPTIVONSPRAY 0,05 %	Chlorhexidine	15	0 %	4,77 €	
SOLUBACTER 1 %	Triclocarban	8	0 %	2,00 €	Médicament dépassé.
SOLUBACTER 1 %	Triclocarban	8	0 %	3,21 €	Idem.
SOLUCHROM 1,5 %	Merbromine	4	0 %	3,20 €	La merbromine sodique est un antiseptique faible. Produit dépassé depuis 40 ans. Mauvais rapport efficacité/tolérance.
STERILENE solution pour application locale 0,5 %	Cétrimide	12	0 %	4,26 €	Antiseptique très allergisant.
STERLANE	Lopobutan, …	6	0 %	3,05 €	Association de trois substances peu efficaces et donc dépassées. Le nouveau propriétaire de Sterlane n'a pas fait une bonne affaire.
STERLANE	Lopobutan	6	0 %	1,98 €	Idem.

COAGULANT

NOM DE MARQUE	SUBSTANCE	NOTE /20	REMB. SS	PRIX	AVIS
ALGOSTERIL	Calcium alginate	12	0 %	8,40 €	
STOP HEMO flacon poudre 8 g	Calcium alginate	12	0 %		
STOP HEMO compresse stérile	Calcium alginate	12	0 %	6,23 €	
STOP HEMO pansement	Calcium alginate	12	0 %	5,60 €	

NOS MÉDICAMENTS FAVORIS

BÉTADINE 350 mg Compresse

Note : 15/20 **Prix :** 5,85 € **Remb SS :** 0 %

Classe thérapeutique : Antiseptique de la peau.

Indications : Petites plaies.

Contre-indications générales : Allergie à l'un des constituants du produit ◆ Grossesse ◆ Allaitement ◆ Nouveau-né ou prématuré ◆ Intolérance à l'iode.

Posologie : En application ou en tamponnement.

Incidents : Risque de problèmes thyroïdiens en cas d'utilisation prolongée ou répétée ◆ Irritation de la peau ◆ Eczéma de contact.

Arrêt du médicament si : Les lésions persistent ◆ Réactions allergiques.

Composition : par compresse : Povidone iodée 350 mg ; nonoxinol 9 ; alcool.

Présentation : 6 compresses **Laboratoire :** Meda pharma.

CHLORHEXIDINE AQUEUSE STÉRILE GILBERT 0,2 % Solution pour application cutanée en récipient unidose

Note : 15/20 **Prix :** 5,68 € **Remb SS :** 0 %

Classe thérapeutique : Antiseptique de la peau.

Indications : Petites plaies ◆ En désinfection des petites lésions de la peau.

Contre-indications générales : Allergie à l'un des constituants du produit ◆ Usage prolongé ou répété ◆ Ne pas appliquer sur les yeux ◆ Ne pas appliquer sur les muqueuses ◆ Ne pas appliquer sur les oreilles.

Posologie : À utiliser pur 2 fois par jour directement sur la peau.

Arrêt du médicament si : Les lésions persistent ◆ Éruptions de la peau avec démangeaisons.

Composition : par unidose : Chlorhexidine digluconate 2,5 mg.

Présentation : 10 unidoses **Laboratoire :** Gilbert

AMUKINE 0,06 %

Note : 12/20 **Prix :** 5,49 € **Remb SS :** 0 %

Classe thérapeutique : Antiseptique de la peau.

Indications : Petites plaies.

Contre-indications générales : Allergie à l'un des constituants du produit ◆ Association à d'autres antiseptiques ou au savon.

Posologie : Les applications d'AMUKINE se font sans dilution : soit en lavages, soit en compresses imbibées ou en pansements humides... Renouveler le traitement selon les besoins. Compte tenu des interférences possibles (antagonisme, inactivation), l'emploi simultané ou successif d'antiseptiques ou de savon est à éviter sans un rinçage intermédiaire soigneux.

Arrêt du médicament si : Douleurs ◆ Fièvre ◆ La plaie ne guérit pas rapidement ou s'aggrave.

Composition : pour 100 ml : Hypochlorite de sodium 5 ml.

Présentation : Flacon de 500 ml **Laboratoire :** Gifrer Barbezat

Poux, lentes et morpions

Les poux de corps peuvent être porteurs de maladies graves. Soyez intraitables avec eux !

CE QU'IL FAUT SAVOIR

Les poux sont des petits parasites de 1 à 3 millimètres de long, gris ou rougeâtres, légèrement aplatis. Ils se différencient selon l'endroit du corps où ils nichent. Ils sont plus faciles à repérer dans les cheveux et sur la nuque (présence des lentes) que sur le corps où ils ne laissent qu'une petite lésion rouge.
Ils provoquent des démangeaisons souvent nocturnes, parfois sévères, entraînant des lésions là où l'on se gratte (prurit, *voir Démangeaisons ou prurit*), lésions qui peuvent s'infecter (impétigo) nécessitant alors un traitement antibiotique prescrit par votre médecin.

Comment les reconnaître ?

▸ **Les poux de corps** vivent sur l'homme entre la peau et les vêtements. Leurs œufs, les lentes, s'accrochent aux fibres des vêtements, notamment sur les coutures. Ils éclosent en une semaine, à la chaleur du corps humain et atteignent l'âge adulte en 3 à 5 semaines. Ils se développent dans des conditions d'hygiène douteuses, par exemple chez les personnes en situation précaire (ou sur les militaires, en période de guerre !).

▸ **Les poux de tête** affectionnent les cheveux, le derrière des oreilles, le haut de la nuque. Les lentes blanchâtres et ovales peuvent se confondre avec des pellicules. Elles sont toutefois plus difficiles à déloger
À l'école, peu d'enfants y échappent : ils se les transmettent en échangeant bonnets et écharpes et par le biais des patères où ils accrochent leurs vêtements. De retour à la maison, ils contaminent bien sûr leurs parents ! *(voir Poux et lentes chez les enfants)*.

▸ **Les poux du pubis** ou morpions se cachent sur la peau et dans les poils de la zone du pubis. Ils se transmettent lors de rapports sexuels, au contact des vêtements ou de la literie.

LES INTERDITS

• Ne laissez pas les poux s'installer ! En cas de démangeaison intense, cherchez les causes et vérifiez qu'il s'agit de poux : les lentes se voient sur le crâne, plus difficilement sur la peau et sur les vêtements. Demandez l'assistance de votre entourage qui pourra éventuellement utiliser une loupe.
• Ne prolongez pas un traitement en automédication mais consultez votre médecin si les démangeaisons sont intenses, persistent et s'il y a des signes d'infection (impétigo).

LES BONNES PRATIQUES

▸ En prévention

• Si vous avez des enfants en âge scolaire, surveillez avec soin leur hygiène et mettez-les en garde contre les échanges de bonnets, écharpes, écouteurs, téléphones portables...
• S'ils ont attrapé des poux, traitez-les vite (*voir Poux et lentes chez l'enfant*), traitez-vous également et faites de même avec votre entourage. Faites un second traitement 8 jours après. Surveillez les têtes de vos enfants par la suite pour vous assurer que les poux sont bien éradiqués.

▸ En cas d'infection (poux ou morpions)

• Lavez draps, oreillers, serviettes de toilette et tous les vêtements portés à + de 60 °C et emmenez au pressing ceux qui ne se lavent pas.
• Déparasitez les brosses et les peignes soigneusement et par précaution lavez-les tous les 2 jours en les faisant tremper pendant 15 minutes dans de l'eau bouillante.
• Passez l'aspirateur à fond sur les moquettes, les fauteuils et les sièges de voiture (surtout les appuie-tête).
• Rasez si nécessaire les poils des parties infectées.
• Prévenez votre partenaire en cas de morpions.

LES MÉDICAMENTS

• Le malathion (PRIODERM®), la perméthrine, la dépalléthrine, la bioalléthrine sont les produits les plus actifs et présentent peu d'inconvénients, quel que soit le type de pou.
• Préférez les produits en lotion aux shampoings peu actifs et aux sprays trop diffus.
• Il est nécessaire de mesurer l'efficacité des traitements à J + 2 (2e jour après l'application) et à J + 12 en cas de poux à la tête. Pour les autres infections par les poux (pédiculoses), un contrôle à J + 7 est souhaitable.
Attention ! Les poux sont parfois résistants à ces médicaments. En cas d'échec du traitement, consultez votre médecin.

• En parapharmacie, on trouve des produits à base de diméticone qui étouffent les poux en les recouvrant (ALTOPOU®, POUXIT®...) mais leur efficacité est moindre.

• Les traitements dits de « médecine douce » ou les traitements « naturels » à base d'huile essentielle n'ont jamais prouvé leur efficacité. Mieux vaut les éviter sous peine de voir proliférer ces petits parasites terriblement attachants !

ANTI-POUX

NOM DE MARQUE	SUBSTANCE	NOTE /20	REMB. SS	PRIX	AVIS
CHARLIEU ANTI-POUX shampoing	Perméthrine	12	0 %	6,86 €	
HEGOR ANTIPOUX shampoing	Phénothrine	12	0 %	8,54 €	
ITAX shampoing ANTIPOUX	Phénothrine	12	0 %	10,67 €	
ITAX shampoing ANTIPOUX	Phénothrine	12	0 %	7,32 €	
ITEM ANTIPOUX lotion	Phénothrine	16	0 %	10,37 €	
ITEM ANTIPOUX shampoing	Phénothrine	12	0 %	9,76 €	
PARA PLUS	Malathion	16	0 %	11,00 €	
PARA POUX crème	Perméthrine	16	0 %	11,00 €	
PARA SPECIAL POUX aérosol	Bioalléthrine, ...	15	0 %	8,54 €	
PARA SPECIAL POUX shampoing	Bioalléthrine, ...	12	0 %	7,01 €	
PARA SPECIAL POUX shampoing	Bioalléthrine, ...	12	0 %	12,05 €	
PARASIDOSE shampoing	Phénothrine	12	0 %	7,16 €	
PRIODERM flacon pressurisé	Malathion	15	0 %	9,61 €	
PRIODERM lotion	Malathion	16	0 %	9,61 €	
PYREFLOR lotion	Perméthrine	14	0 %	8,50 €	
PYREFLOR lotion	Perméthrine	14	0 %	7,62 €	
PYREFLOR shampoing	Perméthrine	12	0 %	7,16 €	
SPRAY PAX	Pyréthrum, ...	12	0 %	8,50 €	

NOS MÉDICAMENTS FAVORIS

PRIODERM Lotion

Note : 16/20 **Prix :** 9,61 € **Remb SS :** 0 %

Classe thérapeutique : Anti-poux.

Indications : Poux de la tête et lentes.

Contre-indications générales : Allergie à l'un des constituants du produit.

Prudence générale : Ne pas avaler ◆ Protéger les yeux lors de l'application ◆ Éviter le lavage des cheveux pendant 12 heures suivant l'application de la lotion ◆ Bien nettoyer les vêtements et les objets souillés ◆ Ne pas laisser à la portée des enfants.

Posologie : Lotion : pratiquer 1 application unique de la lotion pure (10 à 20 ml selon l'épaisseur de la chevelure) sur le cuir chevelu et les cheveux non humides, laisser sécher naturellement en évitant l'usage d'une source de chaleur artificielle à cause de l'inflammabilité du produit. Environ 12 heures après le traitement, laver et peigner les cheveux à l'aide d'un peigne fin.

Incidents : Sensation de brûlure ◆ Irritation de la peau ◆ Démangeaisons (urticaire).

Arrêt du médicament si : Éruptions de la peau.

Composition : pour 100 ml de lotion ou solution pour application cutanée : Malathion 0,5 g ; terpinol.

Présentation : Flacon de 110 ml **Laboratoire :** Viatris

ITEM ANTIPOUX Lotion

Note : 16/20 **Prix :** 10,37 € **Remb SS :** 0 %

Classe thérapeutique : Anti-poux.

Indications : Poux du cuir chevelu.

Contre-indications générales : Allergie à l'un des constituants du produit.

Prudence générale : Contact avec des surfaces sensibles (œil, peau irritée, muqueuses) : rincer abondamment à l'eau courante ◆ Ne pas laisser à la portée des enfants.

Posologie : 1 application de 10 à 20 ml suivant l'épaisseur de la chevelure sur le cuir chevelu et les cheveux mouillés. Laisser agir 10 minutes puis rincer.

Arrêt du médicament si : Démangeaisons ◆ Réactions allergiques ◆ Éruptions de la peau.

Composition : lotion pour 150 g : D-phénothrine 450 mg. Excipients : Glycérides polyglycolysés ; chèvrefeuille 515560 parfum ; lipoaminoacide sodique ; sodium laurylsulfate ; caramel E 150 ; acide lactique ; eau purifiée ; p-hydroxybenzoate de méthyle sodique ; p-hydroxybenzoate de propyle sodique.

Présentation : Flacon de 150 ml **Laboratoire :** Dermophil Indien

Prise de poids et obésité

Vous avez grossi de façon importante au cours de ces dernières années et cela vous inquiète ? En dehors des troubles psychologiques qu'il peut entraîner, l'excédent de poids peut avoir des conséquences négatives sur votre santé. Une bonne hygiène de vie et un peu de discipline peuvent vous aider à revenir à votre poids normal et à le garder !

CE QU'IL FAUT SAVOIR

L'obésité se définit par un excédent de poids de 10 à 20 % au profit de la masse grasse par rapport au poids jugé « normal », c'est-à-dire sans risques pour la santé.
En effet, l'obésité peut provoquer des troubles graves : diabète gras, cholestérol et risque d'infarctus, hypertension artérielle, usure précoce des articulations (arthrose), problème de respiration.

Pour savoir de façon simple si vous avez un poids « normal », calculez votre indice de masse corporelle (IMC) ou indice de Quetelet : poids (en kg) divisé par taille x taille (en mètre). Ce rapport dans l'idéal se situe entre 18 et 25, selon les individus. En dessous de 18, on parle de maigreur. Entre 25-28, de surpoids. Au-dessus de 30, d'obésité.
Exemple : pour une femme mesurant 1,70 m et pesant 58 kg, l'indice est de 20,1.
Cet indice n'est qu'un indicateur parmi d'autres. Il doit être pondéré par d'autres facteurs : sexe, âge, niveau de masse musculaire.
Si vous êtes dans la fourchette haute, parlez-en à votre médecin ou prenez l'avis d'un diététicien.

LES CAUSES

Très rarement liée à un mauvais fonctionnement des glandes (moins de 1 % des obèses souffrent d'anomalie glandulaire), la prise de kilos et à terme l'obésité est simplement due à un déséquilibre entre l'énergie que l'on absorbe sous forme d'aliments et l'énergie que l'on dépense pour vivre (digérer, respirer, etc.) et bouger quotidiennement.
Si on absorbe plus d'énergie que l'on en dépense, on grossit. A contrario, si on consomme plus d'énergie qu'on en absorbe, on maigrit !
Certains facteurs favorisent la prise de poids et l'obésité : des facteurs héréditaires, une alimentation trop riche et mal équilibrée dans la petite enfance mais aussi un contexte psychologique et socioculturel particulier.

LES INTERDITS

⚠ Pas d'automédication mais consultez votre médecin si :
- Vous êtes traité pour du diabète, de l'hypertension artérielle, un problème thyroïdien ou une maladie chronique.
- Vous avez plus de 10 kg à perdre.
- Vous êtes dans une période difficile (problèmes familiaux ou professionnels, arrêt du tabac...).
- Vous en êtes à votre énième régime : le poids yoyo – qui monte et qui descend – est néfaste pour la santé !

Ne vous jetez pas sur des produits « miracle »
- Ne prenez JAMAIS de coupe-faim : ce sont des produits dangereux pouvant même entraîner la mort (accidents cardiaques, problèmes pulmonaires).
- Ne prenez JAMAIS d'extraits thyroïdiens (et méfiez-vous des préparations dites homéopathiques prescrites par des médecins peu scrupuleux !), ils peuvent provoquer de sérieux problèmes cardiaques. En outre, à leur arrêt, ils provoquent le retour des kilos perdus, avec en prime quelques kilos supplémentaires.
- Ne prenez pas de diurétiques : ils provoquent une perte d'eau et de sel qui peut s'avérer dangereuse.

Ne prenez pas de laxatifs et surtout pas de laxatifs irritants. Vous ne perdrez pas de poids et vous prenez des risques *(voir Constipation)*.

Évitez les produits dits « allégés ». En dehors du fait qu'ils sont chers, ils incitent à manger plus (on se dit que c'est moins calorique !). N'abusez pas des produits sucrés artificiellement car vous allez vite devenir « accro » au goût du sucre ! Oubliez les plats préparés, souvent trop gras ou trop salés. Mieux vaut prendre de bonnes habitudes : réduire fortement ou supprimer provisoirement le beurre, l'huile ou le sucre de votre alimentation au profit d'aliments « nature » dont vous allez redécouvrir le « vrai » goût !

LES BONNES PRATIQUES

▶ En prévention

• Si vous avez une tendance au surpoids, pesez-vous régulièrement (une fois par semaine) et perdez sans attendre les kilos éventuellement gagnés. En cas d'excès ou après les périodes de fêtes, respectez quelques jours de « diète ».
• Faites des repas équilibrés et variés. Ne sautez pas de repas, privilégiez les poissons, les légumes verts, les fruits et les produits laitiers pauvres en graisse (attention aux fromages, très caloriques, notamment les pâtes sèches).
• Limitez les graisses, les sucres et SURTOUT l'alcool (vin et bières compris).
• Bougez : marchez tous les jours à pas rapides au moins 20 minutes. Garez votre voiture volontairement loin, abandonnez votre bus ou votre métro à quelques stations de chez vous.
• Faites du sport deux fois par semaine et tenez-vous-y. Le sport contribue à muscler votre corps, vous fait dépenser de l'énergie, « déstresse » et vous incite à garder un poids de forme.

▶ Pour perdre du poids

• Mangez moins et mieux, c'est-à-dire diminuez l'énergie absorbée avec un régime minceur équilibré. Une diminution de 9 calories fait perdre 1 gramme de graisse quand il faut marcher 50 km pour perdre 1 kg de graisse.
Si vous consommiez 3 000 calories par jour, et que vous n'en consommez plus que 1 200 calories, vous allez théoriquement maigrir de 200 g par jour. Si vous en perdez plus, c'est que vous perdez de l'eau.
• Répétons-le, oubliez les aliments gras et sucrés, optez pour les poissons, les légumes verts (notamment en potage : cela rassasie !), les produits laitiers à 0 %, les fruits (sauf bananes et cerises, trop sucrées). Buvez très régulièrement de l'eau, du thé, des tisanes non sucrées.
• Si vous manquez de motivation, rejoignez éventuellement un groupe type « Weight Watchers ». Vous n'avez bien sûr pas besoin d'acheter leurs produits mais le type de régime proposé est équilibré et le groupe peut être un support psychologique efficace.
• Soyez patient. Plus vous perdez lentement, plus vous avez des chances de maintenir votre poids après la phase dite de régime. Les régimes express font des poids « yoyo » !

• Soyez vigilant après votre régime. Votre organisme s'est accoutumé à vivre avec moins de calories, en dépensant moins. Continuez à surveiller votre alimentation en réintroduisant peu à peu des aliments que vous avez bannis (pain, féculents...). Pesez-vous une fois par semaine et au moindre kilo gagné, reprenez quelques jours votre régime de base.

LES MÉDICAMENTS

Jusqu'à une date très récente, les médicaments proposés pour lutter contre la prise de poids et l'obésité étaient exclusivement délivrés sur ordonnance.
Depuis 2008, l'orlistat (ALLI®) est accessible en pharmacie sans ordonnance sous un dosage de 60 mg. Ce produit qui devrait s'adresser aux personnes réellement obèses ne doit pas être utilisé plus de 6 mois et ne fait perdre en moyenne que 3 kg. Il présente un certain nombre d'inconvénients dont le coût : 66 € en moyenne pour 1 mois de traitement, soit presque 400 € pour 3 kg !
Il existe de nombreux produits en phytothérapie et homéopathie présentés comme des produits amaigrissants, mais leur efficacité en l'absence d'un régime hypocalorique n'a jamais été démontrée.
Conclusion : pour maigrir, surveillez votre alimentation ou en cas d'échec, consultez un diététicien ou votre médecin.

AMAIGRISSANT

NOM DE MARQUE	SUBSTANCE	NOTE /20	REMB. SS	PRIX	AVIS
ALLI 60 mg 42 gélules	Orlistat	6	0 %	39,90 €	Hélas sans intérêt. Un mauvais rapport efficacité/tolérance/prix.
ALLI 60 mg 84 gélules	Orlistat	6	0 %	65,69 €	Idem.
COMPLEXE LEHNING FUCUS N° 111	Homéopathie	5	0 %	4,72 €	
GUARAMATE	Phytothérapie : Guarana, …	5	0 %	49,30 €	
LIPOFEINE 5 % gel : T/190 g	Caféine	2	0 %		Ce que l'on trouve dans le café (la caféine) n'a jamais fait maigrir personne. On se moque de nous !
PERCUTAFEINE 5 %	Caféine	2	0 %	13,50 €	Idem.
PERCUTAFEINE 5 %	Caféine	2	0 %		Idem.
PSEUDOPHAGE	Alginate de sodium, …	6	0 %	17,52 €	
SLIMUM	Homéopathie	5	0 %	12,75 €	
TISANE PROVENCALE N° 2	Phytothérapie : Prêle, …	4	0 %	8,39 €	

Reflux gastro-œsophagien

Une sensation de brûlure qui remonte derrière le sternum ? Des remontées acides dans la gorge ? Vous êtes probablement atteint d'un reflux gastro-œsophagien ou RGO. Surveillez son évolution. En cas d'aggravation, consultez votre médecin.

CE QU'IL FAUT SAVOIR

Le reflux gastro-œsophagien (RGO) peut se déclencher à tout âge.
Il s'accompagne souvent de troubles d'ordre digestif (nausées, éructation, hoquet) et des symptômes suivants : gorge irritée, voix enrouée, sinusite, douleurs aux oreilles, voire toux, asthme. Ils surviennent majoritairement après les repas ou pendant la nuit.

Même chronique, le RGO n'entraîne pas forcément de complications. Mais s'il n'est pas traité, il peut évoluer vers une inflammation de l'œsophage (œsophagite). À ce stade, la muqueuse de l'œsophage est endommagée, voire ulcérée, d'où des difficultés à avaler. L'œsophagite ulcéreuse peut cicatriser mais la cicatrisation peut éventuellement évoluer vers un cancer. **Consultez un spécialiste (gastro-entérologue) dès les premiers signes d'alerte.**

Attention futures mamans ! Le reflux gastro-œsophagien peut se déclencher ou s'aggraver au cours d'une grossesse. Si vous souffrez de reflux gastrique, parlez-en à votre médecin.

LES CAUSES

Le reflux gastro-œsophagien est dû principalement à un dysfonctionnement de la partie inférieure de l'œsophage (le conduit reliant la gorge à l'estomac) et/ou à une hernie hiatale.

LES INTERDITS

⚠⚠ Pas d'automédication mais consultez rapidement votre médecin si :
- Les symptômes viennent d'apparaître alors que vous avez plus de 50 ans.
- D'autres troubles surviennent : difficulté à avaler, amaigrissement, régurgitations avec présence de sang.
- Votre douleur est permanente.
- Vous avez la sensation d'être enserré.
- Vous souffrez d'une maladie des reins.
- Vous pensez qu'un de vos médicaments est la cause des reflux.

Lors de la consultation, votre médecin vous prescrira sans doute des examens complémentaires.

⚠ Ne poursuivez pas un traitement en automédication mais consultez votre médecin si :
- Les symptômes persistent ou s'aggravent après quelques jours de traitement.
- Les brûlures reviennent dès l'arrêt du traitement.

LES BONNES PRATIQUES

▶ **En prévention**, adoptez quelques mesures pour limiter vos problèmes :
- Après un repas, attendez avant de vous allonger ou de vous lancer dans des activités physiques un peu violentes.
- Évitez certaines postures (buste en avant, tête en bas…).
- Bannissez les ceintures et les vêtements trop serrés au niveau de l'abdomen.
- Dormez avec le buste légèrement surélevé (oreillers sous votre tête, cales sous les pieds de la tête de lit).
- Identifiez et évitez les aliments qui vous provoquent des brûlures d'estomac (graisses, épices, boissons gazeuses, chocolat).
- Fractionnez vos repas.
- Revenez à un poids normal, si nécessaire.
- Supprimez ou réduisez drastiquement l'alcool et le tabac.
- Évacuez le stress (sport, yoga, techniques de relaxation…).

LES MÉDICAMENTS

Si les mesures d'hygiène ne suffisent pas et que vos troubles restent occasionnels, certains médicaments sans ordonnance pourront vous soulager. Leur mode d'action varie en fonction du type de médicament :
- Les anti-acides. Ils diminuent l'acidité du suc gastrique : ils agissent rapidement (moins de 30 minutes mais leur action est éphémère).
- Les alginates. Ils forment un gel qui surnage sur la partie supérieure du contenu de l'estomac, protégeant ainsi la paroi de l'œsophage.
- Les antisécrétoires (antihistaminiques H_2 : PEPCIDAC® et STOMÉDINE®) et les inhibiteurs de la pompe à proton (pantoprazole) réduisent la sécrétion acide de l'estomac.

Les médicaments homéopathiques sont sans intérêt dans ce type de trouble.

ANTI-REFLUX GASTRO-ŒSOPHAGIEN

NOM DE MARQUE	SUBSTANCE	NOTE /20	REMB. SS	PRIX	AVIS
MOPRALPRO 20 mg comprimé gastro-résistant	Oméprazole	14	0 %	16,49 €	
MOPRALPRO 20 mg comprimé gastro-résistant	Oméprazole	14	0 %	9,78 €	
PANTOLOC CONTROL 20 mg comprimé gastro-résistant	Pantoprazole	14	0 %	17,77 €	
PANTOLOC CONTROL 20 mg comprimé gastro-résistant	Pantoprazole	14	0 %	10,29 €	
PANTOZOL CONTROL 20 mg comprimé gastro-résistant	Pantoprazole	14	0 %	15,90 €	
PANTOZOL CONTROL 20 mg comprimé gastro-résistant	Pantoprazole	14	0 %		
PEPCIDAC 10 mg	Famotidine	14	0 %	5,58 €	
PEPCIDDUO	Famotidine, ...	14	0 %	5,62 €	
STOMEDINE	Cimétidine	12	0 %	4,88 €	

NOS MÉDICAMENTS FAVORIS

MOPRALPRO 20 mg Comprimé gastro-résistant

Note : 14/20 **Prix :** 9,78 € **Remb SS :** 0 %

Classe thérapeutique : Anti-reflux gastro-œsophagien ◆ Anti-ulcéreux ◆ Antisécrétion acide de l'estomac.

Indications : Traitement des symptômes du reflux gastro-œsophagien (par exemple, pyrosis, régurgitations acides) chez l'adulte.

Contre-indications générales : Allergie à l'un des constituants du produit.

Contre-indications en association : atazanavir (REYATAZ®), clopidrogel (PLAVIX®).

Prudence générale : Grossesse ◆ Allaitement ◆ Insuffisance hépatique.

Prudence en association : SPORANOX® ◆ NIZORAL® ◆ Pansements digestifs à prendre 2 heures avant ou après ce médicament.

Posologie : La posologie recommandée est de 1 comprimé à 20 mg par jour avant le repas, avec un verre d'eau. La durée du traitement est de 14 jours. La prise des comprimés pendant 2 ou 3 jours consécutifs peut être nécessaire pour l'obtention d'une amélioration des symptômes. La majorité des patients obtiennent un soulagement complet des brûlures d'estomac en 7 jours. Une fois les symptômes disparus, le traitement doit être arrêté.

Incidents : Constipation ◆ Diarrhée ◆ Nausée ◆ Vomissement.

Arrêt du médicament si : Les troubles persistent ◆ Éruptions de la peau ◆ Étourdissement ◆ Vertiges ◆ Insomnie ◆ Troubles du goût ◆ Confusion des idées ◆ Jaunisse.

Composition : par comprimé : Oméprazole 20 mg. Excipients : Monostéarate de glycérol 40-55 ; hyprolose ; hypromellose ; oxyde de fer rouge/brun ; stéarate de magnésium ; copolymère d'acide méthacrylique ; cellulose microcristalline ; paraffine ; macrogol 6000 ; polysorbate 80 ; crospovidone ; hydroxyde de sodium ; stéarylfumarate de sodium ; sphères de saccharose ; talc ; dioxyde de titane, citrate de triéthyl.

Présentation : 7 comprimés **Laboratoire :** Bayer Santé

Règles douloureuses ou dysménorrhées

Des douleurs sourdes, des élancements au niveau du bas-ventre diffusant parfois jusqu'aux reins, juste avant et durant les premiers jours des règles ? Ce sont les signes de règles douloureuses ou dysménorrhées.

CE QU'IL FAUT SAVOIR

Ce trouble affecte plus de 50 % des femmes en âge d'ovuler et survient généralement après la puberté au moment de l'apparition de l'ovulation, mais aussi lors de la périménopause.
Chez la plupart des femmes, l'arrivée des règles se manifeste par des tensions dans le bas-ventre, voire un certain mal-être (rétention d'eau et prise de poids), mais chez certaines, les règles peuvent être franchement handicapantes. Maux de tête, nausées, vomissements, fatigue, le tout accompagné d'une humeur de chien peuvent vous obliger à rester chez vous !

LES CAUSES

Les dysménorrhées dont on ignore véritablement les causes sont souvent héréditaires et affectent principalement les femmes en surpoids, en état de stress ou les grosses fumeuses.
Les dysménorrhées peuvent être le symptôme d'une endométriose ou d'une adénomyose et à ce titre bénéficier d'un traitement spécifique. Les règles douloureuses ne sont pas une fatalité : si c'est votre cas, consultez votre gynécologue.

LES INTERDITS

⚠ Pas d'automédication mais consultez votre médecin si :
• Les douleurs sont difficilement supportables ou reviennent chaque mois avec la même intensité.
• Les douleurs au bas-ventre arrivent de manière soudaine et sans cause apparente : elles peuvent être dues à une maladie de l'appareil génital (infection vaginale, troubles ovariens, endométriose, polype de l'utérus).

Attention ! Évitez les anti-douleur à base d'aspirine qui risquent d'augmenter les pertes de sang.

LES BONNES PRATIQUES

▶ **En prévention**
• Évitez les situations de stress et pratiquez des activités de relaxation (yoga, qi gong – gymnastique chinoise –, techniques de respiration profonde).

• Faites des séances d'acupuncture chez un médecin acupuncteur, cela peut aider à réduire vos douleurs.
• Limitez les excitants (tabac, alcool, café).
• Adoptez un régime alimentaire riche en poissons gras pour leur teneur en oméga 3 qui contribuerait à réduire les règles douloureuses.

▶ Au moment des règles

• Placez une bouillotte sur l'abdomen ou sous les reins.
• Prenez une douche ou un bain chaud.
• Faites un peu d'exercice en douceur : séances d'étirements, marche à pied.
• Reposez-vous.

LES MÉDICAMENTS

• Les anti-douleur, de préférence du paracétamol *(voir Douleur)* ou de l'ibuprofène, peuvent vous soulager. Mais surtout pas d'aspirine qui augmente le saignement.
• Les antispasmodiques à base de phloroglucinol (SPASFON®) peuvent réduire les douleurs (crampes) du bas-ventre.
• Les médicaments de phytothérapie ainsi que l'homéopathie ont obtenu une indication dans le domaine des règles douloureuses. Même si leur efficacité n'a jamais été scientifiquement démontrée, ils peuvent dans certains cas vous soulager.

ANTI-DOULEUR DES RÈGLES

NOM DE MARQUE	SUBSTANCE	NOTE /20	REMB. SS	PRIX	AVIS
ADVIL 200 mg	Ibuprofène	16	65 %	1,88 €	Bon médicament mais vérifier l'absence d'ibuprofène ou d'autres AINS dans la composition d'autres médicaments.
ADVIL 200 mg	Ibuprofène	16	65 %	3,05 €	Idem.
ADVILCAPS 200 mg capsule molle	Ibuprofène	16	0 %	4,25 €	Idem.
ADVILEFF 200 mg comprimé effervescent	Ibuprofène	16	0 %	4,25 €	Idem.
ADVILTAB 400 mg comprimé enrobé	Ibuprofène	16	0 %	4,38 €	Idem.
ALGICALM comprimé 400 mg/25 mg	Paracétamol, Codéine	18	0 %	5,90 €	
ANADVIL 200 mg	Ibuprofène	16	0 %	2,59 €	Bon médicament mais vérifier l'absence d'ibuprofène ou d'autres AINS dans la composition d'autres médicaments.

ANADVIL RHUME	Ibuprofène, ...	6	0 %	4,17 €	Idem.
ANTARENE Gé 200 mg	Ibuprofène	16	65 %	1,91 €	Idem.
CEFALINE HAUTH 500 mg/50 mg	Paracétamol, ...	15	0 %	2,89 €	La présence de caféine n'est pas justifiée car n'augmente pas l'effet anti-douleur et anti-fièvre et ne peut poser que des problèmes.
CLARADOL 500 mg comprimé effervescent	Paracétamol	18	65 %	1,81 €	Excellent médicament mais vérifier l'absence de paracétamol dans la composition d'autres médicaments afin d'éviter un risque de surdosage toxique pour votre foie.
CLARADOL 500 mg comprimé sécable	Paracétamol	18	65 %	1,60 €	Idem.
CLARADOL CAFEINE	Paracétamol, ...	15	65 %	1,98 €	La présence de caféine n'est pas justifiée car n'augmente pas l'effet anti-douleur et anti-fièvre et ne peut poser que des problèmes.
CLARADOL CAFEINE	Paracétamol, ...	15	65 %	1,98 €	Idem.
CODOLIPRANE Adulte	Paracétamol, Codéine	18	65 %	2,59 €	
COMPLEXE LEHNING SEPIA N° 20	Homéopathie	0	0 %	4,72 €	
COMPOSE BOIRON HELONIAS	Homéopathie	4	35 %	2,28 €	
COMPOSE BOIRON HELONIAS	Homéopathie	4	35 %	1,37 €	
COMPOSE BOIRON HELONIAS	Homéopathie	4	35 %	1,67 €	
COMPOSE BOIRON SEPIA solution buvable	Homéopathie	4	35 %	2,28 €	
COMPOSE BOIRON SEPIA comprimé	Homéopathie	4	35 %	1,37 €	
COMPOSE BOIRON SEPIA granules	Homéopathie	4	35 %	1,67 €	
COMPRALGYL 400 mg/20 mg	Paracétamol, Codéine	18	0 %	4,77 €	
DAFALGAN 1 g comprimé pelliculé	Paracétamol	18	65 %	1,74 €	Excellent médicament mais vérifier l'absence de paracétamol dans la composition d'autres médicaments afin d'éviter un risque de surdosage toxique pour votre foie.
DAFALGAN 500 mg gélule	Paracétamol	18	65 %	1,74 €	Idem.
DAFALGAN suppositoire 600 mg	Paracétamol	18	65 %	1,98 €	Idem.

DOLIACTI C 500 mg/150 mg	Paracétamol, …	15	0 %	2,81 €	La vitamine C n'ajoute rien à l'action du paracétamol. Cette information est donnée aux médecins par le ministère de la Santé mais ne semble pas avoir atteint encore le fabriquant.
DOLIDON 500 mg/50 mg	Paracétamol, …	15	0 %	3,99 €	La présence de caféine n'est pas justifiée car n'augmente pas l'effet anti-douleur et anti-fièvre et ne peut poser que des problèmes.
DOLIPRANE 1000 mg comprimé	Paracétamol	18	65 %	1,74 €	Excellent médicament mais vérifier l'absence de paracétamol dans la composition d'autres médicaments afin d'éviter un risque de surdosage toxique pour votre foie.
DOLIPRANE 1000 mg comprimé effervescent	Paracétamol	18	65 %	1,81 €	Idem.
DOLIPRANE 1000 mg solution buvable	Paracétamol	18	65 %	1,81 €	Idem.
DOLIPRANE 1000 mg suppositoire	Paracétamol	18	65 %	1,98 €	Idem.
DOLIPRANE 300 mg sachet	Paracétamol	18	65 %	1,83 €	Idem.
DOLIPRANE 300 mg suppositoire	Paracétamol	18	65 %	1,67 €	Idem.
DOLIPRANE 500 mg comprimé	Paracétamol	18	65 %	1,74 €	Idem.
DOLIPRANE 500 mg comprimé effervescent	Paracétamol	18	65 %	1,81 €	Idem.
DOLIPRANE 500 mg gélule	Paracétamol	18	65 %	1,74 €	Idem.
DOLIPRANE 500 mg poudre pour solution buvable	Paracétamol	18	65 %	1,74 €	Idem.
DOLIPRANE sans sucre suspension buvable 2,4 %	Paracétamol	18	65 %	1,88 €	Idem.
DOLIPRANELIB 500 mg comprimé	Paracétamol	18	0 %	1,70 €	Idem.
DOLIPRANE VITAMINE C 500 mg/150 mg comprimé effervescent	Paracétamol, …	15	0 %	6,82 €	La vitamine C n'ajoute rien à l'action du paracétamol. Cette information est donnée aux médecins par le ministère de la Santé mais ne semble pas avoir atteint encore le fabriquant.
DOLITABS 500 mg comprimé orodispersible	Paracétamol	18	0 %	3,03 €	Excellent médicament mais vérifier l'absence de paracétamol dans la composition d'autres médicaments afin d'éviter un risque de surdosage toxique pour votre foie.
DOLKO 1 g comprimé sécable	Paracétamol	18	65 %	1,68 €	Idem.

DOLKO 500 mg comprimé	Paracétamol	18	65 %	1,74 €	Idem.
DOLKO 500 mg poudre pour solution buvable	Paracétamol	18	65 %	1,74 €	Idem.
DOLTAQUE 200 mg comprimé	Ibuprofène	16	65 %	3,06 €	Bon médicament mais vérifier l'absence d'ibuprofène ou d'autres AINS dans la composition d'autres médicaments.
EFFERALGAN 1 g comprimé effervescent	Paracétamol	18	65 %	1,81 €	Excellent médicament mais vérifier l'absence de paracétamol dans la composition d'autres médicaments afin d'éviter un risque de surdosage toxique pour votre foie.
EFFERALGAN 500 mg comprimé	Paracétamol	18	65 %	1,83 €	Idem.
EFFERALGAN 500 mg comprimé effervescent	Paracétamol	18	65 %	1,81 €	Idem.
EFFERALGANODIS 500 mg comprimé orodispersible	Paracétamol	18	0 %	3,22 €	Idem.
ELUSANES GATTILIER	Phytothérapie : Gattilier	4	0 %		On se moque de vous.
ELUSANES GATTILIER	Phytothérapie : Gattilier	4	0 %		Idem.
ELUSANES GRANDE CAMOMILLE	Phytothérapie : Grande camomille, …	4	0 %		
ERGIX DOULEUR ET FIEVRE 200 mg	Ibuprofène	16	0 %	3,98 €	Bon médicament mais vérifier l'absence d'ibuprofène ou d'autres AINS dans la composition d'autres médicaments.
ERGIX DOULEUR ET FIEVRE 200 mg	Ibuprofène	16	0 %	3,31 €	Idem.
EXIDOL	Paracétamol, …	15	65 %	1,98 €	La présence de caféine n'est pas justifiée car n'augmente pas l'effet anti-douleur et anti-fièvre et ne peut poser que des problèmes.
EXPANDOX 500 mg comprimé	Paracétamol	18	0 %	1,47 €	Excellent médicament mais vérifier l'absence de paracétamol dans la composition d'autres médicaments afin d'éviter un risque de surdosage toxique pour votre foie.
EXPANFEN 200 mg comprimé enrobé	Ibuprofène	16	0 %	2,50 €	Bon médicament mais vérifier l'absence d'ibuprofène ou d'autres AINS dans la composition d'autres médicaments.
EXPANFEN Gé 200 mg comprimé	Ibuprofène	16	65 %	2,10 €	Idem.

FERVEX sans sucre	Paracétamol, ...	12	0 %	5,58 €	Association inutile, voire dangereuse, pour traiter un simple rhume.
FERVEX Adulte	Paracétamol, ...	12	0 %	5,03 €	Idem.
GAOSEDAL CODEINE	Paracétamol, ...	18	0 %	6,18 €	
GELUFENE 200 mg gélule	Ibuprofène	16	0 %	3,20 €	Bon médicament mais vérifier l'absence d'ibuprofène ou d'autres AINS dans la composition d'autres médicaments.
GELUPRANE 500 mg gélule	Paracétamol	18	65 %	1,74 €	Excellent médicament mais vérifier l'absence de paracétamol dans la composition d'autres médicaments afin d'éviter un risque de surdosage toxique pour votre foie.
HEMAGENE TAILLEUR 200 mg	Ibuprofène	16	0 %	3,82 €	Bon médicament mais vérifier l'absence d'ibuprofène ou d'autres AINS dans la composition d'autres médicaments.
IBUPROFENE ALMUS 200 mg comprimé pelliculé	Ibuprofène	16	65 %	1,91 €	Idem.
IBUPROFENE ARROW 200 mg	Ibuprofène	16	65 %	1,91 €	Idem.
IBUPROFENE ARROW 200 mg	Ibuprofène	16	0 %	2,19 €	Idem.
IBUPROFENE ARROW CONSEIL 400 mg comprimé pelliculé	Ibuprofène	16	0 %	4,25 €	Idem.
IBUPROFENE BIOGARAN 200 mg comprimé	Ibuprofène	16	65 %	1,98 €	Idem.
IBUPROFENE BIOGARAN CONSEIL 200 mg comprimé pelliculé	Ibuprofène	16	0 %	2,53 €	Idem.
IBUPROFENE BIOGARAN CONSEIL 400 mg comprimé pelliculé	Ibuprofène	16	0 %	3,04 €	Idem.
IBUPROFENE CRISTERS 200 mg comprimé enrobé	Ibuprofène	16	65 %	1,91 €	Idem.
IBUPROFENE CRISTERS 200 mg comprimé pelliculé	Ibuprofène	16	0 %	2,80 €	Idem.
IBUPROFENE EG 200 mg comprimé	Ibuprofène	16	65 %	1,91 €	Idem.
IBUPROFENE G GAM 200 mg comprimé	Ibuprofène	16	65 %	1,91 €	Idem.
IBUPROFENE ISOMED 200 mg comprimé enrobé	Ibuprofène	16	0 %		Idem.

IBUPROFENE IVAX 200 mg	Ibuprofène	16	65 %	2,30 €	Idem.
IBUPROFENE IVAX 200 mg comprimé enrobé	Ibuprofène	16	0 %		Idem.
IBUPROFENE MYLAN 200 mg	Ibuprofène	16	65 %	2,29 €	Idem.
IBUPROFENE MYLAN 200 mg	Ibuprofène	16	0 %	2,26 €	Idem.
IBUPROFENE MYLAN 400 mg comprimé effervescent	Ibuprofène	16	0 %		Idem.
IBUPROFENE QUALIMED 200 mg	Ibuprofène	16	65 %	2,29 €	Idem.
IBUPROFENE RATIOPHARM 200 mg	Ibuprofène	16	65 %	2,22 €	Idem.
IBUPROFENE RATIOPHARM CONSEIL 200 mg comprimé enrobé	Ibuprofène	16	0 %	1,60 €	Idem.
IBUPROFENE RPG 200 mg	Ibuprofène	16	65 %	2,21 €	Idem.
IBUPROFENE SANDOZ CONSEIL 200 mg comprimé enrobé	Ibuprofène	16	0 %	2,21 €	Idem.
IBUPROFENE SANDOZ CONSEIL 400 mg comprimé pelliculé	Ibuprofène	16	0 %	4,40 €	Idem.
IBUPROFENE SANDOZ comprimé enrobé 200 mg	Ibuprofène	16	65 %	1,91 €	Idem.
IBUPROFENE SANDOZ comprimé enrobé 200 mg	Ibuprofène	16	0 %	2,44 €	Idem.
IBUPROFENE TEVA 200 mg	Ibuprofène	16	65 %	1,91 €	Idem.
IBUPROFENE ZYDUS 200 mg	Ibuprofène	16	65 %	1,91 €	Idem.
INTRALGIS 200 mg	Ibuprofène	16	0 %	2,44 €	Idem.
INTRALGIS 200 mg	Ibuprofène	16	0 %	3,66 €	Idem.
INTRALGIS 200 mg	Ibuprofène	16	0 %	3,66 €	Idem.
KLIPAL CODEINE 300 mg/25 mg	Paracétamol, Codéine	18	65 %	2,17 €	
LINDILANE comprimé	Paracétamol, Codéine	18	65 %	2,55 €	
MIGRALGINE gélule	Paracétamol, …	16	0 %	4,57 €	La présence de caféine n'est pas justifiée car n'augmente pas l'effet anti-douleur et ne peut poser que des problèmes.
MIGRALGINE solution buvable	Paracétamol, …	16	0 %	4,42 €	Idem.
MIGRALGINE gélule	Paracétamol, …	16	0 %	5,79 €	Idem.
NUREFLEX 200 mg	Ibuprofène	16	65 %	2,28 €	Bon médicament mais vérifier l'absence d'ibuprofène ou d'autres AINS dans la composition d'autres médicaments.
NUROFEN 200 mg	Ibuprofène	16	0 %		Idem.

NUROFEN 200 mg	Ibuprofène	16	0 %	2,74 €	Idem.
NUROFEN 200 mg comprimé enrobé	Ibuprofène	16	0 %	5,46 €	Idem.
NUROFEN 400 mg comprimé enrobé	Ibuprofène	16	0 %	4,00 €	Idem.
NUROFEN RHUME	Ibuprofène, …	8	0 %	4,50 €	
NUROFENFEM 400 mg comprimé pelliculé	Ibuprofène	16	0 %	4,48 €	Bon médicament mais vérifier l'absence d'ibuprofène ou d'autres AINS dans la composition d'autres médicaments.
NUROFENFLASH 200 mg	Ibuprofène	16	0 %	3,63 €	Idem.
NUROFENFLASH 400 mg comprimé pelliculé	Ibuprofène	16	0 %	4,44 €	Idem.
NUROFENTABS 200 mg	Ibuprofène	16	0 %	3,63 €	Idem.
OVULES AU CALENDULA BOIRON	Homéopathie	2	35 %	1,60 €	Indication délirante.
PANADOL 500 mg comprimé pelliculé sécable	Paracétamol	18	0 %	4,27 €	Excellent médicament mais vérifier l'absence de paracétamol dans la composition d'autres médicaments afin d'éviter un risque de surdosage toxique pour votre foie.
PARACETAMOL ALMUS 1 g comprimé	Paracétamol	18	65 %	1,68 €	Idem.
PARACETAMOL ALMUS 500 mg comprimé	Paracétamol	18	65 %	1,68 €	Idem.
PARACETAMOL ALTER 1 g comprimé	Paracétamol	18	65 %	1,68 €	Idem.
PARACETAMOL ARROW 1 g comprimé	Paracétamol	18	65 %	1,68 €	Idem.
PARACETAMOL ARROW 1 g comprimé effervescent	Paracétamol	18	65 %	1,68 €	Idem.
PARACETAMOL ARROW 500 mg comprimé	Paracétamol	18	65 %	1,68 €	Idem.
PARACETAMOL ARROW 500 mg comprimé effervescent	Paracétamol	18	65 %	1,68 €	Idem.
PARACETAMOL ARROW GENERIQUES 1 g comprimé effervescent sécable	Paracétamol	18	0 %	1,53 €	Idem.
PARACETAMOL BIOGARAN 1 g	Paracétamol	18	65 %	1,68 €	Idem.
PARACETAMOL BIOGARAN 1 g comprimé	Paracétamol	18	65 %	1,68 €	Idem.
PARACETAMOL BIOGARAN 1000 mg poudre pour solution buvable en sachet-dose	Paracétamol	18	0 %	1,53 €	Idem.

PARACETAMOL BIOGARAN 300 mg poudre pour solution buvable en sachet-dose	Paracétamol	18	65 %	1,68 €	Idem.
PARACETAMOL BIOGARAN 500 mg comprimé effervescent	Paracétamol	18	65 %	1,68 €	Idem.
PARACETAMOL BIOGARAN 500 mg gélule	Paracétamol	18	65 %	1,68 €	Idem.
PARACETAMOL BIOGARAN 500 mg poudre pour solution buvable en sachet-dose	Paracétamol	18	0 %	1,53 €	Idem.
PARACETAMOL BIOGARAN 500 mg comprimé	Paracétamol	18	65 %	1,68 €	Idem.
PARACETAMOL CODEINE ARROW 400 mg/20 mg	Paracétamol, Codéine	18	65 %	2,03 €	
PARACETAMOL CRISTERS 1 g comprimé sécable	Paracétamol	18	65 %	1,68 €	Excellent médicament mais vérifier l'absence de paracétamol dans la composition d'autres médicaments afin d'éviter un risque de surdosage toxique pour votre foie.
PARACETAMOL CRISTERS 500 mg comprimé	Paracétamol	18	65 %	1,68 €	Idem.
PARACETAMOL EG 1 g comprimé	Paracétamol	18	65 %	1,68 €	Idem.
PARACETAMOL EG 1000 mg	Paracétamol	18	65 %	1,68 €	Idem.
PARACETAMOL EG 500 mg comprimé	Paracétamol	18	65 %	1,47 €	Idem.
PARACETAMOL EG 500 mg comprimé effervescent	Paracétamol	18	65 %	1,68 €	Idem.
PARACETAMOL EG 500 mg gélule	Paracétamol	18	65 %	1,68 €	Idem.
PARACETAMOL EG 500 mg comprimé	Paracétamol	18	65 %	1,68 €	Idem.
PARACETAMOL G GAM 500 mg	Paracétamol	18	0 %		Idem.
PARACETAMOL G GAM 500 mg comprimé	Paracétamol	18	65 %	1,50 €	Idem.
PARACETAMOL GRUNENTHAL 1 g comprimé	Paracétamol	18	65 %	1,68 €	Idem.
PARACETAMOL ISOMED 1000 mg comprimé	Paracétamol	18	65 %	1,68 €	Idem.
PARACETAMOL ISOMED 1000 mg comprimé effervescent sécable	Paracétamol	18	65 %	1,68 €	Idem.
PARACETAMOL ISOMED 500 mg comprimé effervescent	Paracétamol	18	65 %	1,68 €	Idem.
PARACETAMOL ISOMED 500 mg comprimé sécable	Paracétamol	18	0 %	1,36 €	Idem.

PARACETAMOL ISOMED 500 mg comprimé sécable	Paracétamol	18	65 %	1,68 €	Idem.
PARACETAMOL IVAX 500 mg comprimé	Paracétamol	18	65 %	1,68 €	Idem.
PARACETAMOL MERCK 1 g comprimé effervescent sécable	Paracétamol	18	65 %	1,68 €	Idem.
PARACETAMOL MERCK 1 g comprimé sécable	Paracétamol	18	65 %	1,68 €	Idem.
PARACETAMOL MERCK 500 mg comprimé	Paracétamol	18	65 %	1,68 €	Idem.
PARACETAMOL MERCK 500 mg comprimé effervescent	Paracétamol	18	65 %	1,68 €	Idem.
PARACETAMOL MERCK 500 mg gélule	Paracétamol	18	65 %	1,68 €	Idem.
PARACETAMOL QUALIMED 1 g comprimé sécable	Paracétamol	18	65 %	1,68 €	Idem.
PARACETAMOL QUALIMED 500 mg comprimé	Paracétamol	18	65 %	1,68 €	Idem.
PARACETAMOL RANBAXY 1 g comprimé	Paracétamol	18	65 %	1,68 €	Idem.
PARACETAMOL RANBAXY 500 mg gélule	Paracétamol	18	0 %		Idem.
PARACETAMOL RATIOPHARM 1000 mg comprimé	Paracétamol	18	65 %	1,68 €	Idem.
PARACETAMOL RATIOPHARM 1000 mg comprimé effervescent sécable	Paracétamol	18	65 %	1,68 €	Idem.
PARACETAMOL RATIOPHARM 500 mg comprimé sécable	Paracétamol	18	65 %	1,68 €	Idem.
PARACETAMOL RATIOPHARM 500 mg gélule	Paracétamol	18	65 %	1,68 €	Idem.
PARACETAMOL RATIOPHARM 500 mg comprimé effervescent	Paracétamol	18	65 %	1,68 €	Idem.
PARACETAMOL RPG 500 mg comprimé	Paracétamol	18	65 %	1,37 €	Idem.
PARACETAMOL RPG 500 mg comprimé effervescent	Paracétamol	18	65 %	1,68 €	Idem.
PARACETAMOL RPG 500 mg gélule	Paracétamol	18	65 %	1,68 €	Idem.
PARACETAMOL SANDOZ 1 g	Paracétamol	18	65 %	1,68 €	Idem.
PARACETAMOL SANDOZ 1 g comprimé sécable	Paracétamol	18	65 %	1,68 €	Idem.
PARACETAMOL SANDOZ 500 mg gélule	Paracétamol	18	65 %	1,68 €	Idem.
PARACETAMOL SANDOZ 500 mg comprimé	Paracétamol	18	65 %	1,50 €	Idem.

PARACETAMOL SANDOZ 500 mg comprimé effervescent	Paracétamol	18	65 %	1,68 €	Idem.
PARACETAMOL SANDOZ CONSEIL 500 mg comprimé	Paracétamol	18	0 %	1,47 €	Idem.
PARACETAMOL TEVA 1 g comprimé	Paracétamol	18	65 %	1,68 €	Idem.
PARACETAMOL TEVA 1000 mg poudre pour solution buvable en sachet-dose	Paracétamol	18	0 %	1,53 €	Idem.
PARACETAMOL TEVA 1 g comprimé effervescent sécable	Paracétamol	18	65 %	1,68 €	Idem.
PARACETAMOL TEVA 300 mg poudre pour solution buvable en sachet-dose	Paracétamol	18	65 %	1,68 €	Idem.
PARACETAMOL TEVA 500 mg comprimé	Paracétamol	18	65 %	1,52 €	Idem.
PARACETAMOL TEVA 500 mg comprimé effervescent	Paracétamol	18	65 %	1,68 €	Idem.
PARACETAMOL TEVA 500 mg poudre pour solution buvable en sachet-dose	Paracétamol	18	65 %	1,68 €	Idem.
PARACETAMOL TEVA CLASSICS 500 mg comprimé	Paracétamol	18	0 %		Idem.
PARACETAMOL TORLAN 500 mg comprimé	Paracétamol	18	65 %	1,68 €	Idem.
PARACETAMOL WINTHROP 500 mg comprimé	Paracétamol	18	65 %	1,68 €	Idem.
PARACETAMOL ZYDUS 1 g comprimé	Paracétamol	18	65 %	1,68 €	Idem.
PARACETAMOL ZYDUS 500 mg comprimé	Paracétamol	18	65 %	1,68 €	Idem.
PARALYOC 500 mg lyophilisat	Paracétamol	18	65 %	2,60 €	Idem.
PRONTALGINE	Paracétamol, ...	16	0 %	4,88 €	La présence de caféine n'est pas justifiée car n'augmente pas l'effet anti-douleur et ne peut poser que des problèmes.
PRONTALGINE	Paracétamol, ...	16	0 %	5,56 €	Idem.
SOLUFEN Gé 200 mg	Ibuprofène	16	65 %	2,21 €	Bon médicament mais vérifier l'absence d'ibuprofène ou d'autres AINS dans la composition d'autres médicaments.
SPEDIFEN 200 mg	Ibuprofène	16	0 %	3,02 €	Idem.

SPEDIFEN 400 mg comprimé pelliculé	Ibuprofène	16	0 %	2,99 €	Idem.
THEINOL solution	Paracétamol, …	8	65 %	1,83 €	Une petite potion d'alcool à 8° remboursée par la Sécurité sociale, avec en prime une bonne dose de caféine. À éviter.
UPFEN 200 mg	Ibuprofène	16	0 %	2,97 €	Idem.
UPFEN 200 mg	Ibuprofène	16	0 %	3,43 €	Idem.

ANTISPASMODIQUE

NOM DE MARQUE	SUBSTANCE	NOTE /20	REMB. SS	PRIX	AVIS
COMPLEXE LEHNING LOBELIA N° 74	Homéopathie	4	0 %	4,57 €	
METEOSPASMYL	Alvérine, …	11	35 %	3,50 €	
METEOXANE	Phloroglucinol	12	15 %	4,16 €	
METEOXANE Conseil	Phloroglucinol	12	0 %		
NERVOPAX	Homéopathie	5	0 %	3,96 €	
PHLOROGLUCINOL ARROW 80 mg comprimé orodispersible	Phloroglucinol	12	0 %		
PHLOROGLUCINOL ARROW comprimé orodispersible 80 mg	Phloroglucinol	12	0 %	3,69 €	
PHLOROGLUCINOL ARROW comprimé orodispersible 80 mg	Phloroglucinol	12	35 %	2,12 €	
PHLOROGLUCINOL BIOGARAN 80 mg comprimé orodispersible	Phloroglucinol	12	35 %	2,12 €	
PHLOROGLUCINOL CRISTERS 80 mg comprimé orodispersible	Phloroglucinol	12	35 %	2,12 €	
PHLOROGLUCINOL CRISTERS 80 mg comprimé orodispersible	Phloroglucinol	12	0 %		
PHLOROGLUCINOL EG comprimé orodispersible 80 mg	Phloroglucinol	12	35 %	2,13 €	
PHLOROGLUCINOL ISOMED 80 mg comprimé orodispersible	Phloroglucinol	12	35 %	2,12 €	
PHLOROGLUCINOL MYLAN comprimé orodispersible 80 mg	Phloroglucinol	12	35 %	2,13 €	

PHLOROGLUCINOL MYLAN comprimé orodispersible 80 mg	Phloroglucinol	12	0 %	2,13 €	
PHLOROGLUCINOL QUALIMED comprimé orodispersible 80 mg	Phloroglucinol	12	35 %	2,13 €	
PHLOROGLUCINOL RATIOPHARM comprimé orodispersible 80 mg	Phloroglucinol	12	35 %	2,13 €	
PHLOROGLUCINOL RPG comprimé orodispersible 80 mg	Phloroglucinol	12	35 %	2,13 €	
PHLOROGLUCINOL SANDOZ CONSEIL comprimé orodispersible 80 mg	Phloroglucinol	12	0 %	3,74 €	
PHLOROGLUCINOL SANDOZ comprimé orodispersible 80 mg	Phloroglucinol	12	35 %	2,13 €	
PHLOROGLUCINOL TEVA comprimé orodispersible 80 mg	Phloroglucinol	12	35 %	2,13 €	
PHLOROGLUCINOL WINTHROP 80 mg comprimé orodispersible	Phloroglucinol	12	35 %	2,12 €	
SOLISPASM 80 mg	Phloroglucinol	12	0 %	3,40 €	
SPASFON comprimé	Phloroglucinol	12	35 %	2,81 €	
SPASFON LYOC	Phloroglucinol	12	35 %	2,13 €	
SPASFON solution injectable	Phloroglucinol	12	35 %	3,56 €	
SPASFON suppositoire	Phloroglucinol	12	35 %	2,87 €	
SPASMOCALM comprimé orodispersible	Phloroglucinol	12	0 %	4,03 €	
SPASSIREX Gé 80 mg	Phloroglucinol	12	35 %	2,41 €	

NOS MÉDICAMENTS FAVORIS

DOLIPRANE 500 mg Comprimé

Note : 18/20 **Prix :** 1,74 € **Remb SS :** 65 %

Classe thérapeutique : Anti-fièvre ◆ Anti-douleur ◆ Anti-douleur des règles.

Indications : Traitement de courte durée de la fièvre et des douleurs d'intensités légères à modérées.

Contre-indications générales : Allergie à l'un des constituants du produit ◆ Enfant de moins de 8 ans ◆ Hépatite virale ◆ Insuffisance hépatique.

Prudence générale : Peut modifier certains dosages sanguins ou urinaires ◆ Insuffisance rénale ◆ Alcoolisme.

Prudence en association : Anticoagulants oraux.

Posologie : Cette présentation est réservée à l'adulte et l'enfant à partir de 27 kg (soit environ à partir de 8 ans). Pour les adultes et les enfants dont le poids est supérieur à 50 kg (à partir d'environ 15 ans), la posologie usuelle est de 1 à 2 comprimés à 500 mg par prise, à renouveler en cas de besoin au bout de 4 heures minimum. Il n'est généralement pas nécessaire de dépasser 3 g de paracétamol par jour, soit 6 comprimés.

Cependant, en cas de douleurs plus intenses, la posologie maximale peut être augmentée jusqu'à 4 g par jour, soit 8 comprimés par jour. Toujours respecter un intervalle de 4 heures entre les prises. Chez l'enfant, il est impératif de respecter les posologies définies en fonction du poids de l'enfant et donc de choisir une présentation adaptée. La dose quotidienne de paracétamol recommandée est d'environ 60 mg/kg/jour, à répartir en 4 ou 6 prises, soit environ 15 mg/kg toutes les 6 heures ou 10 mg/kg toutes les 4 heures.

Arrêt du médicament si : La douleur persiste plus de 5 jours ◆ Respiration sifflante ◆ Apparition de bleus (thrombopénie) ◆ Prise massive : conduire le malade d'urgence à l'hôpital le plus proche ◆ Angine sévère avec fièvre (agranulocytose) ◆ Gonflement du visage et du cou associé à une gêne respiratoire (œdème de Quincke) ◆ Perte de connaissance avec chute brutale de la tension artérielle (choc anaphylactique). ◆ Éruptions de la peau.

Composition : par comprimé : Paracétamol 500 mg. Excipients : Lactose ; amidon prégélatinisé et amidon de blé ; talc ; carboxyméthylamidon ; stéarate de magnésium.

Présentation : 16 comprimés **Laboratoire :** Sanofi-Aventis

ADVIL 200 mg

Note : 16/20 **Prix :** 1,88 € **Remb SS :** 65 %

Classe thérapeutique : Anti-douleur ◆ Anti-douleur des règles ◆ Anti-fièvre ◆ Anti-inflammatoire non stéroïdien (AINS).

Indications : Traitement de courte durée de la fièvre et des douleurs d'intensités légères à modérées.

Contre-indications générales : Insuffisance cardiaque ◆ Allergie à l'un des constituants du produit ◆ Antécédent d'ulcère digestif ou de gastrite ◆ Anomalies de la coagulation ◆ Douleurs digestives ◆ Grossesse à partir du début du 6e mois ◆ Allaitement ◆ Lupus érythémateux disséminé ◆ Infections virales ◆ Enfant de moins de 12 ans ◆ Insuffisance hépatique ◆ Varicelle ◆ Insuffisance rénale.

Prudence générale : Asthme ◆ Règles abondantes ◆ Grossesse durant les 5 premiers mois ◆ Sujet âgé.

Contre-indications en association : Anticoagulants ◆ Thrombolytiques ◆ Méthotrexate aux doses supérieures ou égales à 15 mg par semaine ◆ Autres anti-inflammatoires non stéroïdiens (AINS), y compris l'aspirine ◆ Sels de lithium ◆ Antiagrégants plaquettaires (ticlopidine, clopidrogel).

Prudence en association : Alcool ◆ Antihypertenseurs ◆ Ciclosporine ◆ Diurétiques.

Posologie : Adultes : dose initiale de 200 mg à avaler avec un grand verre d'eau au cours des repas, puis si nécessaire la prise est renouvelée toutes les 4 à 6 heures, sans dépasser 1 200 mg/jour. Règles douloureuses : 200 à 400 mg, 3 fois par jour.

Incidents : Nausées ◆ Vertiges ◆ Maux de tête (céphalées).

Arrêt du médicament si : La douleur persiste plus de 5 jours ◆ Urticaire ◆ Pâleur ◆ Respiration sifflante ◆ Selles noires ◆ Gonflement du visage et du cou associé à une gêne respiratoire (œdème de Quincke) ◆ Vomissements sanglants ◆ Douleurs dans le ventre ◆ Éruptions de la peau.

Composition : par comprimé : Ibuprofène 200 mg. Excipients : Noyau : Amidon de maïs ; amidon prégélatinisé ; silice colloïdale anhydre ; acide stéarique. Enrobage : Saccharose ; macrogol 6000 ; fécule acétylée (perfectamyl gel 45) ; povidone ; polysorbate 80 ; talc ; carbonate de calcium ; oxyde de fer rouge (E 172) ; dioxyde de titane (E 171) ; cire de carnauba ; encre noire Opacode S-1-27794 (gomme laque, oxyde de fer noir [E 172], N-butylalcool, eau purifiée, propylène-glycol, alcool éthylique dénaturé, alcool isopropylique).

Présentation : 20 comprimés **Laboratoire :** Wyeth Santé Familiale

SPASFON LYOC

Note : 12/20 **Prix :** 2,13 € **Remb SS :** 35 %

Classe thérapeutique : Antispasmodique.

Indications : Traitement des spasmes douloureux d'origines digestive, biliaire, urologique et gynécologique.

Contre-indications générales : Allergie à l'un des constituants du produit ◆ Automédication bien que ce médicament soit de prescription facultative ◆ Enfant de moins de 15 ans ◆ Allaitement.

Prudence générale : Grossesse.

Prudence en association : Ne pas associer à la morphine et à ses dérivés.

Posologie : Adultes : 2 lyophilisats oraux, à prendre au moment de la crise, à renouveler en cas de spasmes importants. Enfants : 1 lyophilisat 2 fois par 24 heures.

Incidents : Constipation.

Arrêt du médicament si : Urticaire ◆ Gonflement du visage et du cou associé à une gêne respiratoire (œdème de Quincke) ◆ Perte de connaissance avec chute brutale de la tension artérielle (choc anaphylactique). ◆ Réactions allergiques de la peau.

Composition : par lyophilisat : Phloroglucinol 80 mg. Excipients : Dextran 70 ; mannitol.

Présentation : 10 lyophilisats de 80 mg **Laboratoire :** Céphalon France

Rhinopharyngite

Vous avez le nez bouché ou le nez qui coule ? Vous toussez, vous éternuez, vous avez mal à la gorge et même un peu de fièvre ? Ce sont les symptômes d'une rhinopharyngite.
C'est une maladie bénigne et le plus souvent passagère qu'il est inutile de traiter avec des médicaments, ceux-ci n'étant pas toujours anodins !

CE QU'IL FAUT SAVOIR

La rhinopharyngite est une inflammation du rhinopharynx, c'est-à-dire du nez et de la gorge et par extension des fosses nasales. Elle est d'origine virale dans 90 % des cas.

LES CAUSES

Ces organes sont en permanence agressés par des microbes et des virus, mais aussi par la pollution, le tabac et d'autres substances toxiques.

LES INTERDITS

⚠⚠ Pas d'automédication mais consultez rapidement votre médecin si :
- Vous avez beaucoup de fièvre (+ de 39 °C) pendant plus de 48 heures.
- Vous avez très mal à la gorge.
- Votre nez est encombré de sécrétions purulentes, vous avez très mal à la tête, aux oreilles et vous respirez difficilement.

⚠⚠ Ne poursuivez pas un traitement en automédication plus de 48 heures mais consultez votre médecin si les symptômes ne faiblissent pas, voire s'amplifient.

LES BONNES PRATIQUES

▸ **En prévention**, suivez ces quelques règles d'hygiène :

• Mouchez-vous régulièrement, une narine à la fois, avec un mouchoir en papier à usage unique.

• Lavez-vous souvent les mains avec de l'eau et du savon.

▸ **En cas de rhinopharyngite**

• Nettoyez vos narines avec du sérum physiologique (chlorure de sodium à 0,9 %) en flacon unidose, afin d'éliminer les sécrétions qui gênent votre respiration.

• En cas de douleur, prenez du paracétamol en respectant la dose prescrite (4 g/24 heures maximum).

• Sucez des bonbons pour humidifier et atténuer vos maux de gorge.

• Si vous avez le nez bouché, faites une inhalation *(voir Rhume de cerveau ou coryza)*.

LES MÉDICAMENTS

Rappelons-le, la rhinopharyngite est une maladie sans gravité, toutefois vous pouvez utiliser du paracétamol en cas de forte fièvre et de douleurs.

En revanche, vous éviterez :

• Les vasoconstricteurs ou « décongestionnants » (à base de pseudoéphédrine, etc.) pris par la bouche : ils peuvent provoquer des maux de tête, des troubles nerveux, de l'hypertension, des troubles cardiaques.

• Les antiseptiques par voie nasale qui peuvent déclencher des allergies et sont inefficaces dans les affections virales.

• Les antiallergiques par voie nasale sans intérêt dans le cadre d'une rhinopharyngite.

• Les pommades à respirer et à passer sur la poitrine (contenant souvent du menthol ou du camphre) sans réelle efficacité.

ANTI-RHINOPHARYNGITE

NOM DE MARQUE	SUBSTANCE	NOTE /20	REMB. SS	PRIX	AVIS
ACTIFED JOUR ET NUIT	Pseudoéphédrine, …	8	0 %	6,47 €	Attention, ce médicament présente de nombreuses contre-indications. Association très discutable et sous-dosée en paracétamol pour être efficace.
ACTIFED RHUME	Pseudoéphédrine, …	8	0 %	5,97 €	Idem.
AROMASOL	Phytothérapie : Lavande, …	5	0 %	6,71 €	Ce mélange d'huiles essentielles n'a pas sa place dans une telle indication.
AUTOPLASME VAILLANT	Phytothérapie : Moutarde noire	6	0 %	6,40 €	Commercialisé en 1944. À n'utiliser qu'en cas de panne de votre chauffage central. Produit dépassé.

BALSOFUMINE mentholée 1 %	Phytothérapie : Eucalyptus, …	3	0 %	4,72 €	Présence de baume du Pérou, très allergisant. À éviter.
BALSOFUMINE simple	Phytothérapie : Eucalyptus, …	3	0 %	4,72 €	Idem.
CALYPTOL INHALANT	Phytothérapie : Cinéole, …	10	0 %	1,83 €	
DOLIRHUME PARACÉTAMOL et PSEUDOÉPHÉDRINE 500 mg/30 mg	Pseudoéphédrine, …	8	0 %	5,49 €	Attention, ce médicament présente de nombreuses contre-indications. Association très discutable pour un simple rhume.
DOLIRHUMEPRO comprimé	Paracétamol, …	8	0 %	5,80 €	Association très discutable et sous-dosée en paracétamol pour être efficace.
ESSENCE ALGERIENNE	Phytothérapie : Cinéole, …	10	0 %	5,94 €	
FERVEX sans sucre	Paracétamol, …	12	0 %	5,58 €	Association inutile, voire dangereuse, pour traiter un simple rhume.
FERVEX Adulte	Paracétamol, …	12	0 %	5,03 €	Idem.
GOMENOL liquide pour inhalation par fumigation	Goménol	5	0 %		Mis sur le marché en 1948. La médecine a fait des progrès depuis. Produit dépassé et qui peut être dangereux.
HOMEODOSE 8	Homéopathie	6	0 %	5,18 €	
HUMEX inhaler	Lévomenthol, …	8	0 %	3,50 €	
HUMEX RHUME	Pseudoéphédrine, …	12	0 %	6,14 €	Association très discutable.
LOCABIOTAL solution pour pulvérisation buccale et nasale 0,25	Phytothérapie : Menthe, …	6	0 %	9,93 €	Modification de la formule et de l'indication sans changement de nom de produit.
MYRTINE INHALANTE	Phytothérapie : Myrte, …	11	0 %	6,40 €	
NAZINETTE DU DOCTEUR GILBERT pommade	Phytothérapie : Serpolet, …	2	0 %	5,26 €	Une composition délirante et en prime sous forme de pommade pour déboucher le nez !
NOTRINO Adulte gélule	L-cystine, …	5	0 %	4,85 €	
NUROFEN RHUME	Ibuprofène, …	8	0 %	4,50 €	
PERUBORE INHALATION	Phytothérapie : Thym, …	4	0 %	5,00 €	Présence de baume du Pérou, très allergisant. À fuir.
PHYSIODOSE ISOTONIQUE unidoses	Eau de mer isotonique	12	0 %		
PHYSIODOSE sérum physiologique 15 unidoses	Sérum physiologique isotonique	12	0 %	3,45 €	
PHYSIODOSE sérum physiologique 30 unidoses	Sérum physiologique isotonique	12	0 %	7,29 €	

PHYSIODOSE sérum physiologique 45 unidoses	Sérum physiologique isotonique	12	0 %	6,85 €	
PHYSIOMER Adulte Enfant	Eau de mer isotonique	12	0 %	7,50 €	Les flacons sont pressurisés. À éviter chez les enfants. Préférez des flacons unidoses.
POCONEOL N° 16	Homéopathie	4	0 %	4,72 €	
PULVIPLASMINE	Homéopathie	5	0 %	5,64 €	Pseudo-homéopathie. Utilisation de nombreuses teintures mères. L'utilisation d'huile dans le nez est déconseillée par les oto-rhino-laryngologistes.
RHINEDRINE	Benzododécinium, ...	5	0 %	5,18 €	Association de produits dépassés. Mauvais rapport efficacité/tolérance.
RHINOFEBRAL gélule	Paracétamol, ...	12	0 %	5,18 €	Association inutile, voire dangereuse, pour traiter un simple rhume.
RHINOFEBRAL VERVEINE MIEL CITRON	Paracétamol, ...	12	0 %	5,45 €	Idem.
RHINOFEBRAL gélule	Paracétamol, ...	12	0 %	5,60 €	Idem.
RHINUREFLEX	Pseudoéphédrine, ...	6	15 %	1,82 €	Association très discutable. Trop de problèmes pour traiter un simple rhume.
RHUMAGRIP	Pseudoéphédrine, ...	8	0 %	4,63 €	Idem.
SUDAFED comprimé	Pseudoéphédrine	12	15 %	1,61 €	Attention, nombreuses contre-indications.
VICKS INHALER	Camphre racémique, ...	8	0 %	3,50 €	
VICKS VAPORUB pommade	Camphre racémique, ...	8	0 %	5,33 €	
VICKS VAPORUB pommade	Camphre racémique, ...	8	0 %	9,15 €	

NOS MÉDICAMENTS FAVORIS

PHYSIODOSE Sérum physiologique

Note : 12/20 **Prix :** 7,29 € **Remb SS :** 0 %

Classe thérapeutique : Anti-rhume de cerveau.

Indications : Rhume de cerveau.

Posologie : En instillation, en lavage à raison de 1 à 6 lavages par jour en fonction des besoins.

Arrêt du médicament si : Les troubles persistent.

Composition : pour 100 ml : Chlorure de sodium (0,9 g) ; eau purifiée qsp 100 ml.

Présentation : 30 unidoses de 5 ml **Laboratoire :** Gilbert

Rhume de cerveau ou coryza

Votre nez coule, vous avez le nez bouché et des difficultés à respirer, vous crachez, vous éternuez, et vous avez peut-être mal à la tête ? Vous avez tout bonnement attrapé un rhume de cerveau : une affection virale bénigne mais contagieuse qui affecte la paroi interne du nez (muqueuse nasale) et qui guérit toujours spontanément. Comme le dit un vieux sage : « Un rhume non traité dure une semaine, un rhume traité dure 7 jours ! ».

CE QU'IL FAUT SAVOIR

Notre muqueuse nasale secrète en permanence un liquide qui humidifie l'air inspiré et lutte contre les microbes. Mais si elle est soudain irritée, la muqueuse secrète davantage de liquide et se met à gonfler : votre nez se met alors à couler et vous avez l'impression qu'il est bouché !
Vous vous mouchez (attention : une narine après l'autre) pour évacuer le trop-plein de liquide qui peu à peu s'épaissit et devient plus ou moins jaune : ce n'est pas du pus mais l'évolution normale de votre rhume.
Vous vous raclez la gorge pour expulser les sécrétions accumulées à l'arrière des fosses nasales. Une fois couché, vous respirez par la bouche, vous ronflez, votre bouche se dessèche *(voir Sécheresse de la bouche ou xérostomie)* et vous passez une mauvaise nuit !

LES CAUSES

Plus de 200 virus TRÈS contagieux dont les rhinovirus peuvent déclencher ce type de rhume. Ils se transmettent très facilement par la toux, les éternuements, les postillons, les mains ou même par contact indirect (des objets). Une personne enrhumée est contagieuse dès la veille de l'apparition des symptômes du rhume et ce pendant toute une semaine.

LES INTERDITS

⚠⚠ Pas d'automédication mais consultez rapidement votre médecin si :

- La fièvre dépasse 38,5°C et s'accompagne de douleurs ou d'un écoulement de l'oreille, de violents maux de tête, de douleurs au niveau des yeux, du front, des sinus, une gêne respiratoire, une toux rauque.
- Il y a un écoulement de pus d'une seule narine avec douleurs de la face du même côté.
- Les sécrétions nasales contiennent régulièrement du sang.
- Le nez coule toujours au bout de 10 jours.

▶ Évitez de :

- Fumer ou rester dans un univers de fumeurs.
- Visiter une accouchée et son nouveau-né, des personnes âgées ou fragilisées.

LES BONNES PRATIQUES

Suivez ces règles d'hygiène pour limiter la propagation des microbes :
- Lavez-vous les mains avec de l'eau et du savon ou, en l'absence d'eau, avec une solution hydroalcoolique, tout particulièrement avant de préparer les repas ou de passer à table.
- Mouchez-vous avec des mouchoirs jetables (et jetez-les à la poubelle) et lavez-vous les mains après.
- Humidifiez votre muqueuse nasale avec du sérum physiologique.
- Dormez la tête surélevée pour améliorer le passage de l'air dans les narines. Vous respirerez mieux, ronflerez moins et dormirez enfin.
- Évitez l'air conditionné et les appartements surchauffés.
- Aérez à fond, tous les jours, votre intérieur.

LES MÉDICAMENTS

Ils peuvent soulager les manifestations du rhume de trois façons :

▶ En local

- Les solutions salines qui nettoient les fosses nasales, dégagent le nez et humidifient la muqueuse nasale : sérum physiologique (chlorure de sodium à 0, 9 %) de préférence en unidoses, sinon en flacon (qui contient des conservateurs). Elles sont souvent très efficaces.
- Les antiseptiques administrés par voie nasale sont sans intérêt car inactifs contre les virus.

▶ Par la bouche

- Les antihistaminiques H_1, à base de phéniramine, chlorphénamine, triprolidine, doxylamine. Ils diminuent le volume des sécrétions nasales. Ils sont contre-indiqués en cas de glaucome, de troubles de la prostate, de grossesse et d'allaitement.

Attention ! Ils peuvent occasionner de la somnolence. Prudence si vous devez conduire une voiture ou un engin.
Évitez les associations chlorphénamine + paracétamol (avec ou sans vitamine C) ou phéniramine + paracétamol + vitamine C en raison du cumul des effets indésirables et des contre-indications.

- Les vasoconstricteurs (décongestionnant nasal). Ils sont à base de pseudoéphédrine. Ils réduisent la sensation de nez bouché et facilitent la respiration en diminuant le gonflement de la muqueuse nasale.

Attention ! Utilisez-les avec une grande prudence. Ils sont contre-indiqués en cas d'hypertension artérielle, d'accident vasculaire cérébral, de maladie des coronaires, de troubles de la prostate, d'antécédents de convulsions, au cours de la grossesse et pendant l'allaitement.
Évitez les associations pseudoéphédrine + paracétamol ou ibuprofène, en raison du cumul des effets indésirables et des contre-indications.

▶ En inhalation

Ce très ancien traitement reste toujours d'actualité en cas de nez bouché. Si vous avez un inhalateur, sortez-le, sinon utilisez un grand bol rempli d'eau très chaude. Mettez-y éventuellement un comprimé d'un produit pour inhalation (ou du thym ou de l'eucalyptus). Couvrez-vous la tête d'une serviette pour que la vapeur d'eau monte plus directement dans votre nez, placez votre tête au-dessus du bol (ou de l'inhalateur) et respirez. Les inhalations humidifient la muqueuse et, en rétractant celle-ci, elles facilitent l'écoulement du mucus et du pus éventuel qui encombrent les fosses nasales et les sinus. Votre nez se débouche. Vous pouvez enfin respirer ! À faire deux fois par jour.

Rappel ! Les diverses associations antihistaminiques, antalgiques, anti-inflammatoires non stéroïdiens ou AINS, vasoconstricteurs sont à éviter en raison du cumul des effets indésirables et des contre-indications sans pour autant gagner en efficacité. Privilégiez les médicaments ne contenant qu'une seule substance.

EN SAVOIR PLUS

La grippe

Si vous avez des douleurs diffuses du type courbatures, de la fièvre (39 °C) accompagnée éventuellement de maux de gorge et d'une toux sèche importante, il s'agit probablement d'une grippe, provoquée par un virus et contre laquelle il n'y a pas de traitement en dehors d'un anti-fièvre ou anti-douleur *(voir Grippe, Fièvre, Douleur)*. Mieux vaut vous faire vacciner tous les ans à l'automne : le virus de la grippe est un mutant !

ANTI-RHUME DE CERVEAU

NOM DE MARQUE	SUBSTANCE	NOTE /20	REMB. SS	PRIX	AVIS
ACTIFED JOUR ET NUIT	Pseudoéphédrine, …	8	0 %	6,47 €	Attention, ce médicament présente de nombreuses contre-indications. Association très discutable et sous-dosée en paracétamol pour être efficace.
ACTIFED RHUME	Pseudoéphédrine, …	8	0 %	5,97 €	Idem.
AROMASOL	Phytothérapie : Lavande, …	5	0 %	6,71 €	Ce mélange d'huiles essentielles n'a pas sa place dans une telle indication.
AUTOPLASME VAILLANT	Phytothérapie : Moutarde noire	6	0 %	6,40 €	Commercialisé en 1944. À n'utiliser qu'en cas de panne de votre chauffage central. Produit dépassé.
BALSOFUMINE mentholée 1 %	Phytothérapie : Eucalyptus, …	3	0 %	4,72 €	Présence de baume du Pérou, très allergisant. Association à des produits inutiles et dépassés. À éviter.

BALSOFUMINE simple	Phytothérapie : Eucalyptus, …	3	0 %	4,72 €	Idem.
CALYPTOL INHALANT	Cinéole, …	10	0 %	1,83 €	
DOLIRHUME PARACÉTAMOL et PSEUDOÉPHÉDRINE 500 mg/30 mg	Pseudoéphédrine, …	8	0 %	5,49 €	Attention, ce médicament présente de nombreuses contre-indications. Association très discutable pour un simple rhume.
DOLIRHUMEPRO comprimé	Paracétamol, …	8	0 %	5,80 €	Association très discutable et sous-dosée en paracétamol pour être efficace.
ESSENCE ALGERIENNE	Phytothérapie : Cinéole, …	10	0 %	5,94 €	
FERVEX sans sucre	Paracétamol, …	12	0 %	5,58 €	Association inutile, voire dangereuse.
FERVEX Adulte	Paracétamol, …	12	0 %	5,03 €	Idem.
GOMENOL liquide pour inhalation par fumigation	Goménol	5	0 %		Mis sur le marché en 1948. La médecine a fait des progrès depuis. Produit dépassé et qui peut être dangereux.
HOMEODOSE 8	Homéopathie	6	0 %	5,18 €	
HUMEX inhaler	Lévomenthol, …	8	0 %	3,50 €	
HUMEX RHUME	Pseudoéphédrine, …	12	0 %	6,14 €	Association très discutable.
LOCABIOTAL solution pour pulvérisation buccale et nasale 0,25	Phytothérapie : Menthe, …	6	0 %	9,93 €	Modification de la formule et de l'indication sans changement de nom de produit. Bravo !
MYRTINE INHALANTE	Phytothérapie : Myrte, …	11	0 %	6,40 €	
NAZINETTE DU DOCTEUR GILBERT pommade	Phytothérapie : Serpolet, …	2	0 %	5,26 €	Une composition délirante et en prime sous forme de pommade pour déboucher le nez !
NOTRINO Adulte gélule	L-cystine, …	5	0 %	4,85 €	
NUROFEN RHUME	Ibuprofène, …	8	0 %	4,50 €	
PERUBORE INHALATION	Phytothérapie : Thym, …	4	0 %	5,00 €	Présence de baume du Pérou, substance très allergisante. À fuir.
PHYSIODOSE ISOTONIQUE	Eau de mer isotonique	12	0 %		
PHYSIODOSE sérum physiologique 15 unidoses	Sérum physiologique isotonique	12	0 %	3,45 €	
PHYSIODOSE sérum physiologique 30 unidoses	Sérum physiologique isotonique	12	0 %	7,29 €	

PHYSIODOSE sérum physiologique 45 unidoses	Sérum physiologique isotonique	12	0 %	6,85 €	
PHYSIOMER Adulte Enfant	Eau de mer isotonique	12	0 %	7,50 €	Les flacons sont pressurisés. À éviter chez les enfants. Préférez des flacons unidoses.
POCONEOL N° 16	Homéopathie	4	0 %	4,72 €	
PULVIPLASMINE	Homéopathie	5	0 %	5,64 €	Pseudo-homéopathie. Utilisation de nombreuses teintures mères. L'utilisation d'huile dans le nez est déconseillée par les oto-rhino-laryngologistes.
RHINEDRINE	Benzododécinium, …	5	0 %	5,18 €	Association de produits dépassés. Mauvais rapport efficacité/tolérance.
RHINOFEBRAL gélule	Paracétamol, …	12	0 %	5,18 €	Association inutile, voire dangereuse, pour traiter un simple rhume.
RHINOFEBRAL VERVEINE MIEL CITRON	Paracétamol, …	12	0 %	5,45 €	Idem.
RHINOFEBRAL gélule	Paracétamol, …	12	0 %	5,60 €	Idem.
RHINUREFLEX	Pseudoéphédrine, …	6	15 %	1,82 €	Idem.
RHUMAGRIP	Pseudoéphédrine, …	8	0 %	4,63 €	Idem.
SUDAFED comprimé	Pseudoéphédrine	12	15 %	1,61 €	Attention, de nombreuses contre-indications.
VICKS INHALER	Camphre racémique, …	8	0 %	3,50 €	
VICKS VAPORUB pommade	Camphre racémique, …	8	0 %	5,33 €	
VICKS VAPORUB pommade	Camphre racémique, …	8	0 %	9,15 €	

DÉCONGESTIONNANT DU NEZ

NOM DE MARQUE	SUBSTANCE	NOTE /20	REMB. SS	PRIX	AVIS
BALSOFUMINE mentholée 1 %	Phytothérapie : Eucalyptus, …	3	0 %	4,72 €	Présence de baume du Pérou, très allergisant. Association à des produits inutiles et dépassés. À éviter.
BALSOFUMINE simple	Phytothérapie : Eucalyptus, …	3	0 %	4,72 €	Idem.
HUMEX inhaler	Lévomenthol, …	8	0 %	3,50 €	
MEDIFLOR N° 16 RHUME	Phytothérapie : Eucalyptus, …	11	0 %	5,51 €	

MYRTINE INHALANTE	Phytothérapie : Myrte, ...	11	0 %	6,40 €	
PERUBORE INHALATION	Phytothérapie : Thym, ...	4	0 %	5,00 €	Présence de baume du Pérou, substance très allergisante. À fuir.

NOS MÉDICAMENTS FAVORIS

PHYSIODOSE Sérum physiologique

Note : 12/20 **Prix :** 7,29 € **Remb SS :** 0 %

Classe thérapeutique : Anti-rhume de cerveau.

Indications : Rhume de cerveau.

Posologie : En instillation, en lavage à raison de 1 à 6 lavages par jour en fonction des besoins.

Arrêt du médicament si : Les troubles persistent.

Composition : pour 100 ml : Chlorure de sodium (0,9 g) ; eau purifiée qsp 100 ml.

Présentation : 30 unidoses de 5 ml **Laboratoire :** Gilbert.

Rhume des foins ou rhinite allergique

Vous éternuez, votre nez coule, vos yeux pleurent, votre nez et votre gorge vous démangent et vous avez le nez bouché ! Il s'agit sans doute d'un rhume des foins, c'est-à-dire une rhinite allergique.

CE QU'IL FAUT SAVOIR

Si vous êtes victime d'un rhume des foins, c'est que vous êtes probablement allergique aux pollens qui apparaissent aux beaux jours (avec les foins)... mais pas seulement ! Les pollens allergisants sont présents toute l'année dans l'atmosphère. La rhino-conjonctivite aux cyprès sévit en décembre dans le sud de la France alors que la rhinite à la pariétaire, une plante herbacée, vient juste de se terminer.
D'autres substances comme les acariens ou les poils d'animaux (chat, chien, petit rongeur, voire cheval) peuvent, eux aussi, vous déranger toute l'année. Ces substances allergéniques irritent les muqueuses respiratoires du nez (rhinite, éternuement) et des bronches (toux, asthme). Et pour couronner le tout, vos yeux larmoient et vous démangent !

LES INTERDITS

⚠ Pas d'automédication mais consultez votre médecin si :
- C'est la première fois que vous éprouvez ces symptômes.
- Vous êtes enceinte ou vous allaitez.
- Vous avez de la fièvre (+ de 38,5 °C), des maux de tête ou des douleurs au visage.

⚠⚠ Ne poursuivez pas un traitement contre le rhume des foins mais consultez rapidement votre médecin si :
- Les symptômes ne s'améliorent pas ou s'aggravent.
- D'autres troubles surviennent (essoufflement, toux…).
- Vous éprouvez des difficultés à respirer.

LES BONNES PRATIQUES

- Si c'est la première fois que cela vous arrive, consultez votre médecin pour identifier les substances provoquant votre rhinite allergique.
- Si vous connaissez déjà le facteur déclenchant de votre allergie suite à un bilan médical, vous pouvez demander à votre pharmacien un médicament disponible sans ordonnance.

Attention danger ! La majorité des traitements proposés (antihistaminiques) font somnoler, voire dormir. Prenez-les de préférence le soir au coucher.
Soyez particulièrement vigilant si vous devez conduire une automobile ou une machine. Abstenez-vous de boire de l'alcool pendant le traitement car l'alcool accentue la somnolence.

LES MÉDICAMENTS

- Le sérum physiologique en solution nasale s'avère souvent suffisant pour vous soulager.
- Les antihistaminiques H_1 permettent de diminuer les sécrétions nasales. Ils sont contre-indiqués en cas de glaucome ou de difficultés à uriner d'origine prostatique. Ils ont un effet sédatif et peuvent entraîner plus ou moins de somnolence.
- L'acide cromoglicique, l'acide spaglutamique et le lodoxamide en solution nasale ou en collyre peuvent diminuer les troubles du conduit nasal (nez bouché) et ceux des yeux (irritation/larmoiement).
- Le dérivé de la cortisone (béclométasone) est utilisé en solution nasale. Mais, en cas de traitement prolongé, il peut fragiliser la muqueuse nasale.
- Les vasoconstricteurs (pseudoéphédrine) diminuent la sensation de nez bouché en réduisant le gonflement de la muqueuse nasale mais sont strictement contre-indiqués en cas d'hypertension artérielle, de maladie des coronaires, d'antécédents d'accidents vasculaires cérébraux (AVC), d'antécédents de convulsions, de certains types de glaucome ou de difficultés à uriner d'origine prostatique ou si vous êtes traité par certains antidépresseurs (imipramine, type TOFRANIL®).

Attention ! Les oligoéléments à base de manganèse et cuivre n'ont jamais démontré la moindre efficacité contre le rhume des foins.

EN SAVOIR PLUS

Comment se protéger des substances allergènes

Impossible bien sûr d'éviter tout contact avec les pollens à moins de vous enfermer dans un bocal ! Mais pour ne pas aggraver votre cas, à la belle saison protégez-vous pour jardiner (masque et lunettes), évitez de tondre la pelouse et de fumer.

À l'intérieur de votre maison, éliminez au maximum les acariens, hautement allergènes (utilisez des housses spéciales, vaporisez des produits sur vos matelas et vos oreillers) et aspirez soigneusement poussières et poils d'animaux sur les moquettes et les rideaux.

ANTI-RHUME DES FOINS

NOM DE MARQUE	SUBSTANCE	NOTE /20	REMB. SS	PRIX	AVIS
ACTIFED ALLERGIE CETIRIZINE 10 mg comprimé pelliculé sécable	Cétirizine	15	0 %	5,61 €	
ACTIFEDDUO LP RHINITE ALLERGIQUE	Pseudoéphédrine, ...	8	0 %	5,66 €	Attention, ce médicament présente de nombreuses contre-indications. Association très discutable.
ALAIRGIX	Cétirizine	15	0 %	4,62 €	
ALDIREK 10 mg comprimé pelliculé sécable	Cétirizine	15	0 %	3,40 €	
APAISYL 12 mg comprimé	Isothipendyl	12	0 %	5,33 €	
CETIRIZINE ARROW CONSEIL	Cétirizine	15	0 %	4,19 €	
CETIRIZINE BGR	Cétirizine	15	0 %	4,50 €	
CETIRIZINE CRISTERS 10 mg comprimé pelliculé sécable	Cétirizine	15	0 %	4,60 €	
CETIRIZINE MYLAN PHARMA 10 mg	Cétirizine	15	0 %	4,37 €	
CETIRIZINE RANBAXY MEDICATION OFFICINALE 10 mg comprimé pelliculé sécable	Cétirizine	15	0 %	5,10 €	
CETIRIZINE RATIOPHARM CONSEIL 10 mg comprimé pelliculé sécable	Cétirizine	15	0 %	5,10 €	
CETIRIZINE SANDOZ CONSEIL 10 mg	Cétirizine	15	0 %	4,11 €	
CETIRIZINE TEVA CONSEIL 10 mg comprimé pelliculé sécable	Cétirizine	15	0 %	5,10 €	

CETIRIZINE ZYDUS FRANCE 10 mg comprimé pelliculé sécable	Cétirizine	15	0 %	3,91 €	
DIMEGAN sirop	Bromphéniramine	13	15 %	3,28 €	
DIMEGAN 12 mg gélule	Bromphéniramine	13	15 %	3,30 €	
GENCYDO	Homéopathie	5	0 %		
HEXARHUME	Phényléphrine, …	6	0 %	5,06 €	Deux substances inutiles sans doute pour créer une nouvelle pseudo-spécialité. Mauvais rapport efficacité/tolérance.
HUMEX ALLERGIE CETIRIZINE	Cétirizine	15	0 %	5,50 €	
HUMEX RHINITE ALLERGIQUE comprimé pelliculé	Pseudoéphédrine, …	12	0 %		Composition discutable.
HYPOSTAMINE 100 mg	Tritoqualine	6	0 %	8,80 €	Mis sur le marché en 1963, il existe depuis de nombreux antiallergiques beaucoup plus efficaces.
LORATADINE ARROW CONSEIL 10 mg comprimé	Loratadine	14	0 %		
LORATADINE RATIOPHARM CONSEIL 10 mg comprimé	Loratadine	14	0 %	4,10 €	
LORATADINE TEVA CONSEIL 10 mg comprimé	Loratadine	14	0 %	3,60 €	
LORATADINE TEVA CONSEIL 10 mg comprimé	Loratadine	14	0 %		
LORATADINE TEVA CONSEIL 10 mg comprimé	Loratadine	14	0 %		
LORATADINE TEVA CONSEIL 10 mg comprimé	Loratadine	14	0 %		
PERIACTINE 4 mg	Cyproheptadine, …	11	0 %	4,90 €	
PHENERGAN comprimé	Prométhazine	12	15 %	1,28 €	
PHENERGAN sirop	Prométhazine	12	0 %	1,67 €	
PHENERGAN solution injectable	Prométhazine	12	0 %	2,59 €	
POLARAMINE solution injectable	Dexchlorphéniramine	14	0 %	14,30 €	
POLARAMINE 2 mg	Dexchlorphéniramine	14	0 %	6,96 €	
POLARAMINE REPETABS 6 mg	Dexchlorphéniramine	14	0 %	6,96 €	
POLARAMINE sirop 0,01 %	Dexchlorphéniramine	14	0 %	6,96 €	
PRIMALAN comprimé 10 mg	Méquitazine	12	35 %	7,10 €	
PRIMALAN comprimé 5 mg	Méquitazine	12	35 %	3,95 €	
PRIMALAN sirop	Méquitazine	12	35 %	4,44 €	
PRORHINITE SPRAY NASAL	Azélastine	14	0 %	6,88 €	
QUITADRILL 5 mg	Méquitazine	12	0 %	4,39 €	

REACTINE 10 mg	Cétirizine	15	0 %	5,61 €	
RHINALLERGY	Homéopathie	5	0 %		
ZAPRILIS 10 mg comprimé	Loratadine	14	0 %	4,00 €	
ZYRTECSET 10 mg	Cétirizine	15	0 %	5,38 €	

ANTIALLERGIQUE DU NEZ

NOM DE MARQUE	SUBSTANCE	NOTE /20	REMB. SS	PRIX	AVIS
CROMORHINOL 2 % solution nasale	Cromoglicique acide	12	0 %	3,86 €	
HUMEX RHUME DES FOINS A LA BECLOMETASONE	Béclométasone	14	0 %	6,75 €	
RHINAAXIA	Spaglumique acide	10	15 %	4,40 €	

NOS MÉDICAMENTS FAVORIS

CÉTIRIZINE SANDOZ CONSEIL 10 mg

Note : 15/20 **Prix :** 4,11 € **Remb SS :** 0 %

Classe thérapeutique : Antiallergique ◆ Anti-rhume des foins.

Indications : Certaines manifestations allergiques (rhinite, conjonctivite, urticaire).

Contre-indications générales : Grossesse ◆ Enfant de moins de 12 ans ◆ Insuffisance rénale ◆ Allergie à l'un des constituants du produit ◆ Allaitement.

Prudence générale : Conducteur de véhicules ou de machines (risques de somnolence ou de baisse de la vigilance) ◆ Antécédent d'épilepsie ◆ Antécédent de convulsion.

Prudence en association : Médicament avec effet sédatif ◆ Médicament avec effet atropinique.

Posologie : Adulte et enfant de plus de 12 ans : 10 mg/24 heures en 1 prise, soit 1 comprimé par 24 heures. Comprimé à avaler avec un peu d'eau. Durée : 7 jours pour les rhinites et conjonctivites allergiques, 3 jours pour l'urticaire.

Incidents : Troubles digestifs ◆ Sensation de malaise ◆ Somnolence ◆ Fatigue ◆ Bouche sèche ◆ Vertiges ◆ Agitation chez l'enfant ◆ Maux de tête (céphalées).

Arrêt du médicament si : Respiration sifflante ◆ Gonflement du visage et du cou associé à une gêne respiratoire (œdème de Quincke) ◆ Éruptions de la peau.

Composition : par comprimé : Cétirizine 10 mg. Excipients : Lactose monohydrate ; cellulose microcristalline ; silice colloïdale anhydre ; magnésium stéarate ; lactose monohydrate ; opadry blanc (titane dioxyde, hypromellose, macrogol 4000).

Présentation : 7 comprimés **Laboratoire :** Sandoz

LORATADINE RATIOPHARM CONSEIL 10 mg Comprimé

Note : 14/20 **Prix :** 4,10 € **Remb SS :** 0 %

Classe thérapeutique : Anti-rhume des foins.

Indications : Rhume des foins.

Contre-indications générales : Allergie à l'un des constituants du produit ◆ Intolérance au galactose ◆ Enfant de moins de 6 ans ◆ Grossesse ◆ Allaitement.

Prudence générale : Risque de somnolence ou baisse de l'attention ◆ Insuffisance hépatique.

Posologie : Adulte et enfant de plus de 12 ans : 10 mg 1 fois par jour, soit 1 comprimé 1 fois par jour. Le comprimé peut être pris indifféremment par rapport aux repas. Enfant de poids corporel de plus de 30 kg : 10 mg 1 fois par jour, soit 1 comprimé 1 fois par jour. La forme à 10 mg comprimé n'est pas adaptée aux enfants de moins de 30 kg. Insuffisance hépatique sévère : chez les patients atteints d'insuffisance hépatique sévère, la dose initiale devra être diminuée en raison d'un risque de clairance réduite de la loratadine. Une dose initiale de 10 mg tous les 2 jours est recommandée pour l'adulte et l'enfant de plus de 30 kg. Sujet âgé ou insuffisance rénale : aucun ajustement de la posologie n'est nécessaire chez les patients âgés ou présentant une insuffisance rénale.

Incidents : Sécheresse de la bouche ◆ Somnolence ◆ Palpitations ◆ Insomnie ◆ Maux de tête (céphalées).

Arrêt du médicament si : Réactions allergiques.

Composition : par comprimé : Loratadine 10 mg. Excipients : Lactose monohydrate ; cellulose microcristalline ; amidon de maïs ; magnésium stéarate.

Présentation : 7 comprimés **Laboratoire :** Ratiopharm

HUMEX RHUME DES FOINS A LA BÉCLOMÉTASONE

Note : 14/20 **Prix :** 6,75 € **Remb SS :** 0 %

Classe thérapeutique : Antiallergique du nez.

Indications : Rhinite allergique de l'adulte.

Contre-indications générales : Ulcère digestif ◆ Allergie à l'un des constituants du produit ◆ Infection locale virale ou par un champignon ◆ Troubles de la coagulation ◆ Tuberculose ◆ Enfant de moins de 15 ans ◆ Saignement de nez (épistaxis).

Prudence générale : Infection bronchique ◆ Infection pulmonaire ◆ Ulcération de la cloison du nez.

Posologie : Réservé à l'adulte : 1 pulvérisation dans chaque narine 4 fois par jour, en répartissant les prises.

Incidents : Goût et odeur désagréables ◆ Irritation des muqueuses nasales et de la gorge ◆ Saignement de nez (épistaxis) ◆ Maux de tête (céphalées).

Arrêt du médicament si : Douleurs dans les yeux (hypertonie oculaire) ◆ Gonflement du visage et du cou associé à une gêne respiratoire (œdème de Quincke) ◆ Éruptions de la peau.

Composition : par dose : Béclométasone dipropionate 50 µg. Excipients : Cellulose microcristalline ; carmellose sodique ; glucose anhydre ; chlorure de benzalkonium ; alcool phényléthylique ; polysorbate 80 ; eau purifiée.

Présentation : 100 pulvérisations **Laboratoire :** Urgo

CROMORHINOL 2 % Solution nasale

Note : 12/20 **Prix :** 3,86 € **Remb SS :** 0 %

Classe thérapeutique : Antiallergique du nez.

Indications : Traitement de la rhinite allergique saisonnière (rhume des foins) ou non saisonnière (poils d'animaux, moisissures, acariens, etc.).

Contre-indications générales : Allergie aux ammoniums quaternaires ◆ Allergie à l'un des constituants du produit.

Prudence générale : Grossesse.

Posologie : 1 pulvérisation par narine pendant 4 à 6 jours.

Incidents : Urticaire ◆ Irritation de la peau ◆ Irritation nasale ◆ Éruptions de la peau ◆ Démangeaisons (urticaire) ◆ Eczéma.

Composition : pour 100 ml : Sodium cromoglicate 2 g ; benzalkonium chlorure.

Présentation : Flacon de 15 ml **Laboratoire :** Chauvin Bausch & Lomb

Saignements de nez ou épistaxis (adultes/enfants)

Vous saignez parfois du nez ? Pas d'affolement ! La plupart du temps, c'est un trouble mineur et en suivant quelques « recettes », la cicatrisation se fait rapidement.

CE QU'IL FAUT SAVOIR

La cloison du nez est particulièrement riche en vaisseaux sanguins très fins qui saignent facilement sous l'effet de certains facteurs.

LES CAUSES

- Un mouchage trop violent, une irritation locale, les doigts dans le nez (surtout chez les enfants), la sécheresse ambiante, un traumatisme sur le visage.
- Parfois, une poussée d'hypertension (faites contrôler votre tension !)

Et plus rarement :

- des troubles de la coagulation ou des troubles provoqués par certains médicaments comme les anticoagulants ou les fluidifiants du sang (anti-agrégants plaquettaires) ;
- une maladie vasculaire ou une déformation au niveau des fosses nasales.

LES INTERDITS

⚠⚠ Pas d'automédication mais consultez rapidement votre médecin si :

- Les saignements sont abondants ou se prolongent au-delà de 20 minutes.

• Les saignements font suite à un traumatisme à la tête ou au nez ou provoqués par un corps étranger dans le nez.

⚠⚠ Ne prolongez pas un traitement en automédication mais consultez votre médecin dans les 48 heures si vous prenez des anticoagulants ou des fluidifiants du sang (aspirine), s'il y a des problèmes de coagulation dans votre famille ou si les saignements se répètent trois à quatre fois en 2 jours.

LES BONNES PRATIQUES

▸ Si vous êtes sujet aux saignements de nez

Veillez à garder un taux d'humidité correct dans votre intérieur en hiver (coupelles d'eau sur les radiateurs).
Pensez à humidifier régulièrement votre cloison nasale avec du sérum physiologique.

▸ En cas de saignement

• Penchez la tête en avant légèrement (pour éviter d'avaler le sang).
• Pincez énergiquement le nez entre le pouce et l'index pendant 5 à 10 minutes (en respirant par la bouche).
• Si cela ne suffit pas, introduisez délicatement dans la narine en cause une mèche de coton hydrophile imbibée d'eau oxygénée à 10 volumes et laissez-la (mais pas plus de 24 heures).
• Retirez la mèche délicatement, une fois le saignement arrêté. Laissez le caillot se détacher tout seul (sinon le saignement risque de recommencer !).

LES MÉDICAMENTS

En cas d'échec, vous pouvez utiliser un produit hémostatique type STOP HEMO®.

ANTI-SAIGNEMENT DE NEZ

NOM DE MARQUE	SUBSTANCE	NOTE /20	REMB. SS	PRIX	AVIS
HEC pommade dermique et nasale	Tanin, ...	3	0 %	6,15 €	Mis sur le marché en 1956. La phénazone et le baume du Pérou sont des produits dépassés et allergisants ; heureusement on fait mieux et moins compliqué depuis.
STOP HEMO flacon poudre 8 g	Calcium alginate	12	0 %		
STOP HEMO pansement	Calcium alginate	12	0 %	5,60 €	
EAU OXYGENEE GIFRER 10 vol flacon 100 ml	Hydrogène peroxyde	12	0 %	2,65 €	

NOS MÉDICAMENTS FAVORIS

STOP HEMO Flacon poudre 8 g

Note : 12/20 **Prix :** 7,20 € **Remb SS :** 0 %

Classe thérapeutique : Coagulant ◆ Anti-saignement de nez.

Indications : Plaies avec suintement hémorragique.

Contre-indications générales : Allergie à l'un des constituants du produit.

Posologie : Maintenir le pansement en place jusqu'à l'arrêt du saignement (au minimum 6 minutes). Retirer le pansement après l'arrêt du saignement.

Composition : Alginate de calcium.

Présentation : Flacon de poudre de 8 g **Laboratoire :** 3M Pharma

Sécheresse de la bouche ou xérostomie

Si vous avez une sensation continue de bouche sèche et que vous avez constamment soif, vous souffrez sans doute de sécheresse de la bouche. Non seulement c'est inconfortable mais l'insuffisance ou l'absence de salive peuvent entraîner des complications.

CE QU'IL FAUT SAVOIR

La salive possède des propriétés antibactériennes.
Le manque de salive peut ainsi rapidement provoquer des caries dentaires, des ulcères de la bouche, une altération du goût, une mauvaise haleine, des difficultés à mâcher, à avaler, voire à parler. Des champignons peuvent même finir par infecter la cavité buccale.

LES CAUSES

De nombreux facteurs peuvent être impliqués :

- Les médicaments : certains antihistaminiques, tranquillisants, neuroleptiques, antidépresseurs, antiallergiques, antiparkinsoniens et tous les médicaments interdits en cas de glaucome à angle étroit ou de problèmes prostatiques.
- L'abus de café et de tabac.
- Un rhumatisme chronique proche de la polyarthrite rhumatoïde.
- le diabète.
- Le traitement par radiothérapie de certains cancers (cerveau, larynx).
- Un rhume banal qui oblige à respirer par la bouche ou toute autre obstruction nasale.
- Un état avancé de déshydratation.
- La vieillesse.

LES INTERDITS

Ne prolongez pas un traitement en automédication qui ne fait pas d'effet au bout d'une semaine mais consultez votre médecin.

LES BONNES PRATIQUES

▶ En prévention

- Ayez une bonne hygiène dentaire.
- Mastiquez, cela fait saliver. Efforcez-vous de mâcher longuement vos aliments, ne consommez pas trop d'aliments liquides.
- Réduisez le tabac, l'alcool.

▶ En cas de sécheresse de la bouche

- Stoppez la prise des médicaments que vous soupçonnez responsables de la sécheresse de votre bouche, après avoir demandé l'avis de votre médecin.
- Mâchez du chewing-gum (sans sucre à cause des caries), cela augmente la salive.
- Buvez très régulièrement de petites quantités d'eau.
- Croquez des petits bouts de glaçon, cela stimule les mâchoires et donc les glandes salivaires.

LES MÉDICAMENTS

Si malgré ces mesures, votre salive reste vraiment insuffisante, vous pouvez prendre de la salive artificielle comme SYALINE-SPRAY®, ARTISIAL® ou des comprimés de SULFARLEM® ou de SULFARLEM S 25®.

SALIVE ARTIFICIELLE

NOM DE MARQUE	SUBSTANCE	NOTE /20	REMB. SS	PRIX	AVIS
ARTISIAL	Chlorure de potassium, …	12	15 %	4,69 €	
SULFARLEM S 25	Anéthole trithione	12	15 %	2,70 €	

NOS MÉDICAMENTS FAVORIS

ARTISIAL

Note : 12/20 **Prix :** 4,69 € **Remb SS :** 15 %

Classe thérapeutique : Salive artificielle.

Indications : Sécheresse de la bouche due à l'utilisation de certains médicaments.

Contre-indications générales : Allergie à l'un des constituants du produit.

Posologie : À utiliser en pulvérisations endobuccales. Environ 6 à 8 pulvérisations par jour. Tenir le flacon vertical lors de la pulvérisation.

Incidents : Sensation de brûlure ou de picotement transitoire lors de l'instillation ◆ Nausées ◆ Picotements.

Composition : pour 100 ml : Chlorure de potassium 62,45 mg ; chlorure de sodium 86,55 mg ; chlorure de magnésium 5,875 mg ; chlorure de calcium 16,625 mg ; phosphate dipotassique 80,325 mg ; phosphate monopotassique 32,6 mg. Excipients : Sorbitol ; carmellose sodique ; eau purifiée. Conservateur : Parahydroxybenzoate de méthyle (E 218). Gaz pulseur : Azote.

Présentation : Flacon de 100 ml **Laboratoire :** Dexo

SULFARLEM S 25

Note : 12/20 **Prix :** 2,70 € **Remb SS :** 15 %

Classe thérapeutique : Salive artificielle.

Indications : Sécheresse de la bouche ou des yeux.

Contre-indications générales : Allergie à l'un des constituants du produit ◆ Enfant de moins de 6 ans ◆ Obstruction des voies biliaires.

Prudence générale : Grossesse ◆ Allaitement.

Posologie : 1 comprimé 3 fois par jour au moment des repas. L'effet thérapeutique ne se manifestant qu'après quelques jours de traitement, la posologie efficace peut être adaptée en fonction du résultat obtenu. Ce médicament entraîne une coloration rouge des urines.

Incidents : Diarrhée ◆ Ballonnements ◆ Flatulences.

Arrêt du médicament si : Les troubles persistent ◆ Amaigrissement ◆ Sang dans les selles ◆ Selles noires ◆ Douleurs de la région du foie ◆ Maux de tête ◆ Fièvre ◆ Jaunisse.

Composition : par comprimé : Anétholtrithione 25 mg. Excipients : Noyau : Lactose monohydraté ; gomme arabique ; amidon de blé ; saccharose ; gomme guar ; silice colloïdale hydratée ; stéarate de magnésium. Enrobage : Gélatine ; saccharose ; talc ; dioxyde de titane (E 171) ; jaune orangé S (E 110) ; rouge cochenille A (E 124) ; cire de carnauba.

Présentation : 60 comprimés **Laboratoire :** EG Labo

Sécheresse oculaire

Vous avez la sensation d'avoir les yeux secs ? Vos yeux vous piquent, vous brûlent ? Vous avez l'impression d'avoir du sable dans les yeux ? Vous avez un peu de mucus autour des yeux ? Vous avez tous les signes d'une sécheresse oculaire, un trouble fréquent surtout chez les femmes après la ménopause.

CE QU'IL FAUT SAVOIR

La sécheresse oculaire est due à un manque d'hydratation de la surface de la cornée ou encore à une qualité médiocre des larmes. Après 40 ans, l'organisme produit moins de larmes. Ce trouble généralement bénin engendre cependant un réel inconfort oculaire. S'il se prolonge ou récidive fréquemment, il peut modifier l'équilibre physiologique du tissu oculaire, voire altérer la surface de la cornée et troubler la vision.

LES CAUSES

La pollution, l'air conditionné, le tabac, le vent, le port de lentilles de contact, des modifications hormonales, le travail sur ordinateur, certains médicaments et certaines affections rhumatismales, en particulier la polyarthrite rhumatoïde, favorisent la sécheresse oculaire.

LES INTERDITS

⚠⚠ Pas d'automédication mais rendez-vous rapidement chez votre ophtalmologiste si vous avez l'impression que votre vue baisse ou si vos yeux vous font mal.

⚠⚠ Pas d'automédication mais consultez votre médecin si vous prenez des diurétiques, des bêtabloquants, des antihistaminiques, des somnifères, des tranquillisants, des analgésiques, des antidépresseurs, des neuroleptiques, des antiparkinsoniens et certains antispasmodiques de type atropinique *(voir Médicaments et sécheresse de la bouche)* et médicaments de l'acné.

LES BONNES PRATIQUES

► En prévention

- Évitez les lentilles de contact si vous êtes sujet à la sécheresse oculaire.
- Mettez des humidificateurs dans votre appartement (ou une simple assiette d'eau sur les radiateurs) et évitez de surchauffer votre intérieur (20 °C suffisent).
- Portez des lunettes pour sortir afin de vous protéger de la poussière.
- Évitez les endroits enfumés.

▶ Pour pallier la sécheresse de l'œil
Vous pouvez utiliser plusieurs fois par jour des « larmes artificielles » sous forme de collyre ou de gel ophtalmique. Mais si les symptômes persistent au-delà de 5 à 6 jours, consultez votre médecin.

Attention ! L'œil est un organe très fragile. Nous vous déconseillons dans la majorité des cas de recourir à l'automédication : cela peut s'avérer plus néfaste que bénéfique.

LES MÉDICAMENTS

Sont commercialisés sans ordonnance :
- des collyres à base de sérum physiologique, de préférence en unidoses (donc sans agent de conservation, facteur d'allergie ou d'irritation) ;
- des collyres à base de substances présentant une viscosité plus ou moins importante ;
- des gels ophtalmiques.

LARMES ARTIFICIELLES

NOM DE MARQUE	SUBSTANCE	NOTE /20	REMB. SS	PRIX	AVIS
AQUAREST 0,2 % gel opthalmique en récipient unidose	Carbomère	12	65 %	7,04 €	
ARTELAC collyre unidose	Hypromellose	12	65 %	7,06 €	
CELLUVISC 4 mg/0,4 ml collyre en récipient unidose	Carmellose	12	0 %	9,81 €	
CELLUVISC collyre unidose	Carmellose	12	65 %	3,80 €	
CIVIGEL gel ophtalmique	Carbomère, ...	12	65 %	3,24 €	
DULCILARMES collyre	Chlorure de sodium	11	65 %	1,88 €	
FLUIDABAK 1,5 % collyre	Povidone	11	65 %	4,52 €	
GEL LARMES gel ophtalmique	Carbomère, ...	11	65 %	2,75 €	
GEL LARMES gel ophtalmique	Carbomère, ...	11	65 %	3,87 €	
GEL LARMES unidose	Carbomère, ...	12	65 %	4,36 €	
LACRIFLUID 0,13 % flacon 10 ml	Carbomère, ...	11	65 %	3,54 €	
LACRIFLUID 0,13 % collyre en solution en récipient unidose	Carbomère, ...	12	65 %	7,04 €	
LACRIGEL	Carbomère, ...	11	65 %	3,88 €	
LACRIGEL	Carbomère, ...	11	65 %	2,76 €	
LACRINORM gel 10 g	Carbomère, ...	11	65 %	3,50 €	
LACRISERT	Hydroxypropylcellulose	12	0 %	31,00 €	
LACRYVISC 0,3 % gel unidose	Carbomère, ...	12	65 %	4,37 €	

LACRYVISC Gel tube 15 g	Carbomère, …	11	65 %	5,29 €	
LACRYVISC Gel tube 5 g	Carbomère, …	11	65 %	2,67 €	
LARMABAK collyre	Chlorure de sodium	11	65 %	4,52 €	
LARMES ARTIFICIELLES MARTINET 1,4 % 10 ml	Chlorure de sodium	11	65 %	1,84 €	
LARMES ARTIFICIELLES MARTINET collyre unidose	Chlorure de sodium	12	0 %	34,10 €	
LARMES ARTIFICIELLES MARTINET collyre unidose	Chlorure de sodium	12	0 %	7,50 €	
LIPOSIC 0,2 % 10 g	Carbomère, …	11	65 %	3,10 €	
MULTILARM 0,9 % collyre en solution	Chlorure de sodium	11	0 %		
NUTRIVISC 5 % collyre unidose	Povidone	12	0 %	0,97 €	
NUTRIVISC 5 % collyre unidose	Povidone	12	65 %	3,80 €	
NUTRIVISC 5 collyre 10 ml	Povidone	11	65 %	3,09 €	
REFRESH collyre unidose	Povidone	12	65 %	3,80 €	
REFRESH collyre en récipient unidose	Povidone	12	65 %	9,81 €	
SICCAFLUID gel 10 ml	Carbomère, …	11	65 %	3,54 €	
SICCAFLUID unidose	Carbomère, …	12	0 %	6,71 €	
UNIFLUID collyre unidose	Povidone	12	65 %	4,44 €	
UNILARM collyre unidose	Chlorure de sodium	12	0 %	8,70 €	

NOS MÉDICAMENTS FAVORIS

GEL LARMES Unidose

Note : 12/20 **Prix :** 4,36 € **Remb SS :** 65 %

Classe thérapeutique : Larmes artificielles.

Indications : Œil sec après avis médical.

Contre-indications générales : Port de lentilles de contact ◆ Allergie à l'un des constituants du produit.

Prudence générale : Jeter l'unidose immédiatement après usage.

Posologie : 1 goutte 2 à 4 fois par jour, et à chaque fois que les troubles oculaires se font ressentir.

Incidents : Vision trouble.

Composition : par unidose : Carbomère 974 P 1,5 mg. Excipients : Sorbitol ; hydroxyde de sodium ; eau purifiée.

Présentation : 30 unidoses **Laboratoire :** Théa

NUTRIVISC 5 % Collyre unidose

Note : 12/20 **Prix :** 3,80 € **Remb SS :** 65 %

Classe thérapeutique : Larmes artificielles.

Indications : Insuffisance de sécrétion des larmes (œil sec) après avis médical.

Contre-indications générales : Allergie à l'un des constituants du produit.

Prudence générale : Jeter l'unidose immédiatement après usage.

Posologie : Instiller 1 goutte 4 fois par jour ou plus selon la gravité des symptômes.

Incidents : Sensation de brûlure ou de picotement transitoire lors de l'instillation ◆ Réaction d'irritation.

Arrêt du médicament si : Les troubles persistent.

Composition : par unidose : Povidone 20 mg. Excipients : Acide borique ; chlorure de sodium ; chlorure de potassium ; chlorure de calcium ; chlorure de magnésium ; hydroxyde de sodium (qsp pH = 7,5 à 7,6) ; eau ppi.

Présentation : 30 unidoses **Laboratoire :** Novartis Pharma SA

UNILARM Collyre unidose

Note : 12/20 **Prix :** 8,70 € **Remb SS :** 0 %

Classe thérapeutique : Larmes artificielles.

Indications : Insuffisance de sécrétion des larmes (œil sec) après avis médical.

Contre-indications générales : Allergie à l'un des constituants du produit ◆ Port de lentilles de contact.

Prudence générale : Jeter l'unidose immédiatement après usage.

Posologie : En instillations oculaire, 1 ou 2 gouttes à la demande ; en moyenne, 4 à 8 instillations par jour.

Incidents : Vision trouble.

Arrêt du médicament si : Les troubles persistent.

Composition : pour 100 ml de collyre unidose : Chlorure de sodium 900 mg. Excipients : Eau purifiée.

Présentation : Collyre 20 unidoses **Laboratoire :** Théa

Spasmophilie

Vous avez des picotements au niveau des doigts, des lèvres, du visage ? Vos paupières ou d'autres muscles du visage tressautent ? Vous avez des fourmillements dans les mains ou dans les pieds ? Vous avez des malaises, des palpitations, des nausées, des migraines et vous êtes fatigué le matin ? Vous avez la sensation d'être déconnecté du monde, d'avoir la tête vide ? Vous êtes nerveux ? Vous vous sentez angoissé, anxieux ? Vous souffrez peut-être de spasmophilie, un trouble qui touche cinq fois plus les femmes que les hommes.

CE QU'IL FAUT SAVOIR

La spasmophilie n'est pas vraiment une maladie (elle n'est reconnue qu'en France) mais plutôt un syndrome, c'est-à-dire l'association de plusieurs symptômes.

C'est une hyperexcitabilité musculaire et nerveuse qui ne provoque cependant ni perte de connaissance, ni perte d'urine, ni morsure de la langue.
Les premiers signes se produisent généralement entre l'âge de 15 et 25 ans.

LES CAUSES
Son origine reste mal connue : ses manifestations correspondent à celles engendrées par la peur… mais sans raison légitime. Les taux de calcium et de magnésium s'avèrent généralement normaux.

LES INTERDITS

⚠⚠ Pas d'automédication mais consultez rapidement votre médecin si :
- Les crises surviennent plus d'une fois par semaine.
- La crise s'est accompagnée de pertes d'urine ou de morsure de la langue.
- La crise survient chez une personne traitée par diurétique.

LES BONNES PRATIQUES

▶ En prévention

- Faites des séances d'acupuncture chez un médecin acupuncteur, cela peut calmer votre nervosité.
- Pratiquez des activités qui calment (natation, yoga, marche à pied) et testez des techniques de relaxation (respiration, méditation, gymnastique chinoise…).
- Évitez l'alcool, le tabac, les substances contenant de la caféine.

▶ En cas de crise

Contrôlez votre respiration. Vous allez avoir tendance à respirer rapidement, en hyperventilation (votre organisme réagit comme si vous vous prépariez à prendre la fuite). Essayez au contraire de respirer lentement pendant quelques secondes dans un sac en plastique ou en papier. Vous allez absorber alors un air plus concentré en gaz carbonique, ce qui limitera la crise.

Attention ! Si vous êtes régulièrement sujet à ce type de manifestation, consultez un médecin qui vous prescrira le médicament le plus approprié à votre cas et/ou vous proposera une psychothérapie.

LES MÉDICAMENTS

Il existe de très nombreux médicaments à base de calcium (prudence si vous prenez de la vitamine D ou de la digoxine) ou de magnésium pour lutter contre la spasmophilie mais leur efficacité n'a jamais été démontrée.
Attention ! N'utilisez pas ces médicaments si vous souffrez d'insuffisance rénale.
Les produits homéopathiques proposés pour ce trouble sont, eux aussi, d'un intérêt limité.

ANTI-SPASMOPHILIE

NOM DE MARQUE	SUBSTANCE	NOTE /20	REMB. SS	PRIX	AVIS
GRANIONS DE MAGNESIUM	Oligothérapie	10	0 %	1,83 €	L'indication « Modificateur de terrain » n'a pas de base scientifique démontrée.
GRANIONS DE MAGNESIUM	Oligothérapie	10	0 %	11,09 €	Idem.
MICROSOL MAGNESIUM	Oligothérapie	10	0 %	5,18 €	Idem.
OLIGOGRANUL MAGNESIUM	Oligothérapie	10	0 %	5,79 €	Idem.
OLIGOGRANUL PHOSPHORE	Oligothérapie	10	0 %	5,79 €	Idem.
OLIGOSOL MAGNESIUM	Magnésium gluconate	10	0 %	1,83 €	Idem.
OLIGOSOL MAGNESIUM	Magnésium gluconate	10	0 %	5,65 €	Idem.
OLIGOSTIM MAGNESIUM	Oligothérapie	10	0 %	5,33 €	Idem.
OLIGOSTIM PHOSPHORE	Oligothérapie	10	0 %	5,33 €	Idem.
PHOSPHORE OLIGOSOL	Oligothérapie	10	0 %	1,83 €	Idem.

T

Tests de grossesse

Vos règles ont du retard ? Vous avez des nausées le matin ? Et vous vous demandez si vous n'êtes pas enceinte ? Avec un simple test, vous pouvez le savoir immédiatement.

CE QU'IL FAUT SAVOIR

Près de 2,5 millions de tests de grossesse sont commercialisés par an en France. Ils coûtent entre 8 et 15 euros et ne sont pas remboursés par la Sécurité sociale.
Les tests de grossesse vendus en pharmacie permettent de détecter une grossesse dès les premiers jours de retard des règles et certains même 3 jours avant leur date présumée.
Il existe trois types de tests en fonction du mode de prélèvement : urinaire (les plus vendus), salivaire et sanguin.

▸ Comment ça marche ?

La femme enceinte sécrète certaines hormones (b-HCG ou hormone chorionique gonadotrophique) que l'on peut retrouver dans ses urines, dans la salive et dans le sang.
Les tests urinaires les détectent avec une bonne fiabilité (98 %) : en présence d'urine, ils changent de couleur sous réserve que les conditions d'emploi aient été scrupuleusement respectées.
Les tests salivaires sont beaucoup moins fiables et ne sont pas recommandés.
Les tests sanguins, fiables à 100 %, demandent une prise de sang et relèvent de la prescription médicale.

LES INTERDITS

Survoler la notice d'utilisation des tests urinaires, voire l'ignorer, n'est pas une bonne idée. Ces tests sont sensibles et vous êtes probablement un peu anxieuse. Mieux vaut suivre, à la lettre, le mode d'emploi.

LES BONNES PRATIQUES

- Utilisez le test sur les premières urines du matin, plus concentrées en hormones.
- Placez le testeur dans un flacon d'urine ou sous un jet d'urine. Une coloration indique un certain niveau de b-HCG, signe d'une grossesse débutante.
- En cas de réponse négative, recommencez 72 heures après si vos règles ne sont toujours pas arrivées entre-temps.
- En cas de réponse positive, prenez rendez-vous rapidement avec votre médecin qui vous prescrira, s'il le juge utile, un test sanguin de confirmation.

TEST DE GROSSESSE

NOM DE MARQUE	SUBSTANCE	NOTE /20	REMB. SS	PRIX	AVIS
BABYCHECK PLUS	Réactif immunologique	12	0 %	10,00 €	
BABYCHECK PLUS	Réactif immunologique	12	0 %	6,50 €	
CLEARBLUE test de grossesse classique	Réactif immunologique	14	0 %	11,00 €	
CLEARBLUE test de grossesse classique	Réactif immunologique	14	0 %	7,50 €	
CLEARBLUE test de grossesse électronique	Réactif immunologique	14	0 %	15,00 €	
PREDICTOR test stylo de grossesse	Réactif immunologique	14	0 %	5,50 €	
PREDICTOR test stylo de grossesse	Réactif immunologique	14	0 %	9,00 €	

Torticolis et douleur de la nuque

Vous avez mal au cou et vous n'arrivez plus à tourner la tête ou à la mettre droite ? Il s'agit sans doute d'un torticolis aigu, une affection le plus souvent mineure mais qui peut faire très mal !

CE QU'IL FAUT SAVOIR

Le torticolis (ou coup tordu) est une contraction douloureuse des muscles du cou situés de chaque côté ou en arrière du cou.

LES CAUSES

Le torticolis peut être provoqué par :
- un faux mouvement lors d'une rotation brutale de la tête ;
- un effort brutal lors du soulèvement d'un objet lourd ;
- une mauvaise position durant le sommeil ;
- un courant d'air froid sur la nuque ;
- un oreiller mal adapté ;
- une extension de la nuque de manière prolongée (peinture d'un plafond, premier rang à un spectacle, dentiste, coiffeur)...

Mais il peut aussi survenir en réaction à certaines maladies :
- une arthrose cervicale ou une autre atteinte des cervicales ;
- une otite, une infection des dents, une angine ;
- des troubles de la vue (chez l'enfant) ;
- une maladie infectieuse du cerveau (méningite par exemple) ou une tumeur ;
- ou suite à la prise de neuroleptiques à base de chlorpromazine, type LARGACTIL®.

LES INTERDITS

⚠⚠⚠ Pas d'automédication mais consultez votre médecin en extrême urgence ou appelez le SAMU (15 ou le 112) si :
- La nuque est raide et associée à de la fièvre, des maux de tête, des frissons, une grande fatigue, de la confusion.
- La douleur de la nuque descend dans un bras et s'accompagne de picotements dans la main ou de faiblesse du bras.
- Vous avez mal à la tête, vous vomissez et vous êtes gêné par la lumière.
- La douleur est difficile à supporter : vous avez du mal à parler et vos jambes et vos bras vous semblent faibles.
- Vous avez des vertiges, des bourdonnements dans l'oreille.

Ces symptômes n'ont rien à voir avec un torticolis banal : ils peuvent être le signe de maladies graves.

⚠⚠ Ne poursuivez pas un traitement en automédication plus de 48 heures si vos douleurs de nuque persistent mais consultez rapidement votre médecin.

LES BONNES PRATIQUES

▶ En prévention

• Renforcez votre musculature cervicale par des exercices appropriés et certains sports (natation sur le dos, gymnastique).
• Adaptez votre poste de travail si vous travaillez sur ordinateur. L'écran doit être à hauteur des yeux. Réglez votre siège de façon à ce que vos coudes forment un angle droit. Changez très souvent de position. Faites doucement des mouvements de tête, de gauche à droite, menton baissé. Haussez et baissez plusieurs fois les épaules. Étirez-vous et marchez dès que vous le pouvez.
• Si vous roulez beaucoup en voiture, vérifiez la hauteur de votre appuie-tête et de votre siège. Le haut de votre dos ne doit pas être sous tension.
• Dormez sur un matelas ferme, avec un oreiller cervical qui soutient la nuque.
• Si vous êtes sujet au torticolis, ayez toujours un foulard ou une écharpe avec vous pour protéger votre cou des courants d'air ou de l'air conditionné.
• Vérifiez avec des médecins spécialistes que vous n'avez pas de problèmes dentaires ou des anomalies de la vue.

▶ En cas de torticolis aigu

• Prenez un bain chaud ou restez 5 bonnes minutes sous une douche très chaude, cela permet de décontracter vos muscles, ou appliquez un pack thermique chaud-froid enveloppé dans un linge fin.
• Pour diminuer la douleur, prenez un anti-douleur : de préférence du paracétamol (4 g/24 heures maximum).
• Une fois la crise passée, au bout de 72 heures, faites très doucement des mouvements de la tête (droite, gauche) menton baissé.
• Des massages effectués par un kinésithérapeute peuvent vous soulager, mais évitez les manipulations. Demandez conseil à votre médecin.

LES MÉDICAMENTS

• En cas de fortes douleurs, prenez un anti-douleur par voie orale *(voir Douleur)*. Préférez le paracétamol (4 g/24 heures maximum) sauf en cas d'allergie au paracétamol ou de maladie grave du foie. Prenez alors de l'ibuprofène.
• En application locale : les crèmes ou baumes à base de méphénésine (DECONTRACTYL® Baume) dont l'efficacité est cependant faible.

DÉCONTRACTURANT

NOM DE MARQUE	SUBSTANCE	NOTE /20	REMB. SS	PRIX	AVIS
COMPLEXE LEHNING ARNICA N° 1	Homéopathie	6	0 %	4,57 €	
DECONTRACTYL 500 mg	Méphénésine	8	0 %	6,20 €	
DECONTRACTYL baume	Méphénésine	8	0 %	4,88 €	
LUMIRELAX 10 % crème	Méthocarbamol	8	0 %	3,72 €	

ANTI-DOULEUR

NOM DE MARQUE	SUBSTANCE	NOTE /20	REMB. SS	PRIX	AVIS
ABBE CHAUPITRE N° 23	Homéopathie	5	0 %	6,80 €	Mis sur le marché en 1943. Il y avait sans doute mieux à faire en cette période.
ACTRON	Aspirine, …	5	0 %	5,05 €	Association sans intérêt. Il est inutile d'associer les risques de l'aspirine au paracétamol. De plus, la caféine est à éviter. Un non-sens thérapeutique en 2011.
ACTRON	Aspirine, …	5	0 %	6,25 €	Idem.
ADVIL 200 mg	Ibuprofène	16	65 %	3,05 €	Bon médicament mais vérifier l'absence d'ibuprofène ou d'autres AINS dans la composition d'autres médicaments.
ADVIL 200 mg	Ibuprofène	16	65 %	1,88 €	Idem.
ADVILCAPS 200 mg capsule molle	Ibuprofène	16	0 %		Idem.
ADVILEFF 200 mg comprimé effervescent	Ibuprofène	16	0 %		Idem.
ADVILTAB 400 mg comprimé enrobé	Ibuprofène	16	0 %		Idem.
ALGICALM comprimé 400 mg/25 mg	Paracétamol, Codéine	18	0 %	5,90 €	
ALKA SELTZER 324 mg	Aspirine, …	12	0 %	6,65 €	Vérifier l'absence d'aspirine ou d'autres AINS dans la composition d'autres médicaments.
ALKA SELTZER 324 mg	Aspirine, …	12	0 %	4,75 €	Idem.
ANADVIL 200 mg	Ibuprofène	16	0 %	2,59 €	Bon médicament mais vérifier l'absence d'ibuprofène ou d'autres AINS dans la composition d'autres médicaments.

ANTARENE Gé 200 mg	Ibuprofène	16	65 %	1,91 €	Idem.
ANTIGRIPPINE A L'ASPIRINE 500 mg/100 mg	Aspirine, …	12	0 %	4,72 €	La vitamine C et la caféine n'augmentent pas les effets de l'aspirine (information donnée aux médecins par le ministère de la Santé).
ARTROPHYTUM comprimé enrobé	Phytothérapie : Harpagophyton, …	6	0 %	13,19 €	
ASPEGIC 500 mg sachet	Aspirine	13	65 %	2,44 €	Vérifier l'absence d'aspirine ou d'autres AINS dans la composition d'autres médicaments.
ASPEGIC 500 mg sachet	Aspirine	13	0 %	3,50 €	Idem.
ASPEGIC Adulte 1000 mg	Aspirine	13	0 %	6,04 €	Idem.
ASPEGIC Adulte 1000 mg	Aspirine	13	65 %	4,07 €	Idem.
ASPEGIC Adulte 1000 mg	Aspirine	13	0 %	3,50 €	Idem.
ASPIRINE DU RHONE 500 mg	Aspirine	13	0 %	2,74 €	Idem.
ASPIRINE DU RHONE 500 mg	Aspirine	13	0 %	4,27 €	Idem.
ASPIRINE DU RHONE 500 mg	Aspirine	13	0 %	6,46 €	Idem.
ASPIRINE MERCK 500 mg	Aspirine	13	0 %	4,95 €	Idem.
ASPIRINE MERCK MEDICATION FAMILIALE 500 mg comprimé à croquer	Aspirine	13	0 %		Idem.
ASPIRINE PROTECT BAYER 300 mg	Aspirine	13	65 %	2,46 €	Idem.
ASPIRINE RATIOPHARM 500 mg	Aspirine	13	65 %	2,03 €	Idem.
ASPIRINE RATIOPHARM 500 mg	Aspirine	13	65 %	1,29 €	Idem.
ASPIRINE UPSA 325 mg	Aspirine	13	65 %	2,60 €	Idem.
ASPIRINE UPSA 500 mg	Aspirine	13	65 %	2,11 €	Idem.
ASPIRINE UPSA TAMPONNEE 1000 mg	Aspirine	13	65 %	3,45 €	Idem.
ASPIRINE UPSA VITAMINE C TAMPONNEE 330 mg/200 mg	Aspirine, …	12	0 %	2,85 €	La vitamine C n'ajoute rien à l'action de l'aspirine.
ASPIRINE VITAMINEE B1 C DEROL 400 mg	Aspirine, …	12	0 %	2,28 €	Les vitamines C et B1 n'ajoutent rien à l'action de l'aspirine.
ASPIRINE pH8 500 mg	Aspirine	13	65 %	1,33 €	Vérifier l'absence d'aspirine ou d'autres AINS dans la composition d'autres médicaments.
ASPIRINE pH8 500 mg	Aspirine	13	65 %	2,14 €	Idem.
ASPIRINE vitamine C OBERLIN 500 mg	Aspirine, …	12	0 %	4,42 €	Idem.
ASPIRISUCRE 400 mg	Aspirine	13	0 %	5,34 €	Idem.
ASPRO 320 mg	Aspirine	13	0 %	3,96 €	Idem.

ASPRO 320 mg comprimé	Aspirine	13	0 %		Idem.
ASPRO 500 mg	Aspirine	13	0 %	5,64 €	Idem.
ASPRO 500 mg	Aspirine	13	0 %	2,59 €	Idem.
ASPRO 500 mg	Aspirine	13	0 %	3,35 €	Idem.
ASPRO vitamine C 500 mg	Aspirine, …	12	0 %	4,42 €	La vitamine C n'ajoute rien à l'action de l'aspirine.
ASPROACCEL 500 mg	Aspirine, …	12	0 %	3,05 €	La présence de caféine n'apporte rien à l'action de l'aspirine.
ASPROACCEL 500 mg	Aspirine, …	12	0 %	3,96 €	Idem.
BRYONIA OPODELDOCH BOIRON	Homéopathie	4	35 %	1,60 €	Association dangereusement inefficace.
CEFALINE HAUTH 500 mg/50 mg	Paracétamol, …	15	0 %	2,89 €	La présence de caféine n'est pas justifiée car n'augmente pas l'effet anti-douleur et anti-fièvre et ne peut poser que des problèmes.
CEPHYL	Pseudo-homéopathie	5	0 %	5,18 €	Le seul produit actif est l'aspirine, tous les autres produits ne servent à rien et ces associations sont contraires aux règles modernes de mise au point de médicaments.
CEPHYL	Pseudo-homéopathie	5	0 %	3,05 €	Idem.
CLARADOL 500 mg comprimé effervescent	Paracétamol	18	65 %	1,81 €	Excellent médicament mais vérifier l'absence de paracétamol dans la composition d'autres médicaments afin d'éviter un risque de surdosage toxique pour votre foie.
CLARADOL 500 mg comprimé sécable	Paracétamol	18	65 %	1,60 €	Idem.
CLARADOL CAFEINE	Paracétamol, …	15	65 %	1,98 €	La présence de caféine n'est pas justifiée car n'augmente pas l'effet anti-douleur et anti-fièvre et ne peut poser que des problèmes.
CLARADOL CAFEINE	Paracétamol, …	15	65 %	1,98 €	Idem.
CLARADOL CODEINE	Paracétamol, Codéine	18	65 %	2,49 €	
CLARAGINE 500 mg	Aspirine	13	65 %	2,35 €	Bon médicament mais vérifier l'absence d'aspirine ou d'autres AINS dans la composition d'autres médicaments.
CLARAGINE 500 mg	Aspirine	13	65 %	1,68 €	Idem.
CODOLIPRANE ADULTE	Paracétamol, Codéine	18	65 %	2,59 €	

COMPLEXE LEHNING KALMIA N° 18	Homéopathie	2	0 %	4,57 €	Il est inadmissible qu'un directeur de laboratoire ose proposer de telles indications et que celles-ci soient avalisées par le ministère de la Santé.
COMPLEXE LEHNING RANUNCULUS N° 79	Homéopathie	2	0 %	4,57 €	Idem.
COMPRALGYL 400 mg/20 mg	Paracétamol, Codéine	18	0 %	4,77 €	
COQUELUSEDAL PARACETAMOL 100 mg suppositoire	Paracétamol, …	3	0 %	3,92 €	Changement de composition en 2007 : disparition de l'essence de niaouli. Une composition du XIXe siècle associée au paracétamol. Évitez de présenter ces ogives à votre derrière.
COQUELUSEDAL PARACETAMOL 250 mg suppositoire	Paracétamol, …	3	0 %	3,92 €	Idem.
DAFALGAN 1 g comprimé pelliculé	Paracétamol	18	65 %	1,74 €	Excellent médicament mais vérifier l'absence de paracétamol dans la composition d'autres médicaments afin d'éviter un risque de surdosage toxique pour votre foie.
DAFALGAN 1 g comprimé pelliculé	Paracétamol	18	0 %		Idem.
DAFALGAN 500 mg gélule	Paracétamol	18	0 %		Idem.
DAFALGAN 500 mg gélule	Paracétamol	18	65 %	1,74 €	Idem.
DAFALGAN suppositoire 600 mg	Paracétamol	18	65 %	1,98 €	Idem.
DOLIACTI C 500 mg/150 mg	Paracétamol, …	15	0 %	2,81 €	La vitamine C n'ajoute rien à l'action du paracétamol.
DOLIDON 500 mg/50 mg	Paracétamol, …	15	0 %	3,99 €	La présence de caféine n'est pas justifiée car n'augmente pas l'effet anti-douleur et anti-fièvre et ne peut poser que des problèmes.
DOLIPRANE 1000 mg comprimé	Paracétamol	18	65 %	1,74 €	Excellent médicament mais vérifier l'absence de paracétamol dans la composition d'autres médicaments afin d'éviter un risque de surdosage toxique pour votre foie.
DOLIPRANE 1000 mg comprimé effervescent	Paracétamol	18	65 %	1,81 €	Idem.
DOLIPRANE 1000 mg solution buvable	Paracétamol	18	65 %	1,81 €	Idem.
DOLIPRANE 1000 mg suppositoire	Paracétamol	18	65 %	1,98 €	Idem.
DOLIPRANE 300 mg sachet	Paracétamol	18	65 %	1,83 €	Idem.

DOLIPRANE 300 mg suppositoire	Paracétamol	18	65 %	1,67 €	Idem.
DOLIPRANE 500 mg comprimé	Paracétamol	18	65 %	1,74 €	Idem.
DOLIPRANE 500 mg comprimé effervescent	Paracétamol	18	65 %	1,81 €	Idem.
DOLIPRANE 500 mg gélule	Paracétamol	18	65 %	1,74 €	Idem.
DOLIPRANE 500 mg poudre pour solution buvable	Paracétamol	18	65 %	1,74 €	Idem.
DOLIPRANE sans sucre suspension buvable 2,4 %	Paracétamol	18	65 %	1,88 €	Idem.
DOLIPRANELIB 500 mg comprimé	Paracétamol	18	0 %	1,70 €	Idem.
DOLIPRANE VITAMINE C 500 mg/150 mg comprimé effervescent	Paracétamol, …	15	0 %	6,80 €	La vitamine C n'ajoute rien à l'action du paracétamol.
DOLITABS 500 mg comprimé orodispersible	Paracétamol	18	0 %	3,03 €	Excellent médicament mais vérifier l'absence de paracétamol dans la composition d'autres médicaments afin d'éviter un risque de surdosage toxique pour votre foie.
DOLKO 1 g comprimé sécable	Paracétamol	18	65 %	1,68 €	Idem.
DOLKO 500 mg comprimé	Paracétamol	18	65 %	1,74 €	Idem.
DOLKO 500 mg poudre pour solution buvable	Paracétamol	18	65 %	1,74 €	Idem.
DOLTAQUE 200 mg comprimé	Ibuprofène	16	65 %	3,06 €	Bon médicament mais vérifier l'absence d'ibuprofène ou d'autres AINS dans la composition d'autres médicaments.
EFFERALGAN 1 g comprimé effervescent	Paracétamol	18	65 %	1,81 €	Excellent médicament mais vérifier l'absence de paracétamol dans la composition d'autres médicaments afin d'éviter un risque de surdosage toxique pour votre foie.
EFFERALGAN 500 mg comprimé	Paracétamol	18	65 %	1,83 €	Idem.
EFFERALGAN 500 mg comprimé effervescent	Paracétamol	18	65 %	1,81 €	Idem.
EFFERALGAN VITAMINE C 500 mg/200 mg	Paracétamol	17	0 %	2,45 €	Idem.
EFFERALGANODIS 500 mg comprimé orodispersible	Paracétamol	18	0 %	3,22 €	Idem.

ERGIX DOULEUR ET FIEVRE 200 mg	Ibuprofène	16	0 %	3,98 €	Bon médicament mais vérifier l'absence d'ibuprofène ou d'autres AINS dans la composition d'autres médicaments.
ERGIX DOULEUR ET FIEVRE 200 mg	Ibuprofène	16	0 %	3,31 €	Idem.
EXIDOL	Paracétamol, ...	15	65 %	1,98 €	La présence de caféine n'est pas justifiée car n'augmente pas l'effet anti-douleur et anti-fièvre et ne peut poser que des problèmes.
EXPANDOX 500 mg comprimé	Paracétamol	18	0 %	1,47 €	Excellent médicament mais vérifier l'absence de paracétamol dans la composition d'autres médicaments afin d'éviter un risque de surdosage toxique pour votre foie.
EXPANFEN 200 mg comprimé enrobé	Ibuprofène	16	0 %	2,50 €	Bon médicament mais vérifier l'absence d'ibuprofène ou d'autres AINS dans la composition d'autres médicaments.
EXPANFEN Ge 200 mg comprimé	Ibuprofène	16	65 %	2,10 €	Idem.
GAOSEDAL CODEINE	Paracétamol, Codéine	18	0 %	6,18 €	
GELUFENE 200 mg gélule	Ibuprofène	16	0 %	3,20 €	Bon médicament mais vérifier l'absence d'ibuprofène ou d'autres AINS dans la composition d'autres médicaments.
GELUPRANE 500 mg gélule	Paracétamol	18	65 %	1,74 €	Excellent médicament mais vérifier l'absence de paracétamol dans la composition d'autres médicaments afin d'éviter un risque de surdosage toxique pour votre foie.
HEMAGENE TAILLEUR 200 mg	Ibuprofène	16	0 %	3,82 €	Bon médicament mais vérifier l'absence d'ibuprofène ou d'autres AINS dans la composition d'autres médicaments.
IBUPROFENE ALMUS 200 mg comprimé pelliculé	Ibuprofène	16	65 %	1,91 €	Idem.
IBUPROFENE ARROW 200 mg	Ibuprofène	16	0 %	2,19 €	Idem.
IBUPROFENE ARROW 200 mg	Ibuprofène	16	65 %	1,91 €	Idem.
IBUPROFENE ARROW CONSEIL 400 mg comprimé pelliculé	Ibuprofène	16	0 %		Idem.
IBUPROFENE BIOGARAN 200 mg comprimé	Ibuprofène	16	65 %	1,98 €	Idem.

IBUPROFENE BIOGARAN CONSEIL 200 mg comprimé pelliculé	Ibuprofène	16	0 %	2,55 €	Idem.
IBUPROFENE BIOGARAN CONSEIL 400 mg comprimé pelliculé	Ibuprofène	16	0 %	3,06 €	Idem.
IBUPROFENE CRISTERS 200 mg comprimé enrobé	Ibuprofène	16	65 %	1,91 €	Idem.
IBUPROFENE CRISTERS 200 mg comprimé pelliculé	Ibuprofène	16	0 %	2,80 €	Idem.
IBUPROFENE EG 200 mg comprimé	Ibuprofène	16	65 %	1,91 €	Idem.
IBUPROFENE G GAM 200 mg comprimé	Ibuprofène	16	65 %	1,91 €	Idem.
IBUPROFENE HEXAL SANTE 200 mg comprimé	Ibuprofène	16	65 %	2,40 €	Idem.
IBUPROFENE ISOMED 200 mg comprimé enrobé	Ibuprofène	16	0 %	2,55 €	Idem.
IBUPROFENE IVAX 200 mg	Ibuprofène	16	65 %	2,30 €	Idem.
IBUPROFENE IVAX 200 mg comprimé enrobé	Ibuprofène	16	0 %	2,38 €	Idem.
IBUPROFENE MYLAN 200 mg	Ibuprofène	16	65 %	2,29 €	Idem.
IBUPROFENE MYLAN 200 mg	Ibuprofène	16	0 %	2,26 €	Idem.
IBUPROFENE MYLAN 400 mg comprimé effervescent	Ibuprofène	16	0 %	3,36 €	Idem.
IBUPROFENE QUALIMED 200 mg	Ibuprofène	16	65 %	2,29 €	Idem.
IBUPROFENE RATIOPHARM 200 mg	Ibuprofène	16	65 %	2,22 €	Idem.
IBUPROFENE RATIOPHARM CONSEIL 200 mg comprimé enrobé	Ibuprofène	16	0 %		Idem.
IBUPROFENE RPG 200 mg	Ibuprofène	16	65 %	2,21 €	Idem.
IBUPROFENE SANDOZ CONSEIL 200 mg comprimé enrobé	Ibuprofène	16	0 %	2,21 €	Idem.
IBUPROFENE SANDOZ CONSEIL 400 mg comprimé pelliculé	Ibuprofène	16	0 %	4,40 €	Idem.
IBUPROFENE SANDOZ comprimé enrobé 200 mg	Ibuprofène	16	65 %	1,91 €	Idem.
IBUPROFENE SANDOZ comprimé enrobé 200 mg	Ibuprofène	16	0 %	2,44 €	Idem.
IBUPROFENE TEVA 200 mg	Ibuprofène	16	65 %	1,91 €	Idem.
IBUPROFENE ZYDUS 200 mg	Ibuprofène	16	65 %	1,91 €	Idem.
INTRALGIS 200 mg	Ibuprofène	16	0 %	3,66 €	Idem.
INTRALGIS 200 mg	Ibuprofène	16	0 %	2,44 €	Idem.

ISOFEBRIL VITAMINE C comprimé effervescent	Aspirine, ...	5	0 %	5,10 €	Association sans intérêt. Il est inutile d'associer les risques de l'aspirine au paracétamol. Un non-sens thérapeutique en 2011.
KLIPAL CODEINE 300 mg/25 mg	Paracétamol, Codéine	18	65 %	2,17 €	
LINDILANE comprimé	Paracétamol, Codéine	18	65 %	2,55 €	
METASPIRINE 475 mg/25 mg	Aspirine, ...	12	0 %	4,57 €	La présence de caféine n'apporte rien à l'action de l'aspirine.
MIGRALGINE gélule	Paracétamol, Codéine	18	0 %	4,57 €	
MIGRALGINE gélule	Paracétamol, Codéine	18	0 %	5,79 €	
NEUROCYNESINE	Homéopathie	3	0 %	6,50 €	Mis sur le marché en 1943. Ce pharmacien irresponsable aurait mieux fait de prendre le maquis, plutôt que de concevoir un médicament avec de l'acétanilide qui est un anti-douleur dangereux.
NUREFLEX 200 mg	Ibuprofène	16	65 %	2,28 €	Bon médicament mais vérifier l'absence d'ibuprofène ou d'autres AINS dans la composition d'autres médicaments.
NUROFEN 200 mg	Ibuprofène	16	0 %	3,80 €	Idem.
NUROFEN 200 mg	Ibuprofène	16	0 %	2,74 €	Idem.
NUROFEN 200 mg comprimé enrobé	Ibuprofène	16	0 %	5,44 €	Idem.
NUROFEN 400 mg comprimé enrobé	Ibuprofène	16	0 %	4,00 €	Idem.
NUROFENFEM 400 mg comprimé pelliculé	Ibuprofène	16	0 %	4,42 €	Idem.
NUROFENFLASH 200 mg	Ibuprofène	16	0 %	3,63 €	Idem.
NUROFENFLASH 400 mg comprimé pelliculé	Ibuprofène	16	0 %	4,40 €	Idem.
NUROFENTABS 200 mg	Ibuprofène	16	0 %	3,63 €	Idem.
PANADOL 500 mg comprimé pelliculé sécable	Paracétamol	18	0 %	4,27 €	Excellent médicament mais vérifier l'absence de paracétamol dans la composition d'autres médicaments afin d'éviter un risque de surdosage toxique pour votre foie.
PARACETAMOL ALMUS 1 g comprimé	Paracétamol	18	65 %	1,68 €	Idem.
PARACETAMOL ALMUS 500 mg comprimé	Paracétamol	18	65 %	1,68 €	Idem.
PARACETAMOL ALTER 1 g comprimé	Paracétamol	18	65 %	1,68 €	Idem.

PARACETAMOL ARROW 1 g comprimé	Paracétamol	18	65 %	1,68 €	Idem.
PARACETAMOL ARROW 1 g comprimé effervescent	Paracétamol	18	65 %	1,68 €	Idem.
PARACETAMOL ARROW 500 mg comprimé	Paracétamol	18	65 %	1,68 €	Idem.
PARACETAMOL ARROW 500 mg comprimé effervescent	Paracétamol	18	65 %	1,68 €	Idem.
PARACETAMOL ARROW GENERIQUES 1 g comprimé effervescent sécable	Paracétamol	18	0 %	1,53 €	Idem.
PARACETAMOL BIOGARAN 1 g	Paracétamol	18	65 %	1,68 €	Idem.
PARACETAMOL BIOGARAN 1 g comprimé	Paracétamol	18	65 %	1,68 €	Idem.
PARACETAMOL BIOGARAN 1000 mg poudre pour solution buvable en sachet-dose	Paracétamol	18	0 %	1,53 €	Idem.
PARACETAMOL BIOGARAN 300 mg poudre pour solution buvable en sachet-dose	Paracétamol	18	65 %	1,68 €	Idem.
PARACETAMOL BIOGARAN 500 mg comprimé effervescent	Paracétamol	18	65 %	1,68 €	Idem.
PARACETAMOL BIOGARAN 500 mg gélule	Paracétamol	18	65 %	1,68 €	Idem.
PARACETAMOL BIOGARAN 500 mg poudre pour solution buvable en sachet-dose	Paracétamol	18	0 %	1,53 €	Idem.
PARACETAMOL BIOGARAN 500 mg comprimé	Paracétamol	18	65 %	1,68 €	Idem.
PARACETAMOL CODEINE ARROW 400 mg/20 mg	Paracétamol, Codéine	18	65 %	2,03 €	
PARACETAMOL CRISTERS 1 g comprimé sécable	Paracétamol	18	65 %	1,68 €	Idem.
PARACETAMOL CRISTERS 500 mg comprimé	Paracétamol	18	65 %	1,68 €	Idem.
PARACETAMOL EG 1 g comprimé	Paracétamol	18	65 %	1,68 €	Idem.
PARACETAMOL EG 1000 mg	Paracétamol	18	65 %	1,68 €	Idem.
PARACETAMOL EG 500 mg comprimé	Paracétamol	18	65 %	1,47 €	Idem.
PARACETAMOL EG 500 mg comprimé effervescent	Paracétamol	18	65 %	1,68 €	Idem.
PARACETAMOL EG 500 mg gélule	Paracétamol	18	65 %	1,68 €	Idem.

PARACETAMOL EG 500 mg comprimé	Paracétamol	18	65 %	1,68 €	Idem.
PARACETAMOL G GAM 500 mg comprimé	Paracétamol	18	65 %	1,50 €	Idem.
PARACETAMOL GRUNENTHAL 1 g comprimé	Paracétamol	18	65 %	1,68 €	Idem.
PARACETAMOL ISOMED 1000 mg comprimé	Paracétamol	18	65 %	1,68 €	Idem.
PARACETAMOL ISOMED 1000 mg comprimé effervescent sécable	Paracétamol	18	65 %	1,68 €	Idem.
PARACETAMOL ISOMED 500 mg comprimé effervescent	Paracétamol	18	65 %	1,68 €	Idem.
PARACETAMOL ISOMED 500 mg comprimé sécable	Paracétamol	18	65 %	1,68 €	Idem.
PARACETAMOL ISOMED 500 mg comprimé sécable	Paracétamol	18	0 %	1,36 €	Idem.
PARACETAMOL IVAX 500 mg comprimé	Paracétamol	18	65 %	1,68 €	Idem.
PARACETAMOL MERCK 1 g comprimé effervescent sécable	Paracétamol	18	65 %	1,68 €	Idem.
PARACETAMOL MERCK 1 g comprimé sécable	Paracétamol	18	65 %	1,68 €	Idem.
PARACETAMOL MERCK 500 mg comprimé	Paracétamol	18	65 %	1,68 €	Idem.
PARACETAMOL MERCK 500 mg comprimé effervescent	Paracétamol	18	65 %	1,68 €	Idem.
PARACETAMOL MERCK 500 mg gélule	Paracétamol	18	65 %	1,68 €	Idem.
PARACETAMOL QUALIMED 1 g comprimé sécable	Paracétamol	18	65 %	1,68 €	Idem.
PARACETAMOL QUALIMED 500 mg comprimé	Paracétamol	18	65 %	1,68 €	Idem.
PARACETAMOL RANBAXY 1 g comprimé	Paracétamol	18	65 %	1,68 €	Idem.
PARACETAMOL RANBAXY 500 mg gélule	Paracétamol	18	0 %	1,53 €	Idem.
PARACETAMOL RATIOPHARM 1000 mg comprimé	Paracétamol	18	65 %	1,68 €	Idem.
PARACETAMOL RATIOPHARM 1000 mg comprimé effervescent sécable	Paracétamol	18	65 %	1,68 €	Idem.

PARACETAMOL RATIOPHARM 500 mg comprimé sécable	Paracétamol	18	65 %	1,68 €	Idem.
PARACETAMOL RATIOPHARM 500 mg gélule	Paracétamol	18	65 %	1,68 €	Idem.
PARACETAMOL RATIOPHARM 500 mg comprimé effervescent	Paracétamol	18	65 %	1,68 €	Idem.
PARACETAMOL RPG 500 mg comprimé	Paracétamol	18	65 %	1,37 €	Idem.
PARACETAMOL RPG 500 mg comprimé effervescent	Paracétamol	18	65 %	1,68 €	Idem.
PARACETAMOL RPG 500 mg gélule	Paracétamol	18	65 %	1,68 €	Idem.
PARACETAMOL SANDOZ 1 g	Paracétamol	18	65 %	1,68 €	Idem.
PARACETAMOL SANDOZ 1 g comprimé sécable	Paracétamol	18	65 %	1,68 €	Idem.
PARACETAMOL SANDOZ 500 mg gélule	Paracétamol	18	65 %	1,68 €	Idem.
PARACETAMOL SANDOZ 500 mg comprimé	Paracétamol	18	65 %	1,50 €	Idem.
PARACETAMOL SANDOZ 500 mg comprimé effervescent	Paracétamol	18	65 %	1,68 €	Idem.
PARACETAMOL SANDOZ CONSEIL 500 mg comprimé	Paracétamol	18	0 %	1,47 €	Idem.
PARACETAMOL TEVA 1 g comprimé	Paracétamol	18	65 %	1,68 €	Idem.
PARACETAMOL TEVA 1000 mg poudre pour solution buvable en sachet-dose	Paracétamol	18	0 %	1,53 €	Idem.
PARACETAMOL TEVA 1 g comprimé effervescent sécable	Paracétamol	18	65 %	1,68 €	Idem.
PARACETAMOL TEVA 300 mg poudre pour solution buvable en sachet-dose	Paracétamol	18	65 %	1,68 €	Idem.
PARACETAMOL TEVA 500 mg comprimé	Paracétamol	18	65 %	1,52 €	Idem.
PARACETAMOL TEVA 500 mg comprimé effervescent	Paracétamol	18	65 %	1,68 €	Idem.

PARACETAMOL TEVA 500 mg poudre pour solution buvable en sachet-dose	Paracétamol	18	65 %	1,68 €	Idem.
PARACETAMOL TEVA CLASSICS 500 mg comprimé	Paracétamol	18	0 %	1,36 €	Idem.
PARACETAMOL TORLAN 500 mg comprimé	Paracétamol	18	65 %	1,68 €	Idem.
PARACETAMOL WINTHROP 500 mg comprimé	Paracétamol	18	0 %	1,60 €	Idem.
PARACETAMOL WINTHROP 500 mg comprimé	Paracétamol	18	65 %	1,68 €	Idem.
PARACETAMOL ZYDUS 1 g comprimé	Paracétamol	18	65 %	1,68 €	Idem.
PARACETAMOL ZYDUS 500 mg comprimé	Paracétamol	18	65 %	1,68 €	Idem.
PARALYOC 500 mg lyophilisat	Paracétamol	18	65 %	2,60 €	Idem.
PRONTALGINE	Paracétamol, …	16	0 %	5,56 €	La présence de caféine n'est pas justifiée car n'augmente pas l'effet anti-douleur et ne peut poser que des problèmes.
SEDASPIR	Aspirine, …	12	0 %	5,03 €	Vérifier l'absence d'aspirine ou d'autres AINS dans la composition d'autres médicaments.
SOLUCETYL 500 mg/200 mg	Aspirine, …	12	0 %	2,95 €	La vitamine C n'ajoute rien à l'action de l'aspirine.
SOLUFEN Ge 200 mg	Ibuprofène	16	65 %	2,21 €	Bon médicament mais vérifier l'absence d'ibuprofène ou d'autres AINS dans la composition d'autres médicaments.
SPEDIFEN 200 mg	Ibuprofène	16	0 %	3,02 €	Idem.
SPEDIFEN 400 mg comprimé pelliculé	Ibuprofène	16	0 %		Idem.
THEINOL solution	Paracétamol, …	8	65 %	1,83 €	Une petite potion à 8° d'alcool remboursée par la Sécurité sociale avec en prime une bonne dose de caféine. À éviter.
UPFEN 200 mg	Ibuprofène	16	0 %	2,97 €	Bon médicament mais vérifier l'absence d'ibuprofène ou d'autres AINS dans la composition d'autres médicaments.
UPFEN 200 mg	Ibuprofène	16	0 %	3,43 €	Idem.

ANTI-INFLAMMATOIRE NON STÉROÏDIEN (AINS) LOCAL

NOM DE MARQUE	SUBSTANCE	NOTE /20	REMB. SS	PRIX	AVIS
ADVIL 5 % gel	Ibuprofène	12	35 %	4,18 €	
ADVIL 5 % gel	Ibuprofène	12	35 %	2,84 €	
ANTARENE 5 % gel	Ibuprofène	12	35 %	2,46 €	
ANTARENE 5 % gel	Ibuprofène	12	35 %	4,05 €	
CLIPTOL 5 % gel	Ibuprofène	12	0 %	5,88 €	
DICLOFENAC BGR 1 % gel	Diclofénac	12	35 %	2,36 €	
DICLOFENAC EG LABO 1 % gel	Diclofénac	12	35 %	2,36 €	
DICLOFENAC MYLAN 1 % gel	Diclofénac	12	35 %	2,36 €	
DICLOFENAC RATIOPHARM 1 % gel	Diclofénac	12	35 %	2,36 €	
DICLOFENAC RATIOPHARM CONSEIL 1 % gel	Diclofénac	12	0 %		
DICLOFENAC TEVA 1 % gel	Diclofénac	12	35 %	2,36 €	
DICLOFENAC TEVA CONSEIL 1 % gel	Diclofénac	12	0 %		
DOLGIT 5 % crème	Ibuprofène	12	35 %	3,27 €	
FLECTOR 1 % gel	Diclofénac	12	35 %	2,72 €	
FLECTORTISSUGELEP 1 % emplâtre médicamenteux	Diclofénac	12	0 %		
GELDOLOR	Phytothérapie : Harpagophyton, …	11	0 %	6,93 €	
IBUPROFENE ARROW 5 % gel	Ibuprofène	12	0 %	4,80 €	
IBUPROFENE MYLAN solution pour pulvérisation cutanée 5 %	Ibuprofène	12	0 %	4,64 €	
IBUPROFENE RATIOPHARM CONSEIL 5 % gel	Ibuprofène	12	0 %		
IBUTOP 5 % gel	Ibuprofène	12	0 %	6,09 €	
INTRALGIS 5 %	Ibuprofène	12	0 %	5,18 €	
NIFLUGEL 2,5 % gel	Acide niflumique	11	35 %	2,81 €	
NUROFEN 5 % gel	Ibuprofène	12	0 %	5,39 €	
REPARIL gel	Aescine, …	5	0 %		Médicament dépassé et très allergisant.
TIBURON gel	Ibuprofène	12	0 %	4,72 €	

VOLTARENACTIGO 1 % gel en flacon pressurisé	Diclofénac	12	0 %	
VOLTARENACTIGO 1 %	Diclofénac	12	0 %	5,00 €
VOLTARENE EMULGEL 1 %	Diclofénac	12	35 %	2,67 €
VOLTARENPLAST 1 %	Diclofénac	12	0 %	
XENID 1 %	Diclofénac	12	35 %	2,73 €

NOS MÉDICAMENTS FAVORIS

DOLIPRANE 500 mg Comprimé

Note : 18/20 Prix : 1,74 € Remb SS : 65 %

Classe thérapeutique : Anti-douleur ◆ Anti-fièvre ◆ Anti-douleur des règles.

Indications : Traitement de courte durée de la fièvre et des douleurs d'intensités légères à modérées.

Contre-indications générales : Allergie à l'un des constituants du produit ◆ Enfant de moins de 8 ans ◆ Hépatite virale ◆ Insuffisance hépatique.

Prudence générale : Peut modifier certains dosages sanguins ou urinaires ◆ Insuffisance rénale ◆ Alcoolisme.

Prudence en association : Anticoagulants oraux.

Posologie : Cette présentation est réservée à l'adulte et l'enfant à partir de 27 kg (soit environ à partir de 8 ans). Pour les adultes et les enfants dont le poids est supérieur à 50 kg (à partir d'environ 15 ans), la posologie usuelle est de 1 à 2 comprimés à 500 mg par prise, à renouveler en cas de besoin au bout de 4 heures minimum. Il n'est généralement pas nécessaire de dépasser 3 g de paracétamol par jour, soit 6 comprimés. Cependant, en cas de douleurs plus intenses, la posologie maximale peut être augmentée jusqu'à 4 g par jour, soit 8 comprimés par jour. Toujours respecter un intervalle de 4 heures entre les prises. Chez l'enfant, il est impératif de respecter les posologies définies en fonction du poids de l'enfant et donc de choisir une présentation adaptée. La dose quotidienne de paracétamol recommandée est d'environ 60 mg/kg/jour, à répartir en 4 ou 6 prises, soit environ 15 mg/kg toutes les 6 heures ou 10 mg/kg toutes les 4 heures. Pour les enfants ayant un poids de 27 à 40 kg (environ 8 à 13 ans), la posologie est de 1 comprimé à 500 mg par prise, à renouveler si besoin au bout de 6 heures, sans dépasser 4 comprimés par jour. Pour les enfants ayant un poids de 41 à 50 kg (environ 12 à 15 ans), la posologie est de 1 comprimé à 500 mg par prise, à renouveler si besoin au bout de 4 heures, sans dépasser 6 comprimés par jour. Les comprimés sont à avaler tels quels avec une boisson (par exemple eau, lait, jus de fruit).

Arrêt du médicament si : La douleur persiste plus de 5 jours ◆ La fièvre persiste plus de 3 jours ◆ Respiration sifflante ◆ Apparition de bleus (thrombopénie) ◆ Prise massive : conduire le malade d'urgence à l'hôpital le plus proche ◆ Angine sévère avec fièvre (agranulocytose) ◆ Gonflement du visage et du cou associé à une gêne respiratoire (œdème de Quincke) ◆ Perte de connaissance avec chute brutale de la tension artérielle (choc anaphylactique). ◆ Éruptions de la peau.

Composition : par comprimé : Paracétamol 500 mg. Excipients : Lactose ; amidon prégélatinisé et amidon de blé ; talc ; carboxyméthylamidon ; stéarate de magnésium.

Présentation : 16 comprimés Laboratoire : Sanofi-Aventis

CODOLIPRANE Adulte

Note : 18/20 Prix : 2,59 € Remb SS : 65 %

Classe thérapeutique : Anti-douleur.

Indications : Traitement des douleurs modérées à intenses qui ne sont pas soulagées par le paracétamol utilisé seul.

Contre-indications générales : Insuffisance hépatique ◆ Allergie à l'un des constituants du produit ◆ Enfant de moins de 15 ans ◆ Usage prolongé ou répété ◆ Grossesse ◆ Asthme ◆ Allaitement ◆ Toux de l'asthmatique ◆ Insuffisance respiratoire ◆ Toux grasse.

Prudence générale : Peut modifier certains dosages sanguins ou urinaires ◆ Sujet âgé (commencer par une demi-dose) ◆ Insuffisance hépatique ◆ Conducteur de véhicules ou de machines (risques de somnolence ou de baisse de la vigilance) ◆ Peut positiver certains tests antidopage ◆ Hypertension intracrânienne.

Contre-indications en association : SUBUTEX® ◆ TEMGÉSIC®.

Prudence en association : Anticoagulants oraux ◆ Alcool ou médicaments contenant des quantités importantes d'alcool ◆ Médicament avec effet sédatif.

Posologie : Réservé à l'adulte : 1 comprimé, à renouveler si nécessaire toutes les 6 heures, ou éventuellement 2 comprimés en cas de douleur sévère sans dépasser 6 comprimés par jour. La posologie quotidienne maximale est de 3 g de paracétamol et de 120 mg de codéine. Les prises doivent être espacées de 4 heures au minimum. Les comprimés doivent être avalés tels quels, avec un grand verre d'eau.

Incidents : Vomissements ◆ Somnolence ◆ Nausées ◆ Constipation ◆ Vertiges.

Arrêt du médicament si : La douleur persiste plus de 5 jours ◆ Respiration sifflante ◆ Confusion ◆ Apparition de bleus (thrombopénie) ◆ Prise massive : conduire le malade d'urgence à l'hôpital le plus proche ◆ Angine sévère avec fièvre (agranulocytose) ◆ Gonflement du visage et du cou associé à une gêne respiratoire (œdème de Quincke) ◆ Perte de connaissance avec chute brutale de la tension artérielle (choc anaphylactique) ◆ Convulsions ◆ Éruptions de la peau.

Composition : par comprimé : Paracétamol 400 mg ; codéine phosphate hémihydraté 20 mg. Excipients : Gélatine ; acide stéarique ; amidon de pomme de terre ; povidone ; crospovidone.

Présentation : 16 comprimés **Laboratoire :** Sanofi-Aventis

ADVIL 200 mg

Note : 16/20 **Prix :** 1,88 € **Remb SS :** 65 %

Classe thérapeutique : Anti-douleur ◆ Anti-douleur des règles ◆ Anti-fièvre ◆ Anti-inflammatoire non stéroïdien (AINS).

Indications : Traitement de courte durée de la fièvre et des douleurs d'intensités légères à modérées.

Contre-indications générales : Insuffisance cardiaque ◆ Allergie à l'un des constituants du produit ◆ Antécédent d'ulcère digestif ou de gastrite ◆ Anomalies de la coagulation ◆ Douleurs digestives ◆ Grossesse à partir du début du 6e mois ◆ Allaitement ◆ Lupus érythémateux disséminé ◆ Infections virales ◆ Enfant de moins de 12 ans ◆ Insuffisance hépatique ◆ Varicelle ◆ Insuffisance rénale.

Prudence générale : Asthme ◆ Règles abondantes ◆ Grossesse durant les 5 premiers mois ◆ Sujet âgé.

Contre-indications en association : Anticoagulants ◆ Thrombolytiques ◆ Méthotrexate aux doses supérieures ou égales à 15 mg par semaine ◆ Autres anti-inflammatoires non stéroïdiens (AINS), y compris l'aspirine ◆ Sels de lithium ◆ Antiagrégants plaquettaires (ticlopidine, clopidrogel).

Prudence en association : Alcool ◆ Antihypertenseurs ◆ Ciclosporine ◆ Diurétiques.

Posologie : Adultes : dose initiale de 200 mg à avaler avec un grand verre d'eau au cours des repas, puis si nécessaire la prise est renouvelée toutes les 4 à 6 heures, sans dépasser 1 200 mg/jour. Règles douloureuses : 200 à 400 mg, 3 fois par jour.

Incidents : Nausées ◆ Vertiges ◆ Maux de tête (céphalées).

Arrêt du médicament si : La douleur persiste plus de 5 jours ◆ La fièvre persiste plus de 3 jours ◆ Urticaire ◆ Pâleur ◆ Respiration sifflante ◆ Selles noires ◆ Gonflement du visage et du cou associé à une gêne respiratoire (œdème de Quincke) ◆ Vomissements sanglants ◆ Douleurs dans le ventre ◆ Éruptions de la peau.

Composition : par comprimé : Ibuprofène 200 mg. Excipients : Noyau : Amidon de maïs ; amidon prégélatinisé ; silice colloïdale anhydre ; acide stéarique. Enrobage : Saccharose ; macrogol 6000 ; fécule acétylée (perfectamyl gel 45) ; povidone ; polysorbate 80 ; talc ; carbonate de calcium ; oxyde de fer rouge (E172) ; dioxyde de titane (E 171) ; cire de carnauba ; encre noire Opacode S-1-27794 (gomme laque, oxyde de fer noir [E172], N-butylalcool, eau purifiée, propylène-glycol, alcool éthylique dénaturé, alcool isopropylique).

Présentation : 20 comprimés **Laboratoire :** Wyeth Santé Familiale

ADVIL 5 % Gel

Note : 12/20 **Prix :** 2,84 € **Remb SS :** 35 %

Classe thérapeutique : Anti-inflammatoire non stéroïdien (AINS) local.

Indications : Douleur d'intensité légère et modérée dans le cas d'entorses, foulures et tendinites superficielles.

Contre-indications générales : Allergie à l'un des constituants du produit ◆ Application sur les brûlures ◆ Application au niveau des yeux, des muqueuses, des plaies ou des lésions infectées ◆ Grossesse à partir du début du 6e mois ◆ Allaitement ◆ Enfant de moins de 15 ans ◆ Antécédent d'asthme déclenché par les anti-inflammatoires non stéroïdiens.

Prudence générale : Grossesse durant les 5 premiers mois ◆ Insuffisance rénale.

Posologie : Réservé à l'adulte de plus de 15 ans : 1 application 3 fois par jour. Durée maximum du traitement: 5 jours. Appliquer par un massage doux et prolongé sur la région douloureuse ou inflammatoire. Bien se laver les mains après chaque utilisation.

Incidents : Rougeur de la peau ◆ Démangeaisons (urticaire).

Arrêt du médicament si : Les douleurs persistent ◆ Urticaire ◆ Crise d'asthme ◆ Éruptions de la peau.

Composition : par tube : Ibuprofène 3 g. Excipients : Hydroxyéthylcellulose ; hydroxyde de sodium ; alcool benzylique ; alcool isopropylique ;eau purifiée.

Présentation : Tube de 60 g **Laboratoire :** Wyeth Santé Familiale

Toux

Vous toussez ? Normal ! Tousser est un réflexe naturel de défense de l'organisme en réponse à une irritation et/ou une inflammation des voies respiratoires (larynx, trachée, bronches), voire des oreilles. Ce n'est pas une maladie mais le symptôme d'un trouble de santé ou d'une maladie.

CE QU'IL FAUT SAVOIR

La toux peut être de nature sèche ou grasse. Il est indispensable de les qualifier car **seule la toux sèche peut être traitée par un antitussif.**

► **La toux sèche** ne produit pas de mucosités. Elle se manifeste généralement en quintes provoquées par une irritation et peut se calmer avec des antitussifs.
⚠⚠ Mais si elle persiste plus de 3 semaines, elle peut être le signe d'une maladie broncho-pulmonaire ou laryngée. Consultez un O.R.L. (oto-

rhino-laryngologiste) : lui seul possède les instruments nécessaires à des examens approfondis.

▸ **La toux grasse** (ou productive) est due à une sécrétion excessive de mucus qui, n'étant pas évacué, finit par encombrer les bronches et s'évacue sous forme de crachats, comme par exemple en fin de grippe, lors d'une bronchite aiguë ou dans la bronchite chronique.
Les femmes cependant, comme les enfants, ont du mal à cracher et avalent les sécrétions !
Ne cherchez surtout pas à calmer cette toux avec des antitussifs car la toux dans ce cas est un réflexe de défense qui permet d'évacuer les sécrétions bronchiques infectées.
Si la toux survient lors d'une affection respiratoire récente et banale (sans fièvre), vous n'avez pas besoin de consulter votre médecin. Adoptez quelques mesures simples *(voir Les bonnes pratiques)*.

LES CAUSES

De multiples facteurs peuvent provoquer une toux :
- une infection respiratoire accompagnée de fièvre ;
- une allergie respiratoire ;
- l'asthme ;
- un problème cardiaque (l'essoufflement est lié à l'effort) ;
- une fausse route (passage de liquide ou d'aliments dans les voies respiratoires) ;
- un reflux gastro-œsophagien, notamment en position couchée ;
- une sinusite ou une inflammation de l'oreille (otite) ;
- le tabac (bronchites chroniques) ;
- la pollution, la poussière ;
- certains médicaments contre l'hypertension, même après plusieurs mois de traitement (inhibiteurs de l'enzyme de conversion, sartans) ;
- une lésion des voies respiratoires : laryngite chronique, lésion des cordes vocales ;
- une lésion des bronches (tumeur bénigne ou maligne).

Dans tous ces cas, ne prenez pas d'antitussifs. C'est contre-indiqué car cela ne sert à rien. Toutefois si cette toux persiste ou récidive, consultez votre médecin qui pourra en identifier les causes et les traiter.

LES INTERDITS

⚠⚠⚠ Pas d'automédication mais consultez votre médecin de toute urgence, en cas de :
- toux brutale liée à une fausse route (passage d'aliments dans les voies respiratoires : cacahuètes, gras du jambon… *voir Que faire en cas de fausse route ?*) ;
- oppression et douleurs dans la poitrine ;
- essoufflement important, difficultés à respirer ;
- crachats mousseux et/ou contenant du sang.

⚠ Ne poursuivez pas un traitement en automédication si la toux s'aggrave ou persiste après 5 jours de traitement.
N'essayez pas de calmer la toux du matin qui sert à évacuer le mucus des bronches encombrées par la position allongée.
Ne laissez pas les sirops antitussifs à la portée des enfants. Ils peuvent contenir de l'alcool et leurs substances actives peuvent provoquer des troubles graves.

Que faire en cas de fausse route ?

Faites immédiatement la **manœuvre de Heimlich** :
Placez-vous debout derrière la victime, passez vos bras sous les siens, mettez votre poing juste en dessous du sternum et l'autre main dessus, les avant-bras appuyant sur les côtes, et tirez violemment vers vous de bas en haut et d'avant en arrière, comme pour le couper en deux.
En cas d'échec appelez le 15 ou le 112 (SAMU) ou le 18 (pompiers) à partir d'un portable ou d'un téléphone main libre de préférence et décrivez la situation calmement.

LES BONNES PRATIQUES

- Buvez abondamment : boissons adoucissantes sucrées ou avec du miel, tièdes ou chaudes, ou bien sucez des bonbons avec ou sans sucre (si vous êtes diabétique).
- Humidifiez l'atmosphère.
- Maintenez la température des chambres en dessous de 20 °C.
- Ne fumez pas et évitez les atmosphères enfumées ou polluées.

LES MÉDICAMENTS

Si ces mesures sont sans effet, vous pouvez prendre :

► **En cas de toux sèche**

- des antitussifs opiacés à base de dextrométhorphane ou de pholcodine, de préférence à la codéine ou à la codéthyline. Ils sont contre-indiqués en cas d'allergie à l'une des substances actives ou à leurs excipients et en cas d'insuffisance respiratoire ;
- des antihistaminiques. Ils sont contre-indiqués en cas de glaucome à angle étroit et de problèmes de prostate. Ils épaississent les sécrétions bronchiques, ce qui gêne leur expulsion.

Attention ! Ces médicaments sont sédatifs et peuvent entraîner de la somnolence. **Ils sont à éviter si vous devez conduire.**

Les autres antitussifs non opiacés et non antihistaminiques sont très peu efficaces (hélicidine, oxéladine, pentoxyvérine).
Évitez les antitussifs composés de plusieurs substances et tous ceux contenant de l'alcool.

► En cas de toux grasse

Les fluidifiants bronchiques et expectorants à base de carbocistéine, acétylcystéine, diacétylcystéine, ambroxol, bromhexine, erdostéine, guaïfénésine, sulfogaïacol, terpine n'ont jamais démontré une réelle efficacité dans l'élimination des sécrétions, ce qui a été confirmé par la Haute Autorité de Santé. En outre, ils peuvent entraîner des troubles digestifs (maux d'estomac, nausées, diarrhées) et des réactions allergiques. Ils sont au mieux sans intérêt.

Évitez toutes les associations d'antitussifs ou pire les antitussifs associés à des fluidifiants bronchiques ou à des antiseptiques respiratoires (biclotymol, isomyrtol, eucalyptol). Ces produits n'offrent aucun avantage par rapport à des préparations ne contenant qu'une seule substance et multiplient les risques d'effets indésirables.

Notre conseil : quel que soit le type de toux, préparez-vous une bonne vieille inhalation (feuilles d'eucalyptus, de thym, de serpolet ou à base de comprimés ou solutions vendus en pharmacie). Cela vous soulagera probablement et rapidement... pour un prix modique.

ANTI-TOUX (ANTITUSSIF)

NOM DE MARQUE	SUBSTANCE	NOTE /20	REMB. SS	PRIX	AVIS
ACTIVOX toux sèche Adulte 15 mg/5 ml	Dextrométhorphane	14	0 %	6,56 €	
ATUXANE sirop	Dextrométhorphane	14	0 %	5,73 €	
AUTOPLASME VAILLANT	Phytothérapie : Moutarde noire	6	0 %	6,40 €	Commercialisé en 1944. À n'utiliser qu'en cas de panne de votre chauffage central. Produit dépassé.
BAUDRY pâte pectorale	Homéopathie	2	0 %	5,18 €	Une composition entièrement à revoir (bryone, aconit, belladone à supprimer). Association inefficace.
BIOCALYPTOL 6,55 mg/5 ml SANS SUCRE sirop édulcoré	Pholcodine	14	35 %	2,93 €	
BIOCALYPTOL sirop	Pholcodine	14	35 %	3,21 €	
BORIPHARM granules N° 11	Homéopathie	4	0 %	4,88 €	
BRONCALENE Adulte	Pholcodine, ...	8	0 %	5,46 €	Association plus dangereuse qu'utile. À éviter.
BRONCALENE sirop sans sucre Adulte	Pholcodine, ...	8	0 %	5,73 €	Idem.
CAPSYL 15 mg capsule	Dextrométhorphane	14	0 %	5,98 €	
CLARIX sirop	Pholcodine, ...	12	0 %	6,37 €	Association dépassée.
CLARIX sirop Adulte	Pholcodine, ...	12	0 %	6,37 €	Idem.

CODEDRILL sans sucre 0,1 %	Codéine	13	0 %	5,98 €	Médicament efficace mais déconseillé en automédication.
CODOTUSSYL TOUX SECHE Adulte sirop	Pholcodine	14	0 %	6,00 €	
CODOTUSSYL TOUX SECHE Adulte	Pholcodine	14	0 %	6,08 €	
COMPLEXE LEHNING DROSERA N° 64	Homéopathie	5	0 %	4,57 €	Produit inefficace.
COMPLEXE LEHNING IPECA N° 65	Homéopathie	3	0 %	4,57 €	Idem.
COMPLEXE LEHNING MYOSOTIS N° 63	Homéopathie	5	0 %	4,57 €	Idem.
COMPOSE BOIRON DROSERA solution buvable	Homéopathie	2	35 %	2,28 €	
COMPOSE BOIRON DROSERA comprimé	Homéopathie	2	35 %	1,37 €	
COMPOSE BOIRON DROSERA granules	Homéopathie	2	35 %	1,81 €	
DEXIR Adulte sirop	Dextrométhorphane	14	0 %	5,43 €	
DEXTROCIDINE sirop	Dextrométhorphane	14	35 %	2,54 €	
DEXTROMETHORPHANE ARROW Adulte 0,2 %	Dextrométhorphane	14	0 %	4,65 €	
DIMETANE SANS SUCRE	Pholcodine	14	35 %	2,94 €	
DINACODE AVEC CODEINE sirop adulte	Codéine, …	5	0 %	5,54 €	Commercialisé en 1938. Composition illogique du fait de la présence de produits d'action contraire et dépassés.
DRILL TOUX SÈCHE Adulte sans sucre 15 mg/5 ml	Dextrométhorphane	14	0 %	5,15 €	
DROSETUX	Homéopathie	10	0 %	5,33 €	
EPHYDION sirop	Codéthyline, …	3	0 %	4,69 €	Produits dépassés, composition entièrement à revoir.
EPHYDION solution buvable	Codéthyline, …	3	0 %	1,98 €	Idem.
ERGIX TOUX SECHE 20 mg gélule	Dextrométhorphane	14	0 %	5,73 €	
ERGIX TOUX SECHE sirop Adulte	Dextrométhorphane	14	0 %	5,89 €	
EUCALYPTINE LE BRUN	Codéine	8	0 %	5,88 €	La codéine est à éviter en automédication dans la toux sèche.
EUPHON sirop	Codéine, …	6	35 %	2,44 €	Association illogique de produits d'action contraire.
EUPHON gélule	Codéine, …	6	35 %	1,84 €	Idem.
EUPHON sirop	Codéine, …	6	35 %	4,14 €	Idem.
FLUDITEC TOUX SÈCHE	Dextrométhorphane	14	0 %		

FLUISEDAL sirop	Prométhazine, …	2	0 %	5,21 €	Inefficacité du produit du fait de la présence de produits d'action contraire et dépassés.
FLUISEDAL sirop	Prométhazine, …	2	0 %	3,57 €	Idem.
HELICIDINE 10 % sirop	Hélicidine, …	10	15 %	2,59 €	
HELICIDINE sirop 10 %	Hélicidine, …	10	15 %	4,11 €	
HEXAPNEUMINE Adulte	Pholcodine, …	8	0 %	4,50 €	Nouvelle formule mais des progrès restent à faire pour le 3e millénaire.
HOMEOGENE 14	Homéopathie	2	0 %	4,88 €	
HUMEX TOUX SECHE DEXTROMETORPHANE sirop Adulte	Dextrométhorphane	14	0 %	5,98 €	
HUMEX TOUX SECHE PHOLCODINE Adulte 0,2 %	Pholcodine	14	0 %	5,39 €	
MEDIFLOR N° 8 Pectorale Alsace	Phytothérapie : Mauve, …	4	0 %	5,94 €	
NEO-CODION	Codéine, …	5	0 %	3,90 €	Association illogique du fait de la présence de produits d'action contraire et de produits dépassés.
NEO-CODION sirop Adulte	Codéine	5	35 %	2,67 €	Une vieille soupe où l'on a transféré certains principes actifs avec les excipients. Produit dépassé.
NODEX sirop Adulte unidose	Dextrométhorphane	14	0 %	6,36 €	
NORTUSSINE Adulte	Dextrométhorphane, …	14	0 %	4,34 €	Composition illogique. La présence d'un antihistaminique n'est pas justifiée et ne peut qu'entraîner d'autres effets indésirables.
OXOMEMAZINE BIOGARAN 0,33 mg/ml sirop	Oxomémazine	6	15 %	2,74 €	Mauvais rapport efficacité/ tolérance. Service médical faible.
PADERYL comprimé	Codéine	12	35 %	2,48 €	
PADERYL sirop	Codéine	12	35 %	3,37 €	
PATES PECTORALES MANDARINE BOIRON	Homéopathie	5	0 %	5,18 €	Un produit pseudo-homéopathique dont la composition est très discutable.
PATES PECTORALES REGLISSE BOIRON	Homéopathie	5	0 %	5,66 €	Produit inefficace.
PAXELADINE 40 mg gélule	Oxéladine	6	15 %	2,78 €	
PAXELADINE sirop	Oxéladine	6	15 %	2,78 €	
PECTOFLORINE	Phytothérapie : Erysimum, …	4	0 %	4,57 €	
PECTOSAN TOUX SECHE ETHYLMORPHINE sirop	Codéthyline	12	0 %	5,32 €	
PECTOSAN TOUX SÈCHE Adulte	Pentoxyvérine	8	0 %	5,21 €	

PERTUDORON	Homéopathie	2	0 %	5,18 €	À éviter absolument compte tenu de son inefficacité dans la coqueluche et la bronchite spastique.
POCONEOL N° 20	Homéopathie	5	0 %	7,17 €	Produit inefficace.
POLERY Adulte	Codéine, ...	6	35 %	2,64 €	Association discutable.
PULMOBAILLY	Codéine, ...	5	0 %	4,30 €	Association à éviter.
PULMODEXANE 30 mg comprimé pelliculé	Dextrométhorphane	14	35 %	2,32 €	
PULMODEXANE TOUX SÈCHE sans sucre solution	Dextrométhorphane	14	35 %	2,55 €	
PULMOSERUM	Codéine, ...	5	0 %	2,44 €	Mis sur le marché en 1910. Association illogique de produits d'action contraire.
PULMOSODYL sirop Adulte	Pholcodine, ...	5	0 %	2,44 €	Association de produits d'action contraire.
REGLISSE SAMBUCUS BOIRON	Homéopathie	5	0 %	5,18 €	S'apparente plus à un bonbon qu'à un médicament.
RESPILENE sirop Adulte	Pholcodine	14	35 %	3,40 €	
RHINATHIOL PROMETHAZINE sirop	Carbocistéine, ...	5	0 %	5,19 €	Association illogique du fait de la présence de produits d'action contraire.
RHINATHIOL TOUX SECHE PHOLCODINE Adulte	Pholcodine	14	0 %	5,94 €	
SIROP PETER'S	Codéthyline	14	0 %	6,56 €	La codéthyline est à éviter en automédication dans la toux sèche.
SPIRODRINE granules	Homéopathie	10	0 %		
STODAL	Homéopathie	4	0 %	5,33 €	Si votre toux s'arrête, prévenez-nous.
STODAL sirop	Homéopathie	4	0 %	5,64 €	Une association de produits pharmaceutiques du XIXe siècle : inefficace et sans intérêt.
THERALENE sirop	Alimémazine	12	0 %	1,22 €	À éviter en automédication.
THIOPECTOL sirop Adulte	Codéine, ...	5	0 %	5,18 €	Association illogique de produits d'actions contraires.
TOCLASE TOUX SECHE sans sucre 0,213 %	Pentoxyvérine	8	0 %	5,95 €	
TOPLEXIL 0,33 mg/ml sirop	Oxomémazine	6	15 %	3,21 €	Mauvais rapport efficacité/tolérance.
TOPLEXIL 0,33 mg/ml sans sucre solution buvable	Oxomémazine	6	15 %	3,21 €	Idem.
TROPHIRES sirop Adulte	Pholcodine, ...	5	0 %	5,79 €	Association illogique du fait de la présence de produits d'action contraire.
TUSSIDANE 1,5 mg/ml sirop	Dextrométhorphane	14	35 %	2,35 €	

TUSSIDANE 1,5 mg/ml sirop	Dextrométhorphane	14	35 %	2,94 €	
TUSSIDANE 1,5 mg/ml SANS SUCRE solution buvable	Dextrométhorphane	14	35 %	2,93 €	
TUSSIDANE 1,5 mg/ml SANS SUCRE solution buvable	Dextrométhorphane	14	35 %	2,35 €	
TUSSIDANE SANS SUCRE solution buvable	Dextrométhorphane	14	35 %	2,56 €	
TUSSIPAX comprimé	Codéine, ...	12	35 %	2,38 €	Association inutile.
TUSSIPAX sirop Adulte	Codéine, ...	12	35 %	3,05 €	
TUSSISEDAL sirop	Noscapine, ...	8	0 %	3,57 €	Association discutable de produits dépassés.
TUXIUM 30 mg capsule	Dextrométhorphane	14	35 %	2,32 €	
VALDA TOUX SECHE SANS SUCRE solution buvable	Pholcodine, ...	14	0 %	5,03 €	
VEGETOSERUM sirop Adulte	Codéthyline, ...	5	0 %	2,06 €	Idem.
VICKS sirop pectoral	Pentoxyvérine	8	0 %	7,06 €	
VICKS 0,133 % Adulte TOUX SÈCHE miel sirop	Dextrométhorphane	14	0 %	5,50 €	

FLUIDIFIANT BRONCHIQUE

NOM DE MARQUE	SUBSTANCE	NOTE /20	REMB. SS	PRIX	AVIS
ACETYLCYSTEINE ARROW 200 mg	Acétylcystéine	6	0 %	4,15 €	Médicament inefficace
ACETYLCYSTEINE BIOGARAN 200 mg comprimé effervescent	Acétylcystéine	6	0 %	4,10 €	Idem.
ACETYLCYSTEINE EG solution buvable	Acétylcystéine	6	0 %	3,67 €	Idem.
ACETYLCYSTEINE G GAM 100 mg granulé	Acétylcystéine	6	0 %	1,93 €	Idem.
ACETYLCYSTEINE G GAM 200 mg granulé	Acétylcystéine	6	0 %	3,94 €	Idem.
ACETYLCYSTEINE MYLAN 200 mg sachet	Acétylcystéine	6	0 %	3,82 €	Idem.
ACETYLCYSTEINE MYLAN comprimé effervescent sécable 200 mg	Acétylcystéine	6	0 %	3,92 €	Idem.
ACETYLCYSTEINE RATIOPHARM solution buvable	Acétylcystéine	6	0 %	4,00 €	Idem.
ACETYLCYSTEINE SANDOZ CONSEIL	Acétylcystéine	6	0 %		Idem.
ACETYLCYSTEINE SANDOZ CONSEIL 200 mg	Acétylcystéine	6	0 %	3,40 €	Idem.

ACETYLCYSTEINE SANDOZ comprimé effervescent 200 mg	Acétylcystéine	6	0 %	4,54 €	Idem.
ACETYLCYSTEINE TEVA 200 mg	Acétylcystéine	6	0 %	3,91 €	Idem.
ACTIVOX LIERRE sirop	Phytothérapie : Lierre grimpant, …	5	0 %	5,10 €	Idem.
ALMA 2 mg	Expectorants	3	0 %	5,94 €	Idem.
AMBROXOL ARROW 0,6 %	Ambroxol	7	0 %	3,30 €	Idem.
AMBROXOL ARROW 30 mg	Ambroxol	7	0 %	3,81 €	Idem.
AMBROXOL BIOGARAN 0,6 % SANS SUCRE solution buvable	Ambroxol	7	0 %	2,72 €	Idem.
AMBROXOL BIOGARAN 30 mg comprimé sécable	Ambroxol	7	0 %	3,50 €	Idem.
AMBROXOL EG 30 mg	Ambroxol	7	0 %	2,89 €	Idem.
AMBROXOL EG SANS SUCRE 0,6 %	Ambroxol	7	0 %	3,30 €	Idem.
AMBROXOL G GAM 30 mg	Ambroxol	7	0 %	3,46 €	Idem.
AMBROXOL GNR 0,6 %	Ambroxol	7	0 %	3,77 €	Idem.
AMBROXOL MYLAN 0,6 %	Ambroxol	7	0 %	3,31 €	Idem.
AMBROXOL MYLAN comprimé 30 mg	Ambroxol	7	0 %	2,11 €	Idem.
AMBROXOL RATIOPHARM 0,6 % solution buvable	Ambroxol	7	0 %	4,51 €	Idem.
AMBROXOL RATIOPHARM 30 mg	Ambroxol	7	0 %	3,75 €	Idem.
AMBROXOL RATIOPHARM CONSEIL 0,6 %	Ambroxol	7	0 %	3,30 €	Idem.
AMBROXOL SANDOZ CONSEIL 0,6 % SANS SUCRE solution buvable édulcorée à la saccharine sodique	Ambroxol	7	0 %	4,43 €	Idem.
AMBROXOL SANDOZ solution buvable sans sucre	Ambroxol	7	0 %		Idem.
AMBROXOL SANDOZ comprimé 30 mg	Ambroxol	7	0 %		Idem.
AMBROXOL TEVA 0,3 %	Ambroxol	7	0 %	2,55 €	Idem.
AMBROXOL TEVA 0,6 %	Ambroxol	7	0 %	3,39 €	Idem.
AMBROXOL TEVA 30 mg	Ambroxol	7	0 %	3,64 €	Idem.
AMBROXOL WINTHROP solution buvable 0,6	Ambroxol	7	0 %	3,48 €	Idem.
AMBROXOL ZYDUS 30 mg	Ambroxol	7	0 %		Idem.

BISOLVON 8 mg	Bromhexine	6	0 %	5,61 €	Idem.
BORIPHARM granules N° 12	Homéopathie	6	0 %	4,88 €	Idem.
BRONCATHIOL expectorant SANS SUCRE Adulte 5 %	Carbocistéine	6	0 %	5,64 €	Idem.
BRONCHOKOD Gé Adulte 5 %	Carbocistéine	6	0 %	3,20 €	Idem.
BRONCHOKOD Gé solution buvable sans sucre Adulte 5 %	Carbocistéine	6	0 %	3,20 €	Idem.
BRONCOCLAR Adulte 5 %	Carbocistéine	6	0 %	5,33 €	Idem.
BRONKIREX Gé sans sucre Adulte 5 %	Carbocistéine	6	0 %	2,96 €	Idem.
CARBOCISTEINE ARROW SANS SUCRE Adulte 5 %	Carbocistéine	6	0 %	2,39 €	Idem.
CARBOCISTEINE BIOGARAN 5 % SANS SUCRE solution buvable	Carbocistéine	6	0 %	5,00 €	Idem.
CARBOCISTEINE BIOGARAN SANS SUCRE Adulte 5 %	Carbocistéine	6	0 %	3,22 €	Idem.
CARBOCISTEINE BIOGARAN SANS SUCRE Adulte 5 %	Carbocistéine	6	0 %	2,16 €	Idem.
CARBOCISTEINE EG 5 % ADULTES SANS SUCRE solution buvable édulcorée à la saccharine sodique	Carbocistéine	6	0 %	3,77 €	Idem.
CARBOCISTEINE EG Adulte 5 %	Carbocistéine	6	0 %	2,73 €	Idem.
CARBOCISTEINE EG SANS SUCRE Adulte 5 %	Carbocistéine	6	0 %	2,73 €	Idem.
CARBOCISTEINE G GAM SANS SUCRE Adulte 5 %	Carbocistéine	6	0 %	2,52 €	Idem.
CARBOCISTEINE GNR Adulte 5 %	Carbocistéine	6	0 %	3,20 €	Idem.
CARBOCISTEINE GNR SANS SUCRE Adulte 5 %	Carbocistéine	6	0 %	2,40 €	Idem.
CARBOCISTEINE HEXAL SANTE 5 % ADULTES sirop	Carbocistéine	6	0 %	3,37 €	Idem.
CARBOCISTEINE HEXAL SANS SUCRE Adulte 5 %	Carbocistéine	6	0 %	3,00 €	Idem.
CARBOCISTEINE MYLAN sirop 5 %	Carbocistéine	6	0 %	3,43 €	Idem.
CARBOCISTEINE MYLAN solution buvable SANS SUCRE 5 %	Carbocistéine	6	0 %	3,42 €	Idem.
CARBOCISTEINE RATIOPHARM Adulte 5 %	Carbocistéine	6	0 %	2,81 €	Idem.

CARBOCISTEINE RATIOPHARM SANS SUCRE 5 %	Carbocistéine	6	0 %	4,08 €	Idem.
CARBOCISTEINE RATIOPHARM SANS SUCRE Adulte 5 %	Carbocistéine	6	0 %	3,46 €	Idem.
CARBOCISTEINE RPG Adulte 5 %	Carbocistéine	6	0 %	3,20 €	Idem.
CARBOCISTEINE RPG SANS SUCRE Adulte 5 %	Carbocistéine	6	0 %	3,20 €	Idem.
CARBOCISTEINE SANDOZ CONSEIL 5 % Adulte SANS SUCRE	Carbocistéine	6	0 %	3,65 €	Idem.
CARBOCISTEINE SANDOZ CONSEIL 5 % Adulte SANS SUCRE solution	Carbocistéine	6	0 %	3,72 €	Idem.
CARBOCISTEINE SANDOZ CONSEIL 5 % Adulte sirop	Carbocistéine	6	0 %	3,71 €	Idem.
CARBOCISTEINE TEVA sirop Adulte 5 %	Carbocistéine	6	0 %	3,48 €	Idem.
CARBOCISTEINE TEVA sans sucre Adulte 5 %	Carbocistéine	6	0 %	3,21 €	Idem.
CARBOCISTEINE WINTHROP SANS SUCRE sirop 5 %	Carbocistéine	6	0 %	3,18 €	Idem.
CODOTUSSYL EXPECTORANT 200 mg	Acétylcystéine	6	0 %	4,88 €	Idem.
CODOTUSSYL EXPECTORANT ACETYLCYSTEINE comprimé à sucer	Acétylcystéine	6	0 %	5,48 €	Idem.
CODOTUSSYL EXPECTORANT ACETYLCYSTEINE granulés pour solution buvable	Acétylcystéine	6	0 %	5,77 €	Idem.
CODOTUSSYL EXPECTORANT ACETYLCYSTEINE poudre et sirop pour solution buvable	Acétylcystéine	6	0 %	4,27 €	Idem.
CODOTUSSYL EXPECTORANT Adulte 5 %	Carbocistéine	6	0 %	5,94 €	Idem.
COMPOSE BOIRON IPECA comprimé	Homéopathie	4	35 %	1,46 €	Idem.
COMPOSE BOIRON IPECA granules	Homéopathie	4	35 %	1,81 €	Idem.
COMPOSE BOIRON IPECA solution buvable	Homéopathie	4	35 %	2,28 €	Idem.

DIMOTAPP EXPECTORANT Adulte 5 %	Carbocistéine	6	0 %	2,97 €	Idem.
DRILL expectorant Adulte 5 %	Carbocistéine	6	0 %	5,64 €	Idem.
DRILL expectorant SANS SUCRE Adulte 5 %	Carbocistéine	6	0 %	6,55 €	Idem.
ERGIX EXPECTORANT solution buvable Adulte SANS SUCRE 5 %	Carbocistéine	6	0 %	5,24 €	Idem.
EUCALYPTINE suppositoire adulte	Cinéole, …	3	0 %	5,22 €	Médicament inefficace et dépassé depuis plus de 50 ans.
EXOMUC 200 mg	Acétylcystéine	6	0 %	4,96 €	Médicament inefficace.
EXOMUC 200 mg	Acétylcystéine	6	0 %	4,12 €	Idem.
EXOTOUX solution buvable	Carbocistéine	6	0 %	3,56 €	Idem.
FLUDITEC EXPECTORANT 5 % sirop 125 ml	Carbocistéine	6	0 %		Idem.
FLUDITEC EXPECTORANT 5 % sirop 300 ml	Carbocistéine	6	0 %		Idem.
FLUIMUCIL	Acétylcystéine	6	0 %	3,51 €	Idem.
FLUIMUCIL 200 mg Adulte granulés pour solution buvable en sachet-dose	Acétylcystéine	6	0 %	4,27 €	Idem.
FLUIMUCIL 200 mg comprimé effervescent	Acétylcystéine	6	0 %	5,94 €	Idem.
FLUIMUCIL 200 mg solution buvable	Acétylcystéine	6	0 %	4,12 €	Idem.
FLUIMUCIL Adulte solution buvable 2 %	Acétylcystéine	6	0 %	4,99 €	Idem.
FLUISEDAL SANS PROMETHAZINE	Benzoate de méglumine, …	6	0 %	2,17 €	Idem.
FLUISEDAL SANS PROMETHAZINE	Benzoate de méglumine, …	6	0 %	3,20 €	Idem.
GUETHURAL 300 mg	Mucolytiques	6	0 %	3,05 €	Idem.
HUMEX 5 % Adulte EXPECTORANT SANS SUCRE solution buvable édulcorée à la saccharine sodique	Carbocistéine	6	0 %	6,73 €	Idem.
HUMEX EXPECTORANT SANS SUCRE 100 mg	Acétylcystéine	6	0 %	5,98 €	Idem.
HUMEX EXPECTORANT sirop Adulte	Carbocistéine	6	0 %	5,34 €	Idem.
LYSOPADOL Menthe	Ambroxol	7	0 %		Idem.
MEDIBRONC sirop Adulte 5 %	Carbocistéine	6	0 %	5,49 €	Idem.
MUCICLAR Adulte 5 %	Carbocistéine	6	0 %	2,59 €	Idem.

MUCICLAR SANS SUCRE Adulte 5 %	Carbocistéine	6	0 %	2,59 €	Idem.
MUCITUX 50 mg comprimé	Éprazinone	6	0 %	4,25 €	Médicament inefficace mais non dénué d'inconvénients. Mauvais rapport efficacité/tolérance/prix.
MUCOLATOR 200 mg	Acétylcystéine	6	0 %	4,57 €	Médicament inefficace.
MUCOMYST 200 mg	Acétylcystéine	6	0 %	4,27 €	Idem.
MUCOMYST 200 mg poudre orale en sachet	Acétylcystéine	6	0 %		Idem.
MUCOMYST 200 mg/5 ml	Acétylcystéine	6	0 %	3,66 €	Idem.
MUCOMYST poudre pour suspension buvable 200 mg	Acétylcystéine	6	0 %	3,60 €	Idem.
MUCOSPIRE 200 mg	Acétylcystéine	6	0 %	3,96 €	Idem.
MUCOTHIOL 150 mg	Acétylcystéine	6	0 %	3,50 €	Idem.
MUCOTHIOL 200 mg	Acétylcystéine	6	0 %	4,88 €	Idem.
MUXOL Gé 30 mg	Ambroxol	7	0 %	3,81 €	Idem.
MUXOL solution buvable 0,3 %	Ambroxol	7	0 %	2,74 €	Médicament inefficace : un mauvais rapport efficacité/tolérance.
PECTOSAN EXPECTORANT SANS SUCRE Adulte 5 %	Carbocistéine	6	0 %	4,71 €	Médicament inefficace.
PECTOSAN expectorant Adulte 5 %	Carbocistéine	6	0 %	4,57 €	Idem.
PHOLCONES BISMUTH Adulte suppositoire	Guaïfénésine, ...	3	0 %	4,57 €	Association de produits dépassés.
PHYTOTUX	Phytothérapie : Desessartz	2	0 %	5,18 €	Médicament inefficace.
PULMO-DRAINOL	Homéopathie	3	0 %	5,64 €	Changement d'indication (toux grasses) et toujours absence d'efficacité.
RHINATHIOL sirop expectorant Adulte 5 %	Carbocistéine	6	0 %	5,43 €	Médicament inefficace.
RHINATHIOL sirop expectorant Adulte 5 %	Carbocistéine	6	0 %	4,19 €	Idem.
RHINATHIOL sirop expectorant Adulte 5 %	Carbocistéine	6	0 %	5,09 €	Idem.
RHINATHIOL expectorant SANS SUCRE Adulte 5 %	Carbocistéine	6	0 %	5,43 €	Idem.
SOLMUCOL 100 mg granulé	Acétylcystéine	6	0 %	1,98 €	Idem.
SOLMUCOL 200 mg granulé pour solution buvable 20 sachets	Acétylcystéine	6	0 %	4,18 €	Idem.
SURBRONC 30 mg comprimé	Ambroxol	7	0 %	4,19 €	Idem.
SURBRONC solution buvable	Ambroxol	7	0 %	4,99 €	Idem.

TERPINE GONNON 0,5 %	Terpine, …	5	0 %	5,92 €	Idem.
TERPONE sirop	Terpine, …	5	0 %	2,28 €	Idem.
TUSSILENE Gé Adulte 5 %	Carbocistéine	6	0 %	3,22 €	Idem.
TUSSILENE Gé SANS SUCRE Adulte 5 %	Carbocistéine	6	0 %	3,22 €	Idem.
VECTRINE 300 mg gélule	Erdostéine	6	0 %	5,03 €	Mauvais rapport efficacité/tolérance/prix.
VECTRINE poudre pour solution buvable 300 mg	Erdostéine	6	0 %	5,03 €	Idem.
VICKS EXPECTORANT sirop Adulte	Guaïfénésine	5	0 %	5,71 €	Médicament inefficace.

ANTISEPTIQUE RESPIRATOIRE

NOM DE MARQUE	SUBSTANCE	NOTE /20	REMB. SS	PRIX	AVIS
ACTIVOX pommade	Phytothérapie : Camphre, …	5	0 %	5,03 €	Produit inefficace et dépassé.
ARKOGELULES EUCALYPTUS 300 mg	Phytothérapie : Eucalyptus, …	4	0 %	5,94 €	Dépassé et inutile sauf pour le laboratoire.
AROMASOL	Phytothérapie : Lavande, …	5	0 %	6,71 €	Ce mélange d'huiles essentielles n'a pas sa place dans une telle indication.
BALSOLENE solution pour inhalation par fumigation	Benjoin, …	6	0 %		Un antiseptique respiratoire en inhalation cher à nos grand-mères.
BIQUINOL Adulte	Eucalyptol, …	1	0 %	6,14 €	Inefficace. Ne présentez que la notice à votre derrière.
BRONCHODERMINE	Cinéole, …	5	0 %	2,13 €	Médicament inefficace.
BRONCHODERMINE Adulte	Eucalyptol, …	5	0 %	4,96 €	Médicament inefficace et dépassé depuis plus de 50 ans.
BRONCHORECTINE CITRAL Adulte	Citral, …	5	0 %	1,52 €	Médicament inefficace.
COQUELUSEDAL Adulte suppositoire	Niaouli, …	5	0 %	3,72 €	Médicament dépassé depuis plus d'un siècle.
COQUELUSEDAL PARACETAMOL 500 mg suppositoire	Paracétamol, …	3	0 %	3,92 €	Une composition du XIXe siècle associée au paracétamol. Évitez de présenter ces ogives à votre fondement.
FEBRECTOL suppositoire Adulte	Paracétamol, …	5	35 %	1,88 €	Médicament déconseillé car cette association n'amène que des inconvénients en particulier chez les enfants et les personnes âgées.

GOMENOL SOLUBLE 82,5 mg/5 ml	Goménol, …	5	0 %	2,88 €	Mis sur le marché en 1948. La médecine a fait des progrès depuis. Produit dépassé et qui peut être dangereux
GOMENOL liquide pour inhalation par fumigation	Goménol	5	0 %	6,39 €	Idem.
GOUTTES AUX ESSENCES	Phytothérapie : Menthe, …	2	0 %	5,94 €	Inefficacité indiscutable, en l'évitant vous faites une économie.
GOUTTES AUX ESSENCES	Phytothérapie : Menthe, …	2	0 %	9,76 €	Idem.
NECYRANE	Ritiométan	5	0 %	2,55 €	Le produit a changé de propriétaire mais malheureusement pas de formule.
OZOTHINE	Térébenthine, …	3	0 %	2,28 €	Bravo ! sirop très alcoolisé et inefficace.
OZOTHINE Adulte 60 mg suppositoire	Térébenthine, …	3	0 %	2,13 €	Le recyclage du directeur du laboratoire semble des plus urgent tant au niveau de la composition que des indications proposées, avec la bénédiction du ministère de la Santé et de la Sécurité sociale. Ne présentez que la notice à votre derrière.
OZOTHINE DIPROPHYLLINE 20 mg/150 mg	Térébenthine, …	3	0 %	7,85 €	Inefficace et dangereux.
OZOTHINE DIPROPHYLLINE Adulte 60 mg/350 mg	Térébenthine, …	4	0 %	2,28 €	Association de deux substances inefficaces.
POCONEOL N° 9	Homéopathie	4	0 %	4,72 €	
TROPHIRES COMPOSE Adulte suppositoire	Paracétamol, …	5	0 %	3,96 €	Associations inutiles, voire dangereuses, validées en 1996 !
TROPHIRES suppositoire Adulte	Phytothérapie : Eucalyptus, …	5	0 %	2,89 €	Produit dépassé depuis sa commercialisation en 1965. Malgré des modifications toujours aussi inefficaces.
VICKS INHALER	Camphre racémique, …	8	0 %	3,50 €	

NOS MÉDICAMENTS FAVORIS

DEXTROCIDINE Sirop

Note : 14/20 **Prix :** 2,54 € **Remb SS :** 35 %

Classe thérapeutique : Anti-toux (Antitussif).

Indications : Traitement de courte durée des toux sèches non productives.

Contre-indications générales : Enfant de moins de 12 ans ◆ Allergie à l'un des constituants du produit ◆ Toux grasse ◆ Insuffisance respiratoire ◆ Toux de l'asthmatique ◆ Allaitement ◆ Asthme ◆ Usage prolongé ou répété.

Prudence générale : Grossesse ◆ Conducteur de véhicules ou de machines (risques de somnolence ou de baisse de la vigilance) ◆ Sujet âgé (commencer par une demi-dose) ◆ Insuffisance hépatique (commencer par une demi-dose).

Contre-indications en association : MARSILID® ◆ MOCLAMINE®.

Prudence en association : Médicaments avec effet sédatif ◆ Alcool ou médicaments contenant des quantités importantes d'alcool.

Posologie : Une cuillère-mesure (5 ml) contient 15 mg de bromhydrate de dextrométhorphane. Le traitement symptomatique doit être court (quelques jours) et limité aux horaires où survient la toux. En l'absence d'autres prises médicamenteuses apportant du dextrométhorphane ou tout autre antitussif central, la dose quotidienne de dextrométhorphane à ne pas dépasser est de 120 mg chez l'adulte et de 1 mg/kg chez l'enfant de plus de 10 ans. Chez l'adulte, la posologie usuelle est de : 1 cuillère-mesure par prise, à renouveler au bout de 4 heures en cas de besoin, sans dépasser 6 cuillères-mesures par jour. Chez le sujet âgé ou en cas d'insuffisance hépatique : la posologie initiale sera diminuée de moitié par rapport à la posologie conseillée chez l'adulte, et pourra éventuellement être augmentée en fonction de la tolérance et des besoins. Chez l'enfant de plus de 12 ans : 1/2 cuillère-mesure par prise, à renouveler au bout de 4 heures en cas de besoin, sans dépasser 4 prises par jour.

Incidents : Vomissements ◆ Somnolence ◆ Nausées ◆ Constipation ◆ Diarrhée ◆ Vertiges.

Arrêt du médicament si : La toux persiste plus de 5 jours ◆ Gonflement du visage et du cou associé à une gêne respiratoire (œdème de Quincke) ◆ Gêne respiratoire ◆ Éruptions de la peau.

Composition : par cuillère-mesure : Dextrométhorphane bromhydrate 15 mg. Excipients : Solution de saccharose ; eau purifiée. Arôme : Cherry (dont alcool) ; parahydroxybenzoate de méthyle (E218).

Présentation : Flacon de 150 ml **Laboratoire :** Thérabel Lucien Pharma

RESPILÈNE Sirop Adulte

Note : 14/20 **Prix :** 3,40 € **Remb SS :** 35 %

Classe thérapeutique : Anti-toux (Antitussif).

Indications : Traitement de courte durée des toux sèches non productives.

Contre-indications générales : Allergie à l'un des constituants du produit ◆ Toux grasse ◆ Insuffisance respiratoire ◆ Toux de l'asthmatique ◆ Allaitement ◆ Asthme ◆ Grossesse ◆ Usage prolongé ou répété ◆ Enfant de moins de 15 ans.

Prudence générale : Insuffisance hépatique ◆ Conducteurs de véhicules et utilisateurs de machines (risque de somnolence) ◆ Sujet âgé (commencer par une demi-dose).

Prudence en association : Médicament avec effet sédatif ◆ Alcool ou médicaments contenant des quantités importantes d'alcool.

Posologie : Adulte : 1 à 2 cuillerées à café (6 à 12 mg) par prise, à renouveler toutes les 4 heures si besoin sans dépasser 12 cuillerées à café par jour.

Incidents : Vomissements ◆ Somnolence ◆ Nausées ◆ Constipation ◆ Diarrhée ◆ Vertiges.

Arrêt du médicament si : La toux persiste plus de 5 jours ◆ Respiration sifflante ◆ Éruptions de la peau.

Composition : par cuillerée à café (5 ml) adulte : Pholcodine 6 mg. Excipients : Solution de saccharose ; extrait concentré pour sirop de Desessartz ; alcool ; glycérol ; arôme eau de laurier-cerise 31M15 ; eau purifiée.

Présentation : Flacon de 200 ml **Laboratoire :** Sanofi-Aventis

Troubles de la ménopause et bouffées de chaleur

Une sensation de chaleur soudaine qui remonte jusqu'à la tête ? Des sueurs intenses suivies d'une sensation de froid en moins de 3 minutes ? C'est ce que l'on appelle des bouffées de chaleur, une des manifestations les plus fréquentes de la ménopause : près de deux femmes ménopausées sur trois en souffrent ainsi que de nombreux autres troubles. Avec quelques mesures, vous pouvez essayer de les limiter.

CE QU'IL FAUT SAVOIR

La ménopause qui intervient chez la femme aux alentours de 50 ans est confirmée après une absence d'un an des règles. Elle suit la périménopause, d'une durée de 5 à 7 ans, au cours de laquelle les règles deviennent irrégulières, moins ou très abondantes.
À cette période vous allez peut-être prendre du poids, souffrir de fourmillements dans les extrémités, de maux de tête et de bouffées de chaleur, le plus souvent nocturnes.

LES CAUSES

La modification des sécrétions hormonales induisant la perte de la fonction reproductrice de la femme est le responsable de ces troubles.
Une fois la ménopause installée, vous allez peut-être être affectée par un ou plusieurs de ces dérèglements qui ne durent en principe que 3 ans et disparaissent ou s'atténuent fortement tout seuls :

- bouffées de chaleur ;
- sueurs nocturnes et troubles du sommeil ;
- modification du caractère (irritabilité, anxiété, humeur dépressive) ;
- atrophie de la vulve et du vagin avec rapports sexuels douloureux ;
- sécheresse vaginale ;
- diminution du volume des seins et de leur tenue ;
- troubles urinaires (incontinence) ;
- baisse de la libido ;
- sécheresse de la peau et des cheveux ;
- décalcification des os (ostéoporose) ;
- athérosclérose et maladies cardiovasculaires.

LES INTERDITS

- Ne vous soustrayez pas à une surveillance gynécologique régulière mais consultez votre gynécologue au moins une fois par an (frottis, examen des seins, examens cliniques). C'est indispensable, surtout si vous avez des antécédents familiaux de cancers ou d'ostéoporose.
- Ne prenez pas de traitement en automédication à base de soja en cas

d'antécédents de cancers (sein ou utérus) dans votre famille ou si vous-même en avez eu un.

LES BONNES PRATIQUES

▸ **En prévention**, adoptez une bonne hygiène de vie

- Faites du sport au moins deux fois par semaine. Cela vous évitera de grossir, luttera contre la décalcification et vous aidera à chasser les moments d'anxiété liés à cette période. Marchez dès que vous le pouvez (20 minutes par jour en marche rapide) pour évacuer le stress et vous oxygéner.
- Pratiquez des activités de relaxation (yoga, tai-chi...).
- Nourrissez-vous sainement en faisant des repas équilibrés à base de poissons, céréales, fruits et légumes, légumes secs, oléagineux (noix, noisettes, amandes).
- Limitez l'alcool, les sucreries, les charcuteries, les sauces grasses, les plats épicés et les excitants (café).
- Arrêtez définitivement de fumer.
- Évitez de grignoter entre les repas.
- Maintenez une vie sexuelle active.

▸ **En cas de troubles de la ménopause perturbants**

Consultez votre médecin et discutez avec lui de l'opportunité ou non de prendre un traitement spécifique (traitement de substitution hormonale ou TSH) en fonction de votre cas, des manifestations de la ménopause et de vos antécédents familiaux. Ces traitements sont des médicaments de prescription obligatoire, contre-indiqués en cas de cancer du sein familial ou personnel ou de maladie thrombogène.

Ils ne sont prescrits que pour des durées limitées.

LES MÉDICAMENTS

Les médicaments sans ordonnance à base d'un acide aminé (bêta-alanine, ABUFÈNE®) ainsi que les oligoéléments à base de zinc ou de cuivre, les médicaments homéopathiques ou les phyto-œstrogènes peuvent dans certains cas améliorer vos troubles.

Si ceux-ci persistent, consultez votre médecin qui jugera de l'opportunité de vous prescrire des médicaments plus efficaces.

ANTI-BOUFFÉES DE CHALEUR

NOM DE MARQUE	SUBSTANCE	NOTE /20	REMB. SS	PRIX	AVIS
ABBE CHAUPITRE N° 6	Homéopathie	6	0 %	5,33 €	
ABBE CHAUPITRE N° 83	Homéopathie	10	0 %	5,33 €	Des règles irrégulières imposent toujours une consultation médicale.
ABUFENE 400 mg	Bêta-alanine	10	15 %	4,40 €	Un acide aminé remboursé à 15 % par la Sécurité sociale et qui depuis un quart de siècle n'a jamais prouvé son efficacité.
COMPLEXE LEHNING LACHESIS N° 122	Homéopathie	10	0 %	4,57 €	
MENOCYNESINE	Homéopathie	10	0 %	6,81 €	
OLIGOSOL ZINC-CUIVRE	Oligothérapie	6	0 %	1,83 €	L'indication « Modificateur de terrain » n'a pas de base scientifique démontrée.
POCONEOL N° 14	Homéopathie	10	0 %	4,72 €	

V

Verrues (adultes/enfants)

Très courantes chez les enfants et les adolescents mais aussi chez les personnes âgées, ces petites excroissances contagieuses n'entraînent généralement pas de complications en dehors de leur aspect peu esthétique.

CE QU'IL FAUT SAVOIR

Les verrues se présentent sous plusieurs formes. Seule la verrue vulgaire, petite boule à la surface grisâtre, située généralement sur les mains et les pieds peut se traiter en automédication, s'il s'agit d'une récidive.

Les autres verrues demandent une consultation médicale :

- La verrue plantaire : comme son nom l'indique, elle est située sur la plante du pied, c'est-à-dire sous le pied. Si elle est profonde, cas des verrues en mosaïque, elle est alors douloureuse.
- Plus rares, les verrues planes de couleur beige clair situées sur le visage et le dos des mains.
- Les verrues situées sur l'anus ou les parties génitales, excroissances charnues roses ou brunes, sont contagieuses et nécessitent TOUJOURS une consultation médicale.

EN SAVOIR PLUS

Ne confondez pas une verrue avec un grain de beauté

Le grain de beauté ou nævus est une tache brune plus ou moins foncée, de forme régulière à limites nettes. Si un grain de beauté saigne, s'écorche ou évolue, consultez rapidement votre médecin. La méthode

dite ABCDE est une bonne façon d'évaluer les changements : A pour asymétrie, B pour bords (dentelés ou irréguliers), C pour couleur, D pour diamètre, E pour évolution (nouveau grain de beauté qui grandit ou se modifie).
De manière préventive, en cas de grains de beauté, profitez de la Journée nationale de prévention et santé de la peau pour les faire examiner (consultez le site www.syndicatdermatos.org).

LES CAUSES
Les verrues sont d'origine virale et, de ce fait, sont contagieuses.

LES INTERDITS

⚠ Pas d'automédication mais consultez votre médecin si :
- Vous n'êtes pas sûr qu'il s'agit d'une verrue.
- La verrue est douloureuse (mal placée, écorchée...).
- Elle est dans un endroit difficile à soigner (cuir chevelu, verrue plantaire...).
- Il y a des signes d'infection.
- Il s'agit de verrues de l'anus ou du sexe : les deux partenaires doivent alors consulter leur dermatologue.

⚠ Ne prolongez pas un traitement en automédication mais consultez votre médecin si :
- Les verrues persistent, grossissent ou se multiplient.

LES BONNES PRATIQUES

▶ En prévention
- Ne marchez pas pieds nus dans les piscines, saunas, salles de gymnastique...
- Séchez-vous minutieusement les pieds avant de vous rechausser.

▶ En cas de verrues vulgaires
Les verrues peuvent disparaître sous l'influence de l'hypnose et de multiples pratiques atypiques qui semblent « magiques ». Cela explique le succès d'un grand nombre de substances inactives dites placebo *(voir Effet placebo et effet nocebo)*.

LES MÉDICAMENTS

En automédication, seuls les médicaments à base d'acide salicylique concentrée sont efficaces mais ne doivent être utilisés que sur des courtes périodes, comme indiqué sur les notices.

ANTI-VERRUE

NOM DE MARQUE	SUBSTANCE	NOTE /20	REMB. SS	PRIX	AVIS
COMPLEXE LEHNING THUYA N° 37	Homéopathie	5	0 %	4,57 €	
DUOFILM	Acide salicylique	12	0 %	6,40 €	
FEUILLE DE SAULE CORICIDE VERRUE 10 g/100 g	Acide salicylique	12	0 %	5,00 €	
NITROL	Acide salicylique	12	0 %	5,79 €	
TRANSVERCID 14,54 mg/12 mm	Acide salicylique	12	0 %	6,25 €	
TRANSVERCID 3,62 mg/6 mm	Acide salicylique	12	0 %		
VERRUFILM	Acide salicylique	12	0 %	6,10 €	
VERRULIA	Homéopathie	6	0 %		
VERRULYSE-METHIONINE	Oxyde de magnésium	5	0 %	5,31 €	Mis sur le marché en 1958. Présence de six produits parfaitement inefficaces dans l'indication mais il s'est trouvé un laboratoire pour racheter cette ineptie.
VERRUPAN	Acide salicylique	12	0 %	5,33 €	

NOTRE MÉDICAMENT FAVORI

VERRUFILM

Note : 12/20 **Prix :** 6,10 € **Remb SS :** 0 %

Classe thérapeutique : Anti-verrues.

Indications : Traitement des verrues plantaires, des verrues vulgaires de la main.

Contre-indications générales : Allergie à l'un des constituants du produit.

Posologie : Nettoyer et sécher soigneusement l'endroit à traiter. À l'aide de la spatule, appliquer le liquide sur la verrue sans déborder sur la peau saine. Il est possible de protéger préalablement la peau saine en appliquant un vernis neutre. L'application est à renouveler tous les jours, de préférence le soir, pendant 8 semaines environ. Tous les 2 à 3 jours, frotter doucement la zone traitée avant l'application avec une lime en carton ou une pierre ponce en évitant de faire saigner et de manière à supprimer la partie superficielle et rugueuse de la verrue. Si un saignement se produit, suspendre le traitement pendant 2 à 3 jours.

Incidents : Irritations ◆ Sensation de brûlure.

Composition : pour 100 g de solution : Acide lactique 16,7 g ; acide salicylique 16,7 g. Excipients : Huile de ricin ; collodion.

Présentation : Flacon de 14 ml **Laboratoire :** Bailleul

Vers intestinaux (adultes/enfants)

Troubles intestinaux ? Démangeaisons ? Perte de poids sans perte d'appétit ? Ce sont respectivement quelques-unes des manifestations de l'ascaris, des oxyures et du ténia. Ces vers intestinaux sont des parasites : ces petits organismes vivent en effet sur le dos d'autres organismes, en l'occurrence le nôtre !...
Ils se développent quand les conditions d'hygiène sont médiocres.

CE QU'IL FAUT SAVOIR

• **L'ascaris** est un ver rond, blanc rosé, de 15 à 25 centimètres de long, qui vit dans l'intestin grêle où il se nourrit des liquides issus de la digestion. Les œufs pondus par la femelle sont évacués par les selles qui peuvent à nouveau contaminer des aliments par manque d'hygiène. La contamination se fait en effet en ingérant des œufs d'ascaris présents sur des fruits ou des légumes crus. Le ver lui-même peut se retrouver dans les selles. L'ascaridiose se manifeste par des maux de ventre, des vomissements, de la diarrhée, un manque d'appétit ou une toux.

• **Les oxyures** sont des petits vers ronds de 3 à 10 millimètres qui vivent dans le gros intestin. Les femelles pondent leurs œufs près de l'anus, ce qui explique comment ils se propagent par l'enfant. Celui-ci se gratte le derrière qui le démange, mais il ne se lave pas les mains et contamine son entourage.
La présence d'oxyures se reconnaît aux démangeaisons, surtout le soir (le petit garçon se gratte l'anus, la petite fille, le sexe), aux douleurs au ventre (constipation ou diarrhées) et à la présence de petits vers dans les selles ou autour de l'anus.

• **Le ténia** est un ver plat comme un macaroni, segmenté en multiples anneaux (1 000 à 2 000), qui peut mesurer jusqu'à 10 mètres de long. Il vit dans l'intestin grêle où il s'accroche par un bout, l'autre bout étant éliminé avec les selles par petits morceaux. On peut même retrouver des anneaux dans les sous-vêtements. La contamination se fait en mangeant de la viande de bœuf (cas du *Tœnia saginata*) ou de porc (cas du *Tœnia solium* ou ver solitaire) infectée et pas suffisamment cuite. Le ténia peut provoquer des douleurs abdominales et plus précisément des douleurs gastriques qui évoquent parfois un ulcère digestif (gastro-duodénal). Il entraîne un amaigrissement insolite sans qu'il n'y ait de perte d'appétit.

LES INTERDITS

⚠ Pas d'automédication mais consultez votre médecin en cas de :
- perte de poids notable sans modification du régime alimentaire ;
- nausées, diarrhées, maux de ventre persistants.

⚠ Ne prolongez pas un traitement en automédication mais consultez votre médecin si vous ne constatez aucune amélioration à la fin de la durée préconisée.

LES BONNES PRATIQUES

▶ En prévention

- Respectez et faites respecter des règles d'hygiène élémentaires :

– se laver les mains à l'eau et au savon chaque fois que l'on va aux toilettes ;
– se laver les mains à l'eau et au savon avant de préparer les repas et avant de se mettre à table.

- Coupez les ongles des enfants très ras. Mettez des « pense-bêtes » sur les mesures d'hygiène à respecter dans les toilettes et dans leur chambre.
- Lavez les fruits et les légumes.
- Faites cuire suffisamment la viande.

LES MÉDICAMENTS

Ils sont différents selon les vers concernés.

▶ Ciblés contre les ascaris et oxyures

- Le flubendazole (FLUVERMAL®), à choisir de préférence à tous les autres produits. Il est d'une grande efficacité et a l'avantage d'être très peu résorbé par le tube digestif. Pour éviter la récidive des vers, faites un deuxième traitement 15 à 20 jours plus tard. Dans certains cas, mieux vaut traiter l'ensemble de la famille.

Autres produits efficaces :

- Le pyrantel (COMBANTRIN® ou HELMINTOX®) contre les ascaris et les oxyures (deux unidoses à 15 jours d'intervalle).
- Les sels de pipérazine contre les ascaris et oxyures à prendre pendant plusieurs jours.
- Le pyrvinium embonate (POVANYL®) uniquement contre les oxyures (deux unidoses à 15 jours d'intervalle).

Les autres médicaments proposés en pharmacie sont sans intérêt car inefficaces.

▶ Ciblés contre le ténia

Désolés ! Nous ne pouvons vous recommander de traitements en automédication : ils sont inutiles car inefficaces. Consultez votre médecin qui vous prescrira un traitement approprié sur ordonnance (niclosamide, TRÉDÉMINE®, praziquantel, BILTRICIDE®).

ANTI-ASCARIS

NOM DE MARQUE	SUBSTANCE	NOTE /20	REMB. SS	PRIX	AVIS
COMBANTRIN comprimé	Pyrantel	16	65 %	2,57 €	
COMBANTRIN suspension buvable	Pyrantel	16	65 %	2,89 €	
COMPOSE BOIRON ENTEROKINASUM	Homéopathie	2	35 %	3,05 €	Indication scandaleuse, on se moque de nous.
FLUVERMAL comprimé	Flubendazole	18	65 %	3,19 €	
FLUVERMAL solution buvable	Flubendazole	18	65 %	3,51 €	
POCONEOL N° 82	Homéopathie	2	0 %	4,72 €	Indications inadmissibles. Si vous ne vous grattez pas le derrière, prévenez-nous.
VERMIFUGE SORIN	Pipérazine	8	0 %	8,19 €	Médicament dépassé.

NOTRE MÉDICAMENT FAVORI

FLUVERMAL Comprimé

Note : 18/20 **Prix :** 3,19 € **Remb SS :** 65 %

Classe thérapeutique : Anti-oxyures ◆ Anti-ascaris.

Indications : Présence d'oxyures ou d'ascaris dans les selles.

Contre-indications générales : Enfant de moins de 6 ans ◆ Allergie à l'un des constituants du produit ◆ Grossesse ◆ Allaitement.

Posologie : Adultes et enfants de plus de 6 ans : Oxyurose : 1 comprimé en prise unique à renouveler 15 jours plus tard. Ascaridiose : 1 comprimé matin et soir pendant 3 jours.

Incidents : Nausées ◆ Douleurs dans le ventre ◆ Diarrhée.

Arrêt du médicament si : Réaction allergique à type d'urticaire, rougeur du visage, gonflement du visage (œdème de Quincke).

Composition : par comprimé : Flubendazole 100 mg. Excipients : Talc ; saccharose ; amidon de pomme de terre ; laurylsulfate de sodium ; stéarate de magnésium ; cellulose microcristalline ; amidon prégélatinisé de pomme de terre.

Présentation : 6 comprimés **Laboratoire** : Mc Neil

Vertiges

Les vertiges sont des troubles sérieux qui doivent, dans certains cas, être traités de manière urgente. Ils nécessitent TOUJOURS une consultation médicale.

L'automédication n'est pas appropriée aux vertiges, en dehors de ceux dont vous pouvez éventuellement souffrir si vous êtes sujet au mal des transports (*voir Mal des transports*).

CE QU'IL FAUT SAVOIR

On distingue deux types de vertiges, les complets ou vrais vertiges et les incomplets ou faux vertiges.

▶ Les vertiges complets

Vous éprouvez la sensation que tout tourne autour de vous comme si vous étiez sur un manège ou que vous tourniez sur vous-même ? Il s'agit vraisemblablement d'un vertige complet ou vrai vertige dû à un dérèglement de l'oreille interne, centre des organes de contrôle de l'équilibre.

Les causes sont toujours sérieuses :

- un traumatisme crânien ;
- une atteinte du cervelet ou du nerf auditif ;
- des troubles circulatoires au niveau du cou ;
- une intoxication liée à des médicaments ;
- une sclérose en plaques ;
- une affection de l'oreille interne.

LES INTERDITS

⚠⚠⚠ Pas de traitement en automédication mais appelez le SAMU (15 ou 112) ou les pompiers (18) si :

- Vos vertiges font suite à un traumatisme crânien (chute ou accident récent) et sont associés à des maux de tête importants.
- Vous êtes diabétique (insulinodépendant).
- Vous avez des vertiges associés à des nausées et des maux de tête que vous pouvez imputer à votre chauffage (gaz, mazout).

⚠⚠ Consultez dans les 48 heures votre médecin si :

- Vous avez de la fièvre, des maux de tête et des troubles de l'audition.
- Vos vertiges durent depuis plusieurs jours.
- Vous avez des troubles de la vision.
- Vous parlez ou marchez avec difficulté.
- Vous avez la sensation que vos bras et vos jambes sont engourdis.

▶ Les vertiges incomplets

Vous avez l'impression d'être sur un bateau qui tangue et une sensation d'instabilité en position debout ? Ce sont les manifestations principales des vertiges incomplets ou faux vertiges.

Plusieurs facteurs peuvent les déclencher :

- une chute de la circulation sanguine due à un durcissement des vaisseaux du cerveau, à une anomalie de l'origine de l'aorte, à un trouble du rythme cardiaque ;
- un changement brusque de position (de couché à debout par exemple) ;
- la station debout prolongée ;
- une émotion forte ;
- un traitement par certains médicaments (antihypertenseurs, diurétiques, et plusieurs médicaments contre quelques maladies mentales) ;
- l'abus d'alcool ;
- une atteinte du cervelet ;

• une baisse du sucre dans le sang (hypoglycémie) ;
• le mal des transports.

LES INTERDITS

⚠⚠⚠ Pas d'automédication mais consultez votre médecin en urgence si les vertiges s'accompagnent de maux de tête importants et/ou de fièvre.

LES BONNES PRATIQUES

▶ **En prévention**
• Si vous êtes sujet aux vertiges, efforcez-vous de vous relever très lentement.
• Testez des techniques de relaxation (qi gong, yoga, respiration profonde ou tai-chi).
• Réduisez les excitants (alcool, caféine) et évitez de fumer.

▶ **En cas de crise**, en attendant la visite du médecin, allongez-vous, les jambes légèrement surélevées. Buvez un verre d'eau à petites gorgées et respirez profondément.

LES MÉDICAMENTS

Il existe des médicaments vendus sans ordonnance ayant pour indication les problèmes de vertiges mais nous vous déconseillons de les utiliser sans avoir au préalable consulté votre médecin ou un spécialiste de l'oreille (O.R.L.). Eux seuls sont en mesure d'établir la nature et la cause de vos vertiges et de vous prescrire le médicament adéquat.

Ces médicaments appartiennent à différentes classes : antihistaminique (AGYRAX®), vasodilatateur à base de gingko biloba (TANAKAN®...) ou de trimétazidine (VASTAREL®...), acide aminé acétylleucine (TANGANIL®...) ou médicament homéopathique (ABBÉ CHAUPITRE N° 6®...).

ANTIVERTIGINEUX

NOM DE MARQUE	SUBSTANCE	NOTE /20	REMB. SS	PRIX	AVIS
ABBE CHAUPITRE N° 6	Homéopathie	6	0 %	5,33 €	
AGYRAX 25 mg	Méclozine	14	35 %	2,54 €	
CENTROPHENE Gé solution buvable	Trimétazidine	8	35 %	6,47 €	Sans intérêt.
CENTROPHENE Gé comprimé	Trimétazidine	8	35 %	6,17 €	Idem.
TANAKAN comprimé	Ginkgo biloba	8	15 %	5,40 €	Une triste inefficacité confirmée par la Haute Autorité de Santé.
TANAKAN comprimé	Ginkgo biloba	8	15 %	17,47 €	Idem.

TANAKAN 40 mg/ml	Ginkgo biloba	8	15 %	15,46 €	Idem.
TANAKAN solution buvable	Ginkgo biloba	8	15 %	5,36 €	Idem.
TANGANIL comprimé 500 mg	Acétylleucine	11	35 %	5,57 €	Les vertiges pouvant avoir diverses origines, il est indispensable en ce domaine de consulter un médecin.
TANGANIL solution injection IV	Acétylleucine	10	35 %	3,01 €	Idem.
TRAMISAL solution	Ginkgo biloba	8	15 %	5,25 €	Une triste inefficacité confirmée par la Haute Autorité de Santé.
TRIMETAZIDINE ARROW 20 mg comprimé	Trimétazidine	8	35 %	6,17 €	Sans intérêt.
TRIMETAZIDINE ARROW 20 mg/ml	Trimétazidine	8	35 %	8,76 €	Idem.
TRIMETAZIDINE BIOGARAN 20 mg	Trimétazidine	8	35 %	6,17 €	Idem.
TRIMETAZIDINE BIOGARAN 20 mg/ml	Trimétazidine	8	35 %	6,17 €	Idem.
TRIMETAZIDINE EG 20 mg	Trimétazidine	8	35 %	6,17 €	Idem.
TRIMETAZIDINE EG 20 mg/ml	Trimétazidine	8	35 %	8,66 €	Idem.
TRIMETAZIDINE G GAM 20 mg	Trimétazidine	8	35 %	6,17 €	Idem.
TRIMETAZIDINE G GAM 20 mg/ml	Trimétazidine	8	35 %	8,66 €	Idem.
TRIMETAZIDINE IREX 20 mg/ml	Trimétazidine	8	35 %	8,66 €	Idem.
TRIMETAZIDINE ISOMED 20 mg comprimé enrobé	Trimétazidine	8	35 %	6,15 €	Idem.
TRIMETAZIDINE IVAX 20 mg	Trimétazidine	8	35 %	6,17 €	Idem.
TRIMETAZIDINE MERCK 20 mg	Trimétazidine	8	35 %	6,17 €	Idem.
TRIMETAZIDINE MERCK 20 mg/ml	Trimétazidine	8	35 %	8,66 €	Idem.
TRIMETAZIDINE QUALIMED 20 mg	Trimétazidine	8	35 %	6,17 €	Idem.
TRIMETAZIDINE QUALIMED 20 mg/ml	Trimétazidine	8	35 %	8,68 €	Idem.
TRIMETAZIDINE RATIOPHARM 20 mg	Trimétazidine	8	35 %	6,17 €	Idem.
TRIMETAZIDINE RATIOPHARM 20 mg/ml	Trimétazidine	8	35 %	8,69 €	Idem.
TRIMETAZIDINE RPG 20 mg	Trimétazidine	8	35 %	6,17 €	Idem.
TRIMETAZIDINE TEVA 20 mg	Trimétazidine	8	35 %	6,17 €	Idem.

TRIMETAZIDINE TEVA 20 mg/ml	Trimétazidine	8	35 %	6,17 €	Idem.
TRIMETAZIDINE TORLAN 20 mg comprimé pelliculé	Trimétazidine	8	35 %	6,15 €	Idem.
VASTAREL 35 mg	Trimétazidine	8	35 %	11,04 €	Idem.
VASTAREL 35 mg	Trimétazidine	8	0 %		Idem.
VASTAREL comprimé 20 mg	Trimétazidine	8	35 %	8,70 €	Idem.
VASTAREL solution buvable 20 mg/ml	Trimétazidine	8	35 %	11,74 €	Idem.

NOTRE MÉDICAMENT FAVORI

AGYRAX 25 mg

Note : 14/20 **Prix :** 2,54 € **Remb SS :** 35 %

Classe thérapeutique : Anti-mal des transports ◆ Antivertigineux.

Indications : Mal des transports ◆ Certains types de vertiges.

Contre-indications générales : Allergie à l'un des constituants du produit ◆ 1er trimestre de la grossesse ◆ Problèmes prostatiques ◆ Glaucome par fermeture de l'angle ◆ Rétention urinaire ◆ Syndrome de malabsorption du glucose et du galactose ou déficit en sucrase-isomaltase.

Prudence générale : Conducteur de véhicules ou de machines (risques de somnolence ou de baisse de la vigilance).

Prudence en association : Alcool ◆ Médicament avec effet atropinique ◆ Médicament avec effet sédatif.

Posologie : Mal des transports : la première prise doit s'effectuer 1 heure avant le voyage : 1 à 4 comprimés par jour. Vertiges : 1 à 3 comprimés par jour à prendre avant les repas.

Incidents : Sécheresse de la bouche ◆ Somnolence ◆ Palpitations ◆ Constipation.

Arrêt du médicament si : Les troubles persistent ◆ Agitation chez le sujet âgé ◆ Douleurs dans les yeux (hypertonie oculaire) ◆ Difficultés à uriner ◆ Troubles de la vue ◆ Confusions chez le sujet âgé.

Composition : par comprimé : Méclozine dichlorhydrate 25 mg. Excipients : Lactose ; amidon de maïs ; talc ; povidone K 30 ; stéarate de calcium ; silice colloïdale anhydre.

Présentation : 15 comprimés **Laboratoire :** UCB Pharma

SYMPTÔMES
ET MALADIES ENFANTS

C

Constipation de l'enfant

La constipation est fréquente chez l'enfant. Une constipation passagère est un trouble généralement bénin que l'on peut résoudre facilement avec quelques règles diététiques. En revanche, la constipation chronique peut être le signe d'une vraie maladie et nécessite TOUJOURS un avis médical.

CE QU'IL FAUT SAVOIR

La constipation chez l'enfant se manifeste différemment selon son âge.

- Un nourrisson a des selles molles. Elles sont presque liquides et plutôt jaunes s'il est nourri au sein. Pour autant, l'absence de selles pendant 2 jours n'a rien d'alarmant. S'il est constipé, ses selles vont se durcir : il fait des efforts pour les éliminer en grimaçant de douleur.
- Un jeune enfant est constipé quand ses selles s'espacent (au-delà de 3 jours) et deviennent dures. Comme expulser ses selles dures lui fait mal, il se retient, ses selles s'assèchent et deviennent de plus en plus dures. Un véritable cercle vicieux !

Douleurs abdominales ou ballonnements, apathie ou irritabilité, voire fausses diarrhées (le côlon réagit en sécrétant du liquide), sont souvent associés à la constipation.

LES CAUSES

- Chez les nourrissons de moins de 18 mois, la constipation peut être liée à une alimentation trop pauvre en liquides (une mère qui allaite et qui ne boit pas assez d'eau, des biberons trop épais) ou à un environnement trop sec ou trop chaud.
- Chez les jeunes enfants, la constipation est généralement due à une alimentation déséquilibrée : pas assez de fibres et de liquides, trop d'aliments qui constipent.

Mais elle peut aussi venir de son environnement. Cas fréquent : l'enfant n'a pas le temps d'aller à la selle le matin et les toilettes de l'école ne lui conviennent pas. Il se retient et, à force, il en perd le réflexe « exonérateur » (qui permet d'expulser) : les selles stagnantes se déshydratent, deviennent dures et de plus en plus difficiles à expulser.

LES INTERDITS

⚠⚠ Pas d'automédication pour votre enfant mais consultez rapidement votre médecin si :
- Votre enfant de moins de 18 mois est constipé depuis plus de 3 jours.
- Il y a du sang et/ou des glaires dans ses selles.
- Votre enfant a de la fièvre (+ de 38 °C chez un nourrisson, + de 38, 5 °C chez un enfant), des frissons ou une douleur localisée toujours au même endroit dans le ventre.
- Votre enfant vomit.
- Votre enfant se plaint de douleurs à l'anus.

LES BONNES PRATIQUES

Votre enfant est un nourrisson

▸ En prévention

- Si vous allaitez, buvez suffisamment (2 à 3 litres d'eau par jour) et donnez régulièrement des biberons d'eau à votre bébé.
- Si vous le nourrissez au biberon, limitez les farines épaississantes et veillez à une bonne dilution de la poudre de lait dans l'eau.

▸ En cas de constipation, n'utilisez aucun traitement sans avoir consulté votre médecin. En attendant la consultation, vous pouvez lui donner à la cuillère de toutes petites quantités de bouillon de légumes (poireaux) ou de jus de fruit riche en fibres (orange, pomme).

Votre enfant a plus de 2 ans

▸ En prévention

- Donnez-lui une alimentation riche en fibres (fruits, légumes, pain complet, céréales), faites-lui boire régulièrement de l'eau, enrichie de jus de fruit (orange, pomme, ananas, kiwi).
- Faites-le bouger : pas de console de jeux vidéo ou de séances prolongées devant la télé, mais du sport et des jeux de plein air. L'exercice physique est en effet souverain contre la constipation !

▸ En cas de constipation

- Enrichissez nettement son alimentation en fibres.
- Si cela ne suffit pas, vous pouvez lui donner un laxatif doux, de préférence un laxatif osmotique, type macrogol, lactulose ou lactitol. Attention, un peu de patience, leur action n'est pas immédiate mais ce n'est SURTOUT pas une raison pour utiliser un laxatif irritant, à prohiber formellement chez un enfant.

▸ **En cas de constipation chronique**, généralement liée à de mauvaises habitudes, consultez votre médecin.
Vous serez peut-être amené à réapprendre à votre enfant le réflexe « exonérateur».
Essayez de savoir pourquoi il se retient. Puis invitez-le à aller tous les jours à la selle à la même heure et au même moment (avant ou après le petit déjeuner par exemple, ou après un grand verre d'eau fraîche), quitte à ce qu'il se lève un quart d'heure plus tôt pendant quelque temps. Dites-lui de prendre son temps (il peut en profiter pour lire une BD ou réviser ses cours) et expliquez-lui qu'il ne faut pas résister au besoin.

LES MÉDICAMENTS

▸ Les laxatifs osmotiques

Ils ramollissent les selles par apport d'eau dans les intestins.

• Les laxatifs osmotiques sucrés :

– Le lactulose (DUPHALAC®, LACTULOSE®). La dose efficace est variable selon les individus. Une seule prise le soir est souvent suffisante. Il ne passe pas dans le sang. Malgré son goût sucré, il n'apporte pas de calories et peut être prescrit aux diabétiques.

– Le lactitol (IMPORTAL®) est un produit proche du lactulose.

• Les laxatifs osmotiques non sucrés : le macrogol (FORLAX®). La dose efficace est variable selon les individus. Une seule prise le soir est souvent suffisante. Il ne passe pas dans le sang. Il ne présente aucun risque, et il ne faut pas craindre d'augmenter les doses jusqu'à régularisation du transit. Pour éviter les ballonnements liés à la prise de ces médicaments, veillez à donner à l'enfant de l'eau ou d'autres boissons peu sucrées (1 litre environ au cours de la journée).

▸ Les micro-lavements

Préférez ÉDUCTYL®, non irritant, qui agit en libérant du gaz carbonique dans le rectum et déclenche par augmentation de la pression intrarectale le réflexe exonérateur.
Évitez les autres micro-lavements (bile de bœuf, docusate de sodium, bisacodyl) : ils sont irritants pour la paroi du rectum et peuvent entraîner une altération du réflexe exonérateur.

▸ **Les suppositoires à base de glycérine** peuvent être utilisés de façon tout à fait exceptionnelle chez l'enfant.

▸ **Les laxatifs irritants** dits laxatifs stimulants sont totalement contre-indiqués en automédication chez l'enfant.

LAXATIF DOUX (OSMOTIQUE)

NOM DE MARQUE	SUBSTANCE	NOTE /20	REMB. SS	PRIX	AVIS
FORLAX 4 g	Macrogol	16	35 %	3,33 €	
IMPORTAL Enfant 5 g	Lactitol	15	35 %	2,25 €	
IMPORTAL Jeune enfant 2,5 g	Lactitol	15	35 %	2,25 €	
MOVICOL Enfant solution buvable	Macrogol, …	16	35 %	6,81 €	

LAXATIF PAR VOIE RECTALE

NOM DE MARQUE	SUBSTANCE	NOTE /20	REMB. SS	PRIX	AVIS
EDUCTYL Enfant suppositoire	Bitartrate de potassium	12	15 %	1,98 €	
NORMACOL LAVEMENT Enfant	Dihydrogénophosphate de sodium hydraté	8	65 %	1,78 €	

LAXATIF IRRITANT (STIMULANT)

NOM DE MARQUE	SUBSTANCE	NOTE /20	REMB. SS	PRIX	AVIS
CRISTAL suppositoire Nourrisson	Glycérol	7	0 %	2,51 €	Utilisez de préférence les laxatifs doux, aussi efficaces et beaucoup mieux tolérés.
CRISTAL suppositoire Enfant	Glycérol	7	0 %	2,53 €	Idem.
MICROLAX Bébé	Laurylsulfate, …	5	0 %	4,23 €	Interdit chez le bébé en automédication. Agit en irritant le rectum, ce qui le désensibilise progressivement et favorise en retour une constipation.
SUPPOSITOIRE GLYCERINE CENTRAPHARM Enfant	Glycérol	7	0 %	3,85 €	Utilisez de préférence les laxatifs doux, aussi efficaces et beaucoup mieux tolérés.
SUPPOSITOIRE GLYCERINE CENTRAPHARM Enfant	Glycérol	7	0 %	6,18 €	Idem.
SUPPOSITOIRE GLYCERINE CENTRAPHARM Enfant	Glycérol	7	0 %	2,30 €	Idem.
SUPPOSITOIRE GLYCERINE CENTRAPHARM Nourrisson	Glycérol	7	0 %	3,53 €	Idem.
SUPPOSITOIRE GLYCERINE CENTRAPHARM Nourrisson	Glycérol	7	0 %	2,13 €	Idem.

SUPPOSITOIRE GLYCERINE GIFRER Enfant	Glycérol	7	0 %	2,38 €	Idem.
SUPPOSITOIRE GLYCERINE GIFRER Nourrisson	Glycérol	7	0 %	2,38 €	Idem.
SUPPOSITOIRE GLYCERINE MONOT Enfant	Glycérol	7	0 %	2,20 €	Idem.
SUPPOSITOIRE GLYCERINE MONOT Nourrisson	Glycérol	7	0 %	2,01 €	Idem.

NOS MÉDICAMENTS FAVORIS

FORLAX 4 g

Note : 16/20 **Prix :** 3,33 € **Remb SS :** 35 %

Classe thérapeutique : Laxatif doux (osmotique).

Indications : Constipation rebelle aux règles hygièno-diététiques habituelles.

Contre-indications générales : Allergie à l'un des constituants du produit ◆ Maladies inflammatoires intestinales ◆ Obstruction du tube digestif ◆ Enfant de moins de 6 mois ◆ Douleurs dans le ventre de cause non déterminée ◆ Douleurs abdominales de cause indéterminée ◆ Phénylcétonurie.

Posologie : Enfant de 4 à 8 ans : 2 à 4 sachets par jour en 2 prises (matin et soir). Enfant de 1 à 4 ans : 1 à 2 sachets par jour. De 6 mois à 1 an : 1 sachet par jour.

Incidents : Nausées ◆ Douleurs dans le ventre ◆ Diarrhée.

Arrêt du médicament si : La constipation persiste ◆ Éruptions de la peau.

Composition : par sachet : Macrogol 4000 4 g. Excipients : Saccharine sodique (E 954) ; arôme orange-pamplemousse (dont sorbitol).

Présentation : 20 sachets **Laboratoire :** Beaufour Ipsen

ÉDUCTYL Enfant suppositoire

Note : 12/20 **Prix :** 1,98 € **Remb SS :** 15 %

Classe thérapeutique : Laxatif par voie rectale.

Indications : Constipation rebelle aux thérapeutiques hygiéno-diététiques habituelles, laxatif administré par voie rectale.

Contre-indications générales : Allergie à l'un des constituants du produit ◆ Hémorroïdes ◆ Fissures anales ◆ Antécédent de rectocolite hémorragique ◆ Usage prolongé ou répété ◆ Enfant de moins de 6 ans.

Posologie : 1 suppositoire quelques minutes avant le moment choisi pour aller à la selle.

Arrêt du médicament si : Irritation ◆ La constipation persiste.

Composition : suppositoire enfant : Bitartrate de potassium 0,67 g ; bicarbonate de sodium 0,35 g. Excipients : Glycérides hémisynthétiques solides ; lécithine de soja ; talc.

Présentation : 12 suppositoires **Laboratoire :** Techni-Pharma

Diarrhée aiguë de l'enfant de plus de 3 ans

Si les selles de votre enfant deviennent soudainement trop molles ou trop liquides et trop abondantes, c'est qu'il souffre probablement d'une crise de diarrhée aiguë. Dans la plupart des cas, les diarrhées aiguës sont des troubles bénins et passent en quelques jours si on respecte quelques règles élémentaires. Mais si la diarrhée touche un nourrisson (- de 30 mois) et qu'elle est importante, cela nécessite TOUJOURS une consultation médicale.

CE QU'IL FAUT SAVOIR

Chez l'enfant, la diarrhée peut, parfois, lui faire perdre beaucoup d'eau et occasionner une déshydratation avec perte de poids. Il est essentiel de le réhydrater convenablement.

LES CAUSES

Les diarrhées aiguës sont le plus souvent d'origine infectieuse, généralement virale, et donc très contagieuses (cas des gastro-entérites à rotavirus). Mais elles peuvent être déclenchées par :

- une bactérie (salmonelles, *Escherichia coli*, un contact avec des aliments contaminés, des mains infectées…) ;
- une intoxication alimentaire due à des aliments avariés ;
- une erreur diététique, une intolérance ou une allergie à certains aliments (lactose, gluten, allergie aux protéines du lait de vache…) ;
- une infection extra-intestinale (otite, infection urinaire…).

LES INTERDITS

⚠⚠⚠ Pas d'automédication pour votre enfant mais consultez en urgence votre médecin si :
- La diarrhée persiste au-delà de 48 heures.
- En plus de la diarrhée, votre enfant vomit.
- En plus de la diarrhée, votre enfant a de la fièvre.
- Il y a du sang ou des glaires dans ses selles.
- L'enfant revient d'un pays tropical.
- La diarrhée fait suite à un traitement par antibiotique (certains favorisent la diarrhée).
- Il a maigri rapidement.
- Il émet des paroles confuses, délirantes ou difficiles à comprendre.
- Il est somnolent.

LES BONNES PRATIQUES

▶ **En prévention**, appliquez ces règles simples d'hygiène :
- Apprenez à votre enfants à se laver les mains plusieurs fois par jour avec du savon et de façon systématique après être allé aux toilettes et avant de manger.
- Nettoyez régulièrement votre réfrigérateur et les plans de travail de votre cuisine avec un désinfectant (eau de Javel par exemple).
- Respectez la chaîne du froid, ne recongelez pas d'aliments décongelés, respectez les dates de validité des produits alimentaires.
- Si vous séjournez dans un pays à faible niveau d'hygiène, soyez vigilant : faites boire à votre enfant de l'eau bouillie ou en bouteille capsulée, ne lui faites consommer que des aliments cuits et pelez ses fruits. Ne lui donnez pas de glace artisanale, ni de glaçons dans ses boissons.

▶ **En cas de diarrhée**
- Pesez votre enfant toutes les 6 heures en cas de diarrhée importante.
- Mettez votre enfant à un régime pauvre en fibres. Privilégiez viandes, poissons, riz, pâtes, fromages, produits laitiers, bananes, compote de coing.
- Faites-le boire abondamment (1 litre par jour environ) : tisane sucrée, bouillon salé ou boissons type Coca-Cola® ou Pepsi-Cola® dégazéifiés.

LES MÉDICAMENTS

En cas de déshydratation, seuls les solutés de réhydratation sont efficaces : ADIARIL®, ALHYDRATE®, FANOLYTE®, HYDRIGOZ®, PHYSIOSALT®, VIATOL®, etc.

Concernant le traitement de la diarrhée, il existe en pharmacie des médicaments sans ordonnance mais vu leur absence d'efficacité, nous vous déconseillons de les donner à votre enfant.
Leurs modes d'action sont différents. Ce sont :
- des ralentisseurs de transit et des anti-infectieux à base de nifuroxazide ;
- des antidiarrhéiques d'origine microbienne à base de levure ou de bactéries, médicaments inefficaces et dépassés ;

• des médicaments à base de plantes ainsi que les médicaments homéopathiques, sans intérêt dans ce type de trouble ;
• des médicaments à base de diosmectite (SMECTA®), à base d'attapulgite de Mormoiron (ACTAPULGITE® Enfant). Ils sont déconseillés car ils donnent l'impression d'agir en épaississant les selles mais sont en réalité peu efficaces.

Attention ! La chloramine (CLONAZONE®, HYDROCLONAZONE®) n'a pas d'indication contre la diarrhée mais elle s'utilise pour décontaminer l'eau de boisson lors de voyages, en particulier dans des pays tropicaux ou des pays en voie de développement.

Douleurs de l'enfant

La douleur peut affecter les enfants dès leur plus jeune âge. Cette expérience désagréable n'est pas toujours facile à soulager, surtout chez les plus jeunes.

CE QU'IL FAUT SAVOIR

Il n'est pas aisé de savoir si votre enfant a mal et où il a mal, surtout s'il est tout petit !
Voici quelques repères :
• Les bébés (jusqu'à 1 an) pleurent constamment quand ils ont mal, ils ne mangent plus et ne dorment pas (ou parfois trop).
• Les nourrissons (jusqu'à 30 mois) peuvent dans certains cas vous montrer là où ils ont mal. De plus, ils vont se montrer grognons, difficiles et ne jouent plus.
• Les petits enfants (jusqu'à 5 ans) ne localisent pas de manière précise où ils ont mal et ne comprennent pas pourquoi ils ont mal.
• Les enfants (de 5 à 12 ans) peuvent vous dire où et avec quelle intensité ils ont mal.
• Les préadolescents et les adolescents sont tout à fait capables de décrire la douleur mais dans certains cas ils la nient ou la minimisent. Soyez vigilant à certains signes (sommeil agité, manque d'appétit, mauvaise humeur...).

LES CAUSES

La douleur est le signal d'alarme d'un très grand nombre de maladies, la réaction normale de l'organisme face à une agression ou au mauvais fonctionnement d'un organe.
Elle peut être causée par un traumatisme, fréquent à cet âge (coup, fracture...), la lésion d'un tissu (plaie, brûlure) ou d'un organe, une inflammation (infection de la gorge ou des oreilles), l'irritation d'un nerf (carie

dentaire) ou la dilatation d'un organe creux (tube digestif, voies urinaires, voies biliaires).
Ses manifestations sont multiples : douleur sourde, crampe, mal de tête, brûlure, élancement, douleur dentaire, douleur lombaire...
Les douleurs peuvent être aiguës ou chroniques *(voir Douleur)*.

LES INTERDITS

⚠⚠⚠ Pas de traitement en automédication mais consultez votre médecin en urgence si :
• La douleur est très intense, violente et brutale (maux de tête avec raideur de la nuque par exemple).
• La douleur fait suite à un traumatisme et persiste même s'il n'y a pas de blessure apparente.

⚠⚠ Consultez votre médecin dans les 48 heures si :
• La douleur fait penser à une maladie sérieuse (appendicite, colique néphrétique ou hépatique).
• La douleur persiste même avec un traitement anti-douleur.
• La douleur dure depuis plus de 5 jours.

LES BONNES PRATIQUES

• Rassurez votre enfant et faites-lui comprendre que vous (et/ou votre médecin) êtes en train de soigner sa douleur et qu'elle va finir par disparaître.
• Faites-lui un environnement tout doux : une chambre calme, un peu de musique, ses « doudous » préférés.
• Bercez votre enfant ou caressez-le s'il est tout petit, câlinez-le s'il est plus grand. Quel que soit l'âge, quand on a mal, on a besoin de douceur et d'affection.
• Essayez de focaliser son attention sur autre chose que sa douleur. En fonction de son âge, racontez-lui une histoire, montrez-lui un livre d'images...
• S'il est déjà grand (8-9 ans), apprenez-lui à relâcher ses muscles en commençant par ses pieds, puis ses jambes, ses mains...
Cet exercice va l'aider à se relaxer et à lui faire oublier un temps sa douleur.

• En cas d'hématomes, *(voir Bleus, hématomes et ecchymoses)* appliquez pendant quelques minutes une poche de glace enrobée dans un linge fin ou un pack thermique chaud-froid. Renouvelez l'opération toutes les heures.
Attention ! Si votre enfant a moins de 30 mois, demandez conseil à votre médecin.

• En cas de contractures musculaires ou de maux de ventre, posez une bouillotte sur la partie douloureuse en vérifiant toujours la température sur votre peau avant (méfiez-vous du micro-ondes qui chauffe très vite).
Attention ! Si votre enfant a moins de 30 mois, demandez conseil à votre médecin.

LES MÉDICAMENTS

Ce sont des anti-douleur (ou antalgiques). Ils diminuent ou suppriment la douleur :

- Le paracétamol. C'est l'anti-douleur à utiliser de préférence. Il est très efficace et peut être utilisé sans grands risques sauf en cas de maladie du foie ou d'allergie au paracétamol. Vous ne devez JAMAIS dépasser les doses prescrites, sachant qu'à des doses supérieures, le produit n'est pas plus efficace et que l'on atteint des doses toxiques pour le foie.
Vous devez TOUJOURS utiliser les spécialités enfant ou nourrisson.
Vérifiez que votre enfant ne prend pas parallèlement d'autres médicaments contenant eux aussi du paracétamol afin d'éviter le surdosage.
- Les associations avec la codéine, notamment codéine-paracétamol, peuvent renforcer l'action anti-douleur mais sont contre-indiqués en cas d'asthme, d'allergie connue à la codéine et au paracétamol. À éviter chez l'enfant sans avis médical.

EN SAVOIR PLUS

Pourquoi ressent-on de la douleur ? Comment la mesurer ?

Dans le processus de la douleur, certaines substances sont libérées et viennent exciter les terminaisons nerveuses au niveau de l'organe malade. Cette stimulation nerveuse chemine le long des nerfs, puis remonte la moelle épinière pour aboutir au cerveau où elle est analysée et traduite en sensations douloureuses.

Comme il est impossible de mesurer la douleur de manière objective, le médecin peut recourir à un des nombreux tests d'évaluation (dessins, batterie de questions...) afin d'en évaluer l'intensité et la nature, notamment chez les enfants.

Il existe de nombreux établissements spécialisés dans le traitement de la douleur : centres anti-douleur, unités de douleur et consultation de la douleur. Leur liste est disponible sur www.cnrd.fr

ANTI-DOULEUR

NOM DE MARQUE	SUBSTANCE	NOTE /20	REMB. SS	PRIX	AVIS
ADVIL comprimé Enfant 100 mg	Ibuprofène	16	65 %	2,21 €	Bon médicament mais vérifier l'absence d'ibuprofène ou d'autres AINS dans la composition d'autres médicaments.
ADVIL Enfant Nourrisson 20 mg/ml	Ibuprofène	16	65 %	3,44 €	Idem.
ALGOTROPYL	Paracétamol, ...	5	0 %	1,10 €	Une association inefficace.

ANTARENE 100 mg	Ibuprofène	16	65 %	2,59 €	Bon médicament mais vérifier l'absence d'ibuprofène ou d'autres AINS dans la composition d'autres médicaments.
ANTARENE Gé Enfant Nourrisson 20 mg/ml	Ibuprofène	16	65 %	2,11 €	Idem.
ASPEGIC Enfant 250 mg	Aspirine	8	65 %	2,13 €	L'aspirine est déconseillée chez les jeunes enfants. Utilisez de préférence un médicament contenant du paracétamol, aussi efficace mais beaucoup mieux toléré.
ASPEGIC Nourrisson 100 mg	Aspirine	8	65 %	2,00 €	Idem.
DOLIPRANE 100 mg solution buvable	Paracétamol	18	65 %	1,93 €	Excellent médicament mais vérifier l'absence de paracétamol dans la composition d'autres médicaments afin d'éviter un risque de surdosage toxique pour le foie.
DOLIPRANE 100 mg suppositoire	Paracétamol	18	65 %	1,81 €	Idem.
DOLIPRANE 150 mg suppositoire	Paracétamol	18	65 %	1,81 €	Idem.
DOLIPRANE 150 mg sachet	Paracétamol	18	65 %	1,83 €	Idem.
DOLIPRANE 200 mg suppositoire	Paracétamol	18	65 %	1,67 €	Idem.
DOLIPRANE Enfant 200 mg sachet	Paracétamol	18	65 %	1,83 €	Idem.
DOLKO solution buvable 60 mg	Paracétamol	18	65 %	1,88 €	Idem.
DOLKO suppositoire 170 mg	Paracétamol	18	65 %	1,77 €	Idem.
DOLKO suppositoire 80 mg	Paracétamol	18	65 %	1,66 €	Idem.
EFFERALGAN 150 mg suppositoire	Paracétamol	18	65 %	1,77 €	Idem.
EFFERALGAN 150 mg sachet	Paracétamol	18	65 %	1,68 €	Idem.
EFFERALGAN 250 mg sachet	Paracétamol	18	65 %	1,78 €	Idem.
EFFERALGAN 300 mg suppositoire	Paracétamol	18	65 %	1,82 €	Idem.
EFFERALGAN 80 mg suppositoire	Paracétamol	18	65 %	1,60 €	Idem.
EFFERALGAN 80 mg sachet	Paracétamol	18	65 %	1,60 €	Idem.
EFFERALGAN PEDIATRIQUE 3 %	Paracétamol	18	65 %	1,88 €	Idem.
IBUPROFENE MYLAN 20 mg/ml Enfant et Nourrisson SANS SUCRE suspension buvable	Ibuprofène	16	65 %	2,74 €	Bon médicament mais vérifier l'absence d'ibuprofène ou d'autres AINS dans la composition d'autres médicaments.

NUREFLEX Enfant Nourrisson SANS SUCRE 20 mg/ml	Ibuprofène	16	65 %	2,82 €	Idem.
NUROFENPRO Enfant et Nourrisson SANS SUCRE 20 mg/ml suspension buvable	Ibuprofène	16	65 %	2,81 €	Idem.
PARALYOC 250 mg lyophilisat	Paracétamol	18	65 %	1,83 €	Excellent médicament mais vérifier l'absence de paracétamol dans la composition d'autres médicaments afin d'éviter un risque de surdosage toxique pour le foie.

NOS MÉDICAMENTS FAVORIS

DOLIPRANE Enfant 200 mg Sachet

Note : 18/20 **Prix :** 1,83 € **Remb SS :** 65 %

Classe thérapeutique : Anti-douleur ◆ Anti-fièvre.

Indications : Traitement de courte durée de la fièvre et des douleurs d'intensités légères à modérées.

Contre-indications générales : Allergie à l'un des constituants du produit ◆ Enfant de moins de 2 ans ◆ Hépatite virale ◆ Insuffisance hépatique.

Prudence générale : Peut modifier certains dosages sanguins ou urinaires ◆ Insuffisance rénale ◆ Alcoolisme.

Prudence en association : Anticoagulants oraux.

Posologie : Enfant de 12 à 14 kg (environ de 2 à 5 ans) : 1 sachet à 200 mg par prise, à renouveler si besoin au bout de 6 heures, sans dépasser 4 sachets par jour.

Arrêt du médicament si : La douleur persiste plus de 3 jours ◆ Respiration sifflante ◆ Apparition de bleus (thrombopénie) ◆ Prise massive : conduire le malade d'urgence à l'hôpital le plus proche ◆ Angine sévère avec fièvre (agranulocytose) ◆ Gonflement du visage et du cou associé à une gêne respiratoire (œdème de Quincke) ◆ Perte de connaissance avec chute brutale de la tension artérielle (choc anaphylactique) ◆ Éruptions de la peau.

Composition : par sachet : Paracétamol 200 mg. Excipients : Benzoate de sodium ; povidone K30 ; monoglycérides acétylés ; dioxyde de titane ; saccharine ; saccharose ; arôme orange (eau, maltodextrine, gomme arabique, huile essentielle d'orange).

Présentation : 12 sachets **Laboratoire :** Sanofi-Aventis

EFFERALGAN 250 mg Sachet

Note : 18/20 **Prix :** 1,78 € **Remb SS :** 65 %

Classe thérapeutique : Anti-douleur ◆ Anti-fièvre.

Indications : Traitement de courte durée de la fièvre et des douleurs d'intensités légères à modérées.

Contre-indications générales : Allergie à l'un des constituants du produit ◆ Enfant de moins de 2 ans ◆ Hépatite virale ◆ Insuffisance hépatique.

Prudence générale : Peut modifier certains dosages sanguins ou urinaires ◆ Insuffisance rénale ◆ Alcoolisme.

Prudence en association : Anticoagulants oraux.

Posologie : Cette présentation est réservée à l'enfant pesant entre 13 et 50 kg (environ de 2 à 15 ans) : de 13 à 20 kg (environ 2 à 7 ans) : 1 sachet par prise, à renouveler si besoin au bout de 6 heures, sans dépasser 4 sachets par jour. De 21 à 25 kg (environ 6 à 10 ans) : 1 sachet par prise, à renouveler si besoin au bout de 4 heures, sans dépasser 6 sachets par jour. De 26 à 40 kg (environ 8 à 13 ans) : 2 sachets par prise, à renouveler si besoin au bout de 6 heures, sans dépasser 8 sachets par jour. De 41 à 50 kg (environ 12 à 15 ans) : 2 sachets par prise, à renouveler si besoin au bout de 4 heures, sans dépasser 12 sachets par jour.

Arrêt du médicament si : La douleur persiste plus de 3 jours ◆ Respiration sifflante ◆ Apparition de bleus (thrombopénie) ◆ Prise massive : conduire le malade d'urgence à l'hôpital le plus proche ◆ Angine sévère avec fièvre (agranulocytose) ◆ Gonflement du visage et du cou associé à une gêne respiratoire (œdème de Quincke) ◆ Perte de connaissance avec chute brutale de la tension artérielle (choc anaphylactique) ◆ Éruptions de la peau.

Composition : par sachet : Paracétamol 250 mg. Excipients : Acide citrique anhydre ; carbonate de sodium anhydre ; bicarbonate de sodium ; sorbitol ; docusate de sodium ; povidone ; benzoate de sodium ; aspartam ; arôme orange.

Présentation : 12 sachets **Laboratoire :** Bristol-Myers-Squibb

ADVIL Comprimé Enfant 100 mg

Note : 16/20 **Prix :** 2,21 € **Remb SS :** 65 %

Classe thérapeutique : Anti-douleur ◆ Anti-fièvre ◆ Anti-inflammatoire non stéroïdien (AINS).

Indications : Traitement de courte durée de la fièvre et des douleurs d'intensités légères à modérées.

Contre-indications générales : Insuffisance cardiaque ◆ Allergie à l'un des constituants du produit ◆ Antécédent d'ulcère digestif ou de gastrite ◆ Anomalies de la coagulation ◆ Douleurs digestives ◆ Lupus érythémateux disséminé ◆ Infections virales ◆ Enfant de moins de 6 ans ◆ Insuffisance hépatique ◆ Insuffisance rénale ◆ Varicelle.

Prudence générale : Asthme.

Contre-indications en association : Anticoagulants ◆ Thrombolytiques ◆ Méthotrexate aux doses supérieures ou égales à 15 mg par semaine ◆ Autres anti-inflammatoires non stéroïdiens (AINS), y compris l'aspirine ◆ Sels de lithium ◆ Antiagrégants plaquettaires (ticlopidine, clopidrogel).

Prudence en association : Alcool ◆ Antihypertenseurs ◆ Ciclosporine ◆ Diurétiques.

Posologie : Réservé à l'enfant de 6 à 12 ans : 20 à 30 mg/kg/jour en 3 prises, soit 1 comprimé par 10 kg de poids par prise 3 fois par jour. À prendre au cours des repas avec un grand verre d'eau.

Incidents : Nausées ◆ Vertiges ◆ Maux de tête (céphalées).

Arrêt du médicament si : La douleur persiste plus de 3 jours ◆ Urticaire ◆ Pâleur ◆ Respiration sifflante ◆ Selles noires ◆ Gonflement du visage et du cou associé à une gêne respiratoire (œdème de Quincke) ◆ Vomissements sanglants ◆ Douleurs dans le ventre ◆ Éruptions de la peau.

Composition : par comprimé : Ibuprofène 100 mg. Excipients : Noyau : Amidon de maïs ; amidon prégélatinisé ; acide stéarique ; silice colloïdale anhydre. Enrobage : Saccharose ; macrogol 6000 ; fécule de pomme de terre acétylée (Perfectamyl Gel 45) ; povidone ; polysorbate 80 ; talc ; carbonate de calcium ; oxyde de fer rouge (E172) ; dioxyde de titane (E171) ; cire de carnauba ; encre noire Opacode S-1-27794 (gomme laque, oxyde de fer noir [E172], N-butylalcool) ; eau purifiée ; propylène-glycol ; alcool éthylique dénaturé ; alcool.

Présentation : 30 comprimés **Laboratoire :** Wyeth Santé Familiale

Douleurs de l'oreille et otite de l'enfant

Votre enfant se frotte souvent l'oreille ? Il a l'air d'avoir mal et semble ne pas être dans son assiette ? En âge de parler, il vous dit qu'il a mal à l'oreille ? Il souffre peut-être d'une otite. Prudence ! Les douleurs dans l'oreille chez l'enfant demandent TOUJOURS une consultation médicale.

CE QU'IL FAUT SAVOIR

L'otite est une infection de l'oreille due à une bactérie ou un virus, complication fréquente d'une rhinopharyngite *(voir Rhinopharyngite de l'enfant).*
L'otite peut se présenter sous deux formes :
• externe : l'infection n'atteint que la peau du conduit auditif externe. L'enfant a mal si on lui tire l'oreille mais il n'a pas de fièvre ;
• moyenne : l'infection est localisée dans la cavité située derrière le tympan où peut s'accumuler du pus. L'enfant a généralement de la fièvre.

Les otites et les douleurs dans l'oreille peuvent s'accompagner de maux de ventre, de diarrhées, de fièvre, voire de diminution de l'audition.

LES INTERDITS

⚠⚠ Pas d'automédication pour votre enfant mais consultez très rapidement votre médecin si :
- L'enfant a + de 38 °C de fièvre.
- L'enfant souffre d'une perforation connue du tympan.
- La douleur dure depuis 48 heures et n'a pas l'air de diminuer.
- Du liquide s'écoule de son oreille.

Attention ! Ne mettez JAMAIS rien dans l'oreille d'un enfant (ni même d'un adulte).
En cas de tympan perforé – ce que seul un médecin peut déterminer – n'importe quelle substance **peut léser l'oreille de façon définitive** entraînant une surdité.

LES BONNES PRATIQUES

- Pour prévenir la rhinopharyngite souvent à l'origine de l'otite, apprenez à votre enfant à se moucher dans un mouchoir en papier, une narine après l'autre, et à jeter le mouchoir juste après.
- En cas de douleur dans l'oreille, en attendant la visite du médecin, vous pouvez donner à votre enfant un anti-douleur à base de paracétamol en utilisant UNIQUEMENT des spécialités enfant et en respectant strictement les doses recommandées sur la notice.

LES MÉDICAMENTS

En automédication, en dehors du paracétamol utilisé comme anti-douleur *(voir Douleur de l'enfant)*, il n'existe aucun médicament pour traiter les douleurs de l'oreille.

Les solutions auriculaires contenant des anesthésiques locaux ou des vasoconstricteurs sont fortement déconseillées en l'absence d'un avis médical, car elles peuvent entraîner des problèmes sérieux, voire même une surdité définitive.

F

Fesses rouges du nourrisson ou érythème fessier

Des rougeurs sur les fesses de votre enfant ? Il s'agit sans doute d'un érythème fessier. Rien de grave mais cela demande quelques soins afin d'éviter toute complication.

CE QU'IL FAUT SAVOIR

Les fesses rouges sont une affection de la peau très fréquente chez le nourrisson car celle-ci est particulièrement fragile.

LES CAUSES

Les fesses rouges sont généralement dues à des changements de couches insuffisants : la peau macère, surtout si l'enfant a de la diarrhée. À cela s'ajoute un facteur aggravant, le mode de change moderne : l'emploi, nuit et jour, de « changes complets » plastifiés, hermétiques, maintenant une température excessive, favorise probablement l'érythème fessier.
Ces rougeurs sont surinfectées rapidement par des microbes et des champignons si vous ne les traitez pas immédiatement avec des soins locaux. Elles peuvent s'accompagner d'une irritation due à un nettoyage insuffisant au niveau des plis, nombreux chez le nourrisson (plis interfessiers, aisselles, cou, oreilles).

Attention ! Mal soignées ou négligées, les fesses rouges peuvent évoluer vers l'érythrodermie de Leiner-Moussous : les lésions rouges, parsemées de plaques sèches et jaunâtres, se détachent alors en écailles graisseuses et s'étendent à tout le corps.

Dans ce cas, le seul traitement, malheureusement long et minutieux, doit être prescrit par votre médecin qui en suivra attentivement le déroulement.

LES INTERDITS

⚠⚠ Ne faites pas de traitement « maison » si les fesses de bébé suintent, si les rougeurs s'étendent ou s'aggravent, s'il y a des croûtes ou si apparaissent des plaques jaunâtres, mais consultez rapidement votre médecin.

- Ne mettez pas d'antibiotiques, de sulfamides, de dérivés de la cortisone sur la peau de votre bébé. Seul le médecin peut prescrire les médicaments appropriés.
- N'habillez pas votre bébé avec des vêtements en fibres synthétiques, préférez le coton.

LES BONNES PRATIQUES

- Supprimez tout facteur d'irritation tant que l'érythème persiste : les couches cellulosiques, les changes complets, les culottes en plastique.
- Changez-le fréquemment et laissez-le, le plus souvent possible, les fesses à l'air.
- Lavez les fesses à l'eau et nettoyez la peau avec un savon doux ou un pain sans savon, type AVENODERM® ou DERMOPAIN DUCRAY®. Rincez bien et séchez doucement les fesses de votre bébé avec une serviette très absorbante sans frotter, ou bien avec un sèche-cheveux (chaleur modérée) en prenant garde de ne pas le brûler.
- Supprimez les laits de toilette (même ceux portant la mention hypoallergénique).
- Utilisez des couches en coton hydrophile tenues avec un petit slip de coton.
- Lorsque les lésions sont sèches, appliquez une pommade à l'eau, à base d'oxyde de zinc, ou à la rigueur un antiseptique sans alcool, mais surtout JAMAIS de colorant type éosine ou merbromine.

LES MÉDICAMENTS

Utilisez des pommades à l'eau à base d'oxyde de zinc, type ALOPLASTINE®, mais nous vous déconseillons les pommades type DÉFLAMOL® ou MITOSYL® en raison de composants irritants (lanoline, essence de géranium et vitamine A) pouvant entraîner des réactions allergiques plus ou moins importantes.

EN SAVOIR PLUS

Bébé, ses changes et son bain

- Changez votre enfant souvent : à chaque repas ou, mieux, dès que l'enfant est sali. Ne vous contentez pas d'essuyer les fesses, lavez-les à l'eau tiède. Séchez-les soigneusement. Mais inutile d'appliquer sur une peau en bon état poudre, crème ou pommade.

• Donnez à votre enfant un bain tous les jours dès la naissance, même si le cordon n'est pas tombé, et prenez soin de l'ombilic après chaque bain.
• Vérifiez avant chaque bain que la baignoire (à réserver uniquement à l'enfant) est propre et lavez-vous soigneusement les mains avant. Contrôlez la température de l'eau (37 °C) avec un thermomètre ou le coude. Lavez votre bébé avec un savon de préférence surgras, mais ne faites jamais de frictions à l'eau de Cologne (présence d'alcool). N'en rajoutez pas non plus dans l'eau du bain, car cela sèche la peau et peut l'irriter.
• Lavez soigneusement le cuir chevelu (qui transpire beaucoup), tous les plis de peau ainsi que les organes génitaux. Si vous avez des difficultés à décalotter l'extrémité du gland (phimosis) de votre petit garçon, consultez votre médecin.
• Rincez votre enfant, puis séchez-le sans frotter en insistant sur les plis, toujours sujets à des risques de macération. Terminez en essuyant les narines et les oreilles avec un coton humide mais en restant au bord des orifices (surtout pas de cotons-tiges ou d'allumettes !).

CALMANT DE LA PEAU

NOM DE MARQUE	SUBSTANCE	NOTE /20	REMB. SS	PRIX	AVIS
ALOPLASTINE	Oxyde de zinc, ...	12	15 %	2,11 €	
ALOPLASTINE pâte	Oxyde de zinc, ...	12	0 %	6,30 €	
CREME AU CALENDULA	Homéopathie	11	0 %	7,01 €	
DEFLAMOL	Oxyde de zinc, ...	12	0 %	3,05 €	
MITOSYL IRRITATIONS	Huile de foie de morue, ...	7	0 %	10,70 €	
MITOSYL IRRITATIONS	Huile de foie de morue, ...	7	0 %	5,94 €	
MITOSYL IRRITATIONS	Huile de foie de morue,	7	0 %	3,96 €	
VERASKIN	Phytothérapie : Aloès des Barbades	11	0 %	6,65 €	

NOTRE MÉDICAMENT FAVORI

ALOPLASTINE

Note : 12/20 **Prix :** 2,11 € **Remb SS :** 15 %

Classe thérapeutique : Calmant de la peau.

Indications : Irritation de la peau ◆ Érythème fessier (fesses rouges) du nourrisson.

Contre-indications générales : Dermatose infectée au point d'application ◆ Allergie à l'un des constituants du produit.

Posologie : Appliquer matin et soir, ou plus si nécessaire, en couche épaisse sur toute la zone à protéger.

Arrêt du médicament si : Les troubles persistent.

Composition : pour 100 g : Talc 25 g ; oxyde de zinc 25 g ; glycérine 20 g. Excipients : Alcool cétylique ; acide lactique ; alginate de sodium ; laurylsulfate de sodium ; eau purifiée.

Présentation : Tube de 90 g **Laboratoire :** Johnson et Johnson

Fièvre de l'enfant

La fièvre est une réaction naturelle et saine de l'organisme qui se défend contre une infection virale, bactérienne ou parasitaire. Toutefois, chez l'enfant, la fièvre n'est pas toujours liée à une maladie.

CE QU'IL FAUT SAVOIR

On considère qu'un enfant a de la fièvre si sa température prise après un repos de 20 minutes est supérieure à 38 °C. Cette hausse de température n'est pas forcément le signe d'une infection. L'enfant peut avoir de la fièvre simplement suite à une activité intense ou s'il est trop couvert. En effet, sa thermorégulation (le mécanisme qui permet à un organisme de conserver une température constante) n'est pas encore normalisée, surtout chez les nourrissons.

LES CAUSES

La fièvre peut être provoquée par :
- certaines vaccinations comme celles contre la diphtérie, la coqueluche, le tétanos et la poliomyélite (TÉTRACOQ®) ;
- l'apparition des dents de lait même si la fièvre qui l'accompagne n'est pas forcément liée à la poussée des dents ;
- la plupart des maladies infantiles avec éruptions de la peau ;
- une intolérance à un médicament ou un aliment ;
- le contexte extérieur : enfant trop couvert, une pièce surchauffée ou une voiture en plein soleil, une exposition prolongée au soleil.

LES INTERDITS

Attention ! Jamais d'automédication chez un enfant de moins de 3 ans.
- Si votre enfant est un nourrisson (- de 30 mois) et qu'il a + de 38,5 °C, consultez rapidement votre médecin.

⚠⚠ Si votre enfant (+ de 3 ans) a + de 38, 5 °C : appelez votre médecin et essayez de lui décrire les manifestations qu'il présente : il est pâle ? Il a les yeux brillants ? Il semble abattu ? Il n'a pas faim ? Il se touche l'oreille ? Il vomit ? Il est agité ? Il a de la diarrhée ? Votre médecin vous conseillera en fonction de l'état de votre enfant.

⚠⚠ Si votre enfant (de + de 3 ans) a une forte fièvre (+ de 39 °C) associée à d'autres symptômes, n'essayez pas de traitement en automédication (par exemple en lui donnant un anti-fièvre) mais appelez votre médecin si :

- La fièvre persiste après une vaccination.
- Il vomit, a mal au ventre ou a de la diarrhée de façon abondante ou du sang dans les selles, il ne mange plus, a mal à la tête.
- Il a une éruption de boutons.
- Il est irritable, il pleure tout le temps.
- Il respire difficilement ou siffle en respirant.
- Il est sous traitement pour une autre maladie ou vient d'être opéré.

LES BONNES PRATIQUES

▶ En attendant la consultation

- Découvrez l'enfant.
- Mettez-le dans une pièce à 20 °C, si besoin après l'avoir aérée.
- Donnez-lui à boire par petites quantités répétées : eau sucrée ou salée (bouillon de légumes) ou lait (en l'absence de diarrhée).
- Entourez-le de linges que vous aurez trempés dans de l'eau tiède.
- Et si vous emmenez l'enfant chez votre médecin ou aux urgences, habillez-le légèrement.

▶ Si la fièvre est modérée (- de 38 °C)

- Découvrez l'enfant.
- Faites-le boire régulièrement.
- Plutôt que de lui donner un bain, rafraîchissez-le en passant sur son visage et sur son corps un linge humidifié avec de l'eau tiède.
- Donnez-lui éventuellement une dose de paracétamol.
- Prenez sa température 1 heure après. Si elle est montée, appelez votre médecin.

EN SAVOIR PLUS

Comment bien prendre la température d'un enfant ?

Utilisez un thermomètre électronique en le plaçant sous l'aisselle et en repliant le bras serré contre la poitrine pendant 3 minutes. Rajoutez 0,5 °C à la température indiquée.

Chez les nouveau-nés et les nourrissons, mieux vaut prendre la température par voie rectale.

On peut à la rigueur utiliser un indicateur frontal de température, pratique mais moins précis.

LES MÉDICAMENTS

En cas de fièvre modérée chez un enfant de plus de 3 ans qui ne présente pas d'autre manifestation particulière, on peut éventuellement donner un anti-fièvre en respectant STRICTEMENT les règles de prescription et en utilisant EXCLUSIVEMENT les formes nourrisson ou enfant selon l'âge.

• Le paracétamol est le médicament le mieux adapté : il ne présente pas les contre-indications de l'ibuprofène ou de l'aspirine et ne provoque ni gastrite ni ulcère. Il peut cependant, à très fortes doses, entraîner des lésions du foie. Ne JAMAIS dépasser 60 mg/kg/24 heures, soit 15 mg/kg toutes les 6 heures ou 10 mg toutes les 4 heures.
• Évitez l'aspirine (acide acétylsalicylique) et l'ibuprofène en raison des risques d'allergie et de l'apparition exceptionnelle du syndrome de Reye (atteinte du foie et du cerveau lors de certaines maladies virales).

ANTI-FIÈVRE

NOM DE MARQUE	SUBSTANCE	NOTE /20	REMB. SS	PRIX	AVIS
ADVIL comprimé Enfant 100 mg	Ibuprofène	16	65 %	2,21 €	Bon médicament mais vérifier l'absence d'ibuprofène ou d'autres AINS dans la composition d'autres médicaments.
ADVIL Enfant Nourrisson 20 mg/ml	Ibuprofène	16	65 %	3,44 €	Idem.
ALGOTROPYL	Paracétamol, ...	5	0 %	1,10 €	Une association inefficace.
ANTARENE 100 mg	Ibuprofène	16	65 %	2,59 €	Bon médicament mais vérifier l'absence d'ibuprofène ou d'autres AINS dans la composition d'autres médicaments.
ANTARENE Gé Enfant Nourrisson 20 mg/ml	Ibuprofène	16	65 %	2,11 €	Idem.
ASPEGIC Enfant 250 mg	Aspirine	8	65 %	2,13 €	L'aspirine est déconseillée chez les jeunes enfants. Utilisez de préférence un médicament contenant du paracétamol, aussi efficace mais beaucoup mieux toléré.
ASPEGIC Nourrisson 100 mg	Aspirine	8	65 %	2,00 €	Idem.
COQUELUSEDAL PARACETAMOL 250 mg Enfant	Paracétamol, ...	5	0 %	1,83 €	Une composition du XIXe siècle associée au paracétamol. Évitez de présenter ces ogives au derrière de votre enfant.
DOLIPRANE 100 mg solution buvable	Paracétamol	18	65 %	1,93 €	Excellent médicament mais vérifier l'absence de paracétamol dans la composition d'autres médicaments afin d'éviter un risque de surdosage toxique pour le foie.
DOLIPRANE 100 mg suppositoire	Paracétamol	18	65 %	1,81 €	Idem.
DOLIPRANE 150 mg suppositoire	Paracétamol	18	65 %	1,8€ €	Idem.

DOLIPRANE 150 mg sachet	Paracétamol	18	65 %	1,8€ €	Idem.
DOLIPRANE 200 mg suppositoire	Paracétamol	18	65 %	1,6€ €	Idem.
DOLIPRANE Enfant 200 mg sachet	Paracétamol	18	65 %	1,83 €	Idem.
DOLKO solution buvable 60 mg	Paracétamol	18	65 %	1,88 €	Idem.
DOLKO suppositoire 170 mg	Paracétamol	18	65 %	1,77 €	Idem.
DOLKO suppositoire 80 mg	Paracétamol	18	65 %	1,66 €	Idem.
EFFERALGAN 150 mg suppositoire	Paracétamol	18	65 %	1,77 €	Idem.
EFFERALGAN 150 mg sachet	Paracétamol	18	65 %	1,68 €	Idem.
EFFERALGAN 250 mg sachet	Paracétamol	18	65 %	1,78 €	Idem.
EFFERALGAN 300 mg suppositoire	Paracétamol	18	65 %	1,82 €	Idem.
EFFERALGAN 80 mg suppositoire	Paracétamol	18	65 %	1,60 €	Idem.
EFFERALGAN 80 mg sachet	Paracétamol	18	65 %	1,60 €	Idem.
EFFERALGAN PEDIATRIQUE 3 %	Paracétamol	18	65 %	1,88 €	Idem.
FEBRECTOL suppositoire Enfant	Paracétamol, ...	5	35 %	1,77 €	Médicament déconseillé car cette association n'amène que des inconvénients.
FEBRECTOL suppositoire Nourrisson	Paracétamol, ...	3	35 %	1,74 €	Idem.
IBUPROFENE MYLAN 20 mg/ml Enfant et Nourrisson sans sucre, suspension buvable	Ibuprofène	16	65 %	2,74 €	Bon médicament mais vérifier l'absence d'ibuprofène ou d'autres AINS dans la composition d'autres médicaments.
NUREFLEX Enfant Nourrisson SANS SUCRE 20 mg/ml	Ibuprofène	16	65 %	2,82 €	Idem.
NUROFENPRO Enfant et Nourrisson SANS SUCRE 20 mg/ml suspension buvable	Ibuprofène	16	65 %	2,81 €	Idem.
PARALYOC 250 mg lyophilisat	Paracétamol	18	65 %	1,83 €	Excellent médicament mais vérifier l'absence de paracétamol dans la composition d'autres médicaments afin d'éviter un risque de surdosage toxique pour le foie.
TROPHIRES COMPOSE suppositoire Enfant	Paracétamol, ...	5	0 %	3,66 €	Associations inutiles, voire dangereuses, validées en 1996 !
TROPHIRES COMPOSE Nourrisson suppositoire	Paracétamol, ...	3	0 %	3,35 €	Aucun intérêt pour votre bébé.

NOS MÉDICAMENTS FAVORIS

DOLIPRANE Enfant 200 mg Sachet

Note : 18/20 **Prix :** 1,83 € **Remb SS :** 65 %

Classe thérapeutique : Anti-douleur ◆ Anti-fièvre.

Indications : Traitement de courte durée de la fièvre et des douleurs d'intensités légères à modérées.

Contre-indications générales : Allergie à l'un des constituants du produit ◆ Enfant de moins de 2 ans ◆ Hépatite virale ◆ Insuffisance hépatique.

Prudence générale : Peut modifier certains dosages sanguins ou urinaires ◆ Insuffisance rénale ◆ Alcoolisme.

Prudence en association : Anticoagulants oraux.

Posologie : Enfant de 12 à 14 kg (environ de 2 à 5 ans) : 1 sachet à 200 mg par prise, à renouveler si besoin au bout de 6 heures, sans dépasser 4 sachets par jour.

Arrêt du médicament si : La fièvre persiste plus de 3 jours ◆ Respiration sifflante ◆ Apparition de bleus (thrombopénie) ◆ Prise massive : conduire le malade d'urgence à l'hôpital le plus proche ◆ Angine sévère avec fièvre (agranulocytose) ◆ Gonflement du visage et du cou associé à une gêne respiratoire (œdème de Quincke) ◆ Perte de connaissance avec chute brutale de la tension artérielle (choc anaphylactique) ◆ Éruptions de la peau.

Composition : par sachet : Paracétamol 200 mg. Excipients : Benzoate de sodium ; povidone K30 ; monoglycérides acétylés ; dioxyde de titane ; saccharine ; saccharose ; arôme orange (eau, maltodextrine, gomme arabique, huile essentielle d'orange).

Présentation : 12 sachets **Laboratoire :** Sanofi-Aventis

EFFERALGAN 250 mg Sachet

Note : 18/20 **Prix :** 1,78 € **Remb SS :** 65 %

Classe thérapeutique : Anti-douleur ◆ Anti-fièvre.

Indications : Traitement de courte durée de la fièvre et des douleurs d'intensités légères à modérées.

Contre-indications générales : Allergie à l'un des constituants du produit ◆ Enfant de moins de 2 ans ◆ Hépatite virale ◆ Insuffisance hépatique.

Prudence générale : Peut modifier certains dosages sanguins ou urinaires ◆ Insuffisance rénale ◆ Alcoolisme.

Prudence en association : Anticoagulants oraux.

Posologie : Cette présentation est réservée à l'enfant pesant entre 13 et 50 kg (environ de 2 à 15 ans) : de 13 à 20 kg (environ 2 à 7 ans) : 1 sachet par prise, à renouveler si besoin au bout de 6 heures, sans dépasser 4 sachets par jour. De 21 à 25 kg (environ 6 à 10 ans) : 1 sachet par prise, à renouveler si besoin au bout de 4 heures, sans dépasser 6 sachets par jour. De 26 à 40 kg (environ 8 à 13 ans) : 2 sachets par prise, à renouveler si besoin au bout de 6 heures, sans dépasser 8 sachets par jour. De 41 à 50 kg (environ 12 à 15 ans) : 2 sachets par prise, à renouveler si besoin au bout de 4 heures, sans dépasser 12 sachets par jour.

Arrêt du médicament si : La fièvre persiste plus de 3 jours ◆ Respiration sifflante ◆ Apparition de bleus (thrombopénie) ◆ Prise massive : conduire le malade d'urgence à l'hôpital le plus proche ◆ Angine sévère avec fièvre (agranulocytose) ◆ Gonflement du visage et du cou associé à une gêne respiratoire (œdème de Quincke) ◆ Perte de connaissance avec chute brutale de la tension artérielle (choc anaphylactique) ◆ Éruptions de la peau.

Composition : par sachet : Paracétamol 250 mg. Excipients : Acide citrique anhydre ; carbonate de sodium anhydre ; bicarbonate de sodium ; sorbitol ; docusate de sodium ; povidone ; benzoate de sodium ; aspartam ; arôme orange.

Présentation : 12 sachets **Laboratoire :** Bristol-Myers-Squibb

ADVIL Comprimé Enfant 100 mg

Note : 16/20 **Prix :** 2,21 € **Remb SS :** 65 %

Classe thérapeutique : Anti-douleur ◆ Anti-fièvre ◆ Anti-inflammatoire non stéroïdien (AINS).

Indications : Traitement de courte durée de la fièvre.

Contre-indications générales : Insuffisance cardiaque ◆ Allergie à l'un des constituants du produit ◆ Antécédent d'ulcère digestif ou de gastrite ◆ Anomalies de la coagulation ◆ Douleurs digestives ◆ Lupus érythémateux disséminé ◆ Infections virales ◆ Enfant de moins de 6 ans ◆ Insuffisance hépatique ◆ Insuffisance rénale ◆ Varicelle.

Prudence générale : Asthme.

Contre-indications en association : Anticoagulants ◆ Thrombolytiques ◆ Méthotrexate aux doses supérieures ou égales à 15 mg par semaine ◆ Autres anti-inflammatoires non stéroïdiens (AINS), y compris l'aspirine ◆ Sels de lithium ◆ Antiagrégants plaquettaires (ticlopidine, clopidrogel...).

Prudence en association : Alcool ◆ Antihypertenseurs ◆ Ciclosporine ◆ Diurétiques.

Posologie : Réservé à l'enfant de 6 à 12 ans : 20 à 30 mg/kg/jour en 3 prises, soit 1 comprimé par 10 kg de poids par prise 3 fois par jour. À prendre au cours des repas avec un grand verre d'eau.

Incidents : Nausées ◆ Vertiges ◆ Maux de tête (céphalées).

Arrêt du médicament si : La fièvre persiste plus de 3 jours ◆ Urticaire ◆ Pâleur ◆ Respiration sifflante ◆ Selles noires ◆ Gonflement du visage et du cou associé à une gêne respiratoire (œdème de Quincke) ◆ Vomissements sanglants ◆ Douleurs dans le ventre ◆ Éruptions de la peau.

Composition : par comprimé : Ibuprofène 100 mg. Excipients : Noyau : Amidon de maïs ; amidon prégélatinisé ; acide stéarique ; silice colloïdale anhydre. Enrobage : Saccharose ; macrogol 6000 ; fécule de pomme de terre acétylée (Perfectamyl Gel 45) ; povidone ; polysorbate 80 ; talc ; carbonate de calcium ; oxyde de fer rouge (E172) ; dioxyde de titane (E 171) ; cire de carnauba ; encre noire Opacode S-1-27794 (gomme laque, oxyde de fer noir [E 172], N-butylalcool, eau purifiée, propylène-glycol, alcool éthylique dénaturé, alcool.)

Présentation : 30 comprimés **Laboratoire :** Wyeth Santé Familiale

M

Mal de gorge et angine de l'enfant

Votre enfant se plaint de douleurs au fond de la gorge ? Il a des difficultés à avaler ? Les maux de gorge sont très fréquents chez les enfants. Ils sont généralement liés à une inflammation des amygdales, situées au fond de la gorge, et nécessitent parfois une consultation médicale.

CE QU'IL FAUT SAVOIR

En l'absence de fièvre ou de ganglions, les maux de gorge peuvent être simplement dus à un contexte irritant tel qu'une atmosphère polluée (parents fumeurs) ou sèche (appartement surchauffé) ou bien parce que les enfants ont trop crié ou trop chanté à la récré !

Si les maux de gorge sont associés à de la fièvre et/ou des ganglions, ils sont le signe d'une angine, en général d'origine virale, surtout chez les très jeunes enfants.

Chez les enfants plus âgés, l'angine est parfois due à une bactérie (streptocoque dit hémolytique).

Attention ! Toute angine chez un enfant doit être traitée par un médecin. Lui seul est à même de poser le bon diagnostic (origine virale, bactérienne, autre) et de prescrire les médicaments efficaces pour soulager rapidement le mal de gorge, soigner la cause et éviter les complications *(voir En savoir plus)*.

LES INTERDITS

⚠⚠ Si votre enfant a moins de 3 ans. Pas de traitement en automédication mais consultez votre médecin rapidement s'il a + de 38,5 °C de fièvre.

⚠⚠⚠ Si votre enfant est âgé de plus de 3 ans. Pas de traitement en automédication mais consultez votre médecin en urgence si votre enfant :
- vomit, a l'air de craindre la lumière ou est gêné par le bruit ;
- a des taches rouges sur le corps ;
- a mal à la tête ;
- a beaucoup de fièvre (+ de 39 °C), se plaint de douleurs intenses à la déglutition, sa gorge est très rouge, il a des ganglions douloureux au niveau du cou ;
- sa gorge est recouverte de membranes blanchâtres.

LES BONNES PRATIQUES

▶ En prévention

- Ne fumez pas en présence des enfants. Cela irrite les bronches et la gorge, sans parler des dégâts occasionnés par le tabac sur les fumeurs passifs.
- Aérez régulièrement les pièces à vivre et les chambres au moins 15 minutes, même en hiver !
- Placez des humidificateurs dans les chambres, l'hiver.
- Apprenez à votre enfant à se laver les mains régulièrement, cela évite d'attraper des microbes.
- Veillez à ce qu'il se mouche régulièrement, une narine après l'autre. S'il renifle constamment, il risque d'avaler ses propres sécrétions : cela peut contribuer à irriter sa gorge.

▶ En cas de mal de gorge

- Prenez la température de votre enfant.
- Vérifiez l'état de sa gorge en l'éclairant avec une lampe de poche tout en appuyant doucement sur sa langue avec un bâtonnet plat (dites-lui de faire AHAHAH). Si elle est rouge, avec éventuellement des points blancs, c'est qu'il a une angine.
- S'il a l'air fatigué, sans énergie, gardez-le à la maison : il couve peut-être une angine.
- S'il est âgé de plus de 7 ans, apprenez-lui à se faire un gargarisme avec une préparation salée (une cuillerée à café de sel dans une tasse d'eau chaude). Cela peut suffire à calmer l'irritation de sa gorge.
- Donnez-lui des bonbons, de préférence sans sucre (l'abus de sucre peut provoquer des caries !). Cela fait saliver donc humidifie sa gorge, la rafraîchit et diminue l'irritation.
- Faites-lui boire des tisanes sucrées au miel ou sucer des bonbons au miel : le miel a des vertus adoucissantes.
- Faites-lui boire des potages, manger des bouillies, des purées, des compotes, voire des glaces. Les aliments liquides sont plus faciles à avaler.
- Donnez-lui éventuellement un médicament anti-douleur.

LES MÉDICAMENTS

• Chez les enfants, seul le paracétamol est indiqué pour faire baisser la fièvre et diminuer la douleur. Vous devez l'administrer toujours en spécialité enfant, sans JAMAIS dépasser 60 mg/kg/24 heures, soit 15 mg/kg toutes les 6 heures ou 10 mg toutes les 4 heures.
• Divers sirops, suppositoires, pastilles et autres confiseries sont délivrés sans ordonnance. Leur utilité est pratiquement nulle. En revanche, ils peuvent entraîner divers effets indésirables. Ces pseudo-médicaments agissent essentiellement par le sucre qu'ils contiennent, au même titre qu'une bonne tisane sucrée, du lait sucré au miel ou des bonbons de confiserie.
• Ne donnez JAMAIS d'antibiotiques à votre enfant sans une prescription médicale.

EN SAVOIR PLUS

Angine virale ou angine bactérienne

Angine virale
Elle peut survenir à tout âge.
Début progressif, la fièvre est variable.
Légères douleurs à la déglutition.
Gorge rouge associée à de la toux avec écoulement nasal.

Angine bactérienne
Hiver, début de printemps.
Âge : de 3 à 15 ans.
Début brutal, fièvre élevée : 38,5 à 39 °C.
Douleurs intenses à la déglutition.
Gorge très rouge avec apparition de ganglions douloureux.
Se soigne avec un traitement par antibiotique prescrit par le médecin.

ANTI-MAL DE GORGE

NOM DE MARQUE	SUBSTANCE	NOTE /20	REMB. SS	PRIX	AVIS
ABBE CHAUPITRE N° 91	Homéopathie	4	0 %	5,33 €	Changement d'indication, mais toujours, hélas, aussi inefficace.
BIQUINOL Enfant suppositoire	Eucalyptol, …	2	0 %	5,80 €	Inefficace. Ne présentez que la notice au derrière de votre enfant.
COMPLEXE LEHNING MERCURIUS SOLUBILIS N° 39	Homéopathie	4	0 %	4,72 €	Il est inadmissible qu'un directeur de laboratoire ose proposer de telles indications et que celles-ci soient avalisées par le ministère de la Santé.
COMPOSE BOIRON ARUM TRIPHYLLUM comprimé	Homéopathie	4	35 %	1,37 €	Produit inefficace.

COMPOSE BOIRON ARUM TRIPHYLLUM granules	Homéopathie	4	35 %	1,67 €	Produit inefficace.
COMPOSE BOIRON ARUM TRIPHYLLUM solution buvable	Homéopathie	4	35 %	2,28 €	Idem.
MAXILASE 200 U. CEIP/ml	Alpha-amylase	6	0 %	4,67 €	Produit inefficace et dépassé depuis 50 ans.
MAXILASE 200 U. CEIP/ml sirop	Alpha-amylase	6	0 %	3,66 €	Idem.
MEGAMYLASE 200 U. CEIP/ml	Alpha-amylase	6	0 %	7,15 €	Idem.
MEGAMYLASE 200 U. CEIP/ml	Alpha-amylase	6	0 %	5,70 €	Idem.
OLIGOSOL MANGANESE-CUIVRE	Oligothérapie	5	0 %	1,83 €	L'indication « Modificateur de terrain » n'a pas de base scientifique démontrée.
OLIGOSOL MANGANESE-CUIVRE solution buvable en ampoule : Amp/28	Oligothérapie	5	0 %	5,63 €	Idem.
PHOLCONES BISMUTH Enfant suppositoire	Guaïfénésime, ...	3	0 %	3,50 €	Le derrière de vos enfants mérite mieux.
PHYTOGARGARISME	Phytothérapie : Sabadilla, ...	6	0 %	4,88 €	
POCONEOL N° 25	Homéopathie	4	0 %	4,72 €	Produit inefficace.
SOLACY PEDIATRIQUE	Cystine lévogyre, ...	2	0 %	5,94 €	Mis sur le marché en 1973. Médicament dépassé et inefficace. Composition entièrement à revoir.

Mal des transports chez l'enfant

Peu d'enfants y échappent ! Le mal des transports et son cortège de nausées et vomissements sont un grand classique des voyages avec enfants, surtout ceux effectués en voiture et en bateau. Avec quelques mesures, vous pouvez limiter ces malaises.

CE QU'IL FAUT SAVOIR

Les causes du mal des transports sont complexes. L'organisme aurait du mal à analyser les informations diverses et contradictoires qu'il perçoit tandis qu'il est soumis aux mouvements divers du véhicule emprunté.

Ainsi, plus les mouvements du véhicule sont fréquents et importants (route sinueuse de montagne, mer démontée, roulis, turbulences), plus forts sont les symptômes.

LES INTERDITS

⚠⚠ Ne donnez pas de traitement en automédication à votre enfant mais consultez votre médecin rapidement si les nausées ou les vomissements persistent alors que l'enfant n'est plus dans le véhicule ou que celui-ci est à l'arrêt depuis plus d'une demi-heure.

LES BONNES PRATIQUES

▶ En prévention

- Avant de partir, surtout en mer, donnez à votre enfant une collation légère et épaisse (des biscuits, une banane). Emportez toujours un vêtement chaud (même par grand beau temps), une bouteille d'eau et un gant de toilette ou des serviettes en papier… au cas où ! Prenez aussi une bouteille Thermos remplie d'une boisson chaude sucrée.
- Si votre enfant est sujet au mal des transports, donnez-lui 1 heure avant le départ un médicament *(voir Les médicaments)*.
- Choisissez-lui une « bonne » place :

– en bateau, au centre, et surtout pas à côté du moteur ou en cabine. Mettez-le à l'air frais s'il se sent mal ;
– en voiture, à l'avant si la route est très sinueuse et qu'il est en âge d'utiliser une ceinture de sécurité. Laissez la fenêtre entrouverte ;
– en train, préférez une place dans le sens de circulation.

- Incitez-le à regarder le paysage au loin ou à suivre un point à l'horizon (en particulier en bateau ou en voiture).
- Veillez à ce qu'il n'ait pas la tête penchée en avant.
- Captez son attention en lui faisant faire des jeux (devinettes…) mais évitez les BD et les jeux vidéo posés sur ses genoux.

▶ En cas de vomissements : en voiture, arrêtez-vous, passez-lui de l'eau fraîche sur le visage et faites-lui faire quelques pas. En bateau, en train ou en avion, débarbouillez-le. Dans tous les cas, donnez-lui à boire une boisson sucrée et faites-lui prendre l'air… dès que possible.

LES MÉDICAMENTS

- Les antihistaminiques H_1, à prendre 1 heure avant le départ. Si les troubles persistent, vous pouvez renouveler la prise au bout de 6 heures. Comme pour tout médicament, assurez-vous qu'il n'est pas contre-indiqué pour votre enfant.
- Les médicaments homéopathiques peuvent se révéler suffisants dans certains cas.

ANTI-MAL DES TRANSPORTS

NOM DE MARQUE	SUBSTANCE	NOTE /20	REMB. SS	PRIX	AVIS
COCCULINE globules	Homéopathie	10	0 %	7,01 €	
COCCULINE comprimé orodispersible	Homéopathie	10	0 %		
MERCALM 50 mg/10 mg	Dimenhydrinate, …	14	0 %	5,18 €	
NAUSICALM sirop	Dimenhydrinate	14	0 %	5,49 €	
NAUTAMINE	Diphénydramine	14	0 %	5,89 €	

NOTRE MÉDICAMENT FAVORI

NAUSICALM Sirop

Note : 14/20 **Prix :** 5,49 € **Remb SS :** 0 %

Classe thérapeutique : Anti-mal des transports ◆ Anti-nausées ◆ Anti-vomissements.

Indications : Prévention et traitement du mal des transports ◆ Traitement de courte durée des nausées et vomissements sans fièvre.

Contre-indications générales : Allergie à l'un des constituants du produit ◆ Vomissements sanglants et/ou associés à de la fièvre et/ou à un ballonnement important avec absence de selles et surtout de gaz depuis 24 heures ◆ Glaucome par fermeture de l'angle ◆ Asthme ◆ Enfant de moins de 2 ans.

Prudence générale : Risques de somnolence ou de baisse de la vigilance ◆ Diabète.

Prudence en association : Alcool ◆ Autres médicaments avec effets sédatifs ou atropiniques.

Posologie : Enfants de 2 à 5 ans : 1/2 à 1 cuillerée à café. Enfants de 6 à 15 ans : 1 à 2 cuillerées à café. Au-delà de 15 ans : 1 à 2 cuillerées à soupe. À prendre 30 minutes avant le départ et éventuellement pendant le voyage.

Incidents : Sécheresse de la bouche ◆ Somnolence ◆ Palpitations ◆ Éruptions de la peau ◆ Fatigue ◆ Gonflement du visage ◆ Diminution des réflexes ◆ Constipation ◆ Vertiges.

Arrêt du médicament si : Troubles urinaires ◆ Confusion ◆ Les vomissements ne disparaissent pas en 12 heures ◆ Excitation ◆ Douleurs dans les yeux (hypertonie oculaire).

Composition : pour 150 ml de sirop : Diménhydrinate 47,2 g ; saccharose ; alcool.

Présentation : Flacon de 150 ml **Laboratoire :** Brothier

Maux de ventre de l'enfant

Les maux de ventre sont fréquents chez les jeunes enfants. Mais il est souvent difficile pour les parents d'en évaluer la gravité et de savoir quand ils doivent consulter.
Si votre enfant se plaint ou a l'air d'avoir très mal, surtout d'une façon soudaine, consultez TOUJOURS votre médecin.

CE QU'IL FAUT SAVOIR

Les maux de ventre peuvent avoir des origines multiples :
- L'appendicite, caractérisée par une douleur située en bas et à droite du ventre, avec une fièvre modérée (37,5-38 °C), une pâleur au visage, des nausées et des vomissements. Le diagnostic sera confirmé au cours d'une d'hospitalisation de 48 heures.
- L'invagination intestinale aiguë qui peut arriver chez le jeune enfant jusqu'à 3 ans environ : les douleurs sont intenses et soudaines, l'enfant crie et pleure, se tord dans son lit, refuse de manger et parfois vomit. Puis l'enfant se calme et reprend ses activités habituelles avant qu'une nouvelle crise n'arrive plus ou moins vite.
- La hernie étranglée d'une partie du tube digestif ou de l'ovaire.
- La torsion du testicule.

⚠⚠⚠ Dans tous ces cas, **consultez votre médecin en urgence**.

D'autres troubles peuvent occasionner des maux de ventre :
- Une constipation (très fréquente) : s'il n'y a pas de selles depuis au moins 3 jours et/ou si les selles sont dures.
- Une gastro-entérite : des vomissements et diarrhées précédés souvent par des maux de ventre.
- Les coliques du nourrisson.
- Une allergie alimentaire.
- Des parasites intestinaux.
- Des infections urinaires.
- Une hépatite virale avant l'apparition de la jaunisse.
- Des rhumatismes articulaires aigus.
- Parfois même, les maux de ventre peuvent être d'origine psychologique (anxiété).

LES INTERDITS

⚠⚠⚠ Pas d'automédication mais consultez votre médecin en urgence si :
- L'enfant a de la fièvre (+ de 38,5 °C) et des frissons.
- Il a mal dans le bas du ventre à droite (et n'a jamais été opéré de l'appendicite).
- Son ventre est très ballonné et il ne peut évacuer ni selles ni gaz.
- Il vomit du sang, ses selles sont noires, il a du sang dans les urines.

- Il a mal suite à un traumatisme (coup, chute) sur le ventre.
- Son mal de ventre est survenu de façon soudaine et brutale.

LES BONNES PRATIQUES

▶ En prévention

Si votre enfant est sujet à des maux de ventre peu intenses, cela peut être lié à son alimentation. Limitez les fruits et les légumes crus au profit de compotes de fruits et de purées de légumes.

▶ En cas de maux de ventre sans autre symptôme associé, posez une bouillotte tiède (ou un pack chauffant enveloppé d'un linge fin) sur son ventre. La chaleur peut le soulager.

Si ces mesures s'avèrent inefficaces, consultez votre médecin.

EN SAVOIR PLUS

La perception du mal de ventre chez l'enfant

Jusqu'à environ 5 ans, le jeune enfant a du mal à localiser une douleur au ventre. La plupart du temps, il montre son nombril et est incapable de faire un lien entre l'intensité de la douleur et la gravité de la maladie.

⚠⚠⚠ **Attention !** Si votre enfant se plaint d'une douleur soudaine dont on peut préciser exactement le moment de l'apparition et qui persiste 1 heure ou plus, il faut consulter très rapidement votre médecin pour un examen sérieux.

LES MÉDICAMENTS

Il existe des médicaments susceptibles de diminuer les spasmes, les contractions de l'intestin responsables, dans certains cas, de maux de ventre. Ils sont à base de phloroglucinol (SPASFON®, SPASMOCALM®, etc.). Ne les donnez à votre enfant qu'après l'avis de votre médecin.
On trouve aussi des médicaments à base de plantes (bouillon blanc ou mélisse) ou des spécialités homéopathiques qui peuvent être utilisés en attendant de consulter votre médecin.
Si l'attente du médecin se prolonge, vous pouvez donner un peu de paracétamol à votre enfant (dose enfant) en respectant strictement la posologie recommandée.

P

Poussées dentaires

Votre bébé mâchonne ses doigts et ses jouets ? Il bave et salive abondamment ? Cela ressemble fort à une poussée dentaire. Rien que de très normal même si cela peut entraîner quelques douleurs et pleurs !

CE QU'IL FAUT SAVOIR

La sortie des dents de lait chez le nourrisson et le jeune enfant peut s'accompagner de certains troubles mais sans gravité et lui occasionner des démangeaisons au niveau de la gencive.
À l'examen, la gencive est rouge et gonflée à l'endroit où la dent va sortir.
L'enfant est agité et dort mal avec parfois un larmoiement et un écoulement nasal.
À ces troubles locaux peuvent s'associer de la diarrhée, des rougeurs sur les fesses, plus rarement un petit peu de fièvre (- de 38 °C), pas toujours en rapport avec la poussée des dents !

LES INTERDITS

Inutile de vous inquiéter ! Les poussées dentaires n'entraînent pas de complications particulières.
En revanche, si la fièvre et la diarrhée persistent sans raison, consultez votre médecin, car elles témoignent souvent d'une affection virale associée (rhinopharyngite, bronchite).

LES BONNES PRATIQUES

• À la place de l'index, traditionnellement utilisé par les mamans pour calmer les douleurs de gencives, vous pouvez donner à votre bébé un petit anneau de dentition à mordiller.
• À l'aide d'un coton-tige, faites des petits attouchements de la gencive avec une pommade anesthésique pour bébé.

LES MÉDICAMENTS

Ce sont soit des anesthésiques locaux, soit des baumes à appliquer en massant doucement la zone douloureuse : BAUME THOMAS®, DELABARRE® Gel et Solution, DOLODENT®.

ANTI-DOULEUR DENTAIRE

NOM DE MARQUE	SUBSTANCE	NOTE /20	REMB. SS	PRIX	AVIS
CAMILIA	Homéopathie	3	0 %		
DENTOBAUME solution gingivale	Amyléine chlorhydrate, ...	10.5	0 %	3,96 €	
DOLODENT	Amyléine chlorhydrate, ...	10.5	0 %	5,64 €	

NOTRE MÉDICAMENT FAVORI

DOLODENT

Note : 10.5/20 **Prix :** 5,64 € **Remb SS :** 0 %

Classe thérapeutique : Anti-douleur dentaire.

Indications : Traitement des douleurs liées à la poussée dentaire.

Contre-indications générales : Allergie à l'un des constituants du produit.

Posologie : 2 à 3 applications par jour sur la gencive douloureuse.

Incidents : Irritation gingivale ◆ Réaction allergique.

Composition : par flacon : Amyléine 270 mg ; dérivés terpéniques.

Présentation : Flacon de 36 g **Laboratoire :** Gilbert

Poux et lentes chez l'enfant

C'est la rentrée scolaire. Votre enfant se gratte frénétiquement la tête ? Il y a de grandes chances que ce soit des poux. Ne les laissez pas se propager !

CE QU'IL FAUT SAVOIR

Les poux sont des parasites de 1 à 3 millimètres de long, gris ou rougeâtres, légèrement aplatis. Ils vivent sur l'homme entre la peau et les vêtements. Chez les enfants, ils se logent de préférence sur la tête, derrière les oreilles et sur le haut de la nuque. Leurs petites morsures laissent de minuscules points rouges sur la peau. Dans les cheveux, les œufs des poux (les lentes), blanchâtres et ovales, peuvent se confondre avec des pellicules... mais ils sont plus durs à déloger !

Les poux se transmettent très facilement, soit par contact direct, soit par les vêtements que les enfants ou leur entourage s'échangent. Ils provoquent des démangeaisons souvent nocturnes, parfois sévères, entraînant des lésions là où l'on se gratte, lésions qui peuvent s'infecter.

LES INTERDITS

Ne laissez pas les poux s'installer sans rien faire !

⚠ Ne prolongez pas un traitement en automédication mais consultez votre médecin si :

- Les démangeaisons sont intenses.
- Les zones de grattage semblent infectées.
- Les poux ont atteint les cils de l'enfant et que ses paupières sont irritées.

LES BONNES PRATIQUES

▶ En prévention

- En période scolaire, soyez vigilant. Si votre enfant se gratte souvent la tête, vérifiez qu'il n'a pas de lentes. Examinez sa tête avec un peigne fin en partant de la lisière des cheveux, derrière les oreilles et sur le cou. Faites cette petite inspection régulièrement.
- Attachez les cheveux longs de votre enfant sinon faites-les couper court : les poux se cachent plus facilement dans les cheveux longs !
- Responsabilisez vos enfants : à chacun son bonnet et son écharpe. Pas question de les échanger avec les copains, même chose avec les barrettes, les « chouchous », les peignes. Attention aux portables et aux écouteurs, ils peuvent transmettre aussi les poux.

▶ Si vos enfants ont attrapé des poux

- Prévenez l'école et commencez vite un traitement.
- Traitez l'ensemble de la famille en deux cures à 8 jours d'intervalle avec un des médicaments recommandés.

• Lavez draps, serviettes de toilette et tous les vêtements portés à plus de 60 °C.
• Déparasitez les brosses et les peignes soigneusement et par la suite lavez-les tous les deux jours.

EN SAVOIR PLUS

En guerre contre lentes et poux !

Rincez les cheveux de l'enfant avec de l'eau vinaigrée (une cuillerée à soupe par litre) puis entourez-les d'une serviette humide et chaude (repassée avec un fer vapeur) pendant une petite demi-heure. Puis coiffez-le soigneusement avec un peigne très fin, les lentes mortes se détacheront. Lavez la serviette à 60 °C.
Quant aux traitements anti-poux, appliquez-les très soigneusement le plus près de la racine des cheveux et s'ils nécessitent un temps de pose, mettez un bonnet de bain sur la tête de votre enfant pour renforcer l'efficacité du produit.

LES MÉDICAMENTS

Le malathion (PRIODERM®), la perméthrine, la dépalléthrine, la bioalléthrine sont les produits les plus actifs. Ils présentent peu d'inconvénients, quel que soit le type de poux.
Préférez les produits en lotion aux shampoings, peu actifs, et aux sprays, trop diffus.
Mesurez l'efficacité des traitements au 2e jour après l'application et au 12e jour.
En cas d'impétigo (lésion infectée), consultez votre médecin qui prescrira un traitement adapté.
En parapharmacie, vous pouvez trouver des produits à base de diméticone qui étouffent les poux en les recouvrant (type ALTOPOU®, POUXIT®...) mais leur efficacité est moindre.
Les traitements dits de « médecine douce » ou les traitements « naturels » à base d'huile essentielle n'ayant jamais prouvé leur efficacité, mieux vaut les éviter, sous peine de voir proliférer ces petits parasites terriblement attachants.

ANTI-POUX

NOM DE MARQUE	SUBSTANCE	NOTE /20	REMB. SS	PRIX	AVIS
CHARLIEU ANTI-POUX shampoing	Perméthrine	12	0 %	6,86 €	
HEGOR ANTIPOUX shampoing	Phénothrine	12	0 %	8,54 €	
ITAX shampoing ANTIPOUX	Phénothrine	12	0 %	10,67 €	
ITAX shampoing ANTIPOUX	Phénothrine	12	0 %	7,32 €	

ITEM ANTIPOUX lotion	Phénothrine	16	0 %	10,37 €	
ITEM ANTIPOUX shampoing	Phénothrine	12	0 %	9,76 €	
PARA PLUS	Malathion, ...	16	0 %	1,001 €	
PARA POUX crème	Perméthrine	16	0 %	1,001 €	
PARA SPECIAL POUX aérosol	Bioalléthrine, ...	15	0 %	8,54 €	
PARA SPECIAL POUX shampoing	Bioalléthrine, ...	12	0 %	7,01 €	
PARA SPECIAL POUX shampoing	Bioalléthrine, ...	12	0 %	12,05 €	
PARASIDOSE shampoing	Phénothrine	12	0 %	7,16 €	
PRIODERM flacon pressurisé	Malathion, ...	15	0 %	9,61 €	
PRIODERM lotion	Malathion, ...	16	0 %	9,61 €	
PYREFLOR lotion	Perméthrine	14	0 %	8,50 €	
PYREFLOR lotion	Perméthrine	14	0 %	7,62 €	
PYREFLOR shampoing	Perméthrine	12	0 %	7,16 €	
SPRAY PAX	Pyréthrum, ...	12	0 %	8,50 €	

NOS MÉDICAMENTS FAVORIS

PRIODERM Lotion

Note : 16/20 **Prix :** 9,61 € **Remb SS :** 0 %

Classe thérapeutique : Anti-poux.

Indications : Poux de la tête et lentes.

Contre-indications générales : Enfant de moins de 6 ans ◆ Allergie à l'un des constituants du produit.

Prudence générale : Ne pas avaler ◆ Protéger les yeux lors de l'application ◆ Éviter le lavage des cheveux pendant 12 heures suivant l'application de la lotion ◆ Bien nettoyer les vêtements et les objets souillés ◆ Ne pas laisser à la portée des enfants.

Posologie : Lotion : pratiquer une application unique de la lotion pure (10 à 20 ml selon l'épaisseur de la chevelure) sur le cuir chevelu et les cheveux non humides, laisser sécher naturellement en évitant l'usage d'une source de chaleur artificielle à cause de l'inflammabilité du produit. Environ 12 heures après le traitement, laver et peigner les cheveux à l'aide d'un peigne fin.

Incidents : Sensation de brûlure ◆ Irritation de la peau ◆ Démangeaisons (urticaire).

Arrêt du médicament si : Éruptions de la peau.

Composition : pour 100 ml de lotion : Malathion 0,5 g ; terpinol.

Présentation : Flacon de 110 ml **Laboratoire :** Viatris

ITEM ANTIPOUX Lotion

Note : 16/20 **Prix :** 10,37 € **Remb SS :** 0 %

Classe thérapeutique : Anti-poux.

Indications : Poux du cuir chevelu.

Contre-indications générales : Allergie à l'un des constituants du produit ◆ Nourrisson (enfant de moins de 30 mois).

Prudence générale : Contact avec des surfaces sensibles (œil, peau irritée, muqueuses) : rincer abondamment à l'eau courante ◆ Ne pas laisser à la portée des enfants.

Posologie : Appliquer la lotion à la base des cheveux. Répéter l'opération au bout de 2 minutes. Laisser poser 10 minutes puis rincer.

Arrêt du médicament si : Démangeaisons ◆ Réactions allergiques ◆ Éruptions de la peau.

Composition : lotion pour 150 ml : D-phénothrine 300 mg. Excipients : Glycérides polyglycolysés ; chèvrefeuille 515560 parfum ; lipoaminoacide sodique ; sodium laurylsulfate ; caramel E 150 ; acide lactique ; eau purifiée ; p-hydroxybenzoate de méthyle sodique ; p-hydroxybenzoate de propyle sodique.

Présentation : Flacon de 150 ml **Laboratoire :** Dermophil Indien

R

Régurgitations et vomissements du nourrisson

Un rejet de lait non caillé ou caillé suite à un petit rot ? Ce n'est pas un vomissement mais une régurgitation, un incident extrêmement fréquent chez les nourrissons, généralement favorisé par une tétée trop rapide ou trop abondante. Vous pouvez y remédier.

CE QU'IL FAUT SAVOIR

La valve anti-reflux située entre l'œsophage et l'estomac est souvent encore déficiente chez le nourrisson et le repas de bébé remonte facilement. Ce petit trouble est accentué par le fait que la nourriture est liquide et que l'enfant est généralement en position couchée !

LES INTERDITS

- Ne confondez pas rejet et vomissement. Le vomissement est un rejet soudain, abondant, explosif, de toute ou d'une partie de la tétée. Il peut être liquide ou glaireux. Il survient juste après la tétée ou le biberon (ou plus tardivement) et s'accompagne parfois de cris, d'agitation, de pâleur. Le rejet ne provoque ni pleurs, ni cris, ni malaise.

⚠⚠⚠ Ne négligez pas des vomissements qui :

- ne s'arrêtent pas ;

- contiennent du sang ;
- jaillissent en jet sans effort ;
- sont accompagnés d'autres symptômes :

– ventre ballonné depuis plus de 24 heures *(voir Constipation de l'enfant)* ;
– forte fièvre (+ de 38,5 °C) ;
– diarrhées *(voir diarrhée de l'enfant)*.

Dans tous ces cas, consultez très rapidement votre médecin ou votre pédiatre.

LES BONNES PRATIQUES

▶ Pour éviter les rejets

- Vérifiez la grosseur du trou de la tétine et faites des pauses pendant la tétée.
- Épaississez, si nécessaire, le biberon avec de la pectine.
- Installez l'enfant en position semi-verticale pour lui donner son biberon et gardez-le ainsi pendant 1 heure après la tétée.

LES MÉDICAMENTS

La GÉLOPECTOSE® peut être utilisée pour épaissir les biberons.

EN SAVOIR PLUS

Les vomissements

Les vomissements sont assez fréquents chez l'enfant. Comme chez l'adulte *(voir Nausées et vomissements)* ils peuvent avoir différentes origines. Ils nécessitent TOUJOURS un avis médical surtout s'ils sont importants, s'ils ne s'arrêtent pas, s'ils sont associés à d'autres symptômes (fièvre, mal de tête, maux de ventre) ou s'ils récidivent régulièrement.

En cas de vomissements sans gravité, nettoyez l'enfant avec un linge humide et couchez-le sur le côté (position de sécurité). Ne lui donnez aucun médicament mais essayez de lui faire boire un peu d'eau sucrée. Caressez-le et parlez-lui doucement afin de le rassurer.

Rhinopharyngite de l'enfant

Votre enfant a le nez bouché ou qui coule ? Il tousse, il éternue, il a peut-être mal à la gorge et même un peu de fièvre ? Il est sans doute victime d'une rhinopharyngite, la maladie la plus fréquente chez les enfants.

La rhinopharyngite est une maladie bénigne, le plus souvent passagère. Il est généralement inutile de la traiter avec des médicaments… pas toujours anodins !

CE QU'IL FAUT SAVOIR

La rhinopharyngite est une inflammation du rhinopharynx, c'est-à-dire du nez et de la gorge et, par extension, des fosses nasales, des organes constamment agressés par les microbes et les virus, mais aussi par la pollution, le tabac et autres substances toxiques. Elle est d'origine virale dans 90 % des cas.

LES INTERDITS

⚠⚠ Ne traitez pas votre enfant en automédication mais consultez votre médecin si :
- Votre enfant a une forte fièvre (+ de 38,5 °C) qui persiste plus de 48 heures.
- Il a très mal à la gorge.
- Son nez est encombré de sécrétions purulentes, il a très mal à la tête, aux oreilles et respire difficilement.

⚠⚠ Ne poursuivez pas un traitement en automédication plus de 48 heures mais consultez votre médecin si les symptômes ne faiblissent pas, voire s'amplifient.

LES BONNES PRATIQUES

▶ **En prévention**, suivez ces quelques règles d'hygiène :
- Apprenez à votre enfant à se moucher, une narine à la fois, avec un mouchoir en papier à usage unique.
- Incitez-le à se laver les mains souvent avec de l'eau et du savon.

▶ **En cas de rhinopharyngite**
- Nettoyez son nez avec du sérum physiologique (chlorure de sodium à 0,9 %) en flacon unidose afin d'éliminer les sécrétions qui gênent sa respiration.
- Soulagez sa fièvre si elle est supérieure à 38,5 °C avec du paracétamol en spécialité enfant, en respectant scrupuleusement la dose en fonction de son poids.
- Donnez-lui à sucer de simples bonbons pour atténuer ses maux de gorge.

LES MÉDICAMENTS

Étant donné que c'est une maladie sans gravité nous vous déconseillons de donner à votre enfant un autre médicament que du paracétamol (en spécialité enfant) pour lutter contre sa fièvre et du sérum physiologique pour nettoyer son nez.
Quant aux antibiotiques (toujours prescrits par un médecin), sachez qu'ils sont INUTILES dans le cas de la rhinopharyngite car c'est une maladie virale. Ils ne sont donnés par le médecin qu'en cas de complication (par exemple une otite, fréquente chez le nourrisson).

Nous vous rappelons que :

- Les pulvérisations en spray sont TRÈS DANGEREUSES chez les très jeunes enfants.
- Les antiseptiques par voie nasale sont inefficaces contre les virus et peuvent déclencher des allergies.
- Les antiallergiques par voie nasale n'ont aucun intérêt dans le cadre d'une rhinopharyngite.
- Les pommades à respirer et à passer sur la poitrine contiennent souvent du menthol ou du camphre et peuvent entraîner des convulsions chez les enfants de moins de 12 ans.
- Les médicaments à base de soufre en suspension, en pulvérisation ou pris par la bouche sont sans aucun intérêt.
- Les « décongestionnants » contenant de la pseudoéphédrine sont contre-indiqués car très dangereux.

ANTI-RHUME DE CERVEAU

NOM DE MARQUE	SUBSTANCE	NOTE /20	REMB. SS	PRIX	AVIS
ACTISOUFRE	Sulfure de sodium, …	4	0 %	5,90 €	Beaucoup de mots compliqués pour une activité non démontrée depuis 1955. Médicament dépassé et inutile.
ACTISOUFRE	Sulfure de sodium, …	4	0 %	4,54 €	Idem.
ACTISOUFRE	Sulfure de sodium, …	4	0 %	7,96 €	Idem.
BIOCIDAN solution nasale	Phényltoloxamine citrate, …	5	0 %	5,59 €	Cette association d'un antiseptique dépassé et d'un antihistaminique est illogique.
COMPOSE BOIRON ALLIUM CEPA solution buvable	Homéopathie	4	35 %	2,28 €	Produit inefficace remboursé à 35 % !
COMPOSE BOIRON ALLIUM CEPA comprimé	Homéopathie	4	35 %	1,37 €	Idem.
COMPOSE BOIRON ALLIUM CEPA granules	Homéopathie	4	35 %	1,67 €	Idem.
CORYZALIA	Homéopathie	4	0 %	4,57 €	Association remarquablement inefficace.
DESINTEX comprimé	Thiosulfate de sodium, …	5	0 %	1,83 €	Mis sur le marché en 1945, une très bonne année pour le Bordeaux. Médicament inefficace.
DESINTEX INFANTILE	Thiosulfate de sodium, …	5	0 %	1,84 €	Idem.
DESINTEX solution buvable	Thiosulfate de sodium, …	5	0 %	1,98 €	Idem.

DESOMEDINE pulvérisation nasale	Hexamidine	8	0 %	5,03 €	À notre connaissance, les antiseptiques du nez sont inactifs sur les virus du rhume.
EUVANOL SPRAY	Phytothérapie : Géranium, ...	4	0 %	6,14 €	Produit dépassé et allergisant depuis sa mise sur le marché en 1974.
FERVEX Enfant	Paracétamol, ...	12	0 %	5,28 €	Association inutile, voire dangereuse, pour traiter un simple rhume.
HUMEX FOURNIER 0,04 %	Benzododécinium bromure, ...	6	0 %	5,31 €	À notre connaissance, les antiseptiques du nez sont inactifs sur les virus du rhume.
MUCORHINE solution nasale	Phytothérapie : Calendula, ...	2	0 %	5,18 €	Produit dépassé et allergisant lié à la présence de baume du Pérou. À éviter également car contient de l'huile qu'il est préférable d'utiliser dans la salade.
NOSTRIL	Chlorhexidine gluconate, ...	8	0 %	5,25 €	Les antiseptiques sont inactifs vis-à-vis des virus du rhume.
NOTRINO	L-cystine, ...	3	0 %	4,98 €	
OLIGOGRANUL SOUFRE	Oligothérapie	5	0 %	5,79 €	L'indication « Modificateur de terrain » n'a pas de base scientifique démontrée.
OLIGOSOL MANGANESE-CUIVRE	Oligothérapie	5	0 %	1,83 €	Idem.
OLIGOSOL MANGANESE-CUIVRE solution buvable en ampoule : Amp/28	Oligothérapie	5	0 %	5,63 €	Idem.
OLIGOSOL SOUFRE	Oligothérapie	5	0 %		Idem.
OLIGOSOL SOUFRE	Oligothérapie	5	0 %	1,83 €	Idem.
OLIGOSTIM SOUFRE	Oligothérapie	5	0 %	5,33 €	Idem.
PHYSIODOSE ISOTONIQUE	Eau de mer isotonique	12	0 %		
PHYSIODOSE sérum physiologique 15 unidoses	Sérum physiologique isotonique	12	0 %	3,45 €	
PHYSIODOSE sérum physiologique 30 unidoses	Sérum physiologique isotonique	12	0 %	7,29 €	
PHYSIODOSE sérum physiologique 40 unidoses	Sérum physiologique isotonique	12	0 %	6,85 €	
PHYSIOMER Nourrisson	Eau de mer isotonique	8	0 %	7,50 €	
PRORHINEL	Polysorbate 80, ...	6	0 %	5,51 €	À notre connaissance, les antiseptiques sont inefficaces sur les virus du rhume. De plus, le benzododécinium est une substance qui possède une activité faible et allergisante.

PRORHINEL	Polysorbate 80, …	6	0 %	5,51 €	Idem.
PRORHINEL	Polysorbate 80, …	6	0 %	5,51 €	Idem.
RHINOTROPHYL	Acide ténoïque	5	15 %	2,30 €	Bien qu'il s'agisse d'une nouvelle formule, les résultats sont tout aussi décevants.
SOLACY PEDIATRIQUE	Cystine lévogyre, …	2	0 %	5,94 €	Mis sur le marché en 1973. Médicament dépassé et inefficace. Composition entièrement à revoir.
SOUFRANE 2 %	Thiophènecarboxylate de sodium, …	5	0 %	5,54 €	Le thiophènecarboxylate de sodium est un antiseptique faible et de plus, comme tous les antiseptiques, inefficace sur les virus du rhume.
STILLARGOL Instillation nasale 2 %	Argent protéinate	4	0 %	2,20 €	Produit dépassé depuis 50 ans et sans intérêt sauf pour le laboratoire.

NOTRE MÉDICAMENT FAVORI

PHYSIODOSE Sérum physiologique

Note : 12/20 **Prix :** 7,29 € **Remb SS :** 0 %

Classe thérapeutique : Anti-rhume de cerveau.

Indications : Rhume de cerveau.

Posologie : En instillation, en lavage à raison de 1 à 6 lavages par jour en fonction des besoins.

Arrêt du médicament si : Les troubles persistent.

Composition : pour 100 ml : Chlorure de sodium (0,9 g) ; eau purifiée qsp 100 ml.

Présentation : 30 unidoses **Laboratoire :** Gilbert

T

Toux de l'enfant

Votre enfant tousse ? Tousser est un réflexe naturel de défense de l'organisme en réponse à une irritation, en particulier des voies respiratoires (larynx, trachée, bronches), voire des oreilles. Ce n'est pas une maladie, mais le symptôme d'un trouble de santé ou d'une maladie.

CE QU'IL FAUT SAVOIR

Différents facteurs peuvent déclencher la toux chez un enfant, dont certains peuvent avoir des conséquences très graves. Sachez les identifier !

△△△ L'inhalation, c'est-à-dire le passage de liquide, d'aliments ou d'un corps étranger (petits jouets en plastique, pièces de monnaie, billes...) dans les voies respiratoires. C'est la « fausse route ». La toux est soudaine, avec des quintes dites expulsives, parfois avec étouffement.
Appelez tout de suite le SAMU (15 ou 112) ou les pompiers (18) avec un portable ou un sans fil et branchez si possible le haut-parleur du téléphone pour pouvoir être plus libre de vos mouvements *(voir Que faire en cas de fausse route ?)*.

△△△ Une laryngite aiguë, c'est-à-dire une inflammation du larynx pouvant entraîner une asphyxie d'origine infectieuse (bactérie ou virus). La toux est alors rauque, aboyante. L'enfant peut avoir des difficultés à respirer et de la fièvre. Appelez le SAMU (15 ou 112).

En dehors de ces deux facteurs qui relèvent de l'urgence médicale, la toux chez l'enfant (très rare chez le nouveau-né) peut être due à :

• Une rhinopharyngite : nez bouché gênant la prise des biberons, mucosités abondantes favorisant des vomissements.
• Une sinusite provoquant une toux chronique mais pas forcément de douleurs au niveau des pommettes et du front.
• Une trachéite allergique.
• Une crise d'asthme : la toux est alors associée à des difficultés respiratoires. La respiration est sifflante.
• Un début de rougeole avec une fièvre souvent élevée (+ de 38,5 °C), des taches blanchâtres sur la face interne des joues, des larmoiements.
• Une bronchite si la toux est associée à une forte fièvre.
• Une coqueluche avec des quintes de toux devenant de plus en plus fréquentes (si l'enfant n'a pas été vacciné, *voir Vaccinations*).
• Un reflux gastro-œsophagien : la toux est grasse et se produit généralement quand l'enfant est couché.
• Une réaction à des substances irritantes : poussière, gaz, fumée.

LES INTERDITS

Attention ! En cas de fausse route, n'improvisez pas mais suivez nos recommandations (*voir Que faire en cas de fausse route ?*).

⚠⚠⚠ Ne pratiquez pas d'automédication mais consultez votre médecin de toute urgence ou appelez le SAMU (15 ou 112) si :
• Votre enfant tousse et éprouve des difficultés pour respirer ou avale difficilement.
• Votre enfant tousse et a de la fièvre (+ de 38,5 °C).

⚠⚠ Ne poursuivez pas un traitement en automédication si la toux s'aggrave ou persiste après 48 heures de traitement, mais consultez votre médecin.

▶ Évitez de donner à votre enfant, en cas de toux isolée, des sirops antitussifs : ils sont souvent inefficaces, inadaptés et même parfois dangereux pour l'enfant de moins de 3 ans.

▶ Ne laissez pas les sirops antitussifs à la portée des enfants car ils les apprécient en raison de leur goût sucré. Ces sirops peuvent contenir de l'alcool et leurs substances actives risquent de provoquer des troubles graves.

LES BONNES PRATIQUES

▶ En prévention

• Soyez très vigilant avec l'environnement de votre enfant : rangez tous les petits objets qui traînent et vérifiez l'état de ses jouets.
• Méfiez-vous de certains aliments : cacahuètes (responsables de 50 % des fausses routes), amandes, noix, bonbons, morceaux de pain, mais aussi d'aliments qui peuvent se coller à l'œsophage (grains de raisin, gras de jambon, feuille de salade). S'il mange tout seul, coupez-lui sa viande en

petits morceaux, faites de même pour le pain ou tout autre aliment un peu dur.

▸ En cas de toux

- Faites-le boire abondamment : boissons adoucissantes sucrées ou avec du miel, tièdes ou chaudes.
- Humidifiez l'atmosphère.
- Gardez les pièces à une température en dessous de 20 °C.
- Ne fumez pas et aérez au moins 10 minutes par jour, même en hiver, les pièces où vit notamment l'enfant.

Si ces mesures sont sans effet et que la toux devient vraiment gênante, appelez votre médecin.

LES MÉDICAMENTS

▸ En cas de toux sèche

Vous pouvez donner un antitussif à base de dextrométhorphane, sauf en cas d'allergie connue à cette substance ou aux excipients ou en cas d'insuffisance respiratoire.
Tous les autres antitussifs (codéine, codéthyline, antihistaminique, hélicidine, oxéladine, pholcodine, pentoxyvérine) ne sont pas recommandés.

▸ En cas de toux grasse

Les fluidifiants bronchiques et expectorants à base de carbocistéine, acétylcystéine, diacétylcystéine, ambroxol, bromhexine, erdostéine, guaïfénésine, sulfogaïacol, terpine n'ont jamais démontré leur efficacité (point confirmé par la Haute Autorité de Santé). De plus, ils peuvent entraîner des troubles digestifs (maux d'estomac, nausées, diarrhées) et des réactions allergiques.
Attention ! Ils sont totalement interdits chez les nourrissons (- de 24 mois).

Évitez toutes les associations d'antitussifs ou pire les antitussifs associés à des fluidifiants bronchiques ou à des antiseptiques respiratoires (biclotymol, isomyrtol, eucalyptol). Ces produits n'offrent aucun avantage par rapport à des préparations ne contenant qu'une seule substance et multiplient les risques d'effets indésirables.

▸ Pour tous les types de toux et si votre enfant a plus de 5 ans : préparez une inhalation avec une infusion de feuilles d'eucalyptus, de thym ou de serpolet dans un grand bol. À faire quelques minutes, trois à quatre fois par jour, avec éventuellement une serviette sur la tête pour que la vapeur de l'inhalation ne se diffuse pas dans l'air de la pièce. Faites attention : l'eau doit être chaude mais pas bouillante !

Évitez chez les enfants de moins de 8 ans les solutions ou comprimés pour inhalation à base de camphre ou de menthol qui peuvent entraîner des convulsions.

Que faire en cas de fausse route ?

(Extrait des recommandations de la Commission de sécurité des consommateurs www.securiteconso.org/rubrique123.html)

- Appelez le 15 ou le 112 (SAMU) ou le 18 (pompiers) à partir d'un portable ou d'un téléphone main libre de préférence et décrivez la situation calmement.
- Si l'enfant tousse, attendez qu'il reprenne sa respiration. Ne le suspendez pas par les pieds, ne mettez pas vos doigts dans sa bouche. Conduisez-le, en position assise ou debout, aux urgences de l'hôpital le plus proche.
- Si l'enfant ne tousse pas, ne peut plus parler, ni respirer, il est en danger. Essayez, dans un premier temps, de chasser le corps étranger par cinq claques vigoureuses dans le dos entre ses omoplates.
- Si cela ne suffit pas, faites immédiatement la **manœuvre de Heimlich** :

– Si l'enfant est debout : placez-vous debout derrière lui, passez vos bras sous les siens, mettez votre poing juste en dessous du sternum et l'autre main dessus, les avant-bras appuyant sur les côtes, et tirez violemment vers vous de bas en haut et d'avant en arrière, comme pour le couper en deux.
– Si l'enfant est assis, placez-vous derrière lui, genoux fléchis pour être à sa hauteur et faites la manœuvre décrite précédemment.
– Si l'enfant est étendu sur le sol, allongez-le sur le dos, mettez-vous à califourchon sur ses hanches, placez un poing au creux de l'estomac, l'autre main sur la première côte, les avant-bras appuyant si possible sur les dernières côtes, et appuyez fortement.

Si la victime est un nourrisson, utilisez la **manœuvre de Mofenson** : posez le bébé sur le ventre à califourchon sur votre cuisse, la tête dépassant votre genou et frappez violemment entre les deux omoplates avec le plat de la main (comme pour lui faire faire un rot mais en beaucoup plus fort). Ces manœuvres peuvent être répétées plusieurs fois de suite en quelques secondes.

Notre recommandation : suivez des cours d'apprentissage des gestes de premier secours, cela peut toujours servir ! Adressez-vous à votre mairie ou à la Croix-Rouge.

ANTI-TOUX (ANTITUSSIF)

NOM DE MARQUE	SUBSTANCE	NOTE /20	REMB. SS	PRIX	AVIS
ACTIVOX LIERRE sirop	Phytothérapie : Lierre grimpant, …	5	0 %	6,60 €	Produit dépassé et inefficace.
BRONCALENE sirop Enfant	Pholcodine, …	8	0 %	5,05 €	Association plus dangereuse qu'utile. À éviter.
BRONCALENE sirop Nourrisson	Chlorphénamine, …	3	0 %	4,63 €	Médicament dépassé et dangereux.
CODOTUSSYL TOUX SECHE Enfant 0,85 %	Pholcodine	12	0 %	6,08 €	

COMPOSE BOIRON ARUM TRIPHYLLUM comprimé	Homéopathie	4	35 %	1,37 €	Produit inefficace.
COMPOSE BOIRON ARUM TRIPHYLLUM granules	Homéopathie	4	35 %	1,67 €	
COMPOSE BOIRON ARUM TRIPHYLLUM solution buvable	Homéopathie	4	35 %	2,28 €	
DEXIR Enfant sirop	Dextrométhorphane	13	0 %	4,52 €	
DEXTROMETHORPHANE ARROW Enfant 0,1 %	Dextrométhorphane	13	0 %	3,82 €	
DRILL TOUX SÈCHE Enfant SANS SUCRE 5 mg/5 ml	Dextrométhorphane	13	0 %	4,65 €	
ERGIX TOUX SECHE Enfant sirop	Dextrométhorphane	13	0 %	5,40 €	
HEXAPNEUMINE sirop Nourrisson	Chlorphénamine, …	4	0 %	3,90 €	Cette composition est un feu d'artifice de bêtises.
HEXAPNEUMINE Enfant	Pholcodine, …	8	0 %	4,50 €	Nouvelle formule mais des progrès restent à faire pour le 3e millénaire.
HUMEX TOUX SECHE DEXTROMETORPHANE sirop Enfant	Dextrométhorphane	16	0 %	4,98 €	
HUMEX TOUX SECHE PHOLCODINE Enfant 0,125 %	Pholcodine	12	0 %	4,78 €	
NEO-CODION Enfant	Codéine	5	0 %	1,68 €	Une vieille soupe où l'on a transféré certains principes actifs avec les excipients. Produit dépassé.
NORTUSSINE Enfant	Dextrométhorphane, …	4	0 %	3,77 €	Mis sur le marché en 1967, association illogique du fait de la présence de produits d'action contraire. Un bon conseil : ne conserver dans la composition que le dextrométhorphane.
PECTOSAN TOUX SECHE Enfant	Pentoxyvérine	11	0 %	4,48 €	
PECTOSAN TOUX SECHE PENTOXYVERINE sirop Enfant	Pentoxyvérine	11	0 %		
POLERY sirop Enfant	Pholcodine, …	6	15 %	2,23 €	Association discutable.
RESPILENE sirop Enfant	Pholcodine	12	15 %	2,67 €	
RHINATHIOL TOUX SECHE PHOLCODINE Enfant	Pholcodine	12	0 %	5,33 €	
TROPHIRES sirop Enfant	Pholcodine, …	5	0 %	4,42 €	Association illogique du fait de la présence de produits d'action contraire. Mis sur le marché en 1971 et validé en 1997. Bravo !
VEGETOSERUM sirop Enfant	Éthylmorphine	8	15 %	1,95 €	La codéine est à éviter en automédication dans la toux sèche.

FLUIDIFIANT BRONCHIQUE

NOM DE MARQUE	SUBSTANCE	NOTE /20	REMB. SS	PRIX	AVIS
ACTIVOX EXPECTORANT	Phytothérapie : Lierre grimpant, …	5	0 %	5,48 €	Produit inefficace.
ACTIVOX LIERRE sirop	Phytothérapie : Lierre grimpant, …	5	0 %	6,60 €	Produit dépassé et inefficace.
BRONCATHIOL SANS SUCRE Enfant 2 %	Carbocistéine	6	0 %	4,88 €	Évitez de donner à votre enfant un médicament inefficace donc inutile. Mauvais rapport efficacité/tolérance.
BRONCHODERMINE Enfant	Cinéole, …	3	0 %	4,78 €	Idem.
BRONCHOKOD Gé sirop Enfant 2 %	Carbocistéine	6	0 %	1,83 €	Idem.
BRONCHOKOD SANS SUCRE Enfant 2 %	Carbocistéine	6	0 %	1,98 €	Idem.
BRONCOCLAR Enfant 2 %	Carbocistéine	6	0 %	4,27 €	Idem.
BRONKIREX Gé SANS SUCRE Enfant 2 %	Carbocistéine	6	0 %	1,88 €	Idem.
CARBOCISTEINE BIOGARAN SANS SUCRE 2 % Enfant	Carbocistéine	6	0 %	1,79 €	Idem.
CARBOCISTEINE EG Enfant 2 %	Carbocistéine	6	0 %	1,72 €	Idem.
CARBOCISTEINE GNR Enfant 2 %	Carbocistéine	6	0 %	1,83 €	Idem.
CARBOCISTEINE GNR SANS SUCRE Enfant 2 %	Carbocistéine	6	0 %	1,71 €	Idem.
CARBOCISTEINE IVAX SANS SUCRE 2 % Enfant	Carbocistéine	6	0 %	3,04 €	Idem.
CARBOCISTEINE MYLAN 2 % sirop Enfant	Carbocistéine	6	0 %	2,92 €	Idem.
CARBOCISTEINE MYLAN SANS SUCRE 2 % sirop Enfant	Carbocistéine	6	0 %	2,90 €	Idem.
CARBOCISTEINE RATIOPHARM Enfant 2 %	Carbocistéine	6	0 %	1,80 €	Idem.
CARBOCISTEINE RPG Enfant 2 %	Carbocistéine	6	0 %	1,83 €	Idem.
CARBOCISTEINE SANDOZ CONSEIL 2 % Enfant	Carbocistéine	6	0 %	2,88 €	Idem.
CARBOCISTEINE SANDOZ CONSEIL 2 % Enfant	Carbocistéine	6	0 %	2,80 €	Idem.

CARBOCISTEINE SANDOZ CONSEIL 2 % sirop SANS SUCRE Enfant Nourrisson	Carbocistéine	6	0 %		Idem.
CARBOCISTEINE TEVA 2 % Nourrisson et Enfant SANS SUCRE solution buvable	Carbocistéine	6	0 %		Idem.
CARBOCISTEINE TEVA Enfant Nourrisson 2 %	Carbocistéine	6	0 %	1,71 €	Idem.
CARBOCISTEINE WINTHROP SANS SUCRE sirop 2 % Enfant Nourrisson	Carbocistéine	6	0 %	2,20 €	Idem.
EUCALYPTINE suppositoire Enfant	Cinéole, …	2	0 %	4,66 €	Idem.
FLUIMUCIL Enfant 2 %	Acétylcystéine	6	0 %	4,12 €	Idem.
FLUVIC Enfant 2 %	Carbocistéine	6	0 %	3,93 €	Idem.
MEDIBRONC sirop Enfant 2 %	Carbocistéine	6	0 %	4,88 €	Idem.
PASSEDYL Enfant	Sulfogaiacol, …	5	0 %	3,96 €	Idem.
PECTOSAN EXPECTORANT Enfant 2 %	Carbocistéine	6	0 %	4,19 €	Idem.
PHOLCONES BISMUTH Enfant suppositoire	Guaïfénésine, …	3	0 %	3,50 €	Le derrière de votre enfant mérite mieux.
PROSPAN SANS SUCRE	Phytothérapie : Lierre grimpant	5	0 %	5,88 €	Médicament inefficace. Mauvais rapport efficacité/tolérance.
RHINATHIOL solution buvable SANS SUCRE Enfant 2 %	Carbocistéine	6	0 %	4,19 €	Idem.
RHINATHIOL expectorant carbocistéine Enfant 2 %	Carbocistéine	6	0 %	3,89 €	Idem.
TERPONE suppositoire Enfant	Terpine, …	3	0 %	1,67 €	Idem.
TUSSIDORON	Phytothérapie : Thym, …	5	0 %	5,25 €	Association de produits dépassés.
TUSSILENE Gé sirop Enfant 2 %	Carbocistéine	6	0 %	1,83 €	Médicament inefficace.

NOTRE MEDICAMENT FAVORI

DEXTROMÉTHORPHANE ARROW Enfant 0,1 %

Note : 13/20 **Prix :** 3,82 € **Remb SS :** 0 %

Classe thérapeutique : Anti-toux (Antitussif).

Indications : Traitement de courte durée des toux sèches non productives.

Contre-indications générales : Allergie à l'un des constituants du produit ◆ Toux grasse ◆ Insuffisance respiratoire ◆ Toux de l'asthmatique ◆ Asthme ◆ Usage prolongé ou répété ◆ Enfant de moins de 6 ans.

Prudence générale : Risques de somnolence ou de baisse de la vigilance ◆ Insuffisance hépatique (commencer par une demi-dose).

Contre-indications en association : MARSILID® ◆ MOCLAMINE®.

Prudence en association : Médicaments avec effet sédatif ◆ Médicaments contenant des quantités importantes d'alcool.

Posologie : Réservé à l'enfant de plus de 20 kg (6 ans). Une cuillère-mesure (5 ml) contient 5 mg de bromhydrate de dextrométhorphane. Le traitement symptomatique doit être court (quelques jours) et limité aux horaires où survient la toux. La dose quotidienne de dextrométhorphane à ne pas dépasser est de 1 mg/kg chez l'enfant. La posologie unitaire usuelle chez l'enfant est de 0,25 mg/kg, soit à titre indicatif : enfant de 40 à 50 kg (environ 12 à 15 ans) : 2 cuillères-mesures par prise, à renouveler en cas de besoin au bout de 4 heures, sans dépasser 8 cuillères-mesures par jour. Enfant de 30 à 40 kg (environ 10 à 12 ans) : 1 cuillère-mesure par prise, à renouveler en cas de besoin au bout de 4 heures, sans dépasser 6 cuillères-mesures par jour. Enfant de 20 à 30 kg (environ 6 à 10 ans) : 1 cuillère-mesure par prise, à renouveler en cas de besoin au bout de 4 heures, sans dépasser 4 cuillères-mesures par jour. Les prises devront être espacées de 4 heures au minimum.

Incidents : Vomissements ◆ Somnolence ◆ Nausées ◆ Constipation ◆ Diarrhée ◆ Vertiges.

Arrêt du médicament si : La toux persiste plus de 3 jours ◆ Gonflement du visage et du cou associé à une gêne respiratoire (œdème de Quincke) ◆ Gêne respiratoire ◆ Éruptions de la peau.

Composition : pour 5 ml : Dextrométhorphane bromhydrate 5 mg ; saccharose ; glycérol ; parabens.

Présentation : Flacon de 125 ml **Laboratoire :** Arrow Génériques

Bibliographie

Ouvrages professionnels

FRANÇAIS

Abrégé de matière médicale, Pharmacognosie, M. Paris, M. Hurabielle, Masson, 2007.
Décision en ophtalmologie, H. Hamard, Vigot, 1996.
Dictionnaire homéopathique d'urgence, L. Pommier, Vigot/Maloine, 2003.
Formulaire MRS, Guide pour la prescription rationnelle de médicaments chez les personnes âgées, Projekt Farmaka, 2007 (http://www.farmaka.be).
Guide pratique de dermatologie, D. Wallach, Masson, 2007.
L'Officine, F. Dorvault, Vigot, 1996.
Médecine tropicale, M. Gentilini, Flammarion/Médecine Sciences, 1995.
Médicament : restaurer la confiance, Les rapports du Sénat, 2005-2006 (http://www.senat.fr).
Médicaments à base de plantes, Afssaps, 1998 (http://www.afssaps.fr).
Nomenclature, Boiron, 2007.
Pharmacologie clinique, bases de la thérapeutique, J.-P. Giroud, G. Mathé, G. Meyniel, Expansion Scientifique Française, 1988.
Pharmacologie, des concepts fondamentaux aux applications thérapeutiques, M. Schorderet, Frison-Roche/Slatkine, 2003.
Précis de matière médicale homéopathique, L. Vannier, J. Poirier, Boiron, 2009.
Resip Banque Claude Bernard, 2011 (http://www. resip.fr).
Répertoire commenté des médicaments, CBIP, 2010 (http://www.cbip.be).
Traité de médecine, P. Godeau, S. Herson, J.-C. Piette, Flammarion/Médecine Sciences, 2004.
Vidal Expert, Vidal, 2011.
Vidal Recos, Recommandations et pratique, Vidal, 2009.

ÉTRANGERS

Handbook of Nonprescription Drugs, APhA Publications, 2004.
The Complete Drug Reference, Martindale, Pharmaceutical Press, 2009.
Goodman & Gilman's, The Pharmacological Basis of Therapeutics, L. Brunton, B. Chabner, B. Knollman, McGraw-Hill Professional, 2010.
Advice for the Patient Drug Information in Lay Language, Thomson Healthcare, 2005.
The United States Pharmacopeial Convention, 2002.
Index Nominum, International Drug Directory, Medpharm, 2011.
British National Formulary, BNF, 2010 (http://www.bnf.org).
Mosby's OTC Drugs, Richard P. Donjon, Bryon J. Goeckner, Mosby, 1999.
Non-prescription Medicines, Alan Nathan, Pharmaceutical Press, 2007.

Sites web

http://www.bnf.org
http://www.cbip.be
http://www.chu-rouen.fr/cismefp/
http://www.cma.ca/
http://www.santecheznous.com
http://www.creapharma.ch/
http://www.passeportsante.net/
http://vosdroits.service-public.f/

Index

Les médicaments FAVORIS sont composés en lettres majuscules.

Conception graphique et réalisation : cursives, Paris
Couverture : Olivia Design